国家出版基金项目

盲人按摩师职业技能提高丛书

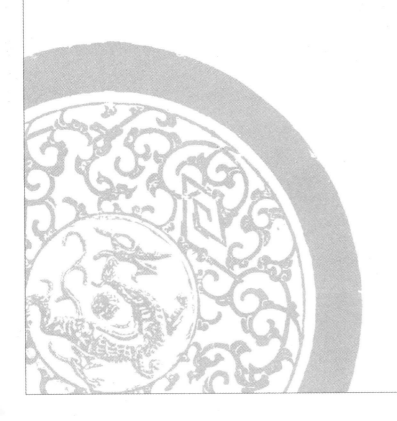

周世民　关雪峰　主编

中国按摩流派技法精粹

U0324145

中国盲文出版社

图书在版编目（CIP）数据

中国按摩流派技法精粹／周世民，关雪峰主编. —北京：
中国盲文出版社，2012.8
（盲人按摩师职业技能提高丛书）
ISBN 978 – 7 – 5002 – 3872 – 0

Ⅰ.①中… Ⅱ.①周… ②关… Ⅲ.①按摩疗法（中医）
Ⅳ.①R244.1

中国版本图书馆 CIP 数据核字（2012）第 207439 号

中国按摩流派技法精粹

主 编：周世民 关雪峰
出版发行：中国盲文出版社
社 址：北京市西城区太平街甲 6 号
邮政编码：100050
电 话：（010）83190019
印 刷：北京中科印刷有限公司
经 销：新华书店
开 本：787×1092 1/16
字 数：468 千字
印 张：45
版 次：2012 年 8 月第 1 版 2012 年 8 月第 1 次印刷
书 号：ISBN 978 – 7 – 5002 – 3872 – 0/R·597
定 价：48.00 元

《盲人按摩师职业技能提高丛书》编委会

《中国按摩流派技法精粹》编委会

主　编　周世民　关雪峰

副主编　李　铁　王　强　郭源秩

编　委　（按姓氏笔画排序）
　　　　卢　健　白　伟　杜　金　汪　洋
　　　　张洪侠　张　婷　金连峰　周劭宣
　　　　周海欧　席　强

出版说明

为了满足广大盲人按摩师提高职业技能、强化能力建设的需要，在国家出版基金的大力支持下，我们组织编写了这套《盲人按摩师职业技能提高丛书》。

近几十年来，随着经济社会发展和人们康复保健意识的不断提高，社会对保健、医疗按摩人员的需求不断增长，数以百万计的健全人进入按摩行业，使得该领域的竞争日趋激烈，盲人按摩师面临越来越严峻的挑战。为了帮助盲人按摩师更好地适应日益升级的市场竞争，本丛书着眼于强化盲人按摩师的综合能力建设，旨在充实盲人按摩医疗知识储备、丰富盲人按摩手法和技法，以便帮助广大盲人按摩师更好地提高理论水平和实践技能，推进盲人按摩事业科学健康发展。

本套丛书共计 23 种，内容包括以下 5 个方面：第一，总结盲人按摩专家特色技法经验，挖掘与整理我国近 50 年来较具代表性的百位盲人按摩专家的特色技法，为盲人按摩师提供宝贵借鉴，如《百位盲人按摩师特色技法全书》；第二，着眼于提高临床按摩技能，深化盲人按摩师临床技能培训，如《颈肩腰腿病名家按摩技法要旨》、《内科按摩名家技法要旨》、《妇科按摩名家技法要旨》、《儿科按摩名家技法要旨》及《医疗按摩误诊误治病案总结与分析》；第三，挖掘与整理古今按摩学理论与实践经验，夯实盲人按摩师专业功底，如《古代经典按摩文献荟萃》、《中国按摩流派技法精粹》、《名家推拿医案集锦》及《现代名家按摩技法总结与研究》；第四，强化盲人按摩师综合能力建设，消除盲人按摩师与患者的沟通障碍，如《盲人怎样使用计算机》、《盲人按摩师综合素质培养》及《盲人按摩师与患者沟通技巧》；第五，拓宽盲人按摩师视野，为盲人按摩师掌握相关知识和技能提供帮助，如《实用康复疗法手册》、《美容与减肥按摩技法要旨》、《美式整脊疗法》、《亚洲各国按摩技法精髓》与《欧式按摩技法精髓》。

　　本丛书编撰过程中，得到中国盲人按摩指导中心、中国盲人按摩协会、中国中医科学院、中国康复研究中心、北京中医药大学、长春中医药大学、辽宁中医药大学、黑龙江中医药大学、天津中医药大学、中山大学、北京按摩医院等专业机构相关专家的指导和帮助，编委会成员、各分册主编和编者为本丛书的编撰付出了辛勤的劳动，在此谨致谢意。

　　鉴于本丛书集古今中外按摩学知识之大成，信息量大，专业性强，又是首次对全国数百位盲人按摩专家的经验进行系统挖掘和整理，在编写过程中难免存在不足甚或错漏之处，衷心希望各位读者在使用中给予指正，并提出宝贵意见，以便今后进一步修订、完善，更好地为盲人按摩师职业技能提高提供切实帮助。

《盲人按摩师职业技能提高丛书》编委会
2012 年 8 月

前　　言

　　《盲人按摩师职业技能提高丛书》为国家新闻出版总署审批，国家出版基金资助，国家"十一五"重点规划项目。按摩技能的科学性、专业性给按摩职业的正规化、专业化提出了严格要求。同时，社会发展也需要正规化、专业化的按摩师，基于以上需求，《盲人按摩师职业技能提高丛书》项目编写工作方得启动。该项目共计 20 余部书稿，《中国按摩流派技法精粹》为其中之一。

　　按摩疗法是我国人民在长期与疾病做斗争的过程中发明的独特疗法，经过历代医家的不断总结和提高，使其日趋完善。这些独特疗法在保障人民健康、增强人民体质方面发挥了独特作用。按摩疗法自远古时代开始，源远流长，在长期的临床实践中形成了操作手法、治疗思路、操作部位等各具特色的独立手法体系，进而形成了不同风格、特色鲜明的按摩流派，大大丰富了中医学的医疗体系。

　　《中国按摩流派技法精粹》一书力争把按摩领域各流派的独特手法体系和临床经验以文字形式较为完整地保存下来，以便更好地继承各种按摩流派的特色疗法，进一步传承与发扬祖国传统医学。全书分为上篇、下篇及附篇三部分。上篇简单介绍了按摩流派的起源与发展、按摩疗法的特点、按摩的作用与机理、按摩疗法的适应证和禁忌证；下篇为按摩流派技法与应用，将尽可能收录到的按摩流派按经穴按摩类、骨伤正骨按摩类、特殊按摩类及其他按摩类进行分类，并从流派渊源、流派理论、流派技法

（操作方法、动作要领、手法作用）、技法应用四方面加以阐述；附篇载录了按摩流派常用的功法练习，如：易筋经、少林内功、五禽戏、太极拳等功法。

《中国按摩流派技法精粹》一书在编写过程中，得到了长春中医药大学、辽宁中医药大学、天津中医药大学等兄弟院校的大力支持，才使得本书的编写工作顺利完成，在此谨表谢意。由于参编人员较多，地域有别，水平有限，又是首次编写，故错漏之处在所难免，希望各位读者在使用过程中多提宝贵意见，以便修订完善。

《中国按摩流派技法精粹》编委会

2012 年 8 月

目 录

上篇　按摩流派起源

附篇　按摩流派功法练习

上篇　按摩流派起源 ▶

第一章 概 论

第一节 按摩疗法的特点

按摩疗法是以中医基本理论为指导，以各种手法在体表施治，或借助一定的器具，刺激患者体表的经络、穴位或特定部位，配合特定的肢体活动，从而达到防治疾病目的的一种外治疗法。本疗法疗效显著，对某些病证还具有特殊的疗效。

按摩疗法具有操作简便、应用广泛、疗效显著、施术安全、容易推广、保健强身等特点，有别于内服中药为主的内治法和针灸、拔罐、刮痧、中药外用等其他外治法。

操作简便：运用按摩疗法治疗疾病不需要特殊的医疗设备和诊疗环境，仅凭一张床、一把椅子和医生的双手或肢体其他部分，就可以进行治疗，不受设备条件的限制，使用极其方便。

应用广泛：按摩疗法在内、外、妇、儿、骨伤、五官、老年病等临床各科的多种疾病治疗中都可以运用，随着中国传统按摩疗法的不断发展，以前属于按摩疗法慎用证和禁忌证的疾病也逐渐地转为适应证。

疗效显著：按摩疗法对某些病证不仅有独特的疗效，而且还可以作为一种辅助治疗手段弥补其他疗法之不足。

施术安全：在运用按摩疗法时只要严格掌握其适应证和禁忌证，手法应用恰当，操作仔细认真，一般不会出现不良反应。

容易推广：按摩疗法的手法内容丰富多彩，而且大多数手法易于操作，便于推广应用，是临床医生不可或缺的治疗手段。

保健强身：科学研究证实，按摩疗法能够调整人体的生理功能，增强机体的免疫能力，在预防、保健、康复等许多方面应用广泛，是一种较为理想的祛病强身、延年益寿的自然疗法。

第二节　按摩的作用与机理

按摩通过手法作用于人体体表的相应经络腧穴或特殊部位，对机体生理、病理产生影响，对脏腑功能进行调整，从而使机体处于良好的功能状态，有利于激发机体内部的抗病能力，从而达到扶正祛邪的目的。

也就是说，医生通过手法所产生的外力，在患者体表特定的部位或穴位上做功，这种功是医生根据具体病情，运用各种手法技巧所做的有用功，从而起到各种不同的治疗作用。

概括起来，按摩具有平阴阳、调脏腑、通经络、理气血、整筋骨、利关节、缓拘急、消肿痛、扶正气、治未病等作用。

一、平阴阳，调脏腑

所谓"阴平阳秘，精神乃治"，是指正常情况下，人体保持着阴阳相对平衡的状态，脏腑气血的生理功能方能维系。当外感六淫、内伤七情以及跌仆损伤后，阴阳平衡遭到破坏，人体就会生病。常会导致"阴胜则阳病，阳胜则阴病"等病理变化，产生"阳盛则热，阴盛则寒"等临床证候。按摩治疗，就是根据证候的属性来调节阴阳的偏盛偏衰，平衡脏腑，使其恢复正常的生理功能。

按摩疗法平阴阳、调脏腑的作用机制主要是通过运用各种手法刺激一定的腧穴来完成的。例如用较强的拿按法刺激足三里穴，可治疗胃肠蠕动过缓；而用较弱的揉按法刺激足三里穴，可治疗胃肠蠕动过速。又如阳虚患者，可用按法、擦法等较强刺激量的手法，作用于督脉（阳脉之海）和背俞穴等，以助其阳。而阴虚患者，则用摩法、揉法等较弱的手法，作用于任脉（阴脉之海）腧穴，以补其阴。

经常做按摩或自我按摩，还能增强五脏六腑的功能。例如，经常摩中脘，揉气海、关元、天枢，按压合谷、足三里、三阴交等穴，可使胃肠功能加强，并增强肾与膀胱的功能，使食欲增强，二便通畅。

疾病的发生、发展及其转归的过程，是正气与邪气相互斗争、盛衰消长的过程。"正气存内，邪不可干"，只要机体有充分的抗病能力，致病因素就不会起作用；"邪之所凑，其气必虚"，说明疾病之所以发生和发展，是因为机体的抗病能力处于相对劣势，邪气乘虚而入。人体脏腑的功能与人体的正气有直接关系。中医的脏腑，包括五脏、六腑和奇恒之腑。脏腑有受纳排泄、化生气血的功能。当脏腑功能失调或衰退，则受纳失常，排泄困难，化生无源，从而正气虚弱，邪气壅盛。

通过现代生理学的实验研究，人们认识到人体的各个脏器都有其特定的生物信息（各脏器的固有频率及生物电等），当脏器发生病变时有关的生物信息就会发生变化，而脏器生物信息的改变可影响整个系统乃至全身的机能平衡。因此，我们可以通过各种刺激或各种能量传递的形式作用于体表的特定部位，产生一定的生物信息，通过信息传递系统输入到有关脏器，对失常的生物信息加以调整，从而起到对病变脏器的调整作用。这是建立在人体生物电、生物力学、生物内能，以及组织器官的生理、生化、解剖学理论基础上的一种治疗途径。也是中医按摩治疗的依据之一。中医按摩在这方面积累了很多的实践经验，如在缺血性心绞痛患者的有关腧穴上，用较轻的按揉法治疗，可起到增加冠状动脉的血流量的作用，从而缓解症状。

二、通经络，理气血

经络，内属脏腑，外络肢节，通达表里，贯穿上下，像网络一样，遍布全身，将人体各部分联系成一个有机的整体。它是人体气血运行的通路，具有"行血气而营阴阳，濡筋骨而利关节"的作用，以维持人体正常的生理功能。当气血不和、外邪入侵、经络闭塞不通时，就会产生疼痛、麻木等一系列症状。

　　按摩手法作用于经络腧穴，可以疏通经络、行气活血、散寒止痛。其中的疏通作用有两层含义。首先，通过手法对人体体表的直接刺激可促进气血的运行。正如《素问·血气形志篇》所说："形数惊恐，经络不通，病生于不仁，治之以按摩醪药。"《素问·举痛论》在分析了疼痛的病机后，也指出："寒气客于肠胃之间，膜原之下，血不得散，小络急引故痛，按之则血气散，故按之痛止。"其次，通过手法对机体体表做功，产生热效应，可加速气血的运行。《素问·举痛论》中说："寒气客于背俞之脉则脉泣，脉泣则血虚，血虚则痛，其俞注于心，故相引而痛，按之则热气至，热气至则痛止矣。"

　　现代医学实验证明，按摩可引起一部分细胞内的蛋白质分解，产生组织胺和类组织胺物质，使毛细血管扩张开放，毛细血管管径增大，使身体的血液循环得到改善，从而促进病变组织血管网的重建。按摩对体表的压力和手法操作时产生的摩擦力，可使血管壁上的脂类物质大量地消耗和祛除，对减缓血管的硬化、恢复血管壁的弹性、改善管道的通畅性能、降低血液流动的外摩擦力，都具有一定的作用。

　　按摩手法虽作用于体表，但其压力却能传递到血管壁，使血管壁有节律地被压缩、复原，当复原后，受阻的血流骤然流动，使血流旺盛、流速加快，使血液从小动脉端流向小静脉端的速度得到提高，促进微循环内的血液流动，对血液循环具有重要意义。按摩手法通过有节律的机械刺激，迫使血液流动，提高血液流速，也就降低了血液黏稠度，使流速与黏稠度之间进入了良性循环状态。按摩可使冠心病患者的心率减慢、氧耗减少，同时还可使冠心病患者左心室收缩力增强、冠脉灌注增加，从而改善冠心病患者的心肌缺血缺氧状态。

三、整筋骨，利关节

筋骨、关节是人体的运动器官。气血调和、阴阳平衡，才能确保机体筋骨强健、关节滑利，从而维持正常的生活起居和活动功能。正如《灵枢·本脏》中所说："是故血和则经脉流行，营复阴阳，筋骨劲强，关节清利矣。"

筋骨关节受损，必累及气血，导致脉络损伤，气滞血瘀，为肿为痛，从而影响肢体关节的活动。《医宗金鉴·正骨心法要旨》指出："因跌仆闪失，以致骨缝开错，气血瘀滞，为肿为痛，宜用按摩法。按其经络，以通郁闭之气，摩其壅聚，以散瘀结之肿，其患可愈。"说明按摩具有理筋整复，滑利关节的作用。这表现在三个方面：一是手法作用于损伤局部，可以促进气血运行，消散瘀肿，理气止痛；二是按摩的整复手法可以通过力学的直接作用来纠正筋出槽、骨错缝，达到理筋整复的目的；三是适当的被动运动手法可以起到松解粘连、滑利关节的作用。

现代医学认为，凡因各种原因导致解剖位置失常者，有关的系统内能必然发生改变，由于系统内能的改变，又会造成疾病的进一步发展。治疗时必须兼顾这两方面。如：冻结肩的治疗关键在于活动患肩，使粘连得以松解，但本病患者肩部疼痛剧烈、肌肉痉挛、活动困难，因此治疗首先要调整有关肌肉组织的系统内能，使肌肉痉挛缓解，然后再活动其关节。在活动关节使粘连松解时，极有可能造成新的损伤，通过手法来改变患部的系统内能，加强气血循行，促进损伤修复，从而消除了因活动关节而产生损伤的副作用，保证了按摩的良好疗效。

脊柱后关节错位者，其棘突向一边偏歪，关节囊及邻近的韧带因受牵拉而损伤，可用斜扳法或旋转法纠正。腰椎间盘突出者，每见腰痛与下肢串痛，腰部活动受限，行走不便，应用适当的手法，可促使突出的髓核回纳或移位，解除髓核对神经根的压迫或改善髓核与神经根的压迫关系，从而使疼痛消除或减轻。骶髂关节半脱位者，因关节滑膜的嵌顿挤压及局部软组织的牵拉而疼痛难忍，通过斜扳法及伸屈髋膝等被动活动，将错位整复，疼痛也随之减轻或消失。关节内软骨板损伤者，往往表现为软骨板的破裂或移位，以致关节交锁不能活动，通过适当的手法使移位嵌顿的软骨板回纳，可解除关节的交锁，使疼痛明显减轻。

四、缓拘急，消肿痛

痉挛（拘急）主要是指四肢或面部肌肉拘急，屈伸不利。按摩对外感风寒、寒湿蕴结和肝血亏虚引起的痉挛，有较好疗效。例如，外感风寒，邪气侵入太阳经脉，经气失宣、寒性收引而发病者，可用拿按法作用于风池穴，用滚法、按法作用于背部，使其发汗，驱散风邪。又如因肝血亏虚不能养筋引起的痉挛，可揉关元、肾俞以补益肝肾，再按揉其病变部位，以缓解痉挛。按摩疗法能产生热量，疏通局部气血，滑利关节，使痉挛的肌肉得以舒缓。

由于按摩对经络的畅通有明显效果，可使气血运行通畅，体液不得聚积，因此可缓解肿胀、疼痛等症状。

现代医学认为，损伤后，肌肉附着点和筋膜、韧带、关节囊等受损害的软组织，可发出疼痛信号，通过神经的反射作用，使相关组织处于警觉状态。肌肉的收缩、紧张直至痉挛便是这一警觉状态的反映，其目的是减少肢体活动，避免对损伤部位的牵拉刺激，从而减轻疼痛。这是人体自然的保护性反应。此时，如不及时治疗，或是治疗不彻底，损伤组织可形成不同程度的粘连、纤维化或瘢痕化，以致不断地发出有害的冲动，加重疼痛、压痛和肌肉收缩紧张，继而又可在周围组织引起继发性疼痛病灶，形成恶性循环。但不管是原发病灶或继发病灶，都可刺激和压迫神经末梢及小的营养血管，造成新陈代谢障碍，进一步加重"不通则痛"的病理变化。从实践经验中得知，凡有疼痛则肌肉势必紧张，凡有肌紧张又势必疼痛，它们是互为因果的两个方面。

按摩疗法可以缓拘急，消肿痛，其机理有三个方面：一是加强损伤组织的血液循环，促进损伤组织的修复；二是在加强循环的基础上，促进因损伤而引起的血肿、水肿的吸收；三是对软组织有粘连者，则可帮助松解粘连。

五、扶正气，治未病

扶正气即扶助机体正气，增强抗病能力之意。人体正气旺盛，邪气就不能造成疾病。如果正气虚弱，邪气就会乘虚而入致病。得病之后，即是正气和邪气相互斗争的过程。若正气足，正能胜邪，则邪退而病愈；若正虚不能胜邪，则邪进而病情恶化。

按摩治疗时如果能灵活运用适当的手法和选取补虚的腧穴，就可起到补虚强体、防止外邪内侵的作用。在邪气已经致病的情况下，按摩一方面可以鼓舞人体正气，另一方面又可以发挥疏通经络、发汗解表、祛风除寒、活血化瘀、消肿止痛、理筋整复、缓解拘急等作用，以使疾病好转和痊愈。

现代医学研究证明，经常接受按摩治疗或自我按摩，能增强心肌功能，加速血液运行，使代谢旺盛，促进血氧和营养物质的吸收，使心脏得到充分的营养，从而预防冠心病、血管病、肌肉僵直及手足麻木、痉挛和疼痛等；并能调节神经功能，改善大脑皮质兴奋和抑制过程，解除大脑的紧张和疲劳；还可调节胰岛和肾上腺的分泌功能，降低血糖，防止糖尿病和肥胖病等。按摩还能促进消化吸收和营养代谢，增加肺组织的弹性，提高肺活量，从而使人体抗病能力增强，各系统组织器官的功能不至于过早衰退，故能延缓衰老、延年益寿。

第三节　按摩疗法适应证

按摩疗法具有简、便、验、廉等特点，广泛应用于内科、外科、骨伤科、妇科、儿科及五官科中多种疾病的治疗，而且随着按摩事业的不断发展，按摩疗法的适应证的范围也在逐渐扩大。一般来说，按摩疗法主要适用于慢性疾病，但对某些疾病的急性期也有良好疗效，如腰椎间盘突出症、急性腰扭伤、梨状肌综合征、急性乳腺炎、小儿消化不良等。目前常用按摩疗法治疗的疾病包括：

（1）内科疾病：冠心病、高血压病、阵发性心动过速、中风后遗症、面神经麻痹、三叉神经痛、神经衰弱、老年性痴呆症、更年期综合征、上呼吸道感染、慢性支气管炎、肺气肿、慢性胃炎、消化性溃疡、慢性腹泻、便秘、胃下垂、慢性肝炎、尿潴留、遗尿、阳痿、慢性肾炎、贫血、白细胞减少症、甲状腺功能亢进、糖尿病、类风湿性关节炎等。

（2）外科疾病：腹部手术后肠粘连、慢性前列腺炎、慢性阑尾炎、下肢静脉曲张等。

（3）骨伤科疾病：如颈椎病、落枕、肩关节周围炎、颈肩综合征、前斜角肌综合征、胸肋软骨炎、胸腰椎后关节紊乱、急性腰扭伤、慢性腰肌劳损、第三腰椎横突综合征、骶髂关节半脱位、臀中肌损伤、梨状肌综合征、四肢关节扭挫伤、退行性脊柱炎、类风湿性关节炎、肱二头肌长头肌腱炎、肩峰下滑囊炎、肱骨外上髁炎、肱骨内上髁炎、桡骨茎突部狭窄性腱鞘炎等。

（4）妇科疾病：月经不调、痛经、闭经、急性乳腺炎、慢性盆腔炎、产后缺乳、产后耻骨联合分离症等。

（5）儿科疾病：小儿发热、小儿腹泻、惊风、麻疹、百日咳、疳积、夏季热、肌性斜颈、斜视、小儿麻痹后遗症、脑瘫、呕吐、腹痛、便秘、脱肛、肠套叠、咳嗽、哮喘、遗尿、佝偻病、夜啼、桡骨小头半脱位等。

（6）五官科疾病：鼻炎、咽喉炎、扁桃体炎、声门闭合不全、近视、斜视、视神经萎缩、耳聋、耳鸣、牙痛等。

第四节 按摩疗法禁忌证

按摩疗法的应用范围很广，而且对某些疾病其疗效胜于丹药。但是任何一种医疗方法都有它一定的局限性，按摩疗法也不例外，在某种病理情况下使用时，有使病情加重和恶化的可能。目前大多数学者认为，以下情况不适合使用按摩疗法治疗：

（1）严重心、脑、肺疾患的患者或体质过于虚弱者，不能承受按摩疗法的刺激。

（2）各种骨折、骨关节结核、骨髓炎、骨肿瘤、严重的老年性骨质疏松症患者，按摩疗法可使骨质破坏，感染扩散。

（3）诊断不明确的急性脊柱损伤或伴有脊髓损伤症状患者，按摩疗法可能会加剧脊髓损伤。

（4）急性软组织损伤并且局部肿胀严重的患者。

（5）各种急性传染病、胃或十二指肠溃疡病急性穿孔患者，不能应用按摩疗法，以免贻误病情。

（6）有出血倾向或有血液病的患者，按摩疗法可能会导致局部组织内出血。

（7）月经期妇女，按摩可能导致月经量增加，经期延长。妊娠期妇女的腹部、腰部、骶部，手法刺激有引起流产的可能。

（8）饥饿、过度疲劳、剧烈运动及酒后均不宜马上按摩。

（9）手法治疗部位有严重皮肤破损或皮肤病患者，手法刺激会使皮肤损伤加重。

（10）精神病患者，不能配合医生操作，故亦当列为按摩疗法之禁忌证。

（11）长期卧床患者，慎用或禁用按摩手法治疗。

第二章　按摩的起源与发展

早在 170 万年前，先祖们就已经开始了生产劳动的实践活动。在长期与疾病斗争的过程中，历代医学家通过自身的医疗实践，逐渐摸索出对各种疾病行之有效的治疗方法，而按摩疗法就是其中之一。按摩疗法自远古时代开始，源远流长，为中华民族的繁衍昌盛做出了巨大的贡献，而且在发展过程中形成了不同风格的按摩流派，大大丰富了中医学的医疗实践。

第一节　夏商周时期

在远古时期，由于生存条件十分恶劣，先民们常有挨饿、受凉、食物中毒、损伤等情况的发生，当这些病痛发生之时，人们会自然地用手抚摸、按压痛处。在进行抚摸和按压的过程中，发现使用这些方法，不仅能找到病痛所在，而且还可以减少和消除病痛。经过无数次的反复实践和长期经验积累，便产生了原始的按摩方法。后来还逐渐学会使用打磨过的石器和野生植物茎枝刺激皮肤。

今人对古代按摩成就的了解，主要来自 20 世纪考古学的发现，即殷墟甲骨卜辞的记载。

从出土的殷墟甲骨卜辞记载的疾病可以看出，当时人们已认识了 20 多种病证，使用医药治疗的很少，主要是以祭祀祷告为除灾祛病的手段；在为数不多的医药治病记载中，以按摩治疗为手段的病例占有一定的比例。甲骨卜辞中记载过"小疒臣"，这是王宫中管理疾病治疗事务的，而"卜辞"中出现过的为数不多的、有名字的医师，也都是从事按摩的。可见，在殷商时期，按摩主要用于王室成员治病，同时在宫中有专职的按摩师。在殷墟中还出土了多件玉制和牙制的头梳，这些头梳做工精致、美观，其中头梳、陶搓等不仅是个人卫生用具，而且也是自我按摩的器具。由此而发展出的摩面、沐浴的自我按摩方法不但可以治病，还可强身。从这个意义上说，殷商时期按摩已经成为自我保健的重要手段，按摩亦是当时主要的治病方法之一。

第二节　春秋战国时期

春秋战国时期有关按摩的内容开始见于医学著作，手法的种类有所增加，被动导引类手法初见运用，药摩和膏摩出现于临床，手法治疗的适应证有所扩大，小儿推拿的萌芽也已出现。

据《战国策》、《韩非子》、《韩诗外传》、《说苑》、《周礼疏》等古籍记载，春秋战国时期的著名医家扁鹊，已将按摩运用于临床急救。刘向在《说苑》中记载了扁鹊让他的学生"子容捣药，子明吹耳，阳仪反神，子越扶形，子游矫摩"，采用综合治疗方法，成功地使赵太子复生，说明按摩在治疗危重病中占有一定的地位。《山海经》中记载有涂抹法。涂抹法可视为按摩疗法中的中药摩法的早期萌芽。

（一）对按摩名称的记载

春秋战国时代，中医按摩疗法已成为一种常用的治疗方法，并有了挢引、案扤、眦䗶等名称。

1. 挢引、案扤

《史记·扁鹊仓公列传》云："臣闻上古之时，医有俞跗，治病不以汤液醴醪，镵石挢引、案扤毒熨，一拨见病之应，因五藏之输，乃割皮解肌，诀脉结筋，搦髓脑，揲荒爪幕，湔浣肠胃，漱涤五藏，练精易形。"唐代司马贞《史记索隐》云："挢，音九兆反，谓为按摩之法，夭挢引身，如熊顾鸟伸也。扤音玩，亦谓按摩而玩弄身体使调也。"挢引之按摩，当为自我按摩；搦髓脑、揲荒爪幕，都近似按摩的各种手法。

2. 眦䗶

《庄子·外物》："静然可以补病，眦䗶可以休老。"郭庆藩集释引郭嵩焘曰："䗶，本亦作'搣'。《广韵》：'搣，按也，摩也。'似谓以两手案摩目眦。"类似的还有揃搣和蚤揃。段玉裁《说文·手部》"揃"字注云："揃搣者，道家修养之法。"亦指按摩。《仪礼·士丧礼》："蚤揃如他日。"清平步青认为上述几条"即今按摩及剃发匠整容之谓"。

3. 矫摩（乔摩）、抑搔

汉代刘向《说苑·辨物》："子容捣药，子明吹耳，阳仪反神，子越扶形，子游矫摩，太子遂得复生。""矫摩"又作"乔摩"，见《灵枢·病传》。《礼记·内则》："疾痛苛痒，而敬抑搔之。"汉郑玄注："抑，按；搔，摩也。"

（二）《黄帝内经》等医籍的有关记载

《黄帝内经》（简称《内经》）是我国现存最早的医学专著，其中对按摩理论的论述颇为精辟。主要包括以下几个方面：

1. 指出了按摩的命名和起源地

《素问·血气形志篇》云："形乐志苦，病生于脉，治之以灸刺。形乐志乐，病生于肉，治之以针石。形苦志乐，病生于筋，治之以熨引。形苦志苦，病生于咽嗌，治之以百药。形数惊恐，经络不通，病生于不仁，治之以按摩醪药。"《灵枢·九针》也有相同记载，"经络"作"筋脉"。这是首次明确地将按摩作为一种疗法、一门学科提出。《素问·调经论》多次提及的"按摩勿释"，是具体的按摩手法，且为针刺之辅助手法。

《素问·异法方宜论》中说："中央者，其地平以湿，天地所以生万物也众，其民食杂而不劳，故其病多痿厥寒热，其治宜导引按蹻。故导引按蹻者，亦从中央出也。"说明按摩最早产生于我国的中州地区。

2. 记载了最早的按摩器具

如《灵枢·九针》中的圆针和鍉针就是专门用于按摩的。

3. 分析了按摩治病的原理和作用

（1）温经散寒："寒气客于肠胃之间，膜原之下，血不得散，小络急引，故痛。按之则血气散，故按之痛止。"（《素问·举痛论》）"血不得散"，《太素》"血"作"而"。"血气散"，王冰注云："手按之，则寒气散，小络缓，故痛止。"通观之，此段文字阐明了手法有温经散寒而止痛的作用。

（2）活血补血："寒气客于背俞之脉则脉泣，脉泣则血虚，血虚则痛，其俞注于心，故相引而痛，按之则热气至，热气至则痛止矣。"（《素问·举痛论》）这段文字首次论述了手法外治可以补虚，即通过手法的温通经络作用，可以治疗因局部血虚所致的疼痛等症状。后世吴尚先的《理瀹骈文》则进一步明确提出了外治法"气血流通即是补"的理论。今人从"举痛论"得到启发，取背俞穴治疗心绞痛，疗效确然。

（3）舒筋通脉："形数惊恐，筋脉不通，病生于不仁，治之以按摩醪药。"（《灵枢·九针》）

（4）按摩补泻：关于补泻问题除了《素问·调经论》中所说的"神不足者，视其虚络，按而致之，……以通其经，神气乃平"及"按摩勿释，……移气于不足，神气乃得复"，"虚者，聂辟之气不足，按之则气足以温之，故快然而不痛"之外，还见之于其他记载。如《素问·阴阳应象大论》中说："其慓悍者，按而收之。"又如《素问·离合真邪论》中指出："帝曰：不足者，补之奈何？岐伯曰：必先扪而循之，切而散之，推而按之，弹而怒之，爪而下之，通而取之，外引其门，以闭其神。"尽管这段文字是说下针之前的手法，但也说明了这些手法的补泻作用，并且这些手法也是按摩中的常用手法。其中扪而循之，是指沿经脉抚摸；切而散之，是以手指切按穴道；推而按之，是用手指推按肌肤，张景岳注曰："以指揉按其肌肤"；弹而怒之，是说用手指弹动其穴位。

《内经》准确地概括了按摩所具有的行气、活血、舒筋、通络、镇静、止痛、退热等作用。

4. 记载了手法与诊断、取穴等内容

（1）诊断方面：望、闻、问、切四诊是中医诊断的主要方法，其中切诊就是运用按、切、抚、扪等方法进行诊断的，如《灵枢·经水》说："审、切、循、扪、按，视其寒温盛衰而调之。"《素问·举痛论》说："视而可见，扪而可得"，"视其主病之脉，坚而血及陷下者，皆可扪而得之"。

（2）取穴方面：取穴和诊断一样，应按照一定的要求，方能取穴准确。《内经》中有不少关于取穴方法的论述，如《素问·三部九候论》中说："上实下虚，切而从之，索其结络脉，刺出其血，以见通之。"《素问·刺腰痛论》："厥阴之脉，令人腰痛，腰中如张弓弩弦，刺厥阴之脉。在腨踵鱼腹之外，循之累累然，乃刺之。"《素问·骨空论》："谚语在背下侠脊旁三寸所，厌之令病者呼谚语，谚语应手。"吴崖注云："压，以手按其穴也。"《灵枢·经筋》："手太阳之筋，……弹之应小指之上，入结于腋下。"

（3）有关针刺的论述：在有关针刺的论述中，有许多关于用针之时配合按摩的记载。如《素问·针解》中说："邪胜则虚之者，出针勿按，徐而疾则实者，徐出针而疾按之；疾而徐则虚者，疾出针而徐按之。"《灵枢·邪气脏腑病形》说："刺涩者，必中其脉，随其逆顺久留之，必先按而循之；已发针，已按其疝，无令其出血，以和其脉。"由此可以说明，当时针灸疗法同推拿按摩配合得很默契。

（4）按摩手法方面：《内经》中关于按摩的论述虽然不少，然而直接说明按摩方法的却不多。除了前面谈到的按跷、按之、按摩、指摩之外，还有《素问·至真要大论》"寒者热之，热者寒之，……摩之浴之，薄之劫之，开之发之，适事为故"；《灵枢·经筋》"卒口僻，……不饮酒者，自强也，为之三拊而已"；《灵枢·刺节真邪》"大热遍身，……因其偃卧，居其头前，以两手四指挟按其项动脉，久持之，卷而切，推下至缺盆中，而复止如前，热去乃止，此所谓推而散之者也"。

5. 提出了按摩学习者所需具备的条件

《灵枢·官能》中说："爪苦手毒，为事善伤者，可使按积抑痹，……手毒者，可使试按龟，置龟于器下而按其上，五十日而死矣，手甘者，复生如故也。"指出学习按摩者手需要具备较大的劲力，还要掌握测试手劲的方法。

6. 说明了按摩疗法在当时的主要适应证为内科疾患

《素问·玉机真脏论》中说："是故风者，百病之长也。今风寒客于人，……弗治，肺即传而行之肝，病名肝痹，一名曰施，胁痛出食，当是之时，可按，若刺耳；弗治，肝传之脾，病名曰脾痹，发痹，腹中热，烦心出黄，当此之时，可按、可药、可浴；弗治，脾传之肾，病名曰疝瘕，少腹冤热而痛，出白，一名曰蛊，当此之时，可按、可药。"可见，按摩疗法在当时主要适应证为内科疾患，如痉、寒、热、痹、虚证等。

7. 指出了按摩疗法的禁忌证

《素问·金匮真言论》云："冬不按跷。"《素问·举痛论》云："寒气稽留，炅气从上，则脉充大而血气乱，故痛甚不可按也。……寒气客于侠脊之脉则深，按之不能及，故按之无益也。"《素问·腹中论》也指出："伏梁何因而得之？岐伯曰：裹大脓血，居肠胃之外，不可治，治之每切按之致死。"《素问·调经论》说："实者外坚充满，不可按之，按之则痛。"以上说明，按摩治疗要注意季节、虚实、表里，否则治疗效果不明显，甚至造成事故。

《素问·玉机真脏论》提出了若干种可按与不可按的情况。大致是病程短者可按，病证轻者可按。《内经》中提到的按摩适应证，有卒口僻（面瘫）、形数惊恐、不仁、肿痛、发咳上气、脾风发疸（黄疸）、血瘀、寒气客于肠胃而痛、寒气客于背俞之脉而痛、寒湿中人而痛等病证。对于邪入于肾反传心肺、寒气客于夹脊之脉、寒气客于脉中与正气相搏而痛等情况则认为不可按，或按之无益。对于伏梁等病则认为按摩可能致死。

第三节　秦汉时期

秦汉时期是我国历史发展的一个重要阶段，统一而稳定的社会局面使得发源于春秋战国的各种医学流派和医学经验，到秦汉时期，具备了全面总结、全面提高的历史条件。亦使针灸、按摩这类来自经验积累的治疗方法形成了有本民族特色的、有理论基础的学科。

通过《史记》记载，我们了解到西汉初期按摩手法已成为名医教学的一项重要内容。这一时期，许多名医及一些经典医学著作均对按摩的治病机理、作用及治疗原则等方面进行了较为深入的研究探讨，可见按摩在当时社会中的地位是不容轻视的。

1972 年 11 月，在甘肃武威柏树公社下五畦大队早滩坡，发现了一座汉墓。该墓葬中有一批极为珍贵的医简，关于按摩的资料，见于医简"治千金膏药方"中。该医简记载"治千金膏药方：蜀椒四升，芎䓖一升，白芷一开，付子三十果，凡四物皆治，吹咀，置铜器中，用淳酰三升，渍之，卒时，取贲猪肪三斤先煎之，先取鸡子中黄者，置梧中，挠之三百，取药成以五分一，置鸡子中复挠之二百，薄以涂其雍者，上空者遗之中央，大如钱，药干复涂之，如前法，……金创涂之，头恿风涂之，以三指摩，……身生恶气涂之，此膏药大良，勿得传。"这段记述说明以下几个问题：

第一，在汉代，方剂虽已发明，但主要治疗方法仍以外治法为主，用药物进行按摩的最早记载则见之于武威医简中。医简中记载用"治千金膏药方"涂后进行按摩治病，古代也称膏摩。关于膏摩的使用方法，武威医简中也说得很明白。第二，"治千金膏药方"不仅可用于膏摩，还可用于内服。

南宋史学家范晔，在其所著的《后汉书·方术列传》中有华佗倡导五禽戏的记载，其中说："佗语普曰：人体欲得劳动，但不当使极耳。动摇则谷气得消，血脉流通，病不得生。譬如户枢，终不朽也。是以古之仙者，为导引之事，熊颈鸱顾，引挽腰体，动诸关节，以求难老。吾有一术，名五禽之戏：一曰虎、二曰鹿、三曰熊、四曰猿、五曰鸟，也以除疾，兼利蹄足，以当导引体中不快。起作一禽之戏，沾濡汗出，因以著粉，身体轻便而欲食。"由此可见，五禽戏包括吐纳呼吸、活动肢体、自我按摩。

后世冠名华佗的医著如《华氏中脏经》、《华佗神医秘传》等书，记载了华佗十分重视手法医学，将按摩作为主要的临床疗法之一。主张各种治法宜因病而施，而按摩治病的主要机理是"可以驱浮淫于肌肉"，所以"外无淫气勿按摩"。如按摩失治，即"宜按摩而不按摩，则使人淫随肌肉，久留未消"。而按摩误治，即"不当按摩而按摩，则使人肌肉膜胀，筋骨舒张"（见《华佗神医秘传》卷一，并见《华氏中脏经》）。按摩误治问题经华佗首次提出后，逐渐引起了医家们的重视。

　　医圣张仲景在《金匮要略》中将膏摩列为预防保健方法之一，《金匮要略·脏腑经络先后病脉证第一》中说："若人能养慎，不令邪风干忤经络；适中经络未流传脏腑，即医治之。四肢才觉重滞，即导引、吐纳、针灸、膏摩，勿令九窍闭塞"。这充分说明了张仲景对膏摩法的重视程度。《金匮要略》中最精彩的记载，莫过于将按摩用于救治自缢的人工呼吸法中，而这种方法可以说就是一种以按摩为主的治疗方法。在治疗前，解救时要"徐徐抱解，不得截绳，上下安被卧之"；在治疗中，要一人导引，二人分别按摩胸部和屈伸上肢，并按其腹，约经过一顿饭的时间，患者苏醒后仍要继续按摩，但用力不要过度；最后，让患者少服桂枝汤和米汤以润其喉等。这是医学界公认的世界最早救治自缢的记载，也是我国按摩史上一项值得骄傲的成就。

第四节　晋隋唐时期

　　晋隋唐时期，我国成为当时亚洲地区的医学中心，我国医药学知识和技术，远播海外。在外传的《素问》、《针经》、《刘涓子鬼遗方》、《诸病源候论》、《集验方》、《广济方》、《千金方》、《外台秘要》等书中都有关于按摩疗法的记述。

晋代葛洪的《肘后方》是一本以救治危急重症为主，切合临床实际的方书，其中用按摩疗法治疗急症，很有特色。书中收载有华佗虎骨膏，用以按摩治疗心腹积聚、四肢疲倦等疾病，也有关于指针、捏脊、颠簸疗法的记载。捏脊法是指用捏法施于脊背部的方法。《肘后方》中说："拈取其脊骨皮，深取痛引之，从龟尾至顶乃止，未愈更为之。"现在用的捏脊法和该书中所记述的内容基本一致。在捏脊时，不仅要捏，而且要"拈取其脊骨皮"及"从龟尾至顶"。这也是脊柱推拿的最早论述。《肘后方》中首次记载了下颌关节脱位，运用按摩手法使其复位的方法。论云："治失欠颊车蹉开张不合方：一人以指牵其颐，以渐推之则复入。推当疾出指，恐误啮伤人指也。"开创了按摩用于骨伤科脱位的先例，在推拿按摩史上具有重要意义。此外，还有"药摩"方法的记载，如治疗伤寒时行病的"篏中方"。

葛洪的《抱朴子·遐览》记载有《按摩经》1卷和《导引经》10卷，惜无流传。这一时期与按摩有关且流传至今的重要著作有：葛洪的《肘后方》，陶弘景的《养性延命录》、《真诰》，道林的《太清道林摄生论》等。

隋代巢元方的《诸病源候论》强调养生、按摩、导引、吐纳等方法，针对一些病候有自己独到的方法，如风湿痹候、风湿候、胸痹候、风邪候、时气候、温病二日候、大便难候、腹痛候、鼻息肉候、头面风候。《诸病源候论》中关于健身运动的方法论述亦很多，并且对伤科病的病源、病理及复位牵引、固定等手法作了详述，有力地推动了隋唐时期伤科按摩的发展。

在隋代出现了"太医署"，太医署中除设有针、药、医、咒博士外，还有按摩博士，即教授按摩的老师。据《隋书·百官志》记载，太医署中有主药2人、医师200人、药园师2人、医博士2人、助教博士2人、按摩博士2人、咒禁博士2人。

唐代孙思邈的《千金要方》中有很多用于按摩的药方，如"治递生方"、"治产后中风木防己膏"、"除热丹参赤膏方"、"五物甘草生摩膏方"、"治少小腹胀痛方"、"治小儿鼻塞不通及涕出方"等，并指出了炮制及应用的方法。这些药方可用来治疗妇科、儿科、外科、内科等疾患，例如用膏摩小儿囟上及手足心以祛除风寒。此外，《千金要方》还记述有关健身的按摩法，如"天竺国按摩法"和"老子按摩法"。《千金要方·按摩法》第一次详细介绍了印度的一套导引按摩术式，即"天竺国按摩法"，共18式，这是我国推拿按摩史上唯一一篇介绍国外按摩疗法的文献，反映了古代印度医家运用导引按摩防治老年疾病的成就。在同一篇中，孙思邈还介绍了中国古代的"老子按摩法"，共42式，也是一种按摩与导引相结合的医疗体操，基本术式是在原地操练，没有跨步、走动的动作。这些记载，一是说明了按摩疗法中包括有体育锻炼的健身方法；二是说明了道教、佛教对医学的影响；三是说明我国与外国已有初步的推拿学术交流。

王焘的《外台秘要》对唐以前的医著进行了系统整理，总结了一些药摩方和按摩方法，如运用盐摩与汤摩治难产、抓腹治真心痛及用按摩头及脊背的方法防治小儿夜卧不安等。

《仙授理伤续断秘方》一书是我国现存最早的骨伤科专著，也是关于伤科推拿方面的专著。该书对外伤骨折的处理和治疗进行了系统的阐述。整复骨折方法有切开复位法和"相度"、"忖度"、"拔伸"、"捺正"等，亦即手摸心会、拔伸牵引、端挤提按等主要整骨手法；还介绍了肩、髋关节脱位及前臂骨折、肋骨骨折和颅骨骨折的整复方法。

第五节　宋金元时期

宋金元时期，按摩虽不及晋唐之兴盛，但在养生保健领域却得以广泛运用，为当时文人道家所推崇，成为这一时期的显著特点。

《太平圣惠方》收载了膏摩、药摩方近百首，大大超出《千金》、《外台》各 40 余首的数量。此书所载的膏摩方，逐渐向专病方向靠拢，特别在膏摩的部位上有很大的创新和突破，如摩顶膏、摩腰膏等。书中还介绍了正骨推拿方面的内容，如"外伤内损"宜先按摩"排正筋骨"，又如手法各有所宜，其愈疾之迟速及遗留残疾与否皆与手法施治情况有关。

《圣济总录》首先提出要将以手法为主的"按"与以药物为主的"摩"区别开来，这在学术上是很有见地的。"大抵按摩法，每以开达抑遏为义。开达则雍蔽者以之发散，抑遏则慓悍者有所归宿。"这一论断，被认为是对按摩机理的经典概括。《圣济总录》对按摩疗法的应用范围阐发甚详，对于按摩治法的运用有很大的指导意义，对按摩用于养生防病的作用予以充分肯定。并且记载有一套养生功法，即神仙导引法。这是宋代以前最完整的一套保健按摩功法，为后世的养生保健操奠定了基础。本书提供了不少临床有效的骨伤膏摩方，扩大了其在骨伤科的应用。

金元四大家对按摩疗法也多有运用。张从正认为按摩是汗法的一种，他说："灸、蒸、熏、渫、洗、熨、烙、针刺、砭射、按摩，凡解表者，皆汗法也"，并用按摩法发汗来治疗伤寒。李东垣在《兰室秘藏》中提出：治疗"风寒始加于身"，需"暖房中近火，陈搓其手"，可达到温阳健脾、祛除风寒的目的。朱丹溪则首次指出摩腰膏的运用方法。

《苏沈良方》中有掐法治疗脐风口撮等症的记载。元代名医危亦林所著《世医得效方》对伤科正骨手法贡献巨大。其对正骨手法最大的贡献，是创造了利用身体的重力牵引复位的各种方法，特别是髋关节脱位的倒吊复位法和脊柱骨折的悬吊复位法，不仅在我国医学史上是首创，在世界医学史上也是创举。

文学家的著作中，也有提及推拿按摩。如柳宗元在"从花中亟过卢少府故居"一诗中写道："闻道偏为五禽戏，出门鸥鸟更相亲"，是写柳自己练习养生保健功后欢快心情。白居易在"病气"中写有"抖擞弊袍春晚后，摩挲病脚日阳前"。写按摩最多的，当数陆游，在"临安春雨初霁"中写有"闲摩病眼开书卷，时傍危栏弄钓车"；在"种菜"中写有"扪腹何殊享大烹"。说明保健按摩在当时得以广泛流传，并被文人所器重；这对保健按摩的发展和完善，起到了积极的促进作用。

第六节　明清时期

明清时代的医学分科更为精细，按摩的学术分支也越来越细，且有了更多的文字记载。开始出现了小儿推拿专著，而正骨推拿、一指禅推拿、内功推拿、点穴推拿、保健推拿等都相继取得了明显进步，这是按摩史上一个全面发展、创造、总结的时代，对后世影响极为深远。

按摩改称为推拿，是在明代小儿推拿著作中首次记载的。"推拿"一词，从明代起，广泛取代了按摩的概念，并有力推动了推拿在伤科、外科、眼科等临床学科的运用和推拿本身的学术发展。公元 1601 年杨继洲所著的《针灸大成》中收集了陈氏的《小儿按摩经》。陈氏《小儿按摩经》是迄今所能见到的第一部推拿学专书。作者提出："五脏六腑受病源，须凭手法推即痊"，介绍手法除掐揉法外，还有推、按、摩、运、摇、摘、搓、分、合、刮、扯、推拂等，并提出推拿疗法"乃以手代针之神术也，亦分补泻"。该书为后世小儿推拿的发展奠定了基础。而《小儿推拿方脉活婴秘旨全书》为现存最早的小儿推拿专著（单行本）。

明清时代，保健推拿的方法有所发展，正骨（伤科）推拿在明清时代也有重大发展，清代的《医宗金鉴·正骨心法要旨》中将"手法"列为"正骨之首务"，并指出手法正骨比利用器械正骨要好，强调医生要重视人体生理解剖知识。而且归纳出"摸、接、端、提、推、拿、按、摩"正骨八法。

在明清时期尚形成了许多独具特色的推拿方法和流派，如：脏腑推按、点穴推拿、一指禅推拿、内功推拿等。

小儿推拿兴起于明代后期，主要在中国的南方地区民间流行。此时期比较著名的儿科推拿专著包括《小儿推拿广义》（熊应雄）、《幼科推拿秘书》（骆如龙）等。

清代的小儿推拿在明代的基础上有所发展。地域上已不局限于南方，手法不断丰富，适用病种从早期的惊风扩大为小儿科大多数疾病。著述大大增加，如：《推拿三字经》（徐宗礼）、《厘正按摩要术》（张振鋆）、《秘传推拿妙诀》（钱汝明）、《小儿科推拿直录》（钱襁村）、《推拿摘要辨证指南》（王兆鋆）、《推拿辑要》（周松龄）、《保赤推拿法》（夏云集）等。

在其他医籍中（非推拿专著），如《理瀹骈文》、《幼科铁镜》等，也记载了推拿疗法。

明清两代，中外医学交流日益频繁，朝鲜金礼蒙等编撰《医方类聚》、许浚等编撰《东医宝鉴》，其中均记载了相关的推拿学内容，为促进中医学术的传播和发展，作出了重要贡献。

第七节　民国时期

民国时期由于受西方文化冲击的影响，国民党政府歧视中医，加之战乱频繁，使得整个中医事业处于低潮时期。然而这一时期仍然出现了不少推拿著作，如钱祖荫的《小儿推拿补正》、马玉书的《推拿捷径》等。在此期间，中医界创办了不少刊物，发表了许多有价值的推拿文章，如："按摩术"、"我国古代理学疗法考"、"拱形刮形来历之考据"、"我国推拿之治术考"、"理学疗法之发明及历史"、"中国古代疗法之整理与研究"、"按摩术的来源"等。

民国时期是承上启下、形成流派的最关键时期，其中影响较大的学术流派有：一指禅推拿、正骨推拿、脏腑点穴推拿、内功推拿、小儿推拿、滚法推拿、脏腑推按、腹诊推拿流派等。

随着西方近代医学在中国的传播，一些从事推拿医疗的医家，在学习生理、解剖及近代科技知识的基础上，在推拿手法机理研究等方面，作了汇通的尝试。杨华亭的《华氏按摩术》集古法秘本与现代西方的生理、病理、解剖、组织、电磁学知识于一体，以古法为经，新法为纬。曹泽普的《按摩术实用指南》一书着重解剖知识及叩打、振颤等法，着重机械力的作用。杨氏认为按摩手法的目的是刺激末梢神经和微血管及淋巴管等，激发电流传于全身，主张按摩法宜轻快不可重缓，所用手法均与各部组织相结合。钟吉倩的《按摩学举倡》提出按摩含有哲学、生理、病理、电子等四种科学性。他运用八法中的"贯通法"以指尖对施双侧肋间，为其他书中少见。另外强调久病必连续施术，不可间断。这些尝试在专业领域中产生了很大影响。

第八节 新中国时期

新中国时期是中国推拿史上前所未有的黄金时代。在党的中医政策的扶植下，推拿学科得到了重视，进入了快速发展时期。有关专家在古医籍的研究和整理方面做了大量工作，重印出版有古代推拿专著《小儿按摩经》、《幼科铁镜》、《小儿推拿广义》、《幼科推拿秘书》、《厘正按摩要术》，青岛医学院附属医院内部铅印发行了清代的《推拿三字经》、江静波校订的《小儿推拿方脉活婴秘旨全书》，上海中医学院附属推拿学校油印了丁季峰老先生所献的《一指定禅》和《一指阳春》。

专家们对推拿文献史料也做了不少的工作，无论是有关推拿的典故，还是推拿治疗疾病的实例，都进行了广泛的搜求和整理。《简明中医辞典》和《中医大辞典》中均有中医推拿学科的常用词汇和术语。这一时期，还出版了不少新的推拿专著。如河南人民出版社出版的《新推拿法》、《新推拿十八法详解》、《胃病推拿法》，以及人民卫生出版社出版的《简易小儿推拿》等。

推拿在教学、临床、科研方面，均取得了一些成就。

教学方面，在20世纪50年代中期就有中医师带徒、办训练班和建立学校等几种形式。以上海最为突出，1956年10月，上海卫生学校开办了推拿训练班，由当时上海的几位著名推拿老医生执教。自此，推拿教学从过去的师带徒形式走上了正轨。同年11月25日成立了上海中医学院附属推拿卫生学校（后改名为上海中医学院附属推拿学校）。到 1965 年，该校先后招收 8 届学员，培养了 500 多名推拿专业人才，输送到全国各地，其中许多人成为目前推拿医、教、研方面的骨干。同时，随着国家政府对残疾人事业的关怀与重视，经卫生教育和民政部门的批准与协助，开办盲人按摩训练班 50 多个，培养盲人按摩医生 50 多人。特别是长春大学特教学院的按摩专业，自开办以来，为社会输送了一批具有高等专业水平的身残志坚的按摩工作者，他们在各自的岗位上发挥着重要的作用。在教材方面，不仅有初等、中等、高等教育之分，而且教材的内容也环环相扣，并根据实际需要和推拿学科的发展不断地加以修改、补充，使之更加切合实际，教学方法也在不断地改进。

临床方面，在此时期，推拿在传统基础上又发展出捏脊疗法、捏筋拍打疗法、挤拧疗法及耳穴推拿、保健球按摩、腧穴推拿、运动推拿、康复推拿、腹诊推拿、运气推拿、推拿麻醉、老年推拿、大成推拿按摩等诸多颇有建树的推拿疗法。

科研方面，20 世纪 50 年代开展了推拿的生理作用及治疗原理的初步研究，有人提出以生物力学的方法探讨推拿原理。20 世纪 60 年代，按摩机理研究进入了一个以科学方法进行实质性探索的新阶段，包括实验观察经穴按摩对大脑皮质的影响、按摩前后白细胞及体温变化等。20 世纪 70 年代，许多按摩器械问世，按摩的实验室研究进入到神经阶段及神经介质水平。近年来，随着系统论、信息医学等边缘学科的兴起，推拿研究亦开始了跨学科的综合研究阶段。

　　改革开放以来，中外学术交流频繁，中国推拿学者出国讲学、诊治疾病，不少国家和地区的推拿专业人员也来中国学习推拿。在科技迅猛发展的新时代，传统而古老的中国推拿学必将得到充分的发展，推拿事业也将进入一个崭新的时期。

下篇　按摩流派技法与应用

第三章 经穴按摩类

第一节 一指禅按摩流派

按摩（推拿）疗法在漫长的发展过程中形成了许多流派，一指禅按摩（推拿）疗法以一指禅推法作为临床操作的主要手法，在长期的进程中也逐渐发展成为一门独特的流派。以往仅赖师徒相授流传，如今随着中医事业的发展而得以发扬光大，它在临床上应用很广泛，内科、外科、妇科均可应用。

一、流派渊源

相传大约在公元 500 年左右，天竺国僧人——菩提达摩游历中国，在嵩山少林寺面壁 9 年，悟出了一指禅功。《黄氏医话》在谈到一指禅推拿时说："推拿一科，发明于岐伯，著述十卷，一曰按、二曰摩、三曰推、四曰拿，达摩以为旧法过久，不敷应症，复取旧法而广大之，增之搓、抄、滚、捻、缠、揉六法。"由此而说一指禅推拿为达摩所创始，然而这一传说尚缺乏可靠资料，不足为信。另据《辞源》记载，一指禅本是佛教禅宗用语，意为万物归一。据传宋朝有个俱胝和尚，他向天龙和尚询问关于佛教教义时，天龙竖起一个指头，俱胝马上大悟。此后凡有人来求教，他也常竖起一个手指。他临死前说："吾得天龙一指头禅，一生用不尽。"一指头禅简称一指禅。"一指"即一拇指也。而"禅"的解释很多。"禅"被用在推拿中，有"神灵"的意思。所以"一指禅"被运用在推拿疗法中，可解释为运用以拇指推为主的推拿疗法，具有"神灵"般的疗效，或为"神灵"般的一指推拿法。由此推想，一指禅推拿的形成可能与佛教有某种联系。然而这只是一种推想，尚无客观证据。较为可靠的资料是根据几年前尚健在的一指禅推拿名家朱春霆、王纪松等的记忆，江浙一带的一指禅推拿，是由清朝咸丰年间李鉴臣所传。

　　李鉴臣，清代咸丰年间河南人。精通少林武术，尤精一指禅推拿。"在达摩一指禅十大手法外，又增加了摇、抖两法，演为十二法。"（朱春霆语）相传李曾为清宫御医。咸丰年间（约1861年前后），以一指禅手法为江苏邗江（扬州）人丁凤山治病，病愈后收其为弟子，由此开创一指禅推拿流派。一指禅推拿的师承关系，虽然有一指禅推拿创始于达摩的传说，但其确切的师承脉络，目前只能上溯到李鉴臣客居扬州时所传，故后世尊李鉴臣为江南一指禅推拿开山鼻祖。随后，传授给扬州丁凤山。丁凤山又收纳弟子13人，自此后至1949年前已发展门徒40余人。其队伍之壮大，是当时其他推拿学派所不能及。

　　丁凤山（1842～1915），原名丁永春，江苏邗江西门人。丁为清朝咸丰时武秀才，旗牌官。在往辽东半岛送公文途中遭遇大水，误了时间，无法复命，因病不起，遇李鉴臣以一指禅点穴治疗。病愈后拜李为师，得其真传，为江浙两省一指禅学派的创始人。丁凤山回到家乡以指代针行医，遍治内外科疾病。其绝招是用缠法治疗外科痈疽、乳蛾，名噪江北。1912 年迁往上海开业。长期在沪、杭间行医，并广收门徒，知名者有王松山、丁树山、钱福卿、朱春霆、王纪松等 10 余人，使一指禅推拿得以流传。1916 年应浙江省督军杨善德之邀赴杭州出诊，不幸中风暴卒，享年 73 岁。

一指禅推拿自李鉴臣以后至 1956 年前的时期内，一直在民间流传，始终以师带徒形式传授医术。

为使一指禅推拿不断光大，1920 年由丁凤山的弟子王松山（道名，原名玉涟，1893～1975，江苏扬州人）为首，在上海自发组成了"推拿研究会"，共有 10 人参加。此研究会举行学术讨论会的主要议题，以各医家临床所见病证为主，结合探讨手法治疗问题，提出改进方法，并聘有书记员担任记录。当时的一指禅推拿流派主要以一指禅推法为主，手法有推、拿、按、摩、搓、抄、滚、捻、缠、揉、摇、抖、抹、拘等法，擅长内、妇、儿杂病的治疗。王松山的一指禅推拿经验由其徒王子宗整理成《一指定禅》，对促进一指禅推拿的发展作出了重要的贡献。《黄氏医话》、《一指禅推拿说明书》的作者黄汉如亦与这一流派有关。其他有关一指禅推拿的著作尚有《一指阳春》等。

丁凤山之侄孙丁季峰，在继承祖传一指禅推拿的基础上，于 20 世纪 40 年代独创了内功推拿和㨰法推拿，为一指禅推拿流派又添新技。到 1949 年，一指禅推拿医师已有 40 余人，是江浙乃至全国比较有影响的一支推拿队伍。北京广安门医院的卢英华，是北方一指禅推拿的代表人物。

1956 年，全国第一所推拿学校（上海中医学院附属推拿学校前身）推拿班的创办，标志着一指禅推拿进入了真正的振兴时期。朱春霆、沈希圣、丁宝山、钱福卿、王纪松、王百川等成为该校的推拿教师，以一指禅推拿学派的技法作为主要教学内容。

1959 年有了中国第一代推拿学校毕业生，他们以较扎实的理论基础知识和手法操作技术进入推拿界，从此一指禅推拿流派得到了推广与发展。

二、流派理论

一指禅推拿，是以阴阳五行、脏腑经络和营卫气血等中医基本理论为指导，以四诊为诊察手段，强调审证求因，因人而治，因病而治，因经络而治，将意气集定于手指（主要是拇指），在经络穴位上施用一指禅推法等手法来治疗疾病的独特疗法。一指禅推拿在理论上，运用中医的阴阳五行学说、脏腑经络学说及整体观念进行辨证论治，并将中医学说贯穿于推拿的诊病、治病过程中，指导取穴和手法运用。在辨证取穴、局部取穴的基础上，临床操作遵守"循经络、推穴位"的原则，以激发经气运行，疏通经络，调整阴阳，扶正祛邪。《一指禅推拿说明书》中指出："推拿之术，自以一指禅为完备。一指禅之术，即搓、抄、滚、捻、缠、揉、按、摩、推、拿十种。其效能与攻、补、汗、下之医同理。施术前应切脉以查病情，按筋以明征兆。患在何部，即施十门中之何法。例如病宜攻即用滚，病宜补即用缠。能使患处受益，而他部无损。

非若用药益此损彼，不能兼顾也。"经络学说在一指禅推拿治疗疾病过程中应用十分广泛，不仅对选取穴位有重要的指导作用，而且由于经络的功用和本身的特点不同，有时首取的穴位和经络，往往是一指禅推拿治病取得较佳疗效的保证。

一指禅推拿在应用时，不仅取穴，而且也直取经络施以手法，这是一指禅推拿学派的又一特点。常取的经络有：督脉（项部）、膀胱经（项部、背部、腰部）、胃经（大腿部、小腿部）、胆经（小腿部）、肾经（小腿部）等。临床取穴分为辨证取穴、病机取穴、局部取穴、循经取穴等4种。

此外，一指禅推法用拇指的指端、指腹或偏峰面施术于一定穴位，因其接触面积小，压强大，加上持续而有节奏的操作，所以对全身各部穴位都能力透。为此，本疗法特别重视医者的体能锻炼和手法训练，要求医者勤练"易筋经"功法和苦练手法基本功，以掌握深邃的功法与熟练的手法，这样才能在治疗时得心应手，手到病除。

三、流派技法

（一）一指禅推法

用拇指指端、螺纹面或偏峰拇指桡侧面着力于经络穴位或部位上，肩肘关节及上肢肌肉放松，通过腕部的连续摆动和拇指关节的屈伸活动，使产生的力持续作用于经络、穴位或部位上称为一指禅推法。为一指禅推拿流派的主治手法（图3-1）。

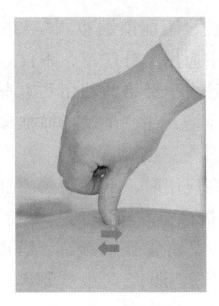

图3-1　一指禅推法

【操作方法】

一指禅推法根据着力部位的不同，可分为一指禅指端推法、一指禅指腹推法、一指禅偏峰推法、一指禅屈指推法。

（1）一指禅指端推法：医者手握空拳，拇指自然伸直，并盖住拳眼（使拇指对着食指第二节处），用拇指指端着力于治疗部位，沉肩、垂肘、悬腕，以肘关节为支点，前臂做主动摆动，带动腕关节、拇指指间关节或掌指关节的屈伸活动，使所产生的功力轻重交替、持续不断地作用于治疗部位。

（2）一指禅指腹推法：医者手握空拳，拇指自然伸直，并盖住拳眼，用拇指指腹着力于治疗部位，其余动作与一指禅指端推法相同。

（3）一指禅偏峰推法：医者用拇指桡侧偏峰着力于治疗部位，其余四指自然分开伸直，腕关节放松，呈微屈或自然伸直，沉肩、垂肘，以肘关节为支点，前臂做主动摆动，带动腕关节、拇指指间关节或掌指关节的屈伸活动，使所产生的功力轻重交替、持续不断地作用于治疗部位。

（4）一指禅屈指推法：又称跪推法，医者拇指屈曲，用拇指指间关节桡侧或背侧着力于治疗部位，其余四指握空拳，其余动作与一指禅指端推法相同。

【动作要领】

（1）沉肩：放松肩关节，不能耸起，肩部下垂。

（2）垂肘：放松上肢肌肉，肘部下垂，低于腕部。

（3）悬腕：腕关节自然屈曲。

（4）掌虚：半握拳，拇指指间关节的掌侧与食指远节的桡侧轻轻接触。

（5）紧推慢移：紧推是指摆动的频率略快，一般每分钟140次左右；慢移是指从一个治疗点到另一个治疗点时应缓慢移动。

（6）蓄力于掌，处力于指，着力于螺纹面：即本法产生的力应从掌而发，通过手指，传达至螺纹面并作用于患者体表，如此使力含而不露。

总起来说，本法的动作要领贯穿一个"松"字。只有将肩、肘、腕、掌、各部都放松，才能使功力集中于拇指，做到蓄力于掌，发力于指，着力于操作部位，使手法动作灵活，力量沉着，刺激柔和有力，刚柔相济，才称得上为一指禅功。

医者练习一指禅推法大致可分为两个阶段进行。第一阶段先在米袋上按照手法基本要求进行锻炼。即将米袋置于胸前方，身体端坐，全神贯注地沉肩、垂肘、悬腕，指掌半屈，拇指自然伸直，依附于食指中节呈 90°角，指端或其螺纹面吸定于米袋操作点上，腕部作有节奏的横向往返摆动。在练习至拇指能吸定于某一点上不滑动、腕部摆动灵活而富有节奏感的基础上，再进一步练习一指禅推法移动手法。即能由一点而逐渐练习到在米袋上作前、后、左、右的往返运动。在练习移动手法时，必须做到移动时指力不空虚滑动。在米袋上的练习能够做到蓄力于掌、发力于指。手指有相当的功力时，可转入第二阶段在人体上的操作。在人体上操作时，要根据"循经络、推穴位"的原则，进行紧推慢移（即按照每分钟 120～160 次的摆动速度，在体表经络线上缓慢移动）的练习。一般可先在肩背部练习，然后依次在胸腹部、头面部、颈项部等不同的体表部位进行练习，务必使其手法能娴熟自如地在体表各个部位上操作。

【手法作用】

本法具有开窍醒脑、镇静明目、宽中理气、健脾和胃、调节二便、调理脏腑功能、温通经络、活血散瘀、祛风除湿、滑利关节的功用。适用于全身各部穴位。常用于头面部、颈项部、胸腹部、肩背部、腰骶部及四肢关节处。

附：缠法

【操作方法】

推法加快速率称之为缠法。取其缠绵不断之意。

【动作要领】

（1）基本手法与一指禅推法（1）～（3）相同。

（2）紧推不移：腕部的快速摆动带动拇指关节做屈伸

活动，而拇指着力点固定且动作频率快，每分钟可达200次左右。

（3）集功手指：操作者运全身之气，集中于一指（又叫心功劲），由轻至重，由浅到深，引导正气深入。

【手法作用】

本法具有活血祛瘀、生肌托毒、复苏醒厥、回阳救逆的作用。常用于治疗外科疾病，如疮疡、厥逆险证、气闭、阳虚以及蜂窝组织炎、扁桃腺炎等病证。缠法频率较快，在操作中易造成局部皮肤破损。初学者，可在局部涂上少量润滑剂。

（二）拿法

【操作方法】

用拇指和食、中两指，或用拇指和其余四指对称用力，提拿一定的部位，进行一紧一松的拿捏，称为拿法（图3-2）。在施行拿法时，手腕可作轻微的旋转，称为一指禅旋拿法。如拿风池、拿合谷、拿肩井便是如此，此为一指禅推拿流派的辅助手法。

在临床实际应用中，根据手势，可将拿法分为二指拿法、三指拿法、五指拿法等。如：拇指和食指协同作拿法时，称为二指拿，适用于单个穴位的治疗，如拿风池；拇指和食、中二指协同作拿法时，称为三指拿，适用于一个或两个穴位为中心的小部位治疗，如拿肩井；拇指和其他四指协同作拿法时，称为五指拿，又称"握法"或"抓法"，适用于较大部位的治疗，如拿腓肠肌。拿法刺激量较大，故每次每一部位或穴位所拿时间不宜过长，通常为5~7次。但可反复多次施之，不过刺激量应逐步减小，以免出现较剧烈的酸痛感。

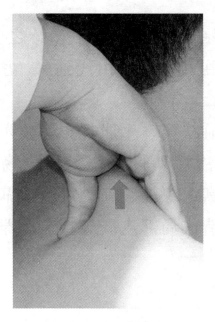

图3-2　拿法

【动作要领】

（1）操作时腕关节要放松，使动作柔和灵活。

（2）拇指和食、中两指对称，或拇指和四指对称，用力夹住所拿部位或穴位，应蓄劲于内，贯注于指，作连续的一紧一松的动作。

（3）用力由轻到重，再由重到轻，不可突然用力或使用暴力。

（4）用手指的指腹着力，不能用指端、指甲内抠。

【手法作用】

本法具有疏经通络、行气活血、祛风散寒、解痉止痛、开窍醒神等作用。适用于颈项、肩背、四肢等部位。还可根据不同疾病的需要，选取不同的穴位。常用于治疗头痛、牙痛、胃脘痛、胆囊痛、痛经、腰腿痛及风湿痹痛等。

（三）按法

按是压的意思。用手指或手掌面着力在体表某一部位或穴位上，逐渐用力下压，称为按法（图3-3）。用指面着力的称指按法；用掌着力的称掌按法；用肘着力的称肘按法；这也是一指禅推拿流派的辅助手法。

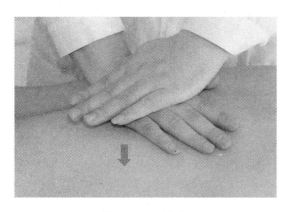

图3-3 按法

【操作方法】

按法根据着力部位的不同，可分为指按法、掌按法和肘按法。

（1）指按法：医者用拇指或中指或食、中、无名指指腹着力于治疗部位，垂直用力逐渐向下按压，使刺激充分达到机体组织的深层后，应稍停片刻，然后渐渐放松，如此反复操作。

（2）掌按法：医者腕关节放松，用掌根、鱼际或全掌着力于治疗部位，垂直用力逐渐向下按压，使刺激充分达到机体组织的深层后，应稍停片刻，然后渐渐放松，如此反复操作。

（3）肘按法：医者肘关节放松，用肘或前臂尺侧肌肉着力于治疗部位，垂直用力逐渐向下按压，使刺激充分达到机体组织的深层后，应稍停片刻，然后渐渐放松，如此反复操作。

【动作要领】

（1）指按时施力方向要垂直，用力要由轻至重，稳而持续，或下按要有节奏。

（2）要"按而留之"，不宜突然松手，应逐渐减轻按压的力量。

（3）临床上常把按法与揉法结合，组成按揉复合手法，即在按压力量达到一定深度时再缓缓揉动，使手法既有力、又柔和。

【手法作用】

本法具有开窍通闭、散寒止痛、疏松筋脉、温中散寒的作用。拇指按法接触面小，刺激的强弱容易控制调整，故适用于人体各部的经络穴位。掌按法接触面大，刺激可缓可急，故本法适用于治疗面积大而又较为平坦的部位，如腰背部、腹部等。按法在临床可运用于治疗各种疾病，如眼部疾患，可按睛明；腹泻，可按足三里等。

（四）摩法

用手掌掌面或食、中、无名三指相并，指面附着于穴位或治疗部位上，腕关节主动作环形有节律的抚摩运动，称为摩法（图3－4）。为一指禅推拿流派的辅助手法之一。

【操作方法】

摩法根据着力部位的不同，可分为指摩法和掌摩法。

（1）指摩法：医者手指并拢，指掌关节自然伸直，腕

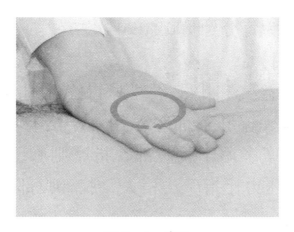

图 3-4　摩法

关节微屈，用食指、中指、无名指指面附着于治疗部位，以肘关节为支点，前臂主动运动，随着腕关节连同前臂做缓和协调的环旋活动。

（2）掌摩法：医者手掌自然伸直，腕关节微屈，将手掌平放于治疗部位，用掌心、掌根部作为着力点，以肘关节为支点，前臂主动运动，随着腕关节连同前臂做缓和协调的环旋活动。

本法作为补虚和中之法，操作时往往配合药物，以加强治疗效果，名谓"膏摩"。《千金要方》云："膏摩数百过，追风所在摩之，神效。"《外台秘要》曰："手当千遍，药力乃行。"

【动作要领】

（1）肩、肘关节及手臂放松，肘关节微屈，用力要做到轻而不飘，重而不滞。

（2）摩法一般以顺时针方向摩动为主，有"顺摩为补，逆摩为泻"之称。

（3）摩动时动作轻柔，压力均匀。《厘正按摩要术》云："摩法较推则为轻，较运则从重。"

（4）频率为每分钟 100～120 次左右。

【手法作用】

本法具有益气和中、调理脾胃、温通气血、活血散结、消肿止痛、疏肝解郁等作用。摩法有掌摩和指摩之别。临床上掌摩多用于脘腹部，指摩则胸、腹部均用之。通常掌摩法的压力比指摩法稍大，脘、腹部脂肪组织较多者宜用掌摩法。

（五）揉法

用手掌大鱼际、掌根或手指螺纹面着力于一定部位或某一穴位上，作轻柔缓和的环旋转动，并带动该处的皮下组织，称为揉法。为一指禅推拿流派的辅助手法之一。

【操作方法】

用掌根部着力的称掌揉法（图 3－5）。用指面着力的称指揉法。一指禅推拿多用掌揉法。

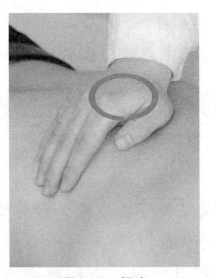

图 3－5　揉法

揉腹部，常用鱼际，但要求以肘关节为支点，前臂主动运动，随着腕关节连同前臂做缓和协调的环旋活动，压力不宜过重。揉中脘，鱼际和掌根均可运用，但要避免手掌或手指不断撞击两肋弓或剑突，以免产生局部疼痛肿胀的不良反应。在腹部运用揉法，可与摩法结合，组合成摩揉法。即大鱼际固定某部作揉法，以四指（除拇指）指面作摩法。这是一指禅推拿较为常用的复合手法。

【动作要领】

肩、肘、腕关节放松，动作协调灵活，轻缓而有节律性。压力适中，以带动皮下组织为宜。掌揉法每分钟 60 ~ 80 次，指揉法每分钟 80 ~ 100 次。

【手法作用】

本法具有宽胸理气、疏肝解郁、活血散瘀、健脾和胃、消肿止痛的作用。本法着力面较大，刺激缓和舒适，老幼皆宜。临床常用于治疗脘腹胀痛、痰阻气胀、胸闷胁痛、便秘泄泻等五脏六腑病变。

（六）搓法

用两手掌面（也可包括手指面）夹住肢体的一定部位，如腰部两侧、胸肋部两侧，相对用力作方向相反的来回快速搓动，称搓法（图 3 - 6）。为一指禅推拿流派的辅助手法之一。

【操作方法】

根据操作方式的不同，可分为夹搓法和推搓法两种。

（1）夹搓法：医者用双手掌面分别夹住肢体相对用力，向相反方向快速搓揉，自上而下进行。

（2）推搓法：又叫平搓法，医者用双手掌面着力于体表治疗部位，以肘关节为支点，前臂部主动施力，双手同时用力快速地交替往返搓动。

【动作要领】

腕关节处于紧张状态，肘关节内角屈曲 150°～160°，相对用力来回搓动，频率为每分钟 120～160 次。

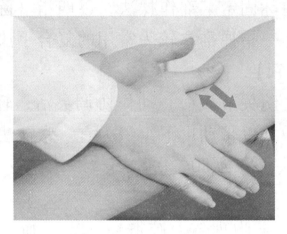

图 3-6　搓法

【手法作用】

本法具有疏通经络、行气活血、放松肌肉、调节阴阳、调整脏腑的作用。主要用于上肢及胁肋部。常用于治疗肺气不宣导致的胸胁满闷、痰鸣咳嗽等；肝气不和导致的胸胁胀痛、嗳气、恶心、呕吐、呃逆等；上肢筋脉不利、气血不行而导致的关节、筋肉酸痛，以及胸胁迸挫伤等病证。

（七）捻法

用拇指和食指的指腹或食指第二节桡侧面，相对捏住指（趾）关节，稍用力作相对的快速捏揉动作，称为捻法（图 3-7）。为一指禅推拿流派的辅助手法之一。

【操作方法】

医者用拇指和食指的指腹，相对用力捏住体表治疗部位或穴位，稍用力作对称性如捻线状的快速捻转揉搓动作。

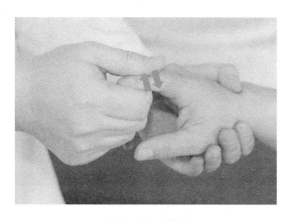

图 3-7　捻法

【动作要领】

（1）操作时腕关节放松，动作要灵活而连贯。

（2）用力轻快柔和，做到捻而不滞，转而不浮。

（3）捻搓速度要快，但在体表移动要慢，做到紧捻慢移。

【手法作用】

本法具有疏经活血、滑利关节的作用。主要用于治疗指（趾）及其关节的疾病，以及各种原因导致的指（趾）关节酸痛、麻木等。

（八）滚法

【操作方法】

手握空拳，以食、中、无名和小指的第一节指间关节部位，附着于某一部位上，腕关节作连续的往返均匀的屈伸活动，整个空拳呈圆球样滚动状，着力点或同时作缓慢的移动，使产生的功力，作用于治疗部位，称为滚法（图3-8）。

【动作要领】

（1）肩关节放松，上臂与胸壁距离保持 5～10cm，过

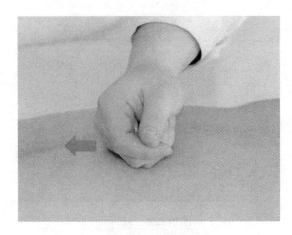

图3-8 滚法

近影响手法的发挥，过远则易疲劳。

（2）手握空拳，整个空拳应是中空外实。食、中、无名和小指指背的第一节指间关节部位为着力点，腕关节作连续、往返均匀的屈伸活动，整个空拳呈圆球样滚动状。避免着力点跳动及掌指关节撞击治疗部位。

（3）动作协调，压力均匀，摆动灵活，频率每分钟为120～160次左右。

（4）腕关节放松，腕关节屈伸的活动幅度要大，使手背滚动幅度控制在120°左右。

【手法作用】

本法具有活血散瘀、舒筋通络、缓解痉挛、滑利关节、松解粘连等功能。滚法接触面积广、渗透力强，多用于人体肌肉丰厚的部位。

（九）抅法

用食、中指并拢微屈成钩状，以食指第二和第三节的桡侧缘着力，紧贴皮肤作连续的刮抹，称为抅法。

【操作方法】

用双手食指弯曲成钩状，在太阳穴部位作抅动的手法，然后拘向颞部沿足少阳胆经循行路径至玉枕穴（图3-9）。在此又分两步操作。第一步由玉枕穴抹（双食指面）至颈侧人迎穴；第二步由玉枕穴接右手拇、食两指，抹至风池，作拿法，再沿项部膀胱经抹至第4~5颈椎棘突水平。

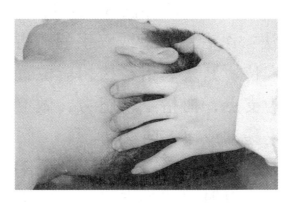

图3-9　拘法

【动作要领】

（1）双臂抬起，肘关节屈成120°角左右，上臂略外展。

（2）双手拇指抵住头枕部，食指略弯曲成钩形，指面按于太阳穴上，中指抵住食指指甲上，食指缓慢沿颞部足少阳胆经循行路线向拇指靠拢，完成拘太阳动作。

（3）完成拘太阳动作以后再作延续手法：用两手食指面或拇指面从玉枕穴抹至人迎穴或风池穴；再用单手拇、食指配合揉捏，自玉枕至风池穴，达第5颈椎棘突水平。压力适中，以患者感到局部酸胀为度。

【手法作用】

本法具有平肝潜阳、息风宁神、疏风解表、活血通络的作用。主要用于治疗高血压病、眩晕、失眠、中暑、癫痫、头痛、惊厥等。

（十）抹法

用拇指指腹或掌面紧贴于体表一定部位或穴位，做上下、左右、弧形、曲线移动的手法，称为抹法。

【操作方法】

抹法可分为指抹法、掌抹法和大鱼际抹法等。

（1）指抹法：医者用单手或双手的拇指指腹紧贴于体表治疗部位或穴位，其余四指轻扶相应位置以助力，以拇指的掌指关节为支点，拇指主动施力，做上下或左右、直线或弧线的往返移动或单方向移动。

（2）掌抹法：医者用单手或双手的手掌面紧贴于体表治疗部位或穴位，以肘关节为支点，前臂主动施力，腕关节放松，做上下或左右、直线或弧线的往返移动或单方向移动。

（3）大鱼际抹法：医者用单手或双手的大鱼际紧贴于体表治疗部位或穴位，以肘关节为支点，前臂主动施力，腕关节放松，做上下或左右、直线或弧线的往返移动或单方向移动。

【动作要领】

（1）着力部位要紧贴体表治疗部位。

（2）用力重而不板滞，轻而不浮滑。

【手法作用】

本法具有开窍醒神、疏肝理气、消食导滞、活血通络、缓解痉挛等作用。常用于治疗高血压病、头痛、眩晕、慢性鼻炎、失眠、迎风流泪、口眼㖞斜、近视眼、癫痫、感冒、耳鸣、中暑、惊厥等。

（十一）抄法

【操作方法】

双手手指自然分开，手指微屈，插入患者腰部，如抄煤之势，抄起腰部，在两侧膀胱经上，由第 10 胸椎棘突水平向下至第 5 腰椎棘突水平，反复多次，称抄法。

【动作要领】

（1）腰部前倾，两臂自然下垂，肘关节微屈至 120°角左右。

（2）手指自然分开且微屈，腕关节内收，以十指面为接触面，以肩关节运动带动腕关节，来实去虚。

（3）双手同时用力，力度适当。

【手法作用】

本法具有活血通络、扶助正气、调和气血的功效，主要用于腰部。常用于治疗久病或术后体虚、肾虚腰痛、中风、胃肠功能紊乱、小儿消化不良等。

（十二）抖法

医者用单手或双手握住患者肢体远端，用力做小幅度、连续、频率较快的颤动，使关节、肌肉产生松动感的手法，称为抖法（图 3-10）。

【操作方法】

抖法根据操作方式的不同，可分为抖上肢法、抖下肢法及抖腰法。

（1）抖上肢法：患者坐位或站立位，肩臂部放松。医者站于其前外侧，上身略前俯，用双手或单手握住患者肢体的手腕部或手掌部，将其上肢慢慢地向前、外侧抬起约 60°，然后稍用力做连续、小幅度、频率较快的上下抖动，

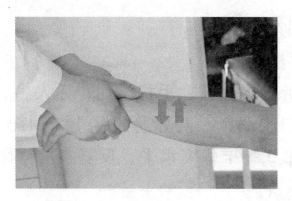

图3-10 抖法

使抖动所产生的振动似波浪般地传递到肩部，使肩关节和上肢产生疏松的感觉。

（2）抖下肢法：患者仰卧位，下肢放松，自然伸直。医者站其足后方，用双手握住患者一侧踝部，使下肢呈内旋状，并将其下肢抬起至离床面约30cm，然后稍用力做连续、小幅度、频率较快的上下抖动，使髋部和大腿部有舒适的感觉。

（3）抖腰法：患者仰卧位，下肢放松，自然伸直，两手拉住床头或由助手固定其两腋部。医者以两手握住其两足踝部，两臂伸直，身体后仰，与助手相对用力，牵引其腰部。待其腰部放松后，身体前倾呈起立之势，瞬间用力，做1~3次较大幅度的抖动，使抖动产生之力作用于腰部，使其产生较大幅度的波浪状运动。

【动作要领】

（1）肩部放松，肘关节微屈。

（2）医者两手相对握住患者腕部或单手握住患者踝部，以前臂轻微的屈伸运动带动腕关节运动，使患肢作小幅度的上下颤动。

（3）动作要有连续性，频率略快，每分钟约160~180

次，幅度要小，且有节奏感。

【手法作用】

本法是一种和缓、放松、疏导的手法，具有调和气血、舒筋活络、缓解痉挛、松解粘连、滑利关节、消除疲劳的作用。

在临床上，上肢部抖法主要用于治疗颈椎病、肩关节周围炎及肩、肘关节酸痛不利等病证；下肢部抖法主要用于治疗腰部扭伤、腰椎间盘突出症、腰椎后关节紊乱等病证。

（十三）摇法

医者用一手握住或扶住患者被摇关节近端的肢体，另一手握住患者关节远端的肢体，作缓和回旋的转动，称为摇法（图3-11）。

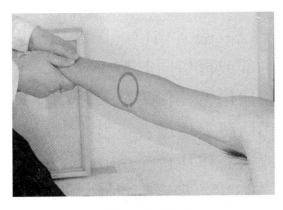

图3-11　摇法

【操作方法】

根据作用部位不同，可分为颈椎关节摇法、肩关节摇法、腕关节摇法、掌指关节摇法、腰部摇法、髋关节摇法和踝关节摇法。

（1）颈椎关节摇法：患者坐位，医者站于患者后面或侧面，用一手扶住头侧面，另一手托住下颏部，作左右徐徐摇动，或在颈椎旋转情况下，略用力扳动，可听到颈椎关节弹响声。

（2）肩关节摇法：患者坐位，医者站于患者正面或侧面，用一手扶住或握住患者肩部，拇指按于其肩部疼痛点上，另一手托住其肘部或握住其手腕，作环转摇动；或在摇的同时，握肩部之拇指按揉痛点。

（3）腕关节摇法：患者坐位，医者站于患者正面或侧面，用一手握住其腕关节上方，另一手握住其四指，作环转运动。

（4）掌指关节摇法：患者坐位，医者站于患者正面或侧面，用一手握住其手掌，另一手用拇指与食指捏住其指端，作环转运动。

（5）腰部摇法：患者站位，医者站于患者后面，用一手握住患者腰侧部或拇指同时按于痛处，另一手握住其对侧肩部，两手相向用力，作一前一后的摇动；或医者坐于患者的后面，用两腿夹住患者下肢，双手分别扶住患者两肩，用力向左或向右作环转摇动。

（6）髋关节摇法：患者仰卧位，医者站于患侧，用一手扶住患者膝部，使髋、膝关节均呈90°屈曲，另一手扶住其足跟，两手作协同髋关节环转摇动。

（7）踝关节摇法：患者仰卧位，医者站于患者足底侧，用一手握住患者足跟，另一手握住其足背，在两手拔伸牵引下作转摇动作。

【动作要领】

（1）被操作的关节应充分放松。

（2）操作时，速度要缓慢，用力要平稳。

（3）摇转的幅度要在人体生理活动许可范围内进行，或在患者能耐受的范围内进行。幅度由小到大，逐渐增大。根据病情灵活掌握，因势利导，适可而止。

（4）摇动时施力要协调、稳定，除被摇的关节、肢体运动外，身体其他部位不应随之晃动。

【手法作用】

本法具有舒筋活血、滑利关节、松解粘连、增强关节活动度的功能。主要应用于脊柱及四肢关节。常用于治疗关节强硬、关节错缝、关节粘连、关节错位、关节滑膜嵌顿，关节周围韧带、肌腱、鞘膜等组织炎症，以及颈椎关节错缝、腰椎关节滑膜嵌顿、肩关节炎症粘连、肩关节周围炎、膝关节水肿及血肿等。摇法还可用于治疗腰部软组织急、慢性损伤。

（十四）振颤法

用手指或手掌吸附于体表一定部位或穴位，做频率密集的快速振颤动作，使治疗部位也发生颤动的手法，称振颤法（图 3 - 12）。

【操作方法】

医者以一手或双手手指及手掌置于治疗部位，使内力集中于手掌或手指上，连续地发出振颤动作。

【动作要领】

（1）肩、上臂、前臂及掌肌紧张，五指并拢，贴于治疗部位。

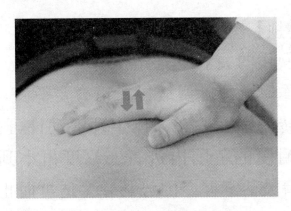

图3-12 振颤法

（2）指或掌在局部的压力要适度，不宜太重或太轻，以便于颤动的传导。

（3）操作时功力要集中在指端或掌心，前臂与手部必须静止性用力，身体其他部位均要放松，呼吸自然，不可屏气。

（4）振颤频率要快，每分钟要求200~300次。

【手法作用】

本法刺激柔和舒适，在局部会产生温热、疏松的效应，具有温中散寒、理气和中、消食导滞、健运脾胃的作用。常用于治疗胃下垂、胃脘痛、肠胀气、便秘、腹泻、食积等病证；对肠粘连、胃下垂均有明显治疗效果。

（十五）插法

以手指插入肩胛骨与胸壁间的手法，称为插法。

【操作方法】

患者坐位或立位，肩背部肌肉放松，屈肘将前臂置于腰背部。医者站于其后，一手手掌扶住患者肩部，并向后下按压以助力，另一手以食指、中指、无名指和小指四指并拢伸直，指端向上，用指端由肩胛骨内下缘向外上方插入。两手相对用力，呈合拢之势使指尖至肩胛骨与肋骨间，插入 2~3 寸，持续 1 分钟左右，随后将插入一手缓缓收回。可重复操作 2~3 次，患者腹部当有上提之感。

【动作要领】

（1）所插之手四指伸直，四指、手背与前臂应呈一条直线。肘关节在下，手指斜向外上方，由肩胛内下方插入。

（2）操作时，用力由轻到重，再由重到轻，不可突然用力插入后突然放松退回。

【手法作用】

本法的主要功效为升举中气，还兼有理气和胃、益气健脾、消食运化之功。临床上常用于治疗胃下垂，兼治胃脘痛、积食、胀气、嗳气等。

（十六）推托法

【操作方法】

除拇指外，其余四指并拢并伸直，以食指、中指、无名指及小指的螺纹面和手掌的小鱼际部着力于施术部位，腕关节背伸，以肘关节为支点，前臂部主动施力，使手指螺纹面和手掌小鱼际部向下深按于下垂的胃底部并随患者深呼气向上徐徐推动，循逆时针方向上托，呈波浪式用力。

【动作要领】

（1）上托时要配合呼吸操作，即当患者深呼气时上托，吸气时停止。

（2）要呈逆时针方向推托，即操作时小鱼际侧向上托举的运动速度较快，而四指指腹部分的运动速度相对较慢。因此，恰好于每一次深呼气结束时，四指及小鱼际的托举运动达到一个相对水平的位置状态。

（3）操作时推托移动要缓慢，每推托移动一小段距离均要深按片刻。

【手法作用】

本法具有补中益气、升举中气、理气和胃、调畅气机的功效，主要用于脘腹部。临床上常用于治疗嗳气、吐酸、嘈杂、胃下垂、胃脘痛、腹泻、便秘、腹胀等。

（十七）梳法

又称疏法，为梳理或疏通之意。

【操作方法】

本法有两种不同的操作方法。一种是五指微屈，自然展开，以手指螺纹面接触体表治疗部位，腕关节放松，前臂主动运动，带动五指做轻柔的单向滑动梳理。另一种是用一手握住肢体远端，另一手四指自然展开，手微屈，拇指与四指夹住肢体近端，以指面接触体表治疗部位，作进虚退实的疏法之势，由上至下反复操作。

【动作要领】

（1）腕部放松，前臂用力，手指的梳理动作要柔和舒适，协调自然。

（2）滑而不飘，实而不虚。一般四指向外滑动两次，下移一步，由内侧向外侧方向滑动。梳法用于腰、背部时，手法宜轻。

（3）动作持续均匀，并按一定顺序梳理。

【手法作用】

本法具有安神健脑、疏通经络、调和气血、消滞解郁的功用。临床上常用于治疗高血压、头痛、眩晕、目痛、耳鸣、乳痛、胸胁痛、腰酸背痛及诸风湿痹痛。

（十八）弹法

用拇指指面压住食指或中指的指甲部，用力迅速弹出，连续弹击体表一定部位或穴位的手法，称为弹法。

【操作方法】

根据着力部位的不同分为食指弹法、中指弹法和双指弹法。

（1）食指弹法：医者用拇指指腹面压住食指的指甲部，然后做伸指运动，将食指用力迅速弹出，如此连续弹击治疗部位和穴位。

（2）中指弹法：医者用拇指指腹面压住中指的指甲部，然后做伸指运动，将中指用力迅速弹出，如此连续弹击治疗部位和穴位。

（3）双指弹法：医者用拇指指腹面压住食、中指的指甲部，然后做伸指运动，将食、中指用力迅速弹出，如此连续弹击治疗部位和穴位。

【动作要领】

（1）弹击力量要均匀而持续，以不引起疼痛为度。

（2）动作要轻巧、灵活、自如，悬弹而击之。

（3）连续弹击频率每分钟 120 次左右。

（4）力量适中，要有一定的节奏。

【手法作用】

本法具有舒筋活络、疏通气血、松解粘连、活血止痛、祛风散寒的作用。

在颈部，常施于人迎、气舍、扶突、天鼎、哑门、风池、风府等穴，临床上常用于治疗外感头痛、失眠、梅核气、音喑、瘰疬等。在上胸部，常施于云门、中府、天突、膻中等穴，临床上常用于治疗心胸痞闷、咳喘痰多、小儿惊厥、心悸心慌等。在腹部，常施于天枢、外陵、大巨、水道、大横、气海、关元等穴，临床上常用于治疗腹胀、腹泻、月经不调、痛经、白带过多等。

四、技法应用

（一）感冒

【治法】疏经通络，祛风解表。

【手法】推法、抹法、拿法、按揉法、擦法、一指禅推法。

【取穴及部位】印堂、太阳、百会、风池、合谷、外关、肩井、大椎、迎香、眼眶部、前额部、膀胱经（项部）。

【操作】擦大椎，擦背部膀胱经（项部），拿风池、双侧肩井，按揉双侧太阳、攒竹、迎香，用抹法在头颅两侧分别操作，用分推法在前额、目眶上下及两侧鼻翼，一指禅推合谷、外关，按揉鱼际。

夹湿者，加推心俞、肺俞，揉中脘，摩按小腹部。

夹暑湿者，加推心俞、肺俞，拿三阴交。

阳气不足者，加推大椎、肾俞、命门、足三里。

推拿治疗感冒，主要作用为祛风解表。风为百病之长，风邪祛，则寒、暑、湿等外邪无所依附，病可痊愈。"膀胱主一身之表"，所以在治疗时应"首开膀胱经发表之门户"。发表门户开，则邪能祛除，首取膀胱经诸穴位，意在于此。

（二）眩晕

【治法】抑眩制晕，醒脑明目。

【手法】抹法、拿法、拘法、一指禅推法、按揉法。

【取穴及部位】风池、风府、印堂、太阳、前额部、眼眶部、睛明、攒竹、鱼腰、四白、督脉经（项部）。

【操作】抹督脉经（项部），拿风池、风府，推印堂至发际，分推额部、眼眶部，抹太阳至颞侧，拘太阳至风池，按揉睛明、攒竹、鱼腰、四白。

肝阳上亢者，加推心俞、肝俞、肾俞、命门，拿曲池，按揉三阴交。

肾精不足者，加推大椎，按揉翳风，推肾俞、命门，按揉大肠俞、阳陵泉，拿承山。

痰浊中阻者，加推摩中府、云门，推揉中脘，按揉足三里，推脾俞、胃俞。

（三）头痛

【治法】疏经通络，行气活血，平肝潜阳，镇静止痛。

【手法】一指禅推法、分推法、按揉法、拿法、梳法。

【取穴及部位】印堂、头维、前额部、眼眶部、鱼腰、攒竹、太阳、百会、四神聪。

【操作】一指禅推法从印堂穴开始向上沿发际至头维、太阳穴，再用拇指分推法从印堂穴开始经鱼腰、太阳至耳前，按揉印堂、攒竹、鱼腰、太阳、百会、四神聪，用五指拿法从前额发际处拿至风池穴，用梳法从前额发际至后颈发际。

外感头痛（包括风寒头痛、风热头痛、风湿头痛）

者，加推大椎、肺俞。

瘀血头痛者，加指按揉太阳，抹胆经（颞部）、膀胱经（项部）、督脉经（项部），按百会。

痰浊头痛者，加揉膻中，推中脘，推肝俞、胆俞、脾俞、胃俞。

肝阳头痛者，加按揉肝俞、阳陵泉、太冲、行间。

肝风头痛（偏头痛）者，加按太阳，推肝俞，搓两胁，拿三阴交。

肾虚头痛者，加推肾俞、命门，按揉阴陵泉，双中指按揉翳风、耳门、听宫。

血虚头痛者，加揉中脘，按揉血海、三阴交，推脾俞、胃俞、心俞。

头痛分为外感头痛和内伤头痛两大类，推拿治疗外感头痛，应"首开膀胱经发表之门户"，发表之门户开，则邪能祛除。外感头痛虽分风寒、风热、风湿头痛，但推拿治疗主要以舒经通络祛风为主，风祛则寒、热、湿之邪无所依附，而随风邪祛除。所以，推拿治疗外感头痛方法基本相同。

内伤头痛多与肝、脾、肾三脏有关。头痛又可分为实证和虚证两类。推拿治疗，应标本兼治，缓则治本为主，急则治标为主；取穴以头部为主；手法的轻重，以虚实为定，虚则柔之，实则刚之。

推拿治疗内伤头痛，首推印堂，有开门解壅、宣通经气之功，能降浊气、升清阳，有显著的明目醒脑、平肝息风之功效。

肝阳头痛，因肝火内盛，腑气不通，往往还同时表现出便秘的症状，加摩腹，揉腹，推大横、天枢、伏兔，能通大便而使浊气下降、肝火平降，此为釜底抽薪法；推拿治疗瘀血头痛，应以柔制刚，手法宜轻柔，抹胆经（颞部）配合抹膀胱经（项部）、督脉（项部），活血化瘀、通络，使清气上升，又配合按太阳、百会，有镇静止痛之效；推拿治疗血虚头痛，贵在健脾和胃，增强受纳和运化能力，使生血有源，所以手法应着重揉中脘；肾虚头痛，多因髓海空虚，头脑空痛，推拿治疗本病，头部手法宜柔和深透，则引精血入脑海，脑海受精血滋养，头脑空痛则愈。加推肾俞、按揉阴陵泉，有补肾阴之功；按揉翳风能消除耳鸣。

（四）高血压

【治法】疏肝解郁，升清降浊。

【手法】推法、抹法、拿法、拘法、按法、梳法、搓法。

【取穴及部位】印堂、太阳、四白、鱼腰、攒竹、承泣、睛明、人迎、风池、风府、百会、颔厌、肩井、心俞、肺俞、合谷、菱形肌部、两上肢部、前额部、眼眶部。

【操作】推印堂、两侧太阳、睛明、四白、鱼腰、攒竹、承泣，抹印堂、前额、眼眶，拘太阳至人迎，抹风池、风府，按百合、颔厌，拿肩井，推心俞、肺俞，按菱形肌，梳拿上肢至合谷。

阴虚阳亢者，加推肝俞、肾俞、命门，揉命门，按揉血海、三阴交，拿翳风、风池、风府，推心俞、肺俞。

阴阳两虚者，加揉气海、关元，按揉阴陵泉、阳陵泉，推大椎、脾俞、胃俞。

肝火亢盛者，加摩腹，揉腹，推大横、天枢、伏兔、足三里，搓两胁。

痰湿壅盛者，加揉膻中，摩膻中、中府、云门，揉中脘，推肝俞、胆俞、脾俞、胃俞。

推拿治疗高血压，常从印堂起治。印堂为督脉之源，而督脉又"主一身之阳"。肝阳或痰浊之邪，随阳经入督脉，壅滞于印堂，所以，首推印堂，以开门散火、解壅，使浊气下降，清窍得宁。肝胆两经互为表里，胆郁则肝火盛，颔厌穴为足少阳胆经之穴，按法施于上，能解郁疏肝、降火。梳拿上肢，能舒张周围毛细血管，以达降压之目的。伏兔为足阳明胃经之穴，胃与大肠相表里，故推此穴可清胃、大肠之火。腹部手法，能通腑降浊，使清阳上升。

（五）失眠

【治法】调理脏腑，镇静安神。

【手法】一指禅推法、抹法、按揉法、拿法、摩法、滚法。

【取穴及部位】印堂、神庭、太阳、睛明、攒竹、鱼腰、百会、风池、心俞、肝俞、中脘、气海、关元。

【操作】一指禅推法从印堂穴向上推至神庭穴，再从印堂向两侧沿眉弓推至太阳穴，按揉印堂、攒竹、睛明、鱼腰、百会，拿风池、肩井，摩腹，按揉中脘、气海、关元，滚心俞、肝俞。

心脾两亏者，加按揉神门、天枢、足三里，拿三阴交。

心肾不交者，用两中指按揉翳风、听宫、听会，加推肾俞、大肠俞、命门，揉大肠俞、命门。

痰热内扰者，加摩膻中、中府、云门，揉中脘、前额部。

（六）耳鸣

【治法】调畅气机，开窍通耳。

【手法】推法、按揉法、拿法、拘法。

【取穴及部位】耳门、听宫、听会、翳风、太阳、颔厌、玉枕、风池、哑门、太冲、阳陵泉。

【操作】推耳门、听宫、听会、太阳，按揉耳门、听宫、听会、太阳、颔厌、翳风，拘太阳至风池，按揉玉枕、风池，推哑门，按揉阳陵泉、太冲。

肝火上扰者，加推印堂，抹印堂、前额部，推眉弓、睛明，按揉攒竹、鱼腰，拘太阳至风池，加拘太阳至人迎，抹督脉（项部），推心俞、肝俞，按揉肝俞、心俞，按揉涌泉，推大横，摩腹。

痰火郁结者，加揉膻中，摩中府、云门，揉中脘，拿内关。

脾胃虚弱者，加揉中脘，摩腹、揉腹，推关元、气海；按揉足三里，推脾俞、胃俞、肾俞、命门、八髎；按揉太冲、阳陵泉，能调畅气机，配合推耳门、听宫、听会、太阳至风池；按揉耳门、听宫、听会、太阳、颔厌、翳风，拘太阳至风池；按揉玉枕、风池，推哑门，能开窍充耳，达到制止耳鸣的作用。

肾精亏损者，加推肝俞、肾俞、命门、大肠俞，按揉肝俞、肾俞、脾俞、大肠俞，按揉阴陵泉、三阴交。

（七）心悸

【治法】养心安神，定悸。

【手法】推法、按揉法、拿法、摩法、一指禅推法。

【取穴及部位】心俞、肺俞、印堂、风池、百会、眉弓、膻中、内关、神门、中府、云门（左侧）、两上肢。

【操作】推印堂、眉弓，按揉百会、风池，一指禅推法推心俞、肺俞，揉膻中，摩中府、云门，按揉双内关、神门，拿双上肢。

心血不足者，加揉中脘，拿血海、足三里，推脾俞、胃俞。

心神不宁者，加按揉神门，拿风池、玉枕。

阳气衰弱者，加推心俞、肺俞，拿内关，摩小腹，按中极，推关元、气海、中极，揉八髎，拿三阴交。

阴虚火旺者，加推肾俞，拿太冲、行间，推太阳、听宫、听会、耳门，按揉翳风，拿风池，按哑门。

风湿入侵者，加按揉章门、期门，搓两胁，按揉心俞。

一指禅推拿治疗心悸，主要通过心俞、肺俞及膻中、中府、云门（左侧）的手法刺激，达到活血通脉、宁心宽胸的功效。再配以拿内关、梳上肢，使经气贯通，增强宁心宽胸的作用。据临床报道，按揉心俞和内关治疗心悸，疗效良好。

在手法治疗过程中，要求手法柔和而深透，尤以一指禅推心俞和肺俞时，更应强调深透。

（八）冠心病

【治法】活血化瘀，理气通络。

【手法】推法、按揉法、拿法。

【取穴及部位】心俞、肺俞、膈俞、肩井、内关、尺泽。

【操作】按揉心俞、肺俞、膈俞，推心俞、肺俞、膈俞，按揉内关，拿尺泽、内关、肩井。

气滞血瘀者，加摩中府、云门，按揉章门、期门，搓两胁。

胸阳痹阻者，加揉膻中、中脘，推、按大椎，梳上肢。

气阴两虚者，加揉中脘，推关元、气海，按揉三焦俞。

阳气虚损者，加揉肾俞、命门、大肠俞。

一指禅推拿治疗冠心病，主要以活血化瘀、理气通络为治疗原则，取心俞、肺俞、膈俞、内关、尺泽等穴，施以按揉法、拿法等深沉有力的手法，效果显著。

（九）哮喘

【治法】肃降肺气，止咳平喘。

【手法】按揉法、摩法、推法、一指禅推法、擦法、拿法。

【取穴及部位】脾俞、肺俞、肾俞、膻中、风池、肩井、天突、定喘、足三里、丰隆、中脘、天枢、背部、上肢。

【操作】一指禅推法从任脉天突穴推至神阙穴，按天突、膻中、中脘、天枢，以一指禅推法或按揉法在定喘、脾俞、肺俞、肾俞等穴操作，按揉足三里、丰隆穴，擦双上肢，拿风池、肩井。

风寒袭肺者，加抹督脉，猴儿爬山法推膀胱经，拘太阳至风池，拿风府、风池、肩井。

风热犯肺者，加抹督脉、膀胱经，拘太阳至风池，拿曲池、合谷。

痰浊阻肺者，加推脾俞、胃俞，拿尺泽，按揉足三里、丰隆。

肺虚者，加按揉心俞、肺俞、脾俞、肾俞。

肾虚者，推肾俞、命门，按揉肾俞、命门。

推拿治疗哮喘，以调畅气机、宽胸理气、降逆平喘为法。推心俞、肺俞、膈俞能降逆平喘；揉膻中，摩中府、云门，拿内关，能宽胸理气；按揉天突，能定喘；梳上肢，能调畅气机，与以上手法配合治疗，增强宽胸理气、降逆平喘之功效。

哮喘发作较甚者，可先按揉定喘、风门、肺俞等穴，待哮喘缓解后，再作进一步治疗。

（十）肺胀

【治法】宣肺平喘，宽胸理气。

【手法】揉法、摩法、推法、按揉法、按法、拿法、抹法、搓法。

【取穴及部位】膻中、中府、云门、心俞、肺俞、大椎、肩井、风池、内关、缺盆、人迎、两胁。

【操作】揉膻中，摩中府、云门，揉中府、云门，搓两胁，推肺俞、心俞，按揉肺俞、心俞，推大椎，拿风池，抹人迎，拿肩井，按缺盆，拿内关。

痰浊壅肺者，加揉中脘，按足三里。

痰热郁肺者，加揉中脘，摩腹，推伏兔，按揉涌泉，抹督脉（项部）、膀胱经（项部）。

痰蒙神窍者，延长揉中脘的时间，加揉百会，按揉玉枕，梳两上肢，拿合谷，抖上肢。

肺肾气虚者，加推肾俞、命门、腰阳关、气海俞，按揉肾俞、命门。

阳虚水泛者，加揉中脘，旋推关元、气海、中极，摩腹，按揉三阴交、阴陵泉，推脾俞、命门、八髎，按揉脾俞、肾俞、八髎。

推肺俞、心俞，按揉肺俞、心俞，推大椎，主要功能为调畅肺经经气，推动气机的正常运行。其中肺俞为主穴，心俞和大椎能加强肺俞的功能。三者相伍，为治疗本证的主要方法。揉膻中，摩中府、云门，搓胁，宽胸理气，通络开窍，宣肺平喘；拿风池、肩井（手法宜轻柔），安定宁神；抹人迎，按缺盆，能降逆平喘；拿内关，能宽胸理气、宁神定喘。

（十一）胁痛

【治法】疏肝利胆，行气止痛。

【手法】揉法、一指禅推法、按揉法、擦法、按法。

【取穴及部位】阿是穴、太冲、章门、期门、太冲、行间、胆囊穴、阳陵泉、肝俞、胆俞、局部疼痛区、两胁、膀胱经（背部）。

【操作】用按法在肝俞、胆俞及压痛点处施术，用一指禅推法和擦法在背部膀胱经施术，按揉章门、期门，用擦法施于两侧胁肋部，按太冲、行间、胆囊穴、阳陵泉。

肝气郁结者，加揉中脘，拿内关，按膈俞。

瘀血阻络者，延长揉局部疼痛区的时间，加点肝俞、胆俞、膈俞。

肝阴不足者，取仰卧位，加按揉血海、阴陵泉、三阴交，按揉肾俞，拿风池，按揉哑门，推肺俞、膈俞。

肝胆湿热者，加揉膻中、中脘，一指禅旋推中极，按揉三阴交，推脾俞、胃俞，按膈俞。

肝炎急性期、肝硬化中后期、肝脓肿、肝癌等不宜推拿治疗。患者肝功能不正常者，医者推拿治疗期间应做好传染病的防护工作。患者如觉推拿治疗后有疲劳感，且症状有所加重，则应立即停止推拿治疗。

（十二）呃逆

【治法】和胃降逆，理气止呃。

【手法】一指禅推法、按法、摩法、揉法。

【取穴及部位】膻中、中脘、膈俞、胃俞、内关、承山、背部两侧、腹部。

【操作】按揉膻中，用摩法在腹部做顺时针方向推摩（以中脘穴为重点），用一指禅推法自上而下在背部两侧治疗（重点在膈俞、胃俞），按揉膈俞、胃俞。

气滞痰阻者，加摩中府、云门，按揉章门、期门，摩腹，揉腹，按脾俞。

胃火上逆者，揉腹，推大横，按揉伏兔。

胃中寒冷者，增加揉中脘时间，揉肾俞、命门、大肠俞。

脾肾阳虚者，加推肾俞、脾俞，揉肾俞、脾俞、大肠俞、命门。

胃阴不足者，加揉脾俞、胃俞，揉伏兔，按揉足三里、血海、三阴交。

便秘日久或腹泻者，加摩腹，揉腹，按揉八髎。

大便干结者，加揉腹，推大横、天枢，按揉大肠俞。

（十三）吐酸

【治法】疏肝理气，降逆和胃。

【手法】摩法、揉法、推法、按揉法。

【取穴及部位】中脘、腹部、膈俞、胃俞、脾俞、伏兔、足三里。

【操作】摩腹，揉中脘，推中脘，揉伏兔，按揉足三里，推膈俞、脾俞、胃俞，按揉脾俞、胃俞。

热证者，加推大椎、心俞、肝俞、大肠俞，按揉大肠俞，按揉章门、期门、太冲，推大横，抄两腰，搓两胁。

寒证者，加推大椎、肾俞、命门，按揉肾俞、命门，旋推关元、气海，拿内关、承山，揉中脘、伏兔，推中脘，按揉足三里，以和胃健脾，调肝胃之气；推膈俞，理气解痉；按揉脾俞、胃俞，以健脾和胃。前后手法相伍，意在疏肝理气、降逆和胃。

（十四）呕吐

【治法】降逆和胃，止呕。

【手法】揉法、一指禅推法、摩法、按揉法。

【取穴及部位】神阙、天枢、中脘、膈俞、脾俞、胃俞、内关、足三里。

【操作】用轻快的一指禅法沿腹部任脉从上向下往返治疗，重点在中脘穴，用掌摩法在上腹部做顺时针方向治疗，揉膈俞、脾俞、胃俞，按揉内关、足三里。

外邪犯胃者，加推印堂，抹印堂，推太阳，拿风池、风府，抹膀胱经（项部）、督脉（项部），推大椎，按胃俞、膈俞。

饮食停滞者，加揉中脘，按揉足三里。

痰饮内阻者，加推心俞、肺俞。

肝气犯胃者，加推肝俞，按揉肝俞，抄两腰，搓两胁。

脾胃虚寒者，加推肾俞、命门，摩腹，揉腹，按揉足三里。

胃阴不足者，按揉血海、三阴交、阴陵泉。

揉膻中，能宽胸降逆；推中脘、摩中脘、拿内关，能降逆和胃，三穴相配，能有效地制止呕吐，又配合推膈俞、脾俞、胃俞，可加强止呕作用。

（十五）胃脘痛

【治法】舒经通络，理气止痛。

【手法】一指禅推法、按揉法、按法、摩法、振颤法。

【取穴及部位】中脘、脾俞、胃俞、内关、气海、天枢、足三里、腹部。

【操作】先用一指禅推法、摩法在胃脘部治疗，然后按揉中脘、气海、天枢，同时配合按揉足三里，用较重的手法按揉脾俞、胃俞，揉内关，振颤腹部。

胃痛正发作者，首先重按脾俞、胃俞，待疼痛缓解后，做进一步治疗。

寒凝气滞者，延长揉中脘的时间，加推大椎，拿肩井、合谷。

肝郁气滞者，加按揉肝俞、胆俞，推肝俞、胆俞，按揉章门、期门，抄两腰，搓两胁。

饮食积滞者，延长推中脘的时间，同时加重揉法刺激，加摩腹；如呕吐者，加搓两胁。

瘀血阻络者，减去推中脘，加揉局部疼痛区。

脾胃虚寒者，加摩腹，按揉足三里，推肾俞、命门，揉命门、大肠俞。

推中脘，揉中脘，以达疏通经络之功，增强脾胃气机运动，使脾胃之气舒达。振颤腹部，可散气行气，助脾胃气机运动。拿内关，以舒气理气。按揉脾俞、胃俞，推脾俞、胃俞，均有显著的行气止痛之功。诸法配伍，治疗胃脘痛效果明显。

（十六）慢性胃炎

【治法】理气和胃，止痛。

【手法】揉法、推法、摩法、按法、拿法。

【取穴及部位】中脘、脾俞、胃俞、足三里。

【操作】摩中脘，揉中脘，按足三里，推脾俞，推胃俞。

脾胃虚弱者，加推关元、气海。

脾胃气滞者，加推肝俞、膈俞，搓两胁，拿承山。

胃热阴虚者，加推心俞，按揉内关、阴陵泉、三阴交。

（十七）泄泻

【治法】健脾和胃，温肾壮阳，止泻。

【手法】摩法、揉法、一指禅推法、按揉法、滚法。

【取穴及部位】关元、气海、中脘、天枢、脾俞、肾俞、胃俞、大肠俞、小腹部。

【操作】用沉着缓慢的一指禅推法由中脘开始缓慢向下移至气海、关元，用掌摩法逆时针摩腹，用滚法沿脊柱两旁从脾俞到大肠俞治疗，按揉脾俞、胃俞、大肠俞。

感受寒湿兼有表证者，加拿肩井，推大椎、肺俞、印堂、太阳，按揉迎香，抹印堂。

湿热下注者，加推心俞、肺俞、脾俞。

饮食所伤者，加摩中脘，揉中脘，推脾俞、胃俞。

脾胃虚弱者，加摩中脘，揉中脘，推脾俞，按揉脾俞。

肾阳虚弱者，加推肾俞、命门。

肝气乘脾者，推肝俞、膈俞，搓两胁。

推拿治疗泄泻，以腹部、气海、关元为主。通过对该部位及穴位的刺激，来调节小肠功能，达到止泻之目的。

（十八）便秘

【治法】调畅气机，润肠通便。

【手法】一指禅推法、揉法、摩法、按揉法、滚法。

【取穴及部位】大横、天枢、中脘、脾俞、胃俞、肾俞、八髎、大肠俞、腹部。

【操作】以轻快的一指禅推法施于中脘、天枢、大横穴，用掌摩法以顺时针方向摩腹部，用一指禅推法或滚法沿脊柱两侧从脾俞到八髎穴往返施术，按揉肾俞、八髎、大肠俞。

热积者，加推胃俞、心俞，按揉阳陵泉、涌泉，拿曲池、合谷、风池、肩井，推大椎。

气闭者，加揉中脘、膻中，推肝俞、膈俞，搓两胁部，拿内关。

血虚便秘者，加揉中脘，按揉血海、足三里、三阴交，推肝俞、脾俞、胃俞。

气虚便秘者，加旋推气海、关元，揉中脘，按揉足三里，推脾俞、胃俞。

阴虚便秘者，加推心俞、肺俞、肝俞，拿风池，按哑门，摩中府、云门，按揉三阴交、涌泉。

冷秘者，加推肾俞、命门，揉大肠俞，推大椎，按揉大椎、百会。

摩腹，以温运腑气。揉腹，增强肠道气机运动，使粪便由魄门排出。旋推大横、关元、天枢，以增强摩腹、揉腹的功效。推大肠、八髎，以通浊气，开魄门，同时增强大肠运动，提高排便能力。

（十九）癃闭

【治法】疏利气机，通利小便。

【手法】一指禅推法、按法、揉法、摩法、按揉法。

【取穴及部位】中极、气海、关元、髀关、足三里、三阴交、小腹（膀胱区）。

【操作】用掌摩法顺时针方向摩小腹，一指禅推或按揉中极、气海、关元，按揉髀关、足三里、三阴交。

湿热蕴积者，加按揉三阴交、阴陵泉，推膀胱俞。

肺热壅盛者，加揉膻中，摩中府、云门，拿合谷，推大椎、心俞、肺俞。

肝郁气滞者，加按揉章门、期门，搓两胁，推肝俞，按揉肝俞。

尿道阻塞者，加按揉肾俞、志室、三焦俞、水道、三阴交。

肾气不充者，加推肾俞、命门，按揉肾俞、命门。

推拿治疗癃闭，以推中极，按中极及揉小腹（膀胱区）为要，通过直接刺激膀胱，加强膀胱收缩，配合摩小腹，推气海、关元、八髎，按揉八髎，能调畅气机，以疏利膀胱气化功能。

（二十）遗尿（小便不禁）

【治法】调节阴阳，益气固摄。

【手法】推法、摩法、揉法、旋推法、按揉法、拿法、按法。

【取穴及部位】气海、关元、三阴交、百会、气海俞、关元俞、八髎、小腹（膀胱区）、脐腹部、大腿内侧部。

【操作】摩脐腹部，揉小腹（膀胱区），旋推气海、关元，拿大腿内侧部，按揉三阴交，按百会，推气海俞、关元俞、八髎，按揉气海俞、关元俞、八髎。

下焦虚冷者，加推肾俞、命门，按揉膝眼、阳陵泉，拿委中、承山，推膀胱经（$T_1 \sim T_{10}$ 段），按揉大椎，拿肩井。

肺脾气虚者，加推肺俞、脾俞。

心肾亏虚者，加推印堂、眉弓、睛明，摩印堂、眼眶部，推心俞、肾俞，按揉心俞、肾俞。

肾气不足者，加推肾俞、命门、三焦俞，按揉肾俞、命门、三焦俞，推大椎。

湿热下注者，加揉中脘，按揉血海，拿承山、委中，按揉涌泉。

下焦蓄血者，加按揉血海、阴陵泉。

遗尿（小便不禁），为人体的阴阳失调、气虚不固、膀胱开合失司所造成。

摩脐腹部，以温中益气；揉小腹（膀胱区），旋推气海、关元，以益气壮阳，固涩止遗；拿大腿内侧部，以调节膀胱功能，增强固涩止遗的功效；按揉三阴交，以助调节膀胱功能之效，并与按百会相伍，能调节五脏阴阳；推、按、揉气海俞、关元俞、八髎，以增强膀胱固摄功能。

（二十一）半身不遂

【治法】舒筋通络，行气活血。

【手法】推法、梳法、拿法、搓法、抄法、抅法、抹法、捻法、抖法、摇法、滚法。

【取穴及部位】印堂、攒竹、鱼腰、丝竹空、太阳、四白、迎香、睛明、下关、颊车、头维、人中、风池、风府、肩井、天宗、大椎、肩前、肩髃、肩贞、臂臑、曲池、少海、手三里、外关、内关、合谷、外劳宫、环跳、居髎、委中、承山、足三里、阳陵泉、解溪、眼眶部、上肢部、十指、膀胱经（背、腰部）、大腿内侧部、大腿前侧部、大腿后侧部。

【操作】推印堂、攒竹、鱼腰、丝竹空、太阳、四白、迎香、睛明、下关、颊车，抹印堂、眼眶部，按人中、头维、迎香，滚上肢内侧、前臂外侧、推肩前，拿曲池、少海、手三里、外关、内关，滚大腿前侧，拿大腿内侧、委中、承山，按揉足三里、阳陵泉、拿解溪，推膀胱经（背、腰部），滚大腿后侧部，肘点环跳、居髎、搓两胁，抄两腰，屈伸髋、膝关节，摇踝关节，拿风池、风府，抅太阳至人迎，推天宗、大椎、肩髃、肩贞、臂臑，滚肩关节，梳上肢，抖上肢，摇肩关节，拿合谷、外劳宫，捻十指，抖上肢。

便秘者，加推大横，揉腹部、伏兔。

尿潴留者，加揉小腹（膀胱部），按中极，按揉血海、三阴交。

尿失禁者，推关元、气海，揉小腹（膀胱部），按揉三阴交、足三里，推八髎、肾俞、命门。

血压增高者，抹督脉（项部）、膀胱经（项部），按揉肝俞、胆俞。

舌强言謇者，按揉廉泉、地仓。

硬瘫（痉挛性瘫痪）者，手法宜柔和；软瘫（弛缓性瘫痪）者，手法宜重着。

（二十二）月经不调

【治法】调节冲任，调和气血。

【手法】一指禅推法、摩法、揉法、按揉法。

【取穴及部位】气海、关元、中极、血海、三阴交、太冲、太溪、脾俞、肝俞、肾俞、小腹部。

【操作】先用一指禅推法或揉法施于气海、关元、中极等穴，然后用摩法顺时针方向摩小腹治疗，按揉脾俞、肝俞、肾俞，揉血海、三阴交、太冲、太溪。

血热者，加推心俞、肝俞、大椎，搓两胁，按揉尺泽、内关。

虚热者，加推大椎、心俞，拿风池、少海、曲池、内关、合谷，捻十指。

气虚者，加推关元、气海，推脾俞、胃俞，按揉足三里、承山。

血寒者，加按揉八髎、肝俞、肾俞、大肠俞。

血虚者，加揉中脘，推心俞、肝俞、脾俞、胃俞，拿足三里。

肝郁者，加揉膻中，按揉章门、期门，搓两胁，推肝俞，拿太冲。

肾虚者，加推肾俞、命门，拿阳陵泉。

肝肾亏虚者，加推肾俞、肝俞、心俞，抹印堂、眉弓，抅太阳至玉枕，拿风池，按揉翳风。

摩、揉小腹部，能调冲任之经气；按揉血海，以养阴血；按揉三阴交，以调阴经之经气；三者相配，加强了对冲任二脉的调节作用，使月经正常，按时而下。

月经过少，治疗方法与月经后期基本相同，临床可参考运用。

（二十三）闭经

【治法】行气活血，补益肝肾，调理冲任。

【手法】一指禅推法、揉法、摩法、按揉法、滚法。

【取穴及部位】关元、气海、血海、三阴交、足三里、肝俞、脾俞、肾俞、任脉（脐至耻骨联合上缘）、小腹部。

【操作】用摩法施于小腹，摩法方向为逆时针，同时配合按揉关元、气海、血海、三阴交、足三里，用一指禅推法治疗腰部脊柱两侧，重点在肝俞、脾俞、肾俞，或用滚法在腰脊柱两旁治疗，推任脉（脐至耻骨联合上缘）。

肝肾不足者，加抹印堂、眉弓、太阳，拿风池，揉肾俞、命门。

气血虚弱者，加抹印堂、眉弓、太阳，按揉足三里，或推心俞、肺俞，揉肾俞、命门。

气滞血瘀者，加揉膻中，按揉章门、期门，搓两胁，按揉膈俞、肝俞。

痰湿阻滞者，加拿内关，推心俞，拿肩井、风池。

心火偏旺者，加推大横，抹印堂、眉弓，推睛明，拿风池，推心俞、大肠俞，按揉八髎，拿曲池、内关。

推肝俞、肾俞，以补益肝肾；摩小腹，以活血通络，使冲任通达；按揉关元、气海，以充任脉经气；推任脉（脐至耻骨联合上缘），以条达冲任；按揉血海，以滋补阴血；按揉三阴交，调和诸阴经之气，推动经气运行。

（二十四）痛经

【治法】行气活血，通络止痛。

【手法】一指禅推法、揉法、摩法、按揉法。

【取穴及部位】气海、关元、肾俞、八髎、小腹部。

【操作】用摩法按顺时针方向在小腹部治疗，用一指禅推法或按揉法在气海、关元、肾俞、八髎治疗。

气滞血瘀者，加按揉肝俞，按揉期门、行间，搓两胁。

寒湿凝滞者，加推脾俞、肾俞、命门，按揉足三里。

气血虚弱者，加揉中脘，按揉足三里，推膀胱经（背、腰部），按揉脾俞、胃俞。

（二十五）迎风流泪

【治法】补益肝肾，兼以祛风。

【手法】推法、抹法、按法。

【取穴及部位】睛明、攒竹、四白、承泣、风池、肝俞、肾俞、下眼睑部。

【操作】推睛明、攒竹、四白、承泣，按攒竹、四白、承泣，拿风池，推肝俞、肾俞，站于患者正面横抹下眼睑（由内眦向外）。

推睛明、四白、承泣，抹下眼睑部，能增强下眼睑肌肉张力，使其恢复压迫泪囊的功能。

（二十六）漏肩风

【治法】疏经通络，滑利关节。

【手法】推法、按法、揉法、拿法、屈肘摇法、提抖法（上提法）、抖法、梳法、捻法。

【取穴及部位】肩髃、肩前、肩贞、臂臑、天宗、肩井、曲池、合谷、肩关节前部、外侧部、后部、冈上肌。

【操作】推冈上肌、天宗、肩前、肩贞，按肩髃、肩前、天宗，屈肘摇肩关节，提抖上肢，伸肘摇肩、揉肩，以上手法反复操作一遍。拿肩井，梳上肢，拿合谷，捻手指，抖上肢。

本病的主要症状表现为肩关节疼痛和活动障碍，所以，在推拿治疗时，应着重针对这个特点进行治疗。肩周取穴，主要是取其疏经通络、止痛之作用；而运动手法，则意在滑利关节、消除运动障碍。

第二节 滚法按摩流派

滚法按摩（推拿）是以滚法作为主要临床操作手法来治疗疾病和损伤的一种疗法。它以中医经络学说为基础，以现代医学生理、解剖和病理学知识为依据，由丁季峰先生在继承一指禅推拿的基础上创立，并逐步形成了滚法按摩（推拿）流派。滚法推拿以其对软组织损伤、运动系统与神经系统疾病独特的疗效，得到了患者的欢迎和推拿界的认可，成为我国最有影响的手法之一。

一、流派渊源

滚法推拿流派的创始人丁季峰，出生于一指禅推拿世家，伯祖父丁凤山、父丁树山均为一指禅大家。丁老幼承庭训，垂髫之年即苦练推拿手法，以一指禅推法尤为炉火纯青。因其父英年早逝，丁老18岁就继承家学，以一指禅推拿行医沪上。丁老精通英语，在老一辈名老中医中实属罕见。1952年参加同德医学院首届"中学西"培训班，1953年任南京军事学院特聘医师，1958年受聘于上海推拿学校及上海市推拿门诊部。丁老为我国现代推拿学的奠基人之一，是前岳阳医院推拿科主任，全国首届名老中医。他擅长治疗软组织损伤、运动系统和神经系统疾病，倡导中医传统理论与现代医学知识相结合，其代表性论著为《推拿大成》。

丁老从医数十年，一直潜心钻研医术，他经过反复、细致、认真的临床观察，发现神经系统疾病、运动系统疾病和软组织损伤的病因病机和转归有着共同的规律性，而与内科疾病存在本质的差异，原有的许多推拿手法作用于人体体表，对上述疾病和损伤并不能产生令人满意的治疗效果。为此，丁老潜心研究诸家手法的特点，于1939年变法图新，创立丁氏滚法。后来又将该法与关节被动运动相结合，并辅以揉法和按、拿、捻、搓等法，形成了风格独特的滚法推拿流派。

丁老的主要学术观点如下：既要继承发扬前辈的宝贵经验，又不能墨守成规；既要结合各家手法以及西医的优点、取长补短，又要发挥自家手法的特长；还要尊重科学，制定科学的适应证和禁忌证。丁老开创的滚法推拿流派，不仅已为国内推拿界所普遍承认，而且也引起了国外学者的重视。

二、流派理论

传统医学与现代医学结合，取长补短，是丁老的学术思想核心，也是滚法推拿流派形成的理论基础。丁老创立的滚法推拿是在一指禅推拿基础上发展起来的，因而保存了传统的一指禅推拿的特点，但在某些方面又有所突破，它不但以传统的中医经络学说为基础，而且把现代生理、解剖、病理学知识与推拿疗法有机地结合在一起。

（一）以经络学说为基础

以经络学说指导推拿临床实践，必须熟悉经络及十二皮部、十二经筋的循行和分布，并在此基础上选择相应的治疗方法。例如肱二头肌腱鞘炎，其病变部位归属手太阴及手阳明经筋，滚法推拿治疗时，除局部重点治疗外，还必须循手太阴经筋及手阳明经筋走向，上至天鼎、扶突、云门、中府，下至尺泽、曲池、手三里等穴治疗；冈上肌肌腱炎，其部位属手少阳经筋，除局部重点治疗外，还必须循经筋走向，上至天髎，下至外关、支沟等穴进行治疗。根据经筋、皮部学说循经治疗，其疗效要比单纯局部治疗显著。

此外，推拿的穴位分布并不与针灸的穴位分布完全一致。针灸取穴多选骨骼、肌肉所围成的凹陷处，推拿取穴，多选肌腹隆起处或肌腱骨骼附着处。这样才能发挥最大的经络感应，取得最好的治疗效果。

（二）取长补短，倡导中西医结合

滚法推拿流派强调，即使是中医推拿医师，也必须熟悉人体的解剖、生理和病理学知识，以便制定正确的治疗方案。因为中医学基础理论，对细微的机体结构缺乏描述。推拿治疗以手法直接作用于人体，如对人体的解剖、生理、病理等一无所知，则会造成不良后果。

丁季峰先生从自己家庭三代人从事推拿工作的经验教训中得出结论，发展推拿不能固守传统的理论和方法。早在 20 世纪 40 年代，丁季峰先生就身体力行，率先钻研现代医学理论，提出以经络理论结合现代解剖、生理、病理知识发展推拿的观点。参加"中学西"培训班以后，这一观念又得到了丰富和完善，对手法作用的认识不再停留于"疏通经络，活血化瘀"的模糊认识，而是能够进一步了解它对损伤与疾病的哪一环节发生影响。手法的目的性明确，针对性强，才能使推拿治疗效果显著上升。

（三）辨证论治结合辨经、辨病

疾病及损伤对人体产生的影响是复杂的、多方面的，认识疾病和损伤也必须从多角度出发，多视角观察。丁老在国内首先提出必须辨证、辨经结合辨病论治的观点。辨证论治、辨经论治和辨病论治就是从不同的角度观察和分析疾病，并采用不同的治疗手段，这样才能取得更满意的疗效。

辨证论治是把人体作为一个大系统来观察病因和人体抗病能力，是中医理论体系的精髓。推拿作为中医学的分支，采用辨证论治的原则，是理所当然的。丁老对临床上采用同样的手法操作程序治疗同一种疾病的做法（尤其是急性期与恢复期、青少年与老年患者采用同样的推拿治疗措施）很不认同，认为这样把中医最具有灵性和优势的"辨证论证"原则完全抛弃了。如同为腰椎间盘突出症者，急性期根性痛十分剧烈，保护性脊柱侧弯明显，多为气滞血瘀型，当以手法根性减压为主，推拿时主要采用脊柱调整使神经根避让，松解手法不宜多做，并要严格卧床。而中老年人的慢性腰椎间盘突出症多为肝肾亏虚型，脊柱筋骨失养成为矛盾的主要方面，因而脊柱大幅度的斜扳法不宜多做，要将推拿手法治疗与脊柱功能性锻炼结合，才能取得稳定的治疗效果。

辨病论治首先要求正确诊断疾病和损伤，这是因为诊断的正确与否将决定医者对该病例的认识，决定治疗方法的应用。如落枕和颈型颈椎病都有颈项疼痛、肌肉僵硬、颈部活动障碍等共同表现，但落枕患者颈部症状主要因持续肌肉痉挛而引发，治疗中只要彻底放松肌肉，阻断病理恶性循环环节，往往能在单次手法治疗后即能取得良好的治疗效果。而颈型颈椎病颈部症状的产生主要源于颈椎间盘退变对窦椎神经末梢的刺激，放松肌肉只能取得暂时的症状缓解，不能达到满意的中期及远期治疗效果。故在对颈型颈椎病进行推拿治疗时，还要采用拔伸、推扳等手法解决窦椎神经受刺激这一病理关键，且要经过一段时间的持续治疗，才能取得比较满意的中、远期治疗效果。

辨病论治的第二个要求是对同一疾病或损伤，必须根据其病理特点，采用不同的手法。例如肩关节周围炎的急性期、粘连期与功能恢复期，㨰法推拿治疗的原则、方法、操作步骤就不一样。肩周炎急性期属于渗出性炎症阶段，局部组织因炎性肿胀而处于激惹状态，质地也较正常组织脆弱，对手法的压力十分敏感。故推拿宜采用很轻柔的㨰法、揉法为主，操作时间可稍长，以促使局部血液循环改善，炎症消散，肌肉放松，不宜采用肩关节被动运动操作。若局部采用较重的手法，或者配合关节被动运动操作，非但于事无补，反而可能引起局部炎症加剧，疼痛加重，病变更为难愈。到了粘连期，由于胶原纤维的增生而将关节囊及周围组织粘连在一起，限制了肱骨头的活动范围，必须分离粘连，一方面为肱骨头提供大的活动空间，另一方面分离粘连可解除对神经、血管的束缚，从而最终消除疼痛。在粘连期可采用较重的㨰法并配合肩关节各运动轴向上的被动运动操作，以便逐渐分离粘连，伸展筋膜、肌腱、关节囊，恢复关节正常功能。

（四）治病必求其本

推拿治疗是通过调整人体内在机能而防病治病的，具有多环节、多靶点系统的特点。以㨰法推拿擅长主治的软组织损伤来说，减轻或消除疼痛是临床主要着眼点。推拿手法可通过刺激穴位，提高人体痛阈来到达镇痛的目的，也可通过消除致痛环节来止痛。前者似"扬汤止沸"，后者类"釜底抽薪"。丁老认为，为医者当循"治病必求其本"之古训，把消除病痛源头作为临床诊治的目标，头痛医头、脚痛医脚的机械诊疗虽然也能使症状逐渐缓解，但其疗效并不能令患者满意。只有通过对病源根本的探寻，尽可能直接消除病痛的本源，才能取得满意的疗效。

三、流派技法

（一）擦法

擦法是本流派的主治手法，它与传统的一指禅流派的滚法不同，以手背桡侧作为接触面，并增加了腕关节的屈伸运动，依靠腕关节的屈伸动作促使手掌背部在人体体表上滚动进行操作；因此它具有刺激力强、刺激面广的特点，不仅有迅速缓解疼痛、促进血液循环和淋巴回流、消除局部炎症的作用，而且能直接作用于肌肉，松弛肌肉痉挛、强直，解除软组织粘连，从而逆转软组织损伤和病变的病理过程。

【操作方法】

拇指自然伸直，其余四指屈曲，小指、无名指的掌指关节屈曲约达 90°。四指屈曲的角度依次减小，如此则使手背沿掌横弓排列呈弧形，使之形成滚动的接触面。以第 5 掌指关节背侧附着于体表施术部位，以肘关节为支点，前臂主动做推旋运动，带动腕关节做较大幅度的屈伸和一定的旋转活动，使手背偏尺侧部在施术部位上进行连续不断的滚动。手法频率每分钟 120 ~ 160 次。

【动作要领】

（1）肩关节宜放松下垂，屈肘成 140°，上臂中段距胸壁约一拳远，松腕，食、中、无名和小指的掌指关节屈曲幅度逐渐增加。

（2）在操作过程中，腕关节屈伸幅度应达到 120°，即前滚至极限时屈腕约 80°，回滚至极限时伸腕约 40°，使手背部 1/2 面积（尺侧）依次接触治疗部位。

（3）㨰法对体表应产生轻重交替的滚动刺激，前滚和回滚时着力轻重之比为3∶1，即"滚三回一"。

（4）操作时不宜拖动、跳动和摆动。拖动是由于吸点不牢而形成拖擦；跳动是由于前滚时推旋力过大，回滚时回旋力过小而形成跳弹；摆动则是腕关节屈伸幅度过小所致。

（5）㨰法在移动操作时，移动的速度不宜过快。即在滚动频率不变的情况下，于所施部位上缓慢移动。

【手法作用】

本法具有舒筋通络、活血化瘀、濡润筋骨、滑利关节、消除运动障碍作用。㨰法接触面广，刺激平和舒适，又能用于虚证。所取治疗部位无论肌肉丰厚或薄弱均可，多用于项、背、腰臀及四肢部。而由㨰法演变而来的掌指关节㨰法，其接触面积较小，刺激较强，一般多用于背部、腰臀部及下肢后侧的肌肉丰厚处。常用于治疗颈椎病、肩关节周围炎、腰椎间盘突出症、各种运动损伤、运动后疲劳、偏瘫、截瘫等多种病证。

此外，揉法、按法、拿法、捻法、搓法等，也是㨰法推拿流派常用的辅助手法，可参阅相关章节。

四、技法应用

（一）头痛

头痛的性质可为跳痛、刺痛、胀痛、隐痛、昏痛等。有突然发作，其痛如劈而无休止者；也有反复发作，久治不愈，时痛时止者。根据其症状表现（疼痛的久暂、疼痛的性质以及疼痛部位）的不同，辨别虚实，分别进行辨证施治。

【治法】疏通经络，行气活血，镇静止痛。

【手法】滚法、揉法、按法、拿法。

【取穴及部位】风池、风府、天柱、肩井、头面部、颈项部、肩部。

【操作】患者取端坐姿势，微闭双目，舌顶上腭，呼吸徐缓，上身挺拔，双手自然下垂，手指分开，两脚分开与肩同宽。医者站在患者侧前方，一手扶住患者枕部，另一手以拇指外侧施揉法于患者头面部的四条路线上：①额部，印堂至上星；②两眼眶周围；③额部，印堂至太阳；④颞部，头维到太阳至颊车。接着，张开五指拿头顶，即中指对着督脉，其余四指分别对准两侧足太阳膀胱经和足少阳胆经路线，自额部拿至枕部，重复几次。而后，医者一手施滚法于患者颈项部，另一手按于患者头部作头颈部被动运动，并在滚法治疗过程中配合按风池、风府、天柱，拿项后肌肉、肩井。最后，医者以拇指外侧于颈前区交感神经干和颈动脉体表投影区操作揉法。

外感头痛者，祛风解表。

风寒头痛者，祛风散寒。用滚法在项背部施术，约3分钟；指按揉肺俞、风门，每穴约2分钟；直擦背部两侧膀胱经，以透热为度。

风热头痛者，疏风清热。按揉大椎、肺俞、风门，每穴约1分钟；拿曲池、合谷，每穴约1分钟。

肝阳头痛者，平肝潜阳，通络止痛。头面部操作加按揉风池、天柱、肝俞、肾俞，揉桥弓，拿阳陵泉、太冲。

痰浊头痛者，健脾化湿，化痰降逆。头面部操作加揉胃经颈前段、丰隆、足三里。

肾虚头痛者，补肾固本。按揉肾俞、命门、腰阳关、气海、关元、太溪，每穴约 1~2 分钟。

血瘀头痛者，活血化瘀。头面部操作时间应较长，加揉肩颈部，按揉攒竹、太阳穴，每穴约 5 分钟；按揉合谷、血海、太冲，每穴约 1 分钟。

颈椎错缝头痛者，正骨复位。在颈部肌肉放松后，予以颈椎旋转复位。

头痛推拿治疗的适应证，按现代医学分型，以血管性头痛、紧张性头痛和神经官能性头痛为主。对颅内占位性病变、感染性疾病所引起的头痛，应视为推拿禁忌证。

（二）面神经麻痹

【治法】疏经通络，活血化瘀。

【手法】揉法为主，配合按法。

【取穴及部位】翳风、风池、肩井、曲池、合谷、足三里、内庭、患侧颜面部，健侧做辅助治疗。

【操作】患者取坐位。医者以拇指外侧放置于患侧颜面部施揉法（往返）治疗。揉法的路线为印堂至上星，印堂至太阳，眼裂周围；太阳至颊车，颊车至地仓，口裂周围。再按揉翳风、风池，拿肩井、曲池、合谷、足三里、内庭。

（三）三叉神经痛

【治法】疏经通络，调和气血，解痉止痛。

【手法】揉法、按法、搓法。

【取穴及部位】承浆、四白、下关、颊车、迎香、太阳、攒竹、曲池、肩井、合谷、足三里、太冲、内庭、颜面部、颈前区。

【操作】患者取坐位，医者站于前方，用拇指桡侧施揉法在患侧颜面部操作，重点部位在承浆、四白、下关、颊车、迎香、太阳、攒竹等穴。治疗过程中，用拇指循足阳明胃经向下在颈前区以揉法操作治疗，以降气机。再以㨰法在颈项部操作，配合拿按风池、肩井，最后拿合谷、足三里、太冲，按揉内庭。

风痰相搏者，祛风、逐痰、止痛。颜面部操作加按揉足阳明胃经颈前段、丰隆、足三里，以降气化痰，按合谷、太冲以祛风。

胃火上炎者，清胃泻火。颜面部操作加按揉足阳明胃经颈前段、内庭、厉兑，以清泻胃火。

（四）颞颌关节功能紊乱症

颞颌关节是面部唯一的活动关节，是具有转动运动和滑动运动的左右联合关节。本病是口腔科常见病，主要表现为关节疼痛、运动障碍、关节区弹响等综合症候群，又称弹响颌。

【治法】舒筋活血，理筋整复。

【手法】按法、揉法。

【取穴及部位】颞颌关节部。

【操作】患者取坐位于墙旁，其背部及枕部紧靠墙壁。用单手指腹（拇、中、食指均可）按于颞颌关节部，配以揉法，反复操作，疼痛逐渐缓解，出现麻木等症状；然后用手指轻叩麻木处皮肤，以缓解麻木和疼痛等症状。反复治疗，一日一次，直至症状消失。

（五）外伤性截瘫

【治法】舒筋通络，行气活血。

【手法】滚法、按法、拿法、揉法、搓法。

【取穴及部位】肾俞、脾俞、胃俞、环跳、足三里、阳陵泉、委中、承山、风市、伏兔、膝眼、解溪。

【操作】以胸腰段脊髓损伤为例。

患者先取俯卧位，医者站于患侧，用手掌或拇指自上而下推揉胸腰段损伤部位两侧夹脊穴及膀胱经路线，反复操作4~5遍。重点在肝俞、脾俞、胃俞、肾俞、心俞。

接着用拇指点揉督脉路线、两侧相应的夹脊穴和膀胱经腧穴，通过刺激脊神经后支，达到刺激损伤段脊髓神经的作用。再用一手手掌搓揉患者腰骶部，以透热为度。

医者用掌指关节处自臀部开始按揉下肢瘫痪肌群，反复5~6遍，以促进血液循环，使萎缩的肌纤维增粗，恢复肌力。再用拇指点揉环跳、委中、承扶、承山等穴。

患者仰卧位，医者拿揉患者股四头肌，然后用拇指揉拨足三里、阳陵泉、解溪后，再缓缓屈伸、旋转活动瘫痪的肢体。再压放气冲穴结束。

（六）胸胁迸伤

【治法】活血散瘀，行气止痛，理筋整复。

【手法】揉法、滚法、按法、搓法。

【取穴及部位】以患侧胸胁部为主。重点取膻中、中府、玄门、章门、大包、日月及背部膀胱经腧穴。

【操作】患者仰卧位，医者先用拇指指腹点按中府、玄门、章门、大包、日月等穴各30秒，以疏通经络，行气活血。然后以掌揉胸胁部及肩背患处5~8分钟，以解除肌肉痉挛，缓解疼痛。

患者正坐位，医者先以大指按胸痛相应的背部，使之温热，然后在患侧背部的膀胱经做一指禅推法，约 3 ~ 5 分钟，再以大指按揉背部两侧膀胱经腧穴。

患者站立位，嘱全身放松，不可逆气，身体后仰，医者稍屈膝下蹲，背对背以双臂交挽患者两臂，然后腰贴腰背起患者身体，让患者双脚离地腾空，再令患者用力咳嗽的同时晃动患者腰背部，再慢慢放下患者即可。

（七）肋间神经痛

【治法】疏导经气，通络止痛。

【手法】揉法、㨰法、按法、搓法。

【取穴及部位】大椎、肩井、合谷、曲池、内关、外关、膻中、缺盆、背部、胸胁部、背部足太阳膀胱经循行路线、胸胁部足厥阴肝经循行路线、足少阳胆经腧穴、阿是穴。

【操作】患者俯卧位，医者在患者背部压痛点及足太阳膀胱经部位各施以㨰法，配合按揉压痛点。

医者双手指张开呈爪状，将指尖附于患者同侧胸骨旁肋间处，适当用力从胸前正中线沿肋间向两侧分推 0.5 ~ 1 分钟；将双手四指并拢，分别放于同侧剑突旁，沿肋骨分推 0.5 ~ 1 分钟。

患者坐位，医者按揉其大椎、肩井、合谷、曲池、内关、外关、膻中、缺盆穴，以疏风活血，通络止痛。然后在患者背部足太阳膀胱经循行部位、胸胁部足厥阴肝经循行部位及足少阳胆经腧穴等部位，施以轻快的搓揉手法，从上至下，反复搓揉 3 ~ 5 遍。

按摩时手法操作宜轻柔，一般可缓解疼痛。

（八）胸廓出口综合征

【治法】活血通络，舒筋解痉。

【手法】揉法、滚法、按法、拿法。

【取穴及部位】天鼎、颈根部、上肢。

【操作】患者取坐位或仰卧位，医者站于患侧，以拇指外侧为着力点按揉颈根部前斜方肌体表投影部位，从第3颈椎横突至锁骨上窝沿着斜方肌群纤维方向上下移动。将患者头部向健侧旋转并后仰，施术者以一手压其额部，一手拇指按于天鼎穴，适当加以压力，使患者感到臂丛神经和前斜角肌处受到牵张，重复数次，可出现向患肢放射的麻痛感，维持此姿势1分钟，逐渐下移至缺盆穴，按揉前斜角肌第1肋骨附着处，按揉臂丛神经、锁骨下动静脉，再以拇指外侧揉前斜角肌，然后轻揉和滚患处，结束治疗。

前斜角肌综合征、肋锁综合征、颈肋综合征均可按此操作顺序治疗。

（九）风湿性关节炎

【治法】祛风清热，活血通络。

【手法】揉法、滚法、按法、拿法。

【取穴及部位】曲池、曲泽、手三里、合谷、伏兔、梁门、丘墟、八风、环跳、秩边、承扶、承山、委中、飞扬、悬钟、太溪、申脉、昆仑、头面部、颈部、胸背部、患病关节局部。

【操作】病变在四肢者，取穴以病变关节为治疗重点。常取八邪、阳溪、阳池、阳谷、内关、外关、后溪、小海、天井、曲池、曲泽、肩贞、天宗、八风、商丘、解溪、丘墟、照海、昆仑、太溪、申脉、飞扬、承山、悬钟、阴陵泉、阳陵泉、膝眼、鹤顶、血海、梁丘、秩边、环跳、承扶。患者取坐位，医者用㨰法在患肢手臂内、外侧施治。从肩至腕部，上下往返3～4遍。再循患臂上下用拿法，同时重点在肩、肘、腕部，配合按揉曲池、曲泽、手三里、合谷等穴，在指间关节作捻法。最后再用揉法施于患肢，并配合关节被动活动而结束上肢治疗。患者仰卧，医者一手握住患者踝关节上方，另一手以㨰法从大腿前部及内、外侧至小腿外侧施术，同时被动伸展活动下肢。随即在踝关节处以㨰法治疗，同时伸屈、内外翻活动该关节。再循髋、膝关节、踝关节上下，按揉伏兔、梁丘、丘墟、八风等穴。患者俯卧，医者以㨰法施于臀部至小腿后侧，并重点施术于髋、膝关节，然后再按揉环跳、秩边、承扶、承山、委中、飞扬、悬钟、太溪、申脉、昆仑等穴。

病变在脊柱者，取穴以脊柱两旁腧穴为主。常取夹脊、大椎、大杼、风门、肺俞、心俞、膈俞、肝俞、脾俞、肾俞、命门、志室、腰阳关穴。患者俯卧，医者在患者腰背部沿脊柱及其两侧用㨰法施术，并配合后抬腿活动。患者取坐姿，医者于后方用㨰法、拿法交替施于其颈项两侧及肩部，同时配合颈部左右旋转及伸屈活动，再拿肩井。然后用按揉法从颈至腰臀部循经施于上述穴位，先取夹脊，再取其余穴位，最后平推脊柱，以温热为度。

风湿性关节炎的推拿手法，应轻柔和缓，不宜配合关节被动运动，防止因手法压力过重，引起患者痛感或因运动增加而加重心脏负担。

（十）落枕

【治法】舒筋活血，温经通络，理顺肌筋。

【手法】㨰法、按法、拿法。

【取穴及部位】风池、天宗、曲垣、扶突、风府、肩井、肩外俞、患侧颈肩部。

【操作】患者取坐位，医者立于其后，先以一手拇指按揉患侧风池、天宗、曲垣、扶突，以通络止痛。然后用轻柔的㨰法在患侧颈项及肩部施术约 3 ~ 5 分钟。重点部位是肩胛骨内上角、胸锁乳突肌后缘中点。用拿法提拿颈椎旁开 1.5 寸处的软组织，以患侧为重点部位，并弹拨紧张的肌肉，使之逐渐放松。

患者自然放松颈项部肌肉，医者左手持续托起其下颌，右手扶持后枕部，使颈略前屈，下颌内收。双手同时用力向上提拉，并缓慢左右旋转患者头部 10 ~ 15 次，以活动颈椎小关节。摇动旋转之后，在颈部微前屈的状态下，迅速向患侧加大旋转幅度，手法要稳而快，手法的力度和旋转的角度必须掌握在患者可以耐受的范围内，切忌暴力蛮劲，以防发生意外。

医者按揉患者风池、风府、肩井、天宗、肩外俞等穴，每穴 30 秒钟，手法由轻到重。然后轻拿其颈椎棘突两侧肌肉，最后可在患部加用擦法治疗。

风寒外袭者，根据患病之筋的部位不同，又可分为少阳经筋型和太阳经筋型。少阳经筋受寒者，肌肉僵硬以颈外侧为著，颈部向患侧旋转受限；寒客太阳经筋者，肌肉僵硬以后项部为著，颈部运动障碍，除旋转受限外，低头也觉困难。

治宜温经散寒，以局部循经治疗为主，少阳型者加按揉中渚、悬钟；太阳型者加按揉委中、后溪。

（十一）**颈椎病**

【治法】舒筋活血，解痉止痛，整复错位。

【手法】揉法、㨰法、按法、拿法。

【取穴及部位】风池、颈项部、两肩部、上背部、足太阳经筋、手太阳经筋。

【操作】患者取坐位，医者立于其后，用拇指指腹与中指指腹同时按揉患者风池穴1分钟，从风池穴起至颈根部，用拇指指腹与食、中指指腹对称用力拿捏颈项两旁的软组织，由上而下操作5分钟左右。随后用㨰法放松患者颈肩部、上背部及上肢的肌肉5分钟左右。然后用颈项部拔伸法，医者两前臂尺侧放于患者两侧肩部并向下用力，双手拇指顶按在风池穴上方，其余四指及手掌托住下颌部，嘱患者身体下沉，医者双手向上用力，前臂与手同时向相反方向用力，边牵引边使头颈部前屈、后伸及左右旋转。颈椎牵引可以拉宽椎间隙，扩大椎间孔上下径，同时也可纠正部分颈椎椎体滑脱，解除椎间关节滑膜嵌顿受压。

提拿患者两侧肩井并拿揉患肢，以肱二头肌和肱三头肌为主，用多指横拨腋下臂丛神经分支，使患者手指有串麻感为宜。医者以一手拇指扣按错位棘突，另一上肢肘部托住患者下颌，前臂环绕面部颞部，再用手按住患者枕部向上牵引，同时向患侧旋转，使椎间关节整复。整复的标志应以拇指接触棘突跳动为准，弹响声不应作为整复的标志。牵引患侧上肢2～3次，最后拍打肩背部和上肢，以患肢有轻快感为宜。

颈椎病椎动脉型、脊髓型患者的治疗，严禁进行颈部被动活动，以免发生意外。交感型患者可不必作颈部被动运动，可加按揉颈前区颈交感干体表部位。对高血压患者或动脉粥样硬化的患者在后关节复位时要特别慎重，尽量避免此操作。

（十二）寰枢椎脱位

【治法】舒筋活血，整复脱位。

【手法】㨰法、按法、揉法。

【取穴及部位】风池、风府、风门、天宗、天鼎、颈项部。

【操作】患者取端坐位，医者立其后方，用一手扶患者头部，另一手自下而上推抚、摩揉项部棘突与两侧数分钟；继之，用一手小鱼际部来回㨰上述部位数分钟，以使紧张的筋肉松软。在医者手下感到颈项部肌肉放松以后，用手法或器械作颈椎牵引；颈椎牵引时，应使颈部处于轻度后伸位，这样，齿突靠近寰椎前弓，有利于纠正复位，防止脊髓受损。伴有旋转脱位者，应在颈椎牵引下予以旋转复位。

采用手法牵引时，患者坐低凳上，头颈前屈15°左右。医者立其后方，用一侧肘窝部托患者下颌，手扶健侧头部，同时另一侧在胸部抵紧伤侧头部，作向上的提牵动作1分钟左右，再作左、右各35°的旋转动作数次，在最后一次旋转时（已觉颈肌放松），另一手拇指用巧力轻推偏歪棘突向健侧（指下轻微错动感），即可复位。继之，将头部缓慢地向前后、左右活动各 1 次，使寰枢关节复位。

患者取坐位，医者一手扶患者头部或肩部，另一手拇指揉压风府、风池、风门、天宗、天鼎与颈项部痛点各半分钟，以达通络止痛之目的。

对于无明显脊髓受压的患者，经颈椎牵引和旋转复位后并不一定需要用石膏围领固定或持续颈椎牵引，可仰卧休息，肩部垫枕，使颈部轻度后伸，一二天后，即可下床活动。但对于脊髓受压者，必须慎重，应用石膏围领或石膏背心固定 10～12 周。

（十三）漏肩风

【治法】疏通经络，活血止痛，滑利关节。

【手法】滚法、按法、拿法、搓法。

【取穴及部位】肩井、秉风、天宗、肩贞、肩髃、肩部、上臂、肘部、颈背部。

【操作】患者取坐位，医者站于患侧，用一手托住患者上臂使其微外展，另一手用滚法或拿揉法施术，重点在肩前部、三角肌及肩后部，滚冈上肌配合按揉，滚肩后配合拇指按揉，拿肩外配合滚法。同时配合患肢的被动外展、旋外和旋内活动，以缓解肌肉痉挛，促进粘连松解。医者用点压、弹拨手法依次点压肩井、秉风、天宗、肩贞、肩髃各穴，以酸胀为度。对有粘连的部位或痛点施弹拨手法，以解痉止痛、松解粘连。

医者以一手扶住患肩，另一手扶住其腕部或托住肘部，以肩关节为轴心做环转摇动，幅度由小到大。然后再作肩关节内收、外展、后伸及内旋的扳动。本法适用于肩关节功能障碍明显者，具有松解粘连、滑利关节的作用。

然后，医者先用搓揉，拿捏手法施于肩部周围，然后握住患者腕部，将患肢慢慢提起，使其上举，并同时做牵拉提抖，最后用搓法从肩部到前臂反复上下搓动3~5遍，以放松肩臂，从而达到舒筋活血的作用。患者应在医者指导下进行肩关节自主性功能锻炼，如弯腰悬肩、扶栏下蹲、毛巾擦浴、手指爬墙、抱颈后伸等。

寒湿凝滞者，治宜温散寒湿、通络止痛。多见于漏肩风急性期，病理变化主要为肌肉痉挛、炎性水肿，组织较为脆弱，易于在外力作用下产生新的损伤。宜用压力较轻的滚法、揉法，不宜配合被动运动，并令患者患肩制动，适当休息。

血瘀筋脉者，治宜活血化瘀、滑利关节。宜用压力较重的滚法、揉法、按法、拿法在局部操作，并配合肩关节被动运动，指导患者作自主性功能锻炼。

筋骨不健者，治宜强筋壮骨。以自主性功能锻炼为主，增强患肌肌力，恢复内在力学平衡。

（十四）肱二头肌长头肌腱滑脱

【治法】活血散瘀，理筋续断。

【手法】按法配合被动运动。

【取穴及部位】局部、肩内陵、天鼎、缺盆、天宗、尺泽、曲池。

【操作】患者取坐位，患肢自然下垂，保持内收内旋位。医者先以右手拇指按患侧天鼎、缺盆、天宗、尺泽、曲池等穴，以减轻疼痛；然后一手握住肘部，另一手拇指从腋前按压慢慢滑向外侧，一般在小结节内后缘可触及条索状肌腱，用拇指将肱二头肌长头肌腱向前外弹拨，同时将患肢做外展外旋被动动作。复位成功后，患者肩部疼痛感可减轻，再将患肢缓慢内收、屈肘，用三角巾把前臂固定于胸前 2～3 周，以减少肩部活动，有利于组织损伤的恢复。

（十五）肘关节扭伤

【治法】理筋续断，消肿止痛。

【手法】按法、㨰法、揉法。

【取穴及部位】肘前区、上肢屈侧。

【操作】患者坐于桌旁，上肢自然伸展，医者于患者上肢肘前区施㨰法操作，自上而下治疗。以拇指按于肘前区，沿肱二头肌、肱二头肌肌腱纤维方向上下揉动，以理筋续断，使断裂的肌腱、韧带断端各归其位，紧密相贴。在理筋过程中应配合肘关节屈伸及前臂旋转被动运动，使可能嵌顿于关节间隙的滑膜、韧带组织得以松解。最后以轻柔的揉法操作于局部，搓肘部，结束治疗。

（十六）肱骨外上髁炎

【治法】舒筋活血，通络止痛。

【手法】㨰法、按法、拿法、揉法。

【取穴及部位】曲池、尺泽、少海、小海、手三里、合谷、前臂桡背侧。

【操作】患者坐位或仰卧位，医者立于或坐于病侧，用轻柔的㨰法从肘部沿前臂背侧治疗，往返 10 次左右，以疏通经络。重点在肘部治疗，用拇指按揉曲池、手三里、尺泽，用中指按揉少海、小海，手法宜缓和，同时配合拿法沿伸腕肌往返提拿。

医者右手持患者腕部，使患者右前臂旋后位，左手用屈曲的拇指端压于其肱骨外上髁前方，其他四指放于肘关节内侧。右手逐渐屈曲肘关节至最大限度，左手拇指用力按压肱骨外上髁前方，然后再伸直肘关节，同时医者左手拇指推至患肢桡骨头之前上面，沿桡骨头前外缘弹拨伸腕肌起点。施术后患者桡侧三指麻木感及疼痛减轻。最后用擦法沿伸腕肌治疗，以透热为度，亦可搓上肢结束。

（十七）肱骨内上髁炎

【治法】舒筋活血，通络止痛。

【手法】滚法、按法、拿法、揉法、弹拨法、擦法。

【取穴及部位】小海、少海、青灵、阿是穴、前臂尺侧。

【操作】患者坐位或仰卧位，医者立于或坐于患侧，用轻柔的滚法，从肘部沿前臂尺侧治疗，往返 10 次左右，以疏通经络。重点在肘部内侧治疗，用拇指按揉小海、少海、青灵、阿是穴，手法宜缓和，同时配合拿法沿屈腕肌往返提拿。将前臂旋后位，放置桌上，肘下垫物，医者用拇指从肱骨内上髁部弹拨屈腕肌腱，反复数次，弹拨范围可上下移动。最后用擦法沿屈腕肌腱治疗，以透热为度，亦可搓肘部及前臂结束。

（十八）尺骨鹰嘴滑囊炎

【治法】舒筋通络，活血祛瘀。

【手法】按法、揉法、运法、擦法。

【取穴及部位】曲池、肘髎、天井、少海、四渎、手三里、尺骨鹰嘴部。

【操作】患者取端坐位屈肘，医者用拇指或中指点按曲池、肘髎、天井、少海、四渎、手三里，每穴 1~2 分钟。在尺骨鹰嘴部轻揉慢摩，手法适当，持续操作 3 ~ 5 分钟。医者一手握患臂腕部，另一手托其患肘，做肘关节屈伸活动。操作速度由慢而快，再由快而慢，反复操作 20 ~ 30 次。擦肘后部，以透热为度。

（十九）腕关节扭伤

【治法】舒筋通络，活血祛瘀。

【手法】𢪸法、按法、揉法、搓法、摇法、拿法、弹拨法、拔伸法、擦法。

【取穴及部位】少海、通里、神门、合谷、阳溪、曲池、尺泽、列缺、太渊、腕部。

【操作】

（1）急性损伤：由于疼痛和肿胀较为明显，手法操作时宜轻柔。

1）在伤处附近选用相应经络上的适当穴位，如尺侧掌面，可选手少阴经的少海、通里、神门等穴；桡侧背面，可选手阳明经的合谷、阳溪、曲池等穴；桡侧掌面，可选手太阴肺经的尺泽、列缺、太渊等穴。选好穴位后用点按法使之得气，约 1 分钟，以疏通经气，促使经络气血通畅。

2）在伤处周围向上下、左右用揉法或𢪸法约 3 ~ 5 分钟，以使凝滞消散，改善血液循环。同时配合拿法，并沿肌肉组织作垂直方向的轻柔弹拨。

3）在拔伸的情况下，被动地使腕作绕环、背伸、掌屈、侧偏等动作，以恢复正常的活动功能。

4）最后用擦法及搓法治疗，以透热为度。

（2）急性损伤后期和慢性劳损：由于疼痛和肿胀较

轻，运用以上手法时，要相应加重，活动幅度逐渐加大，以解除挛缩、松解粘连、改善关节活动。手法操作要注意力度，以防再度损伤。

（3）腕关节创伤性滑膜炎患者不宜做腕关节被动运动，主要以轻柔持久的鱼际揉法操作在腕关节周围进行治疗，能活血止痛、消肿。手术治疗后，以夹板固定腕部制动。

（二十）腕部伤筋

【治法】正骨复位，理筋续断。

【手法】揉法、按法、揉法、搓法。

【取穴及部位】少海、小海、外关、阳谷、养老、前臂、腕关节。

【操作】患者正坐，伤腕伸出，掌心向下平伸置于桌上。医者施揉法操作于患者前臂，即肘关节至腕关节。揉法操作过程中可配合按揉少海、小海、外关、阳谷、养老等穴，以舒筋活血、止痛。然后予以正骨复位，医者以两手握住患手，令患者后仰以对抗医者拔伸腕部。在维持拔伸的状态下，医者以一手拇、食指分别卡入患腕桡骨茎突、尺骨茎突前的腕关节间隙。如尺骨小头向掌侧移位，医者以一手中指末节向上顶托尺骨小头，另一手带动患手作轻微的腕关节环转被动运动。在进行被动运动过程中，有时可听到复位的响声，患者立即感到疼痛明显减轻，按压在尺骨小头上的浮动感明显减少，此时应立即停止腕关节环转。如患者尺骨小头向背侧移位，则顶托尺骨小头的中指末节改为置于尺骨小头背侧，向下勾压尺骨小头，腕关节被动运动的方向也改为掌屈→外展→背屈→内收。复位后，用揉法在腕部操作，搓前臂，搓腕部。患腕以弹性绷带包扎，固定患臂 2 周，固定期间，禁止旋转前臂。

（二十一）腕管综合征

【治法】舒筋通络，活血化瘀。

【手法】㨰法、按法、揉法、拿法、摇法、擦法。

【取穴及部位】曲泽、内关、大陵、鱼际、腕部。

【操作】患者坐位，患侧手掌面朝上，平放桌上。医者用拇指点按其曲泽、内关、大陵、鱼际等穴。在前臂手厥阴心包经采用㨰、按、揉法往返治疗。在腕管及大鱼际处应重点治疗，手法应先轻，然后逐渐加重。摇揉腕关节及指关节，捻指关节。

患者正坐，前臂放于旋前位，手背朝上。医者双手握患者掌部，右手在桡侧，左手在尺侧，拇指平放于腕关节背侧，以拇指指端按入腕关节背侧间隙内。在拔伸情况下摇晃腕关节，然后在拇指按压下摇晃腕关节，再将手腕在拇指按压下背伸至最大限度，随即屈曲，并左右各旋转其手腕 2～3 次。继之用擦法擦腕掌部，以达到舒筋通络、活血化瘀的目的。

（二十二）桡骨茎突部狭窄性腱鞘炎

【治法】舒筋活血，松解粘连。

【手法】㨰法、按法、揉法、弹拨法、拔伸法、擦法。

【取穴及部位】手三里、偏历、阳溪、列缺、合谷、桡骨茎突部及其上下方。

【操作】患者坐位或仰卧位，医者先于前臂伸肌群桡侧施㨰法，再点按手三里、偏历、阳溪、列缺、合谷等穴，然后医者用拇指重点揉按桡骨茎突部及其上下方，达到舒筋活血的目的。沿前臂拇长展肌与拇短伸肌到第一掌骨背侧，用轻快柔和的弹拨法，上下往返治疗 4~5 次，重点在桡骨茎突部。医者再以一手握住患腕，另一手握其手指进行拔伸，并使患腕掌屈、背伸，同时缓缓旋腕。然后推按阳溪穴。最后，以桡骨茎突为中心用擦法，擦时可配合药物，以透热为度。

（二十三）指屈肌腱鞘炎

【治法】舒筋通络，松解粘连。

【手法】㨰法、捻法。

【取穴及部位】患指掌指关节。

【操作】患者取坐位，掌心向上，医者先施㨰法操作于腕部、掌指关节处治疗，然后用拇、食二指夹住掌指关节，边捻边沿屈指肌腱上下移动，手指可触到掌指关节处的结节样物，作按压、横向推动、纵向推按，然后轻缓伸屈掌指关节 3~6 次，并向远端拉开伸直手指，每日或隔日 1 次。并配合患指屈伸被动运动。

（二十四）腱鞘囊肿

【治法】活血化瘀，理筋散结。

【手法】按压法、敲击法。

【取穴及部位】囊肿附近。

【操作】

（1）按压法：将患者腕部固定并略呈掌屈，然后用右指将囊肿用力持续按压，直至挤破囊肿。本法适用于一般囊肿。

（2）敲击法：将患腕平置于软枕上，腕背向上并略呈掌屈，医者一手握患手维持其位置稳定，另一手持换药用弯盘或叩诊锤，迅速而准确地向囊肿敲击，往往一下即可击破，如囊肿坚硬一次未击破时，可加击一二下。本法适用于囊肿大而坚韧者。

（二十五）指间关节扭挫伤

【治法】舒筋通络，活血化瘀，消肿止痛。

【手法】捻法、㨰法、按揉法、拔伸法、捻法、抹法、推法。

【取穴及部位】损伤手指关节周围部、指根部。

【操作】患者取坐位，患手置桌上。医者一手固定腕部，一手握住患指末端拔伸指间关节，在周围用㨰法配合，做患指屈伸、旋转等被动运动。用拇指按揉损伤部位3～5分钟，用抹法抹患指3～5分钟，用指擦法擦患指，以透热为度。然后用捻法捻患指约5分钟，将断裂的韧带、关节囊恢复解剖位置，以利于组织的修复。

（二十六）急性腰扭伤

【治法】舒筋通络，活血祛瘀，消肿止痛，辅以矫正后关节错位。

【手法】㨰法、按法、搓法、点压法、弹拨法、扳法、擦法。

【取穴及部位】腰部足太阳经筋及足太阳膀胱经腧穴，阿是穴及其周围。

【操作】患者取俯卧位，自然放松。医者站于一侧，用㨰、揉等轻柔手法在局部施术3～5分钟，以改善血液循环，缓解肌肉痉挛。

医者用拇指点压、弹拨等稍重刺激手法依次点压患者肾俞、阳关、志室、大肠俞、环跳及阿是穴，在点压穴位时应加以按揉或弹拨，以产生酸、麻、胀感觉为度。可调和气血，提高痛阈，从而减轻疼痛。

患者俯卧，医者先施腰椎后伸扳法扳动数次，然后用腰部斜扳法，常可听到患者腰部有"咯嗒"声响。此法可调节后关节紊乱，使错位的关节复位、嵌顿的滑膜回纳。

上述手法结束后，再以推拿揉捏法自上而下施术3~5遍，最后直擦腰部两侧膀胱经，横擦腰骶部，以透热为度。以达温经通络、活血祛瘀、消肿止痛之目的。

（二十七）**腰椎滑脱症**

【治法】活血强筋，镇静止痛。

【手法】滚法、按法、揉法、搓法、推法、压法、点法。

【取穴及部位】足太阳经筋（腰、臀及下肢）、阿是穴及其周围、足太阳膀胱经腧穴。

【操作】患者取俯卧位，医者以压痛点及其周围为重点，如无明显压痛点则以足太阳经筋为重点，反复施用滚法，并配合循经按压（沿足太阳膀胱经）。

滚法与被动运动配合：患者侧卧，医者站于患者背侧，一手握住患者的一侧小腿，反复作屈膝屈髋动作，另一手则在腰臀部施行滚法。如为双侧下肢痛，则在一侧手法完毕后，再施行另一侧的手法。

用掌推法由上而下推背部督脉1~2分钟，自腰部推至下肢1~2分钟；用滚法由上而下施于腰骶部脊柱两侧足太阳膀胱经1~2分钟。用掌根或大鱼际部按揉腰部和下肢足太阳膀胱经3~5分钟。掌横搓腰骶部，以透热为度。拇指压、揉背部督脉3~5分钟。拨、点、揉环跳、承扶、殷门、委中、承筋、昆仑等穴各约 1 分钟。捏拿下肢后侧 3~5 分钟。拇指点、按、揉、拨患侧髀关、风市、梁丘、阳陵泉、足三里、绝骨、解溪等穴，各 1 分钟。用掌根或双拇指按揉下肢前面及侧方 3~5 分钟。

对腰椎滑脱患者需配用腰围，以减少疼痛，防止滑脱加重。如经长期的推拿治疗仍无缓解，伴有明显的神经功能障碍，或马鞍区感觉下降及泌尿生殖功能障碍者，需手术治疗。

（二十八）腰椎间盘突出症

【治法】舒筋通络，活血化瘀，松解粘连，理筋整复。

【手法】㨰法、按法、拿法、搓法、揉法、按法、扳法。

【取穴及部位】腰及下肢足太阳经筋、大腿三阴经经筋及足太阳膀胱经腧穴、阿是穴及其周围。

【操作】患者取俯卧位，医者㨰、按、揉患者脊柱两侧膀胱经及臀部和下肢外侧，施术 3~5 分钟，以腰部为重点。从背部到下肢施㨰法，自上而下往返 5 次。

按揉腰背部，先掌按揉，后指按揉，配合肾俞、大肠俞、腰阳关、棘突旁压痛点、环跳等穴的按、点、揉，反复操作 3 分钟，以解痉止痛。叠掌按腰 20 次。

患者侧卧，医者用腰部斜扳法，左、右各 1 次，可调整后关节紊乱，松解粘连，改变突出物与神经根的位置。

患者仰卧，做直腿抬高牵拉法及屈髋屈膝摇法，可牵拉坐骨神经和腘神经，对粘连有一定的松解作用。

患者俯卧位，医者用㨰、拿、揉、弹拨手法沿腰部及患侧坐骨神经分布区施术 3~5 分钟，点压环跳，加强臀部的治疗。

腰椎间盘突出症患者，在日常生活工作中，要注意纠正习惯性姿势不良，工作中应尽可能地变换姿势，以防止复发。此外，在急性发作期，需卧硬板床休息。

（二十九）急性骶髂关节扭伤

【治法】舒筋通络，活血散瘀，松解粘连，理筋整复。

【手法】滚法、按法、拿法、搓法、揉法。

【取穴及部位】足太阳经筋（腰及下肢）、足少阳经筋（臀）、足太阳膀胱经腧穴、阿是穴及其周围。

【操作】

（1）骶髂关节扭伤治法

1）患者俯卧位，医者站其侧，先施滚法与骶棘肌、骶髂关节及臀部2～3分钟，然后在患侧骶髂关节处重点施拇指按揉，并按压八髎、环跳、秩边等穴，以酸胀为度，达到解痉止痛之目的。

2）待肌肉痉挛解除后，配合髋关节后伸和外展的被动运动。下肢疼痛者，加滚下肢。然后擦热患处，并配合湿热敷。

（2）骶髂关节错位或半脱位治法

1）整复向前扭转错位的方法：患者健侧卧位，身体靠近床边，健侧下肢伸直，患侧屈膝屈髋，医者面对患者站立，一手按住患肩向后固定其躯体，另一手按住患膝向前向下作最大限度按压，借助杠杆作用，可使骶髂关节错位复位。

2）整复向后半脱位的方法：患者健侧卧位，健侧下肢伸直，患侧屈膝屈髋，医者站在身后，一手向前抵住患侧骶髂关节，一手握住患侧踝部，向后拉至最大限度的同时，两手作相反方向的推拉。

（三十）股四头肌损伤

【治法】早期：活血祛瘀，消肿止痛。恢复期：舒筋通络，强筋壮骨，滑利关节。

【手法】㨰法、按法、拿法、搓法、揉法。

【取穴及部位】髀关、阴市、血海、阴陵泉、阳陵泉、大腿前部股四头肌、阿是穴及其周围。

【操作】医者用双手多指由上而下捏拿股四头肌数遍；继之，用小鱼际部或空拳叩打股部和小腿外侧 3～5 遍。如在损伤早期，手法宜轻柔缓和；如在恢复期，则手法应重着。然后，用拇指揉压髀关、阴市、血海、阴陵泉、阳陵泉，大鱼际压放气冲穴。医者用双手掌自下而上或自上而下推抚、摩、揉股四头肌数分钟。以透热为度。

医者以压痛点及其周围为重点，一手在患部施用㨰法，另一手则配合膝关节的屈伸运动。此种被动运动，对轻伤者，早期就可应用；而对于重伤者，一般在急性炎症反应基本消退、断裂肌肉或肌腱基本痊愈时，才可应用，以免发生新的损伤。

（三十一）膝内侧副韧带损伤

【治法】活血舒筋，消肿止痛。

【手法】㨰法、按法、揉法、搓法。

【取穴及部位】阿是穴及其周围、膝关节周围瘀肿部位。

【操作】损伤初期，医者可用轻手法在膝关节内侧沿韧带走行方向理顺断裂的肌纤维，用捋顺法促进消肿，韧带损伤基本愈合后可用手法来解除粘连，帮助关节功能的恢复。

患者侧卧位，患膝屈曲90°。医者在患膝内侧压痛点及周围充分施用㨰法，并配合瘀肿部位的按揉，按揉时从瘀肿的中心点向四周移行。医者一手在疼痛瘀肿部位施用㨰法，一手握住小腿作小幅度的膝关节屈伸运动。

患者坐床边，两腿屈膝下垂。医者半蹲于患者正前方，一手由膝外侧用拇指、食指扣住髌骨，拇指按住内侧副韧带受伤处，其余三指在腘窝部拿住伤膝；另一手则由内侧握住伤肢踝部，轻轻环转摇晃6~7次。医者将伤肢屈曲盘膝，大腿外展、外旋，足跟尽量靠近健侧腹股沟部，用拿膝之手的拇指推捻伤处。患者侧卧位，医者在患者下肢（从大腿至踝部）施以轻快柔和的搓揉手法，反复3~5遍。

在急性期，每次手法后，应用弹力绷带包扎制动，以防止重复损伤。为加速组织修复，四周可逐步解除固定。

（三十二）半月板损伤

【治法】活血祛瘀，消肿止痛，舒筋通络。

【手法】㨰法、按法、搓法、揉法、摇法。

【取穴及部位】膝阳关、血海、阴陵泉、阳陵泉、阿是穴及膝关节周围、患肢股四头肌及股后肌群。

【操作】患者仰卧位，医者在膝关节周围揉捻约5分钟，以酸胀为度。然后用㨰法施于膝关节及周围，特别是髌骨上、下缘及股四头肌部约5分钟，然后摇膝关节约3~5次。按揉两膝眼、膝阳关、血海、阴陵泉、阳陵泉等，以酸胀为度；并在患部用擦法，以热为度。

患者俯卧位，医者一手在患者股后肌群施用㨰法，同时另一手握住小腿中部作膝关节的被动屈伸动作，幅度应由小到大，以达到患者能耐受的程度为限。急性期，如关节内存有积液，则只可在股后肌群施用㨰法，禁用任何形式的被动运动。待积液消除后，方可配合被动运动。

此外，对于膝关节有交锁的患者，在施加上述手法前，应先解锁，方法是：先从膝周及大腿肌肉施用手法，以使肌肉放松，疼痛减轻，然后患者仰卧，医者一手拇指指尖按住关节间隙，另一手握住踝关节，先使膝关节完全屈曲，然后逐渐将其伸直。阻力大时，可内收、外展或内旋、外旋小腿数次即可。

（三十三）腘绳肌损伤

【治法】舒筋活血，解痉止痛。

【手法】㨰法、按法、揉法、拿法、搓法。

【取穴及部位】阿是穴及其周围，大腿后部（股二头肌、半腱肌、半膜肌）。

【操作】患者俯卧，医者先以压痛点及其周围为重点，在大腿后部腘绳肌部位施以㨰法，配合阿是穴按揉。

施用㨰法配合被动运动：患者俯卧，医者立于患者一侧，一手在坐骨结节部位施用㨰法，另一手握住患者的大腿，反复作后抬腿动作。然后，医者一手在患者股二头肌肌腹及腘绳肌止点处施用㨰法，另一手握住患者小腿中部反复作膝关节屈伸动作。

用拿法，拿腘绳肌肌腹及肌肉起止点数次。

患者俯卧，医者从上至下反复搓揉腘绳肌3~5遍。

（三十四）外伤性膝关节粘连

【治法】舒筋活血，松解粘连，滑利关节。

【手法】㨰法、按法、揉法、拿法、搓法。

【取穴及部位】阿是穴及其周围、与膝伸屈有关的肌肉或肌群、膝关节周围。

【操作】患者仰卧位，医者在膝前部及股四头肌部、压痛点及周围反复施以㨰法，并按压压痛点，起到放松肌肉的作用，并可提拿髌骨数次。然后，患者俯卧位，医者在膝后压痛点及其周围、股后肌群以及小腿三头肌充分施以㨰法，使肌肉放松，配合按压压痛点及提拿股后肌肌腱止点数次。

施用㨰法配合被动运动：如膝伸直而不能屈曲者，嘱患者仰卧，膝以下伸出床外，医者一手在其膝前部施用㨰法，另一手则握住小腿中部向下按压；如膝屈曲而不能伸直者，嘱患者俯卧，医者一手在膝后部施用㨰法，另一手握住小腿中部向下按压。通过以上动作使患膝被动屈曲或伸直。外伤性膝关节粘连进行被动运动应循序渐进，逐渐加大膝关节的活动范围，切不可强行硬扳，以免造成新的损伤，使粘连加重。上述手法结束后，医者在患膝前后方继续用㨰法，以缓解由于被动动作引起的疼痛。继而用搓法反复搓揉膝关节周围3~5遍。

（三十五）踝关节扭伤

【治法】急性期宜活血祛瘀，消肿止痛；慢性期宜理筋通络，滑利关节。

【手法】㨰法、按法、揉法、搓法、摇法。

【取穴及部位】阿是穴及其周围、踝部、外踝周围、小腿部。

【操作】以外侧副韧带扭伤为例说明如下：

患者侧卧位，伤肢在上，先固定肢体，医者用双手相对拿住患足，两手拇指按住外侧伤处，环转摇晃踝关节后，用力将足跖部内翻拔伸，然后将足外翻，拇指在伤处进行戳按。

患者坐位，医者坐在其对面，用一手由外侧握住患足足跟部，拇指按压于伤处；另一手握住患足跖部，作踝关节环转摇法，在拔伸状态下将足跖屈后背伸，按压伤处的拇指则用力向下戳按。

施行上述手法后，医者在患者小腿肌肉及踝关节周围施以轻柔的搓法，从膝至踝反复3～5遍。有些患者，由于治疗不当，或失于治疗，可迁延成慢性；此时，手法的目的，除了活血祛瘀、消肿止痛外，尚需松解粘连。手法操作宜深重，并重点加强踝关节的被动运动，且被动运动幅度宜大，力量宜重，次数也应增加，一般每一方向的动作在4～5次。

（三十六）跟腱周围炎

【治法】活血化瘀，消肿止痛。

【手法】㨰法、拿法、搓法、点按、摇法、擦法。

【取穴及部位】阿是穴及其周围、小腿三头肌、跟腱部位。

【操作】患者俯卧位，小腿及踝部垫枕。医者施㨰法自小腿向下㨰至跟腱，往返3～5遍。然后，膝、踝关节各屈曲90°，医者用一手按于患足前掌部，使跟腱处于紧张状态；另一手则用小鱼际在跟腱附着处用侧击法击之，然后用拇、食二指沿跟腱周围施拇顺法，以促进局部血液循环、解除粘连、消肿止痛。

患者俯卧屈膝 90°，医者缓慢摇转踝关节 3~5 遍，然后作踝关节跖屈、背伸运动，最后在跟腱及其周围用擦法，以透热为度。

保持上述体位，医者在患者小腿三头肌肌腹从上至下反复搓揉 3~5 遍。

（三十七）足跟痛

【治法】舒筋活络，活血止痛。

【手法】擦法、按法、点法、压法、搓法。

【取穴及部位】阿是穴及其周围、足部足少阴肾经腧穴、小腿、足底。

【操作】患者俯卧位，小腿及足踝前面垫枕，以㨰法施于足跟底部，重点在足跟的压痛点及其周围，约 5 分钟，然后以擦法擦热足跟部。

医者在患者小腿部施以㨰法，从小腿腓肠肌至跟腱，从上而下，反复几次。再施以拇指按揉法，从小腿腓肠肌至跟骨基底部，约 8 分钟，重点按揉三阴交、太溪、照海、然谷、昆仑等穴位。从足跟部沿跖筋膜按揉约 5 分钟。用拨法拨跖筋膜约 3 分钟，重点在其跟骨附着点周围。顺跖筋膜方向用掌擦法，以透热为度。

患者仰卧，医者一手在患者小腿前外侧部反复施以㨰法，另一手则握住患者足部，进行踝关节的跖屈、背伸和摇转，反复多次。医者摸准骨刺部位压痛点，一手握住踝部固定，另一手以掌根叩击痛点，由轻至重，逐渐加力，连续 10 余次。以擦法擦足跟部，以透热为度。

（三十八）痉挛性瘫痪（以下肢为例）

【治法】通调督脉精气为主。

【手法】滚法、按法、拿法、揉法、搓法。

【取穴及部位】损伤脊椎节段上、下各二节两侧的夹脊穴、足太阳膀胱经腧穴、瘫痪肢体的神经干、瘫痪肌群。

【操作】患者俯卧位，医者在损伤脊椎节段上、下各二节两侧的足太阳膀胱经腧穴及夹脊穴施以轻柔缓和的滚法，配合循经（足太阳膀胱经及夹脊）按揉。上述体位，医者自上而下反复施用滚法于坐骨神经干，配合循神经干（坐骨神经、胫神经）按揉。然后在下肢后侧的瘫痪肌群自下而上反复施以滚法，配合轻手法拿捏。

患者仰卧位，一侧下肢屈曲外旋位，膝外侧垫一枕，医者沿股神经干自下而上反复施以滚法，配合循神经干（股神经、腓总神经）按揉。然后在下肢前内侧的瘫痪肌群自下而上反复施以滚法，配合轻手法拿捏。一侧下肢的手法结束后，再对另一侧下肢进行同样的手法操作。

上述各步手法后，痉挛肌群的张力下降，肌肉放松，此时一边在瘫痪肌群施用轻柔的滚法，一边配合各关节的被动运动，主要进行各关节的屈、伸、内收、旋转等运动。进行被动运动时，患者本身不用力，使肌肉放松，医者对患肢关节逐渐加力，使其进行增大范围的运动。操作时可出现轻微疼痛，但应避免剧烈疼痛，否则会造成反射性痉挛而使关节功能障碍加重。

第三节 腹诊按摩流派

腹诊按摩（推拿）流派以腹诊按摩（推拿）法作为临床治疗疾病的主要手法，经过几代传人的不懈努力，其独特的诊疗方法已经成为中国推拿医学的一个重要组成部分，并在理论和实践方面建立起了一个完整的体系。

一、流派渊源

中国骆氏腹诊推拿的发源地在河北省武邑县。创立者是河北武邑人骆化南（字凤举，1846～1929）。骆化南早年习武，懂治疗跌打损伤之术，并博采众家手法之长，继承几近失传的古代腹诊法以诊断疾病，结合多种自创手法，通过长期实践，创立了独特的腹诊推拿法，自成一家。

骆化南将腹诊推拿技术传于其子骆俊昌（字明武，1881～1965），骆俊昌又传于其子骆竞洪（1921～?），骆竞洪再将腹诊推拿技术传于其子骆仲遥、骆仲达、骆仲逵。现骆氏腹诊推拿已成为中国主要推拿学术流派之一，其经历四代人100多年传承，在国内外推拿界具有广泛的影响。

骆氏腹诊推拿的第二代传人骆俊昌17岁即随其父骆化南习练摄生之道及腹诊推拿治病之法，后又与其夫人吴淑云同时受教于当地名医李常，并遍访东北、京津推拿名流，使腹诊推拿技艺日益成熟。20世纪40年代抗日战争时期，骆俊昌携全家到重庆行医，开设了"骆氏推拿诊所"，接诊治愈了大量的内科、骨伤科、妇科、儿科患者，享誉重庆及西南地区。

20 世纪 60 年代，骆俊昌夫妇受聘于中国人民解放军第七军医大学，承担教学和临床医疗工作，其 3 个儿子（骆竞波、骆竞洪、骆竞湖）也均被中国人民解放军第七军医大学西南医院聘为医务工作者，并专门在重庆市中区王爷石堡的一个大院设立了西南医院推拿门诊部，由骆俊昌担任该推拿门诊部主任。同时，骆俊昌、骆竞洪还担任中华医学会重庆分会中西医学术交流会委员。

骆氏腹诊推拿在新中国成立后得到了党和国家的极大重视，骆氏第二、第三代传人全部被特聘到中国人民解放军第七军医大学工作，因此骆俊昌与其 3 个儿子商定，打破骆氏腹诊推拿不外传的家训，将祖传的腹诊推拿技术在部队医院进行传授，以便为保家卫国的三军战士的健康保驾护航。至此，骆氏腹诊推拿技术由家族内部成员的口传心授转变成了公学，成为可造福更多大众的传统治疗技术。

1963~1964 年，骆俊昌和其子骆竞洪被总后勤部推荐到中南海为国家领导人治疗。20 世纪 80 年代，骆氏腹诊推拿第三代传人骆竞洪被国内外多家医疗机构聘为顾问（如中华中医药学会推拿学会、奥地利推拿研究所、重庆市针灸推拿研究所等）、教授（如成都中医学院聘其为兼职教授）、高级职称评委（如四川省卫生厅中医高级职称评委）等。

从 1970 年开始，骆氏腹诊推拿第四代传人先后在重庆各医疗单位从事腹诊推拿工作，其中有 3 人自 1990 年起先后调入深圳市工作。

1982 年，由骆竞洪编著，骆仲遥、骆仲达、骆仲莲、骆仲逵协助整理的《实用中医推拿学》由重庆出版社出版，并先后获得四川省卫生厅科技进步二等奖和重庆市科技进步三等奖。由于此书在辨证论治和辨病论治以及推拿治法等方面取得了新的突破，因此其数十种基于腹诊的推拿治法被编入中医学院教材和国家劳动部的按摩师培训教材。

自 20 世纪 80 年代以来，由骆氏腹诊推拿第三代、第四代传人编著的《中华推拿医学志——手法源流》、《骆竞洪推拿治病百法》、《实用推拿疗法挂图》、《推拿入门》、《骨伤科实用推拿疗法》、《三宝合璧——中药、针灸、推拿治疗常见病、疑难病》、《实用脊柱推拿学》等多部推拿专著陆续出版，并有数十篇腹诊推拿医学论文在国内外发表，用中医学和现代医学的观点综合阐述腹诊推拿治法的作用机理，成为传统推拿医学的创新之举。

二、流派理论

骆氏运用推拿治病，首先突出"腹诊"。常谓："诊腹方知气血之升降，明脏腑之盛衰"。"腹诊法"主要以腹部的切诊为主，同时结合望、闻、问三诊进行辨证论治。腹部切诊是医者以一手或两手四指掌侧接触患者腹壁，或按压或摩动。对肥胖或腹壁紧张者，可重叠双手按压，探查腹部深处之变异情况。

腹部形态的变异一般有块状、索状、网状与混合状四种。块状触之如橡皮块，此多形成不久，病轻易去；索状触之如绳索，此形成历时较久，病较重，治疗亦较难；网状触之如致密之渔网，此形成历时更久，病重不易除；混合状则介于三者之间。骆俊昌先生进行腹诊时以神阙、任脉、冲脉为三个主要部分，切腹时首先按任脉上、下部分，次按脐中部分，再扪脐旁的冲脉部分，然后循序分段检查两季肋下、上腹、下腹及少腹部，以探求疾病的性状及脏腑经络之归属。一般认为，脐上属肠胃，脐下属肝肾下焦，腹际两侧关联肾病，少腹近股处关联下肢疾病。

骆氏强调推拿不应仅是对症的局部治疗，而是以阴阳五行、脏象经络理论为指导的整体治疗。他认为疾病的发生发展是邪正之间相互斗争的表现，是人体内部或体内外之间阴阳平衡失调的转变过程。既然疾病的生成不外乎正虚、邪实，那么推拿手法就有扶正与祛邪之别。骆氏还总结了治疗八法，即汗、吐、下、和、温、通、消、补八法。汗法通过手法按摩开泄腠理、驱逐表邪。如风寒外感，用较重的背部拿提法，发汗解表；风热外感，用较轻的背部按摩法，使腠理疏松、散风热之邪。吐法利用推拿手法使停积于胸脘部的有形之邪从口中吐出，可用两手拇指对置下脘处，由下而上逆推至鸠尾穴，或直接用食指探入喉中引起呕吐。下法是通泻大便，攻逐体内结滞。为达轻泻的目的，可用脐部团摩法；重泻可用腹部挤推法通泻下焦，祛滞消积。和法是对外感病邪入半表半里部位，汗、吐、下法不宜施用，通过较轻柔的手法来调整和平衡机体的机能，以达扶正祛邪之目的。通法是通过推拿手法达活血化瘀、消除肿胀、舒筋通脉之效，如瘀血凝滞不通引起的腹痛，可用摩少腹法；上肢麻木用缺盆按法；下肢麻木可用环跳按法、引法、摇法；腹部团摩法可治小儿食滞生热。消法可理气、降逆、消食、利湿除痰等，是通过手法治疗对气、血、痰、食等因素所致的有形或无形的积聚凝滞，起到消散化解的作用，如对肝气郁结用摩季肋下法、摩少腹法；肺气上逆用分肋法以肃肺降逆。温法是使用推拿手法产生一定的热力，借以扶助患者阳气以祛寒邪，如寒邪入里引起的腹痛可用腹部团摩法；肾阳不足可用掌分腰法、揉臀法、揉大椎、揉阳关法等。补法是通过手法补益体质和机能的不足，如大补气法、横摩腰骶法，可补命门之火；补法操作用力应缓，即所谓"缓摩为补"。

骆氏以此八项治则为指导，归纳出十大常用基本推拿手法，即推、拿、按、摩、捏、揉、搓、摇、引、重法，并由此衍生出 62 种手法。

以骆氏家族为代表的腹诊推拿，以阴阳五行、脏腑经络理论为指导，以腹诊为诊断基础，通过腹部推拿，达到先治本、后顾标，标本兼治、扶正祛邪的目的。

三、流派技法及特点

（一）腹诊的方法

腹诊按摩流派的特点就是应用腹诊法，现将其具体方法介绍如下：

推拿腹诊在操作上与现代医学腹部检查法相似，即患者仰卧床上，自然呼吸，全身肌肉松弛，两下肢伸直，两手置于股部外侧（在必要时也可使患者屈膝或侧卧，使腹部紧张之肌肉松弛，这样便于触知深部），医者坐于患者之床侧。诊断方法包括：

（1）望诊：望腹之外形，是丰隆或下陷（丰隆者为实，下陷者为虚），观察其肠管蠕动或腹肌跳动以及皮肤之润燥程度如何。

（2）闻诊：用听觉来察知腹部的声音。如古台州原文载："左、右'不容'、'承满'处痛，按之痛益甚，或引于胸腹中，咕咕有声，时吐水汁，吐则痛减，是为癖囊，宜温药，宜减饮食。"

（3）问诊：询问患者平时是否有自觉腹胀，气上冲，心下满闷，腹部动悸；有无胸胁或腹部疼痛症状，是活动时还是静卧时明显；并在进行腹诊时应时时询问患者有无压痛，压痛有无放射、喜按或拒按等。

（4）切诊：切腹的方法是：操作时医者以一手或两手四指掌侧紧贴于患者腹壁上，或按压或摩动。对肥胖或腹壁肌肉过于紧张的患者进行检查时，可用叠手按压法，即以左手置于右手背之上，用力按压或摩动，借以查知其腹部深处的变异情况，如遇精神过度紧张的患者，可先以手轻轻在腹壁上抚摩数次，待紧张之腹部肌肉松弛后再行腹壁按压检查。操作时首先按任脉之上、下部分，次按脐中部分，再扪脐旁之冲脉部分，然后再循序分段检查如下：

两季肋下切诊：应以手指沿肋骨下缘徐徐向外或向下抚按，借以得知其抵抗力的强弱，腹壁肌肉有无病态之虚软或紧张，是局部还是全部（紧张者为实，虚软者为虚），在按压该部位时应询问患者有无胸部苦闷的感觉。

上腹部切诊：在摩动时注意有无响水声，抚摩腹壁有无紧张感，紧张肌肉所占的面积，局限抑或广泛；再进而观察其肌肉紧张部分，是否已超过脐部，甚而抵达小腹，其性质是薄而突出还是深而下沉，有无积聚，其部位、大小及形态如何。

下腹部切诊：应注意其外形丰隆或下陷，再触知其肌肉是紧张还是弛缓，其紧张是布满小腹还是局限小腹中部，其紧张与脐上部分有无连续，其两侧又如何，上腹至小腹或脐下至耻骨上部之肌肉紧张度是否一致（以探知是否系自上向下连续者）；在深部按压时，更应注意其抵抗、硬块、压痛情况等，用以探求疾病之产生，究属何经，是何样性质，分辨其表里、寒热、虚实等。

（二）推法

用指、掌或其他部位着力于体表一定部位或穴位，做前后、左右、上下的单方向直线（或弧线）推进的手法，称为推法（图 3-13）。

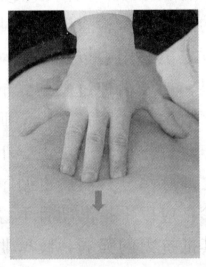

图 3-13　推法

【操作方法】

推法可分为平推法、直推法、旋推法、分推法和合推法。

平推法是用指、掌、拳或肢体其他部位着力于体表一定部位或穴位，运用一定的压力做单方向直线移动的手法，它又分为拇指平推法、掌平推法、拳平推法和肘平推法。

直推法是用拇指桡侧缘或食、中两指的指腹附着于体表一定部位或穴位，做轻快的单方向直线移动的手法。

旋推法是用拇指指腹附着于体表一定部位或穴位，做环旋移动的手法。

分推法是用双手拇指的指腹、偏峰或掌面，自体表的一定部位或穴位，向两侧做相反方向移动的手法，它可分为指分推法和掌分推法。

合推法是用双手拇指指腹、掌面分别自体表一定部位或穴位的两侧向中心合拢移动的手法，它可分为指合推法和掌合推法。

【动作要领】

（1）平推时，着力部位要紧贴体表，用力要稳而着实，压力均匀适中，速度宜缓慢均匀。

（2）直推时，动作要求轻快连续，一拂而过，如帚拂尘状，以推后不发红为佳。频率每分钟 200～250 次。此外，操作必须直线进行，不可歪斜。

（3）旋推时，肩、肘、腕关节均应放松，仅依靠拇指做小幅度的环旋运动，频率每分钟在 200 次左右。

（4）分推时，两手用力要均匀，动作要柔和并协调一致。操作时既可做直线移动，也可顺体表做弧形移动。

（5）向中心做合推时，做直线移动，切忌用力粗暴。

【手法作用】

本法具有疏泄积滞、宣化壅塞的作用。用于腹部可有效改变消化道的蠕动功能，使被干扰了的肠道蠕动规律得以恢复，从而有益于消化和排泄。常用于治疗胸腹部、腰背部及四肢部病变。

《厘正按摩要术》："直推为清"，"往上推为清，往下推为补"。

（三）捏法

【操作方法】

常用的捏法有指合捏法、屈指钳捏法、单手捏法、双手捏法等。指合捏法是以食指微曲，与其余手指配合用力，捏住患者的特定部位，再逐渐沿治疗部位移动的方法；屈指钳捏法是用相邻中、食两指稍分开，呈钳形作对捏指动作，并向前移动的方法；单手捏法是拇指及四指分开，作对合捏压动作，并向前移动的方法；双手捏法是将双手拇指及四指分开，作对合捏压动作，并向前移动的方法（图 3-14）。

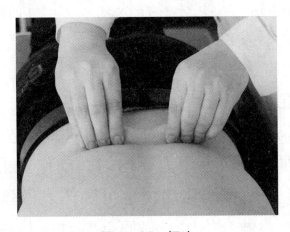

图 3-14　捏法

【动作要领】

（1）手指自然伸直，掌指关节屈曲，上臂放松，以腕关节用力为主，指关节作连续不断灵活轻巧的挤捏，双手同时操作要协调。

（2）用力均匀柔和，速度可快可慢，快者每分钟100～120次，慢者每分钟30～60次。

（3）钳捏法须随肢体的外形而改换着力点。

【手法作用】

本法具有调节阴阳、培补元气、健脾和胃、疏通经络、行气和血、改善脏腑功能、增强机体抗病能力的作用。临床常用于治疗头痛、口眼歪斜、风湿痹痛、小儿积滞、疳证、腹泻、呕吐、便秘、消化不良、夜啼、佝偻病等症。

（四）引法

【操作方法】

引法，又称引伸法，是牵拉肢体远端，进行伸展活动的一种按摩手法。根据作用部位不同，引法可分为颈引法、肩引法、肘引法、腕引法、腰引法、髋引法、膝引法、踝引法和指（趾）引法。颈引法是以两手扶定头部，作垂直向上的拔伸，并作颈侧弯及前俯、后仰的颈椎活动（图3-15）；肩引法是以一手扶托肩部，另一手牵引肢体的远端，将肩关节向下牵拉后，再作外展、上举、后伸等活动；肘引法先用手紧握患肢，轻轻向下牵拉，再缓缓用力作屈伸等动作；腕引法先紧握患肢手指，再作腕的屈伸活动，并作桡侧倾斜及尺侧倾斜等被动活动；腰引法是推按棘突，旋转或牵拉下肢，进行腰部引伸的方法；髋引法是屈膝抵腹或向下牵拉下肢，进行髋关节引伸的方法；膝引法是用一手扶膝部，一手握定踝部，作膝关节屈伸活动的方法；踝引法是固定踝部，拿定距骨部位作踝关节屈伸活动的方法；指（趾）引法是拿定指（趾）关节牵拉后，并作屈伸等动作的方法。

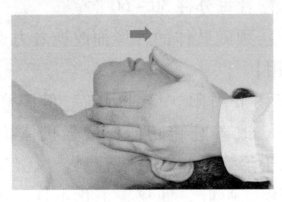

图 3 -15   颈引法

【动作要领】

（1）操作时医者紧握患端，根据关节的能动程度，被动缓慢牵拉，做屈曲动作。

（2）施行本法时，应使用巧力，并请患者配合。

（3）关节引伸时应缓慢着力。

【手法作用】

本法具有通经活络、滑利关节的作用。适用于颈、肩、肘、腕、腰、髋、膝、踝、指（趾）等部位。

（五）重法

【操作方法】

重法包括重压法、重搓法和重揉法。重压法是用双手重叠或足底部平放于按压部位，作节律性上、下颤动按压的方法（图 3 -16）；重搓法是用足心置于所选部位作前后方向搓动的方法；重揉法是用肘尖或足跟部旋转揉动的方法。

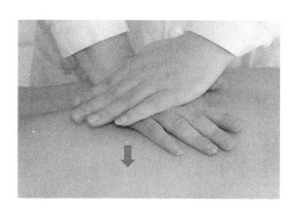

图 3-16　重压法

【动作要领】

（1）本法刺激较重，可根据需要或按、或搓、或揉。

（2）重压前应先在选用部位轻轻按压数次，然后再逐渐加重。

（3）切勿用力过猛，以免造成损伤。

【手法作用】

本法作用可达肌肉深层，具有消除胸腹胀满、清醒头目的作用。

此外，拿法、按法、摩法、揉法、搓法、摇法等，也是腹诊按摩流派常用的治疗手法，可参阅相关章节。

四、技法应用

（一）颈部扭伤

【治法】调和气血，活血化瘀，舒筋止痛。

【手法】推法、捏法、拿法、摇法、引法。

【取穴及部位】风池、肩井、合谷、曲垣。

【操作】急性期：扭转头颈，揉风池，枕后斜推，捏颈肌，拿肩井，捏合谷。

慢性期：按肩旋颈，牵引颈，捏颈肌，指揉曲垣，分推枕后，拿肩井。

（二）颈椎病

【治法】舒筋活血，解痉止痛，整复错位。

【手法】按法、揉法、推法、引法、拿法。

【取穴及部位】风池、风府、肩井、天宗、曲池、手三里、小海、合谷、颈肩背部及一侧上肢部。

【操作】

（1）患者取坐位，医者站于其后，用拇指指腹与中指指腹同时按揉风池穴1分钟，从风池穴起至颈根部，用拇指指腹与食指、中指指腹对称用力，由上而下拿捏颈项旁的软组织，操作5分钟左右。

（2）做颈项部引法，医者两前臂尺侧放于患者两侧肩部并向下用力，双手拇指顶按在风池穴上方，其余四指及手掌托住下颌部，嘱患者身体下沉，医者前臂与手同时向上用力，把颈牵开，边牵引边使头颈部前屈、后伸及左右旋转。

（3）提拿患者两侧肩井并拿揉患肢，以肱二头肌和肱三头肌为主，用多指横拨腋下臂丛神经的分支，以患者手指有串麻感为宜。

（4）牵抖患侧上肢2～3次，最后拍打肩背部和上肢，以患者有轻快感为宜。

（三）前斜角肌综合征

【治法】舒筋活络，解痉止痛。

【手法】揉法、按法、拿法、摩法。

【取穴及部位】肩井、大椎、肩中俞、肩外俞、缺盆、曲池、小海、合谷、颈肩部及上肢部。

【操作】

（1）患者正坐位，医者站于其旁，先用摩法在患侧颈肩部施术3~5分钟，接着用多指自上而下拿揉颈部。

（2）双手多指自内向外提拿两肩，用拇指揉胸锁乳突肌下部及锁骨窝，硬结处为重点，拇指自内而外沿锁骨下反复揉压，双手同时揉上胸部和肩部。

（3）用多指自上而下反复拿揉受累上肢，牵抖患臂，擦颈肩部，以热为度，最后用小指侧叩打两肩。

（四）胸部肌肉拉伤

【治法】活血散瘀，解痉止痛，理筋整复。

【手法】按法、揉法、摩法、拿法。

【取穴及部位】以患侧胸胁部为主，重点取膻中、中府、云门、章门、大包、日月及背部膀胱经腧穴。

【操作】患者仰卧位，医者先用拇指指腹点按中府、云门、大包、膻中、日月等穴各30秒，以疏通经络，行气活血。然后以掌揉、摩胸胁部及肩背患处5~8分钟，以解除肌肉痉挛，缓解疼痛。

（五）胸部挫伤

【治法】活血理气，止痛。

【手法】分法、点法、按法、揉法。

【取穴及部位】中府、云门、缺盆、胸部。

【操作】束胸，分肋，点按侧胸腹，按中府、云门，扩胸，指揉曲垣，按内关、外关。

骨膜挫伤, 局部肿胀疼痛较剧者, 加捏腋前、按缺盆。

疼痛随肋间神经放射者, 加点按背肋、拿提脊背。

（六）急性腰扭伤

【治法】舒筋通络, 活血散瘀, 消肿止痛。

【手法】捏法、按法、揉法。

【取穴及部位】肾俞、命门、腰阳关、大肠俞、环跳、委中及腰臀部等。

【操作】患者取俯卧位, 自然放松。医者站于一侧, 用揉法在局部施术 3 ~ 5 分钟, 以改善血液循环, 缓解肌肉痉挛。按揉肾俞、腰阳关、大肠俞、环跳及阿是穴, 以产生酸、麻、胀感为度。再以揉捏法自上而下施术 3 ~ 5 遍。

（七）腰肌劳损

【治法】舒筋通络, 温经活血, 解痉止痛。

【手法】滚法、按法、揉法。

【取穴及部位】肾俞、腰阳关、大肠俞、八髎、秩边、委中、承山及腰臀部。

【操作】患者俯卧位, 医者先用深沉而柔和的滚法、揉法沿两侧足太阳膀胱经从上向下施术 5 ~ 6 遍, 然后用掌根在痛点周围按揉 1 ~ 2 分钟。按揉两侧肾俞、腰阳关、大肠俞、八髎、秩边、委中、承山等穴位, 以酸胀为度。从而提高痛阈, 解痉止痛。

（八）腰椎间盘突出症

【治法】舒筋通络, 活血化瘀, 松解粘连。

【手法】滚法、按法、揉法、点压。

【取穴及部位】腰阳关、环跳、大肠俞、委中、承山、阳陵泉、绝骨、丘墟。

【操作】患者俯卧位，医者用㨮、按、揉手法在患者脊柱两侧膀胱经及臀部和下肢后外侧施术 3～5 分钟，以腰部为重点。然后医者用双手掌重叠用力，沿脊柱由上向下按压腰骶部，反复 2～3 遍，此法作用在于改善血液循环，缓解腰背肌肉痉挛，促进炎症的吸收。用拇指或肘尖点压腰阳关、环跳、大肠俞、委中、承山、阳陵泉、绝骨、丘墟，以解痉止痛。然后在配合牵引的情况下，用拇指或肘尖按压患处。此法作用在于增加盘外压，降低盘内压，促使突出的髓核回纳。

（九）肥大性脊柱炎

【治法】行气活血，疏经通络，滑利关节。

【手法】分法、摩法、拿法、扳法、推法、按法。

【取穴及部位】腰部。

【操作】掌分腰，直摩腰，指分腰，拿腰肌，按腰后扳腿，双屈膝旋髋。

脊椎不稳定者，加用垂直推腰补气，斜摩腹部，按腹中，减去按腰后扳腿。

第四节　脏腑推按流派

脏腑推按疗法，是指运用按摩（推拿）手法作用于人体躯干部位（以腹部为主）的经络穴位或特定部位，以治疗因脏腑功能失调导致的内科、妇科及儿科病证的中医治疗方法。本疗法已逐渐成为中医按摩（推拿）疗法中的一个重要流派。

一、流派渊源

根据不同的推按原理、操作手法和作用部位，目前在社会上有较大影响的脏腑推按疗法包括：脏腑图点穴疗法、段氏脏腑按摩疗法以及骆氏腹诊推拿术。

1. 脏腑图点穴疗法

创始人王文（1840～1930），河北雄县人。王文早年以种烟草为生，长身鹤立，性情耿介，不苟取与，落落寡合。中年患咯血之症，多方医治罔效。幸遇一游方道人，以推按手法为其治好了咯血之病，并以《推按精义》一书相授。王文得书，如获至宝，朝夕钻研，数年不辍。尽明其精奥，即以推按手法为人治病，内、外、骨伤科顽疾沉疴，应手辄愈，名闻于河北塘沽一带。1910 年后王文收王雅儒为单传弟子，王雅儒天生聪慧，继承《推按精义》一书的精髓，在积累了几十年丰富临床经验的基础上，经系统整理编辑，编撰了推按专著——《脏腑图点穴法》。于1962 年由河北人民出版社出版。

作为脏腑推按流派代表作之一，本书着重于临床经验的总结。此书秉承了中医学理论的精髓，充分运用中医学的整体观念和辨证论治思想，重视调理任督两脉、重视腹部推按及三焦的调整，结合阴阳、五行、脏腑、气血等理论辨证施治，以推按、点穴等手法为手段，对人体的脏腑气血进行调理，尤以调理气血为主。后学者，按书研习，领会其要旨，施用其妙法，并且反复推敲，及时发现问题，不断实践，纠正错误，使得脏腑图点穴疗法的理论体系逐步完善，进而整理出《脏腑经络按摩》等多部专著。

2. 段氏脏腑按摩疗法

段氏脏腑按摩疗法并非段氏家族所创，据传是由清朝宫廷御医传入民间，保定段氏得其真谛，勤学苦研，并代代相传，发展至今。段氏脏腑按摩现传人段朝阳先生（保定市人，出生中医世家）随其伯父段树林（1928～1998）习得此术，多年致力于按摩调理脏腑杂证和养生保健的研究。经前辈首肯，破秘不外传之家训，著《段氏脏腑按摩技法》（科技文献出版社，2008 年 5 月出版）和《段氏脏腑保健按摩》（北京科学技术出版社，2007 年 7 月出版），以防祖国医术失传于后人，将其奉献社会，惠泽众生。

段氏脏腑按摩疗法秉承中华数千年按摩医学精髓，遵循“治病求本”和“扶正祛邪”的治疗原则，依据“百病生于气也”、“初病在气，久病在血”、“百病多由痰作祟”、“百病皆由脾胃衰而生也”、“诸病皆可从肝治”等中医理论，以独到的按摩理论为指导，运用特有的手法作用于人体腹腔内的脏腑组织器官，健脾胃以生化气血，疏肝胆以调畅气机，并化解消散因气血不和、脏腑失调所导致的滞留于人体脏腑组织器官的瘀血、痰饮、水湿、宿食等病理产物，全面修复和提高损伤的脏腑组织器官机能，使人体气血旺盛、经脉畅通、阴阳平衡，故疑难杂证，按之皆愈，偶一不愈，病亦转轻，成为以调理脏腑为主的养生保健和防治疾病的中医按摩技法。

3. 骆氏腹诊推拿术

参见本章第三节内容。

二、流派理论

（一）脏腑推按流派理论基础

1. 腹部与经络的关系

（1）腹部与十二经脉的关系

手太阴肺的经脉"起于中焦，下络大肠，还循胃口，上膈属肺"。从此循行路线可看出，肺脏虽居膈上，但起于中脘，并通过经脉与胃、大肠相联系，因此，肺和腹部的关系是密切的。

手阳明大肠的经脉"下入缺盆，络肺，下膈属大肠"。有一支前行出缺盆，下络肺脏，贯穿膈膜，到天枢穴附近入属大肠，大肠在腹部，其经脉和腹部有直接联系。

手少阴心的经脉虽起于心中，但它"出属心系，下膈络小肠"。张景岳注解：心系有五，上系连肺，肺下系心，心下三系连脾、肝、肾，故心能与五脏之气相通而为一身之大主。

足太阴脾经，"入腹，属脾络胃"，脾经自冲门穴入腹内行，属脾络胃。足太阴经脉外行者，上腹舍、腹结等穴，散于胸中，而止于大包穴；另有一支内行者，自胃脘部上行，过膈部而注心中，与手少阴心经相接。

手太阳小肠之经脉，自缺盆由胸下行，入膻中络心，又自缺盆之下，循咽部下膈，循行到胃部之后下行，当脐下 2 寸分属小肠，这是小肠经脉在腹内的运行。

足太阳膀胱之经脉，其中有一条直行的经脉自腰中入膂，络肾前属膀胱，正当小腹部。

足少阴肾之经脉，向上循行经股内后廉，结于督脉之长强，以贯脊中而后属于肾，前面正当关元、中极之分而络于膀胱。肾、膀胱经脉与脐之左右及小腹均有密切的关系。

手厥阴心包经，"出属心包络，下膈，历络三焦"。心包为心之外卫，三焦为脏腑之外卫，两经互为表里而相络属。

手少阳三焦之经脉，其内行者入缺盆，复由足阳明之外，下布膻中散络于心，互为表里，乃自上焦下膈，循中焦下行，并足太阳之经入络膀胱，以约下焦。上焦出于胃口之上，下焦起于阑门之下，中焦当胃之中脘。三焦与心包络都与腹部有直接联系。

足少阳胆经，其经脉内行者，由缺盆下胸，当手厥阴天池之分贯膈，于足厥阴期门之分络肝，在本经日月之分属胆，而与肝相为表里，乃循胁里，由足厥阴之章门下行，出足阳明之气街，绕毛际，合于足厥阴，以横入髀厌中之环跳穴。胆经主要与侧腹联系密切。

足厥阴肝之经脉，自阴部上入小腹，会于任脉之中极、关元，循章门至期门之所，挟胃属肝，下足少阳日月之所络胆，又自期门上贯膈，行足太阴食窦之外、大包之里，散布胁肋。肝的经脉与小腹、侧腹联系密切。

由上述可见，腹部可通过经脉的循行与全身五脏六腑建立强大的联系，因此腹部按摩，可以调整十二经脉之气，疏通十二经脉气血，进而调理脏腑的功能，达到治疗疾病的目的。

（2）腹部与奇经八脉的关系

奇经八脉中，任脉、督脉、冲脉三脉，因皆起于腹部胞中，乃一源三歧。督脉行于背部正中，与六条阳经在大椎穴交汇，是调节阳脉之督纲，对全身阳经有重要的调节作用，有"总督一身阳经"之说，为"阳脉之海"。任脉行于腹部正中，与足三阴经在小腹处相交，手三阴经借助足三阴经与任脉相通，对阴经气血有调节作用，有"总任诸阴"之说，为"阴脉之海"。冲脉上至于头，下至于足，贯穿全身，为总领诸经气血的要冲。当脏腑经络气血有余时，冲脉能加以涵蓄和贮存；当脏腑经络气血不足时，冲脉能给予灌注和补充，以维持人体各组织器官的生理需要，有"十二经脉之海"、"五脏六腑之海"之称；另外，冲脉起于胞中，具有调节月经的功能，又称"血海"。三脉是人体气血循环、阴阳升降的通道，故调理通顺任、督、冲三脉，则百脉皆通。

带脉起于少腹之侧、季胁之下，环身一周，络腰而过，如束带之状，能约束纵行的经脉，使其脉气不下陷。因此，腹部按摩推拿能直接调整任、督、冲、带四脉，并起到治疗全身疾病、益寿延年作用。

2. 腹部与脏腑的关系

腹居人体中部，五脏除心、肺二脏外，皆藏于腹中，六腑亦全部位于腹部。因此，腹部对五脏六腑具有重要的保护作用。

根据祖国医学"有诸内必行诸外"的理论，五脏六腑发生病变，可以从躯体的外部反映出来，而腹部更是疾病外在表现的重要观测部位。《素问·脏气法时论》中说："肝病者两胁下痛引少腹"，"心病者，胸中痛……虚则胸腹大，胁下与腰间相引而痛"，"脾病者……虚则腹满肠鸣，飧泄，食不化"，"肾病者，腹大胫肿，喘咳深重，寝汗出憎风"。从上述经文可知腹部与五脏病变有密切联系。

临床上，常将腹部划分为几个区域，归属于五脏，如少腹属肝、大腹属脾、小腹属肾等。而无论是从部位、还是从与五脏的表里相属关系而言，六腑都与腹部有着密切的联系，六腑有病，也可以从腹部表现出来。因此，在腹部施与按摩手法，也就可以对脏腑起到治疗和调整作用，从而医治五脏六腑所发生的病变。

3. 腹部在人体的重要性

腹部居人体的中部，为联结上下的枢纽，内含重要脏腑，为许多重要经脉循行汇聚之所。

脾胃是腹部的重要脏器，脾胃为后天之本，气血生化之源，是营、卫、气、血的发源地。《灵枢》云："胃为五脏六腑之海"。五脏六腑、四肢百骸的营养均依靠胃体受纳、腐熟的水谷精微，并通过脾的升清泌浊来供养。按摩腹部可调整脾胃的消化吸收功能，以便更好地为人体输送营养。此外，脾胃居于中焦，是人体气机升降的枢纽。脾宜升则健，胃宜降则和。脾胃功能正常则升清降浊、气化正常，气血条达，从而使机体保持阴阳、气血相对平衡的状态。

脐在腹部的位置非常重要。《厘正按摩要术》中说："脐通五脏，真神往来之门也，故曰神阙。"脐部内通五脏六腑，外为风寒之门户，按摩腹部及脐部，不仅对五脏六腑的功能活动有促进和调节作用，而且可以提高人体对疾病的抵抗能力，防止外感六淫的侵袭。

所以，腹部按摩不仅能对局部起治疗作用，而且能通过经络循行对全身各个组织和器官都起调整和促进作用。临床实践证明，以按摩腹部为主的脏腑推按疗法，对许多顽固性疾病（如肺心病、肺气肿、高血压、冠心病、糖尿病、肾炎等）都有很好的治疗作用。

（二）脏腑图点穴疗法基本观点

脏腑图点穴疗法首创阑门穴，并作为施治的首要腧穴，提出了调理阑门穴可贯通人体上下气机的观点，并在此基础上创立了独特的治疗脏腑疾病的方法，其理论基础是祖国医学的脏腑经络学说，重视中医经络、脏腑及气机学说，充分体现脏腑推按理论与传统中医理论相应的整体观念和辨证论治的思想。在此基础上，脏腑图点穴疗法是用不同的手法，依脏腑部位、经络、经筋学说，通过腧穴等直接作用于人体从而达到治疗疾病的目的。

古代医家以类比的方法将人体比作小天地，认为人体之气与宇宙大天地之气相应，气在人体内沿经脉的循行形成一个小周天。以 12 个穴窍对应一年中的 12 个月。脏腑图点穴法在治疗中，以腹背的任、督二脉为重点，并以腹部任脉施治为主，运用补、泄、调、压、推、拨、分、扣、按等九种基本手法，每个穴位有补、泄、调三种手法，又分轻、重、平、微四种程度；其独特手法可刺激经络奇穴，增加五脏六腑的功能，从而获得整体治疗与保健的双重作用，本着治病求本的原则，全面调整人体的阴阳平衡。在腹部的治疗中，重点选取中焦的重要腧穴，以调整脾胃。脾胃居中焦，为后天之本，其气上升以输心肺，下降以归肝肾。若脾胃气机失常，则三焦气化受阻，气机不畅，内则五脏六腑，外则四肢九窍皆可产生病变。脏腑图点穴疗法正是调整了中焦脾胃机能，使得中焦气机升降有序，三焦气化功能得以增强，脏腑气机得以畅通，从而保证了后天营养物质的吸收与输布，为脏腑的正常生理机能提供了充足的物质基础。

脏腑图点穴疗法以中医理论为基础，而对中医理论又有许多新的突破，是对中医理论的有益补充。脏腑图点穴疗法疗疾理念奇特，适应证广，功效显著，是一种非常实用且易学的经典按摩术。

三、流派技法

（一）基本手法

1. 按点法

【操作方法】

用手指指腹或手掌的不同部位在所选部位或穴位上用力下按，一般把以指端或屈指关节突作为着力点、作用面积小、刺激性强的方法叫做点法；把用手指指腹或手掌作为着力点的手法叫做按法（图3-17）。

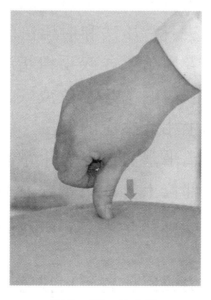

图3-17 按点法

【动作要领】

用中指或拇指在某一施术部位或穴位上，往下轻按，逐渐加力，以患者有酸、麻、胀、痛感为度。作按点法时的力量不宜过猛，力道应由轻而重，逐渐增加。在按点法结束时，不宜突然放松，术者手臂要慢慢放松，逐渐减力，使得被挤压的肌肉随压力的减小而缓慢弹起，直到恢复到原状，术者方可离开患者的皮肤。此法可以较长时间按点在一个部位或穴位上，也可间断、有频率地按点。

【手法作用】

本法具有通经活络、软坚散结、活血化瘀、镇静止痛的作用。一般用于腹部或全身各穴位。

2. 压法

【操作方法】

用手指、手掌或肘部，按于患者肢体的穴位或者治疗部位上。包括指压法、掌压法和肘压法。

指压法是施术者用单手或双手拇指指峰、侧峰、指腹着力，按压于患者肢体的治疗部位或穴位上，并持续用力向下按压，使其产生相应感应的方法。

掌压法是用手掌平掌、或以左手掌叠按在右手掌上用右手掌按压于治疗部位上，或以掌根着力、或以手掌大鱼际着力按压在治疗部位或穴位上，并持续向下用力按压的方法。

肘压法是用肘尖或以前臂近肘段着力，按压在治疗部位或穴位上，并持续向下用力按压的方法（图3-18）。

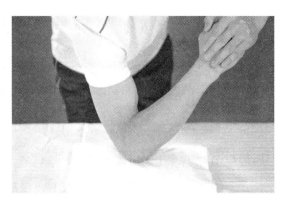

图 3 - 18　肘压法

【动作要领】

与按法相似，但用力较重，应达到肌肉的深层，手法可以持续或间歇进行，压时应使施术部位有胀、麻、酸、热感、热流感或放射传导感，操作时要特别谨慎，切忌用力过猛，以免发生意外。

【手法作用】

本法具有解痉挛、通经络、行气血、散风湿、止疼痛的作用，可放松肌肉、纠正筋跳槽。

指压法一般用于头面部、腰背部及四肢部，掌压法一般用于胸腹部、腰背部或骶臀等部位，肘压法一般用于脊柱两侧腰骶臀髎及下肢肌肉丰厚处的穴位上。

3. 拨法

【操作方法】

按而动之为拨。即一手在适当部位扶托，另一手拇指对其余各指，抓住肌缘，横行于经络筋膜的走行方向，用手指拨动肌肉、肌腱的一种方法（图 3 - 19）。包括弹拨法、提拨法和拧拨法。弹拨法常以拇指侧面，食指、中指的指端插入肌肉和肌腱缝中，适当用力拨动。提拨法是用两手的食、中、无名指三指按压着所要治疗部位的筋（肌腱、肌腹），两手拇指按压着另一适当部位的筋，两手同时向上提，拇指用力将筋（肌腱）拨动，每处要提拨3～6次。拧拨法是将左手在适当部位按压不动，用右手的食指、中指和拇指按压在适当部位的肌肉上，食指和中指向左拧动旋引，同时，拇指乘势挑送拨动。本法一般用于腹部、臀部及四肢肌肉丰满的部位。

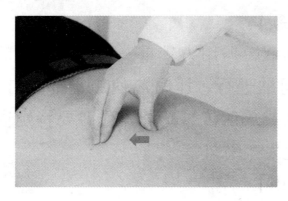

图3-19　拨法

【动作要领】

弹拨法是用一手扶托，另一手的拇指和其余各指抓住所要弹拨的部位，先适当用力将肌肉和肌腱拨动，再将肌肉提起来迅速放松，使之起到弹动的作用，一处一般拨动2～3次，用力中到重度，可使肌肉产生酸、麻、胀、痛感，放射感或电击感。

【手法作用】

本法具有刺激腧穴、解除痉挛、松解粘连、通经活络、消肿止痛、宣通气血、恢复关节活动功能。一般用于背部、腹部、四肢等处。

4. 掐法

【操作方法】

拇指、食指或中指末节，呈屈曲状，以屈曲的指端在身体施术部位或经穴处深深掐压（图3－20）；或用拇指指端指切皮肤，指切时用力必须轻柔缓慢，特别是在肿胀或疼痛处更应注意，力量一定要均匀适中，避免给患者带来不必要的痛苦。

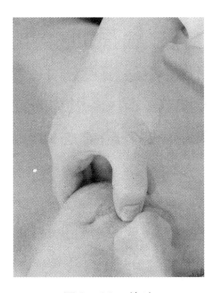

图3－20　掐法

【动作要领】

施行掐法时，手的力量应贯注于指端，并深达骨面，动作不能过猛过急，以免损伤皮肤、肌肉，避免掐的部位产生青、红、痛等现象。力度以有酸、胀、痛感为宜。掐后应轻揉患处，以缓解不适感。治疗后，患部将感到轻松舒适。

【手法作用】

本法具有通经活血、消肿止痛、开窍提神等作用。一般施术于全身各处，因虚脱而昏厥或口眼歪斜者掐人中；热极中暑而昏厥或脑后痛、头项痛时掐涌泉；牙痛可掐合谷、颊车等穴。本法常用于抗休克、治疗昏厥等。

5. 捻转法

【操作方法】

用拇指和食指指端相对成钳形，提起皮肤或肌腱，进行往返捻动。

【动作要领】

用拇指和食指的指面或指节相对用力，提起某一部位的皮肤，作捻转动作，然后慢慢松手，再选另一个部位进行捻转按摩。本法动作较小，用力较轻，捻转时手下有"咯吱""咯吱"的踏雪音，患者感到酸痛，则是手法正确所产生的效果。

【手法作用】

本法具有解肌表、散风寒、固卫阳、行气血、消疼痛的作用。适用于全身所有的皮肤。

6. 摇转法

【操作方法】

摇转法是摇动关节，使之作旋转动作和屈伸动作的一种方法。

【动作要领】

摇转时必须依据关节的生理活动范围操作，活动的幅度应由小到大，用力由轻而重，速度由慢而快，不宜过快，节律均匀，一般应沿顺时针方向转动。在行摇转法时，必须安置好患者的体位，以减少意外的发生。摇转法可分为摇颈、摇臂、摇肩、摇膝法等。

（1）摇颈法：患者取坐位，术者站于患者后面，一手托其下颌或扶压后项部，另一手按住头顶部，运动头颈，或左或右，或仰或俯，每一种动作都用手顺势运动（图3-21）。

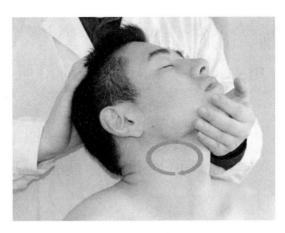

图3-21　摇颈法

（2）摇臂法：患者取坐位，术者站于患者的侧面，以左手托肘，右手握腕，作屈伸运动或小范围的旋转运动。

（3）摇肩法：患者取坐位，术者站于患者的侧面，一手捏住患者的手掌，一手捏住腕部，使患者上臂伸直，然后摇动上臂；术者以同侧上肢的手捏住患肢的手，另一手按在患肢肩部，作旋转摇动。

（4）摇膝法：患者取坐位或卧位，术者站或坐于患者对侧，右手握小腿，左手按住膝盖，作上屈下伸运动，向内向外旋转摇动。摇转法对新撕裂伤、关节附近骨折及关节脱位等禁用。

【手法作用】

本法具有开通关节、散瘀定痛、促进气血运行、加强关节的灵活性和肌肉的伸展性等作用。主要用于四肢、腰、髋等关节部位。

（二）治疗胃病的手法

1. 推拿法

（1）推法

【操作方法】

可分为平推、刨推、侧推三种。

1）平推：用手向外、向下、向前沿肌肉走行直线推挤肌肉。

2）刨推：用掌根向下或向前一推一回。

3）侧推：双手或其他四指向侧面推。

【动作要领】

1）用力均匀稳妥，不可硬压，推进速度要缓慢。

2）推动时不可左右滑动，忽快忽慢。

3）用于小儿时用力须较轻，要轻快柔和，平稳着实。

【手法作用】

本法具有理顺筋脉、舒筋活络、消瘀散结、消肿止痛、缓解软组织痉挛、增强肌肉兴奋性、促进血液循环等作用。临床常用于治疗胃痛、风湿痹痛、筋肉拘挛、胸腹胀痛、腰背酸痛等病证。

（2）拿法

【操作方法】

用手拿定肌肉，用力须和缓，拿法分为展转拿和紧缩拿两种。

【动作要领】

1）展转拿时，一手或两手拿定肌肉，向左右展转。

2）紧缩拿时，一手或两手拿定肌肉，向中间紧缩。

【手法作用】

本法具有温中散寒、改善胃肠功能、增强胃肠蠕动、消除胃胀、荡涤食滞的作用。常用于治疗胃痛、消化不良、脊背冷痛、上臂及腰腿痛等病证。

2. 按摩法

【操作方法】

运用手指指腹或手掌等着力，轻按于患者肢体的治疗部位或穴位上，反复进行环形摩擦。可分为单手按摩和双手按摩两种。

【动作要领】

（1）单手按摩时，用拇指按捺患处附近，再用其他四指由内向外反复按摩至最外点。

（2）双手按摩时，两拇指各按捺一处，中间相距1寸，操作方式同单手按摩。按摩时，由近至远，顺次扩大。

【手法作用】

本法具有助消化、消胃积、抑制胃功能亢进、缓解胃痉挛的作用。一般用于胃部、腹部、大腿部、背腰部。可治疗胃胀、食积、泛恶、呕吐、疝气、牵涉性肩背痛、肾虚腰痛、大腿麻痹等病证。

3. 拍法

【操作方法】

五指并拢，掌指关节微屈，掌心空虚，关节放松，肘关节屈伸，前臂主动运动，用虚掌拍击施术部位。用双掌拍打时，宜双掌交替操作（图3-22）。

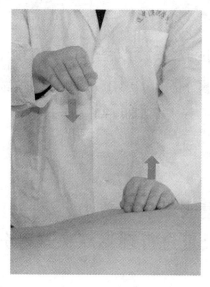

图3-22　拍法

【动作要领】

（1）拍击时动作要平稳而有节奏，要使整个掌周、指周同时接触体表，患者感觉舒适而不疼痛。

（2）腕关节放松，腕关节随前臂的屈曲自然轻度屈伸。

（3）接触皮肤拍打时，可在局部施用，以皮肤轻度发红、发热为度。

【手法作用】

本法具有行气消滞、消散瘀血、和胃解痉、宽中理气、止呃的作用。临床常用于胃部、臂部、腿部、腹部、胸背、肩、腰部。可治疗胃胀、痞块、痧证、哮喘、肩风、腰痛等病证。

4. 打法

用手击打患处。分为掌打和拳打两种。

（1）掌打

【操作方法】

施术者运用手掌，或采取一定的姿势，在患者肢体的治疗部位或穴位上，反复进行敲打、拍打等动作。掌打又分为四种，即侧掌打、虚掌打、合掌打、反掌打。

【动作要领】

1）侧掌打：双手用掌侧交替轻打（图3-23）。

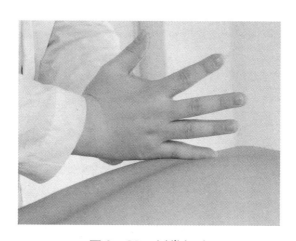

图3-23 侧掌打法

2）虚掌打：双手手指并拢成虚掌，拍打患处。

3）合掌打：双手十指交叉，击打患处。又称"叉掌打"。

4）反掌打：双手手指自然弯曲，掌心向上或向里，敲打患处。

【手法作用】

本法具有解郁祛滞、行气活血、理气消滞、促进胃肠蠕动、帮助消化、条达肝气的作用。常用于脐部、季肋部、腹部、四肢。可治疗脐部气聚结痛、胁肋刺痛、气滞胃痛、气滞疝痛、脊背痛、腰痛、胃下垂、胃扩张、臂痛、腿痛等病证。

（2）拳打

【操作方法】

施术者运用拳头，在患者肢体的治疗部位或穴位上，反复进行叩敲、捶击、拍打等动作。

【动作要领】

两拳心相对，或两拳眼相对，用拳交替击打（图3－24）。

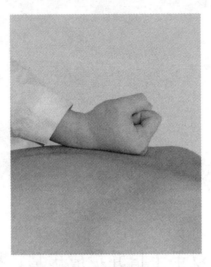

图3－24　拳打法

【手法作用】

同上。

5. 秧法

【操作方法】

用单手或双手的拇、食、中三指秧提患处肌肉。

【动作要领】

秧提时三指用力应柔中带刚。

【手法作用】

本法具有温里散寒、健脾和胃、疏肝理气的作用。多用于背部、胃部、乙状结肠部、盲肠部。可治疗胃痛、冷秘、食积、胸闷、喘咳。

6. 分法

【操作方法】

两手由一处向相反方向外分（图 3 – 25）。

【动作要领】

分时稍用力，不得使用蛮力。

【手法作用】

本法具有活血化瘀止痛的作用。多用于脐部、腰部。可治疗胃痛、疝痛、腰痛、小便不利。

7. 合法

【操作方法】

两手向中间拢（图 3 – 26）。

【动作要领】

本法与分法动作相反，合拢时不要挤捏肌肤。

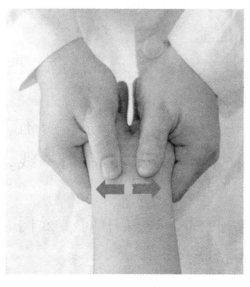 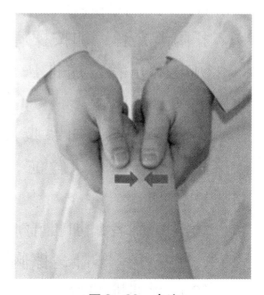

图 3 –25 分法   图 3 –26 合法

【手法作用】

本法具有健脾胃、益肾气的作用。多用于脐部、腰部。可治疗胃痛、腰痛。

四、技法应用

（一）高血压

【治法】平肝潜阳，滋阴降火。

【手法】腹部按摩常规手法、推法、按法、揉法、按揉法。

【取穴及部位】梁门、章门、大椎、肩井、风门、肺俞、膏肓、心俞、肝俞、肾俞。

【操作】

（1）腹部按摩：患者仰卧于床，施术者进行腹部常规顺序按摩15～20分钟，然后重点治疗右梁门穴区（此穴为降血压的要穴），在治疗此穴的同时配合左梁门。用拇指重压揉治右梁门，中指轻压揉治左梁门，反复按压1～3分钟。

肝阳上亢者，加按揉肩髃、曲池、太冲，拿合谷。

阴虚阳亢者，加推法或按揉气海、关元、肾俞，擦涌泉。

阴阳两虚者，加摩腹部3～5分钟，推关元、气海，按揉血海、三阴交、肾俞、脾俞，直擦肾俞、命门一线，擦涌泉。

痰湿壅盛者，加推前胸，摩腹部，按揉中府、云门、天突、足三里、丰隆，擦胸背部膀胱经。

（2）背部推按法

1）患者取坐位，施术者先在其腰背部进行按摩常规手法，而后施术者站在患者背部，先用右手拇指按压患者右侧第 6 颈椎后侧面的血压点（第 6 颈椎旁开 2 寸）半分钟，然后再用左手拇指按压第 6 颈椎左侧面的血压点半分钟，以患者在按点时有轻微头胀痛感觉为度。然后依次用双手拇指按压大椎、两肩井，时间约 0.5～1 分钟。按压肩井穴时用力不宜过猛、过急，以防晕厥。

2）患者取俯卧位，施术者站在患者体侧，进行背部推按常规手法，以直推和分推为主，时间约 1～3 分钟，然后重点按揉风门、肺俞、膏肓、心俞、肝俞、肾俞等穴区，反复揉、按点、推、搓等，时间约 3～5 分钟。

（二）冠心病

【治法】温通心阳，活血化瘀，理气通络。

【手法】腹部按摩常规手法、推法、按法、揉法、按揉法。

【取穴及部位】肺俞、心俞、膈俞、厥阴俞、内关、膀胱经、督脉。

【操作】

（1）患者坐位，医者用推法沿背部膀胱经由上而下治疗 3～5 遍，手法宜轻缓而柔和。再用按揉法按揉两侧肺俞、心俞、膈俞、厥阴俞及背部明显压痛点，每穴约 2 分钟。

（2）患者坐位，医者用按揉法在左、右内关穴治疗，每侧 2 分钟。患者坐位上身微前倾，在背部膀胱经和督脉施以擦法，以透热为度。

心绞痛发作时，在肺俞、心俞、膈俞、厥阴俞中，先按揉其中最敏感的一个穴位，待心绞痛缓解后，再按上法治疗。

胸闷甚者，加按揉中府、云门穴各 1~2 分钟，并擦前胸及后背。见有面色苍白、大汗淋漓者，加艾灸神阙穴。

（三）糖尿病

【治法】清热滋阴，疏肝理气。

【手法】腹部按摩常规手法、腰背部推按常规手法。

【取穴及部位】膈俞、脾俞、肾俞、章门、期门、行间、太冲、足三里、血海、三阴交、涌泉、膀胱经、督脉。

【操作】

（1）患者俯卧位，医者用推法沿其背部膀胱经自膈俞到脾俞上下往返治疗，重点在脾俞穴。时间约 10 分钟。再在上述部位用按揉法、𢱉法治疗，以左侧为主，时间约 5~6 分钟。

（2）患者俯卧位，医者用擦法在其背部治疗，直擦督脉，横擦左侧背部肾俞，最后擦足底涌泉穴。均以透热为度。

（3）患者坐位，拿五经 3~5 遍；再按揉章门、期门、行间、太冲、肾俞、足三里、血海、三阴交等穴，均以酸胀为度。再擦两胁肋部，以透热为度。

（四）肩关节周围炎

【治法】活血化瘀，通利关节。

【手法】腹部按摩常规手法、腰背部推按常规手法。

【取穴及部位】中脘、梁门、天枢、建里、巨阙、气海、大椎、肺俞、肾俞。

【操作】

（1）腹部按摩：患者仰卧于床，施术者进行腹部按摩常规手法，以补为主，兼用平补平泻，按摩 10～15 分钟。如右侧肩胛部有不同程度的疼痛，应以右幽门、右梁门、建里等穴区为重点施治穴区，用补法反复揉按约 2～4 分钟，按点 0.5～1 分钟；如左侧肩胛部有不同程度的疼痛，应以左幽门、建里、左梁门等穴区为重点施治穴区，用补法反复揉按约 2～3 分钟，按点 0.5～1 分钟；如双侧肩胛部有不同程度的疼痛、沉重，应以巨阙、建里、左右幽门、左右梁门等穴为重点，反复揉按约 3～5 分钟，重点按点巨阙、建里，时间约半分钟。

（2）胸腹部推按：患者仰卧于床，施术者进行胸腹部推按常规手法，推按 3～5 分钟。然后重点推按腹部两侧的腹直肌，由肋弓下缘至脐部，反复推按 3～5 分钟，尤其是肩关节主动及被动活动均受限者，必须加施腹部推按手法。

（3）腰背部推按：患者俯卧于床，施术者进行腰背部推按常规手法，以直推和分推为主，时间约 3～5 分钟，然后重点推按斜方肌、背伸肌，反复推按 3～5 分钟。

（五）腰椎间盘突出症

【治法】活血化瘀，通络止痛。

【手法】腹部按摩常规手法、腰背部推按常规手法。

【取穴及部位】中脘、梁门、天枢、建里、巨阙、气海、大椎、肺俞、肝俞、肾俞。

【操作】

（1）腹部按摩：患者仰卧于床，施术者进行腹部按摩常规手法，以平补平泻为主，顺序按摩10～15分钟。然后重点揉按右侧少腹部的天枢、水道、归来穴区，用泻法，反复揉按5～10分钟左右，然后再用拇指指腹按压，每穴约0.5～1分钟，疼痛非常明显，患者感觉酸痛沉麻向患侧腿部和臀部放射。一般在2～5次时疼痛最明显，随着治疗次数的增加，疼痛逐渐减轻和消失。

（2）胸腹部推按：患者仰卧于床，施术者进行胸腹部推按常规手法，以直推为主，重点推按腹部两侧的腹直肌。由左右幽门穴区经左右梁门穴区，推至两天枢穴区以下，反复推按3～5分钟，推按时患者感觉疼痛，约经过3～5次的治疗，疼痛逐渐减轻和消失。

（3）腰背部推按：患者俯卧于床，施术者进行腰背部推按常规手法，以直推为主，时间约3～5分钟。然后重点推按由肝俞、肾俞至内阳关穴区，采用直推和分推的方法交叉进行，并着重按压腰阳关穴，时间约1～2分钟；然后再用双手拇指按压胃俞、肾俞穴区，每穴约0.5～1分钟，患者有酸痛并有向下肢放射的感觉；接着用双手按压大肠俞穴，时间约0.5～1分钟，患者有酸、痛、胀、沉并向下肢放射感觉；最后用拇指或肘按压环跳穴区，时间0.5～1分钟，患者有酸、痛、胀、沉并向下肢放射的感觉。

（六）支气管哮喘

【治法】宽胸理气，化痰平喘。实喘以祛邪为主，虚喘以扶正为主。

【手法】腹部按摩常规手法、腰背部推按常规手法。

【取穴及部位】大椎、肺俞、天突、桥弓。

【操作】

（1）从头顶前发际部到枕部、枕部到项部，都用拿法治疗。

（2）用拇指螺纹面自上而下推桥弓穴，先左侧，后右侧，各 20～30 次。

（3）横擦前胸部，沿锁骨下缘开始到第 12 肋；横擦肩、背、腰部，从肩背部开始到腰骶部；斜擦两肋，两手掌分置于两胁肋间隙，沿肋骨向前下弓操作。以透热为度。

（4）按揉大椎、肺俞、天突穴，每穴 1～2 分钟。

风寒袭肺者，拿风池、肩井、曲池、合谷穴，按揉迎香、风门、中府、云门穴，以酸胀为度，拿颈项 8～10 遍，直擦背部膀胱经，以透热为度。

风热犯肺者，拿颈项 8～10 遍，直擦背部膀胱经，以透热为度。

痰浊阻肺者，揉脾俞、三焦俞、尺泽、内关、足三里、丰隆穴，每穴约 1 分钟。

肺虚者，轻推两侧肺俞、脾俞、肾俞，每穴 2 分钟，重点横擦前胸上部及背部心俞、肺俞区。

肾虚者，揉两侧肾俞各 2 分钟，手法宜轻柔，重点横擦肾俞、命门一线。

（七）慢性支气管炎

【治法】祛邪止咳，扶正补虚。

【手法】腹部按摩常规手法、腰背部推按常规手法。

【取穴及部位】中脘、梁门、天枢、建里、巨阙、气海、大椎、肺俞、肾俞。

【操作】

(1) 腹部按摩:患者仰卧于床,施术者进行腹部按摩常规手法。痰湿型以平补平泻为主,应以建里、中脘、梁门穴区为重点,反复按揉 1~3 分钟;痰热型以泻为主,应以左章门、左梁门、左幽门、天枢穴区为重点,反复揉按 1~3 分钟;痰喘型以补为主,应以建里、巨阙、气海、幽门穴区为重点,反复揉按 5~10 分钟。

(2) 腰背部推按:患者俯卧于床,施术者进行腰背部推按常规手法,以直推和分推为主,时间约 5~10 分钟,然后转入分型治疗。痰热型重点推按、提抓、分推肺俞、风门、肝俞等穴,时间约 3~5 分钟;痰湿型重点推按、提抓、分推脾俞、胃俞、肾俞、大肠俞、小肠俞等穴,时间约 5~10 分钟;痰喘型重点推按、提抓、分推肺俞、脾俞、肾俞、大肠俞、膏肓俞、命门、腰阳关等穴,时间约 5~10 分钟。

(八) 神经衰弱

【治法】 补益心脾,养血安神。

【手法】 腹部按摩常规手法、腰背部推按常规手法。

【取穴及部位】 中脘、梁门、天枢、建里、巨阙、气海、心俞、脾俞。

【操作】

(1) 腹部按摩:患者仰卧于床,施术者进行腹部按摩常规手法,以补为主,补调兼施,顺序按摩 10~15 分钟,然后进行分型治疗。肝肾失调型出现头痛、头晕、烦躁、健忘、乏力等症状者,应重点施治右幽门穴区、右梁门穴区,反复揉按 2~3 分钟,用拇指按点 0.5~1 分钟;心阴不足型以失眠、心悸等症状为主者，应重点施治左幽门穴区、左梁门穴区、左章门穴区，反复揉按 2～3 分钟，用拇指按点 0.5～1 分钟；肾气不固型以遗精、阳痿等症状为主者，应重点施治关元、中极穴区，反复揉按 2～3 分钟，用拇指按点 0.5～1 分钟；心脾亏虚型以食欲不振等症状为主者，应重点施治巨阙、建里穴区，反复揉按 2～3 分钟，用拇指按点 0.5～1 分钟。

（2）腰背部按摩：患者俯卧于床，施术者进行腰背部按摩常规手法，顺序按摩 10～15 分钟，然后用拇指按压患者的两肩井穴、大椎穴，时间约 0.5～1 分钟，患者感觉头脑轻松，有一种顺着脊柱向尾部放射的反应，然后用中指按肩井穴，拇指按风门穴，反复提拨 1～2 分钟。

（3）腰背部推按：患者俯卧于床，施术者进行腰背部按摩常规手法，以直推和分推为主，时间约 3～5 分钟，然后进行重点治疗。若失眠、心悸等，应反复按点、推搓肩井、膏肓、心俞、膈俞等穴区；若烦躁、健忘、乏力等，应反复按点、推搓肝俞、脾俞、胃俞等穴区；若遗精、阳痿等，应反复按点、推搓膏肓、命门、肾俞等穴区，时间各 1～2 分钟。

（九）胃、十二指肠溃疡

【治法】理气和胃止痛。

【手法】腹部按摩常规手法、腰背部推按常规手法。

【取穴及部位】中脘、梁门、天枢、建里、巨阙、气海、大椎、胃俞、脾俞。

【操作】

（1）腹部按摩：患者仰卧于床，施术者进行腹部按摩常规手法，以补为主，顺序按摩 5～10 分钟。然后进行分型治疗。脾胃虚寒以上腹部疼痛为主者，用平补平泻法，应以左右幽门、建里、中脘穴区为主，反复揉按 3～5 分钟；脾虚、湿热中阻以烧心、泛酸为主者，应以阑门、建里、巨阙穴区为主，用平补平泻法，反复揉按 5～10 分钟；阴虚有热、便秘重者，应以水分、左天枢穴区为主，反复揉按 2～3 分钟；十二指肠溃疡应重点施治右幽门、右梁门等穴区，反复揉按 2～4 分钟；胃溃疡应重点施左幽门、左梁门、建里等穴区，反复揉按 2～4 分钟。

（2）腹部推按：患者仰卧于床，施术者进行腹部推按常规手法，顺序推按 3～5 分钟，然后进行分型治疗。十二指肠溃疡患者，以右幽门至右天枢穴区为重点，反复推按 3～5 分钟；胃溃疡患者，以巨阙至阑门、左幽门至左天枢穴区为重点，反复推按 3～5 分钟。

（3）腰背部推按：患者俯卧于床，施术者进行腰背部推按常规手法，以直推和分推为主，时间约 3～5 分钟，然后重点施术于肝俞、脾俞、胃俞等穴区，反复推按、抓提、捻转、分搓，时间约 3～5 分钟。

（十）胃痛

【治法】理气和胃止痛。脾胃虚寒者辅以温中散寒，饮食伤胃者辅以消食导滞，肝气犯胃者辅以疏肝理气。

【手法】按摩、推法、揉法、拿法。

【取穴及部位】腹部、背部。

【操作】

（1）患者仰卧位，施术者坐于患者右侧，用轻快的推法沿其腹部任脉往返治疗 5～8 遍，重点在中脘、气海、天枢穴。再沿两侧肋下缘治疗，各往返 5～8 遍。

（2）用摩法在胃脘部治疗 5～10 分钟，然后按揉中脘、气海、天枢穴，每穴约 2 分钟。

（3）患者俯卧位，施术者用按揉法在患者第六至十二胸椎棘突旁两侧背俞穴、局部结节改变处、明显压痛点处做重点治疗。

（4）按揉手三里、内关、足三里穴各 1 分钟，再拿肩井、合谷、委中、承山穴。

寒邪犯胃者，适当延长摩腹时间，再将背部膀胱经擦热，尤以脾俞、胃俞为重点。

食滞者，适当延长摩腹时间，加按揉神阙、足三里各 2 分钟，按大肠俞、八髎穴各 1 分钟。

肝气犯胃者，用轻柔的推法或揉法自天突向下至中脘穴治疗，然后轻柔地按揉两侧章门、期门穴，时间约 3 分钟，再按揉背部肝俞、胆俞、膈俞，最后斜擦两肋。

脾胃虚弱者，按揉气海、关元、足三里各 2 分钟，直擦背部胸段两侧膀胱经以及背部督脉，横擦肾俞、命门一线，以透热为度。

（十一）反胃

【治法】降逆和胃。

【手法】推法、压法、揉法、拿法、点法、掐法、按摩法。

【取穴及部位】胃部。

【操作】从贲门沿大弯到幽门部，然后从幽门部沿小弯返至贲门部，按摩法、拿法并用，增强胃的蠕动，使食物下移；在胃底部和胃的中部用轻稳柔和的压、点、掐等法，制止胃酸的过量分泌（压法用于胃部，点法、掐法用于背部、腰部）。

（十二）胃下垂

【治法】补中益气，健脾和胃。

【手法】推法、揉法、按法、摩法。

【取穴及部位】腹部为主。

【操作】

（1）患者仰卧位，医者坐于其右侧，用轻柔的推法、揉法，以鸠尾、中脘为重点穴治疗。然后循序往下至腹部及少腹部，以脐周围天枢、气海、关元穴为重点治疗，约10分钟。

（2）点按百会穴3分钟。

（3）患者仰卧位，医生将四指并拢，以螺纹面着力，根据胃下垂的不同程度，从胃下缘自下而上托之。

（4）用摩法在腹部以逆时针方向操作，约15分钟。

（5）用推法施于背部膀胱经，往返治疗，约5分钟。然后按揉肝俞、脾俞、胃俞、气海俞、关元俞，每穴约1分钟。

肝气郁结者，按揉章门、期门、肝俞、太冲，每穴1～2分钟。再擦两胁肋，以微微透热为度。

气血不足者，直擦背部督脉，横擦左侧背部，均以透热为度。再按揉两侧足三里穴各约2分钟。

（十三）胃扩张

【治法】理气和胃。

【手法】按摩、推拿、掐法、分法、揉法、运法。

【取穴及部位】腹部为主。

【操作】按摩胃部，增强胃动力，促进消化；掐后头部和骶部，刺激副交感神经，使胃壁收缩；运动上臂，扩展胸膈，调畅气机，使胃肌和腹肌肌张力增强；推拿脊背和腰骶，调节交感神经和副交感神经，使胃部功能正常。

第五节 经穴按摩流派

经穴按摩（推拿）流派所沿用的经穴按摩（推拿）法，是以点按经穴加多种手法作为临床治疗疾病手段的一种方法。经穴按摩是我国传统疗法之一，早在明代曹士珩的《保生秘要》中就有记载，此后一直作为治疗某些外伤的手段而流传。由于其是在患者体表穴位和特定的经络上，运用点、按、拍、掐、叩、捶等不同手法治疗，促使机体的功能恢复正常，并以此防治疾病，故名。

一、流派渊源

曹氏按摩学派体系为经穴按摩流派之一。其代表人物为曹锡珍（1898～1978），字聘忱，河北省昌黎县人。他师从孙仲选学习小儿推拿、中医学，而后又从师吴卫尔学习西医理论，20世纪30年代在京开业行医。曹氏经穴按摩以中医基础理论为指导，秉承着中医辨证论治的基本原则，临床操作以推经络、点穴位为主，强调"治病以治经为主，宁失穴勿失经"的治疗原则，治病注重补、泻、和三大法则。实际操作中遵循先轻、后重、再轻的手法规律，轻力为补、重力为泻。内科按摩基础手法适于内科疾病的治疗，外科按摩基础手法适于软组织损伤的治疗。

曹锡珍一生致力于教学、临床和科研工作，又勤于著述，在继承前人经验的基础上，经过 60 余年的临证与教学，逐渐形成了以"经穴按摩"为代表的"曹氏按摩学派体系"。自 1960 年起，先后编著出版了《外伤中医按摩疗法》、《中医按摩疗法》等书，将按摩手法概括总结为内科按摩基础手法、外科按摩基础手法、古代按摩八法（贯通法、补气法、揉捏法、和络法、推荡法、疏散法、舒畅法、叩击法）、整形八法、运动八法、治脱臼八法、治筋八法等，根据临床不同情况灵活选用，在推拿医学领域具有较大的影响。

伤科经穴按摩学派体系亦为经穴按摩流派之一。伤科经穴按摩学派体系的创始人郑怀贤（1897～1981），又名郑德顺，河北省白洋淀安新县安新镇北辛街人。郑氏 13 岁开始在家乡习武学医，后浪迹江湖，遍访名师，30 岁时开始传授武术和治病救人，并在其长期诊治跌打损伤的体验中，取人之长，补己之短，将武功中的"点穴"用于伤科诊疗，即在治疗骨伤科以及运动创伤中，先根据望、问、摸、认取得诊断，随后施以经穴按摩，逐步形成了独特的伤科经穴按摩学术流派。

郑怀贤对中医骨伤科造诣很深，人称"骨伤圣手"，疗效如神。1957 年曾为贺龙元帅治疗右手拇指损伤，并在 1964 年为周恩来总理治疗右手陈旧性损伤。

郑怀贤所创郑氏伤科学派是博采诸家之长，结合多年临床经验而成。他归纳出郑氏正骨 12 法，即摸、捏、按、提、拉、顶、端、送、搬、摇、旋、挂；以及郑氏伤科按摩 13 法，即抚摩、揉、捏、揉捏、搓、摩擦、推压、摇晃、抖动、提弹、振动、叩击和按压；独创经穴按摩 8 法，即摩、推、按、拿、分、合、揉、掐；并总结郑氏伤科经验穴位 55 个。

郑怀贤治伤，重视功能，强调治筋。指出骨为主干，节为枢纽，筋肉为动，若骨折脱位不治筋，十治八九难愈。其所创"一号新伤药"、"舒活酒"、"铁弹丸"、"三七散"、"抗骨质增生丸"、"一号活络膏"、"虎骨木瓜酒"等郑氏良方，以其独特功效，为千百万患者解除了痛苦。

郑怀贤主要著作有《正骨学》、《伤科诊疗》、《伤科按摩术》、《运动创伤学》、《中西医治疗骨伤科经验》、《实用伤科中药与方剂》等；参与编写《中国医学百科全书·运动医学》、《中国医学百科全书·中医骨伤科学》等。

二、流派理论

中医学认为，经络内属于脏腑，外络于肢节，沟通脏腑与体表，具有运行气血、协调阴阳、调节人体机能活动的作用。推拿手法在经穴上施术，通过经络途径而发挥其调整脏腑功能的作用。《素问·举痛论》中指出："寒气客于肠胃之间，膜原之下，血不得散，小络急引故痛，按之则血气散，故按之痛止。"又言："寒气客于背俞之脉则脉泣，泣者血虚，虚则痛，其俞注于心，故相引而痛，按之则热气至，热气至则痛止矣。"

曹氏"经穴按摩"是以脏腑经络、营卫气血学说等中医基本理论为指导，在总结古代按摩八法、治筋八法、整形八法、运动八法的基础上，融贯了脏腑、经络、卫气营血、八纲等辨证方法，结合临床内外各科疾病的临床表现，通过望、闻、问、切、点压经穴（摸）五诊和八纲辨证等手段，对症状进行归类分析，从而明确辨证，确定中病脏腑经络的虚实。临床操作以推经络、点穴位为主，根据病证再选用适宜的按摩手法。这种治疗方法，采用补、泻、和三大法则。按其经络起始、终止、走行的顺逆予以规范循经。提倡"治病以治经为主，宁失穴勿失经"。临证强调顺经为补，逆经为泻，平补平泻为和；阴经之病多补少泻，阳经之病多泻少补；对虚证多以补法，对实证多以泻法的治疗原则。点穴和手法的轻重，要求以先轻、后重、再轻的刺激规律，轻力为补，重力为泻。还要求以病证的虚实而定柔刚，如阴型（虚证）施柔术（轻手法），阳型（实证）施刚术（重手法）。在治疗骨伤后遗的关节强直、麻痹和疼痛等症时，采用"运动八法"；伤后有脱臼时，采用"治脱臼八法"；对肌筋伤痛，采用"治筋八法"。这些手法虽各有其主治的伤证，但在临床实践中可加以灵活运用。

郑怀贤在伤科经穴按摩的实践中，除沿用一部分传统古典经穴外，还在全身探索不少新的"指针点"（即伤科经验穴），后经总结，整理出 55 个经验穴，这些经验穴来源于伤科，又主要用于伤科临床，故称之为"伤科经验穴"。关于各个伤科经验穴的名称，是根据穴位的主治功能、所在部位的解剖特点以及相邻针灸穴位的关系等来命名的。它们在人体各部的解剖特点有一定规律，如多在肌束之间、肌肉与肌腱交接处、肌肉的起止点以及神经干分叉的部位。它们在临床治疗中反复显示穴位的特征，部位恒定，有一定的主治功能，还表现出经络现象——循经感传现象。

55 个伤科经验穴，头部有 10 个，分别是鬓角、耳上、耳垂前、颞乳、耳垂下、池旁、双灵、府外、隐池、别天；上肢有 17 个，分别是肩三对、冈下1、冈下2、肩背、肩喜、肱双、上泽、泽间、桡颈、肱鹰、前正、筋舒、谷下、上渚、上府、伸指、列缺上；躯干有 9 个，分别是胸锁、胸剑、胸肋、背胛、十椎旁、髎间、髂嵴、髂腰、骶角；下肢有 19 个，分别是臀池、臀边、股角、健骑、内风市、腘池、膝髎、膝海、膝灵、腘舒、腓隆、康跖、跟外、跖内、跖外、足背、胫中、跟内、踝中。

三、流派技法

（一）内科按摩基础手法

【操作方法】

对确诊为内科病的患者，让其就床裸背俯卧，选定背部的督脉、足太阳膀胱经共 5 条线为治疗部位，在这 5 条线上施摩、拨、捏、啄、拍 5 种手法，每种手法各做 3~5 遍。刺激经脉、穴位和中枢神经，可协调五脏六腑的功能，起到调整中枢神经兴奋和抑制的作用。

【动作要领】

选取由大椎穴至长强穴为第 1 道线，由大杼穴至白环俞穴为第 2、3 道线，由附分穴至秩边穴为第 4、5 道线。操作时用力要适中，以先轻后重再轻的原则进行。

【手法作用】

本法具有调理脏腑阴阳相对平衡的作用，常用于治疗神经衰弱、头外伤后综合征、感冒、咳嗽、支气管哮喘、头痛、胃肠功能紊乱、胃下垂、腹胀、泄泻、便秘、疳积、遗尿、月经不调、痛经等疾病，在确诊后均应先做内科按摩基础手法，再辨证选择主治经穴和其他按摩手法。

（二）外科按摩基础手法

【操作方法】

嘱患者就床俯卧，医者点揉金门、申脉、昆仑、跗阳、复溜、公孙、三阴交、承山、承筋等穴。

【动作要领】

因伤痛多在足跟以上，根据"病在上者下治"的原则，先从金门穴起，次取申脉，再次取昆仑、跗阳，共4个阳经的穴，向上点按为泻法；继取公孙、复溜、三阴交穴，共3个阴经的穴，向上点按为补法；最后点按承山、承筋穴。金门穴为经筋之门，可以止痉挛，故宜先点揉；申脉穴为伸展脉络之门，治拘挛不伸、极劳不舒；跗阳穴是镇静止痛之穴；昆仑穴可调整肢体；复溜穴可恢复体液循环流动；公孙穴调治气病；承山穴、承筋穴可以治肌筋组织伤痛。

【手法作用】

本法常用于治疗人体躯干及四肢肌肤、筋骨的伤痛疾患，如头、项、肩、背、手、足、肘、膝、腰、腿等部位的软组织损伤，腰椎间盘突出症，四肢骨折后遗关节功能障碍，颈椎病及增生性脊柱炎，各关节、肌肉风湿痛等疾患。可在治疗前选用全部或部分的外科基础手法中的穴位以辅助治疗。

（三）头部按摩基础手法

【操作方法】

患者取仰卧位，医者位于患者头后方，取印堂、神庭、上星、囟会、百会、睛明、攒竹、鱼腰、丝竹空、太阳、阳白、头维、率谷、听宫、头临泣等穴，在这些穴位施以按、摩、揉、切、推、压、拨、啄等手法。

【动作要领】

（1）用两手拇指指腹在印堂穴处，由正中线向头顶方向反推3~5遍。

（2）两拇指指腹在印堂穴处，分别由内向外横推两眉3~5遍，当推至太阳穴处，用力重按太阳穴，然后双手四指交叉反掌按压前额，再慢慢反方向推压至头顶部3~5遍。

（3）双手拇指指腹及其偏峰着力，按于患者印堂穴处向两侧分抹，经眉弓至眉梢转向下推，经颜面至口角地仓穴，再转向承浆穴并拢向后抬起，为第一圈。再从患者前额正中天庭处向两侧分抹，经阳白转绕至太阳穴，继续向下推，经耳前诸穴至下颌颊车穴处，再转向承浆穴并拢向后抬起，为第二圈。再从患者前发际正中神庭穴向两侧分抹，沿前发际经眉冲、曲差，至鬓角头维穴，转向下推经耳后诸穴，再沿下颌边缘到颏三角处合拢后抬起，为第三圈。

（4）两拇指指甲分别揉两侧眼、眉周围的睛明、攒竹、鱼腰、丝竹空、太阳等穴3~5遍。两拇指指甲分别揉切头部额顶五道线3~5遍，约2~3分钟。在沿线的主要穴位处着重揉切。用两手四指指甲分别切、拨头部两侧面3道线，各3~5遍，约2~3分钟。双手拇指尖及其偏峰着力，反复交替在患者头中线进行划动，自印堂穴开始，边划动边向下移动位置，直至百会穴，反复7~8遍。

【手法作用】

此法是治疗头痛的按摩法。凡是由于伤风感冒、神经衰弱、脑震荡后遗症、脑血管意外、脏腑功能失调等原因所导致的头痛，均可用此法作为通治法，再结合辨证选穴。

注：

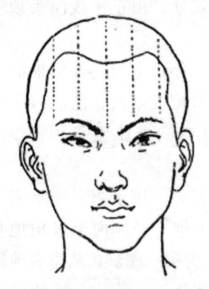 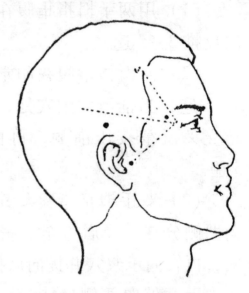

图3-27　头部额顶5道线　　　　图3-28　头部侧面3道线

头部额顶5道线（图3-27）：正中线由印堂穴至百会穴，经过神庭、上星、囟会等穴；第2、3道线，由两眉的中央点（鱼腰穴）起，与正中线平行至头顶部，经过阳白、头临泣等穴；第4、5道线，由两眉的外端（丝竹空穴）起，与第2、3道线平行至头顶部。

头部侧面3道线（图3-28）：第1道线由太阳穴至头维穴；第2道线由太阳穴至率谷穴；第3道线由太阳穴至听宫穴。

（四）腹部按摩基础手法

【操作方法】

患者取仰卧位，医者立或坐于患者的右侧，取鸠尾、幽门、梁门、关门、滑肉门、章门、上脘、中脘、下脘、天枢、气海、关元等穴，在这些穴位施以点、按、摩、揉、推等手法。

【动作要领】

（1）用两拇指指腹在剑突下方（鸠尾穴），向腹部推5～7遍，约1～2分钟。

（2）两手拇指指腹分别由剑突处沿肋缘向两侧推摩5～7遍，约1～2分钟。

（3）开五门：用两拇指指腹着力，按于鸠尾穴，向两侧斜向分推，经幽门、期门至两侧章门。再从中脘穴向两侧分推，经梁门、关门至两侧章门穴，各反复分推3～5遍。

（4）颤三脘：先用右手食、中、环指三指指腹着力，点按于上脘、中脘、下脘三穴处，反复进行上下颤动。再用右手掌着力，按揉上、中、下三脘穴，并且再用掌颤揉之。

（5）调气海：用以上手法点按气海穴，约1分钟。

（6）补关元：用两手拇指指腹交替按关元穴，1～2分钟，患者有热气向下放射的感觉。此穴为保健穴，有补虚的作用。

（7）按天枢：两拇指指腹分别按两侧天枢穴，约1分钟。

（8）补神阙：用拇指指腹着力，按于患者神阙穴上，反复旋转揉动。逆时针为补，顺时针为泻，左右往返旋揉为调。

（9）运腹部：两手手指自然伸开，手掌紧贴于腹部，由腹部的右下方→右上方→左上方→左下方，以顺时针方向摩运腹部 5～10 遍。按升结肠→横结肠→降结肠的方向摩运，切勿反生理方向施术。

【手法作用】

此法常用于治疗消化系统的功能失调，凡是由于脏腑功能失调和神经系统衰弱等原因引起的腹胀、腹泻、便秘、消化不良、食欲不振、月经不调等病证，均可施此法，并结合辨证取穴。此法也可作为保健按摩法。

（五）腰部按摩基础手法

【操作方法】

嘱患者裸露腰背部取俯卧位，在肾俞、志室、腰俞、腰阳关、命门、悬枢、三焦俞、气海俞、大肠俞、关元俞等穴，施以按、摩、推、拿、揉、点、拨、叩、拍等手法。

【动作要领】

（1）分推腰背肌：施术者立于患者面前，用两手食指和掌根部以脊柱为中心由其两肩胛部开始，向外斜下方沿两侧肋间肌分推脊柱两侧的腰背肌，反复做 3～5 遍，约 1～2 分钟。

（2）直推骶棘肌：施术者用两拇指指腹由患者大椎穴开始，紧贴脊柱向下直推脊柱两侧的骶棘肌，反复做 3～5 遍，约 1～2 分钟。

（3）按揉膀胱经：双手拇指指腹着力，按于患者大椎穴、陶道穴，向下直推至骶尾处。再用两拇指分别按于大杼穴，向下直推至肾俞穴，再斜向腰阳关穴，再分推八髎穴，合至骶尾。再用两拇指分别按于附分穴，向下直推至志室穴，再斜向腰阳关穴，再分推八髎穴，合至骶尾。各反复3~5遍。

（4）交叉横推棘上、棘间韧带：施术者以两手拇指指腹的桡侧面，于脊柱的棘上、棘间韧带左右来回交叉横推，由大椎穴开始，依次向下，勿用力过重，反复做3~5遍，约2分钟。

（5）掌根按压横推腰背肌：施术者用两掌根分别按压在患者两侧腰背肌上，约半分钟，然后用力向外横推，反复做3~5遍，约2~3分钟（图3-29）。

（6）捏拿腰背肌：施术者两手先将患者一侧腰背肌捏拿住用力向上提，约半分钟后，再捏拿另一侧腰背肌。

（7）按腰部穴位：施术者用两拇指依次按揉腰俞、腰阳关、命门、悬枢、三焦俞、肾俞、志室、气海俞、大肠俞、关元俞等穴，约3~5分钟。

（8）按揉腰背肌：施术者用单手掌部在腰背部自上而下施揉摩法，反复做3~5遍，约2分钟（图3-30）。

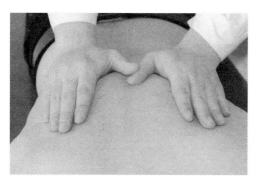

图3-29　掌根按压横推腰背肌

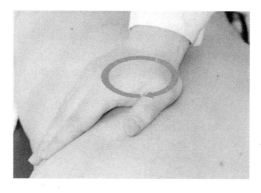

图3-30　按揉腰背肌

（9）叩拍腰背部：施术者用两手握空拳或空掌，在腰背部叩拍1～2分钟。

【手法作用】

此法是治疗腰痛的按摩法。常用于治疗外伤引起的急性腰扭伤、腰椎间盘突出症或慢性腰肌劳损、腰背部风湿、增生性脊柱炎、肾虚腰痛等病证。先用此法作为腰部通治法，然后再根据不同病证辨证论治。

四、技法应用

（一）感冒

【治法】疏风解表。

【手法】内科按摩基础手法。

【取穴及部位】风池、合谷、大椎、风门、迎香、肺俞、列缺、太阳。

【操作】施内科按摩基础手法。

恶寒无汗者，在背部施刮法，掐风池、合谷、外关穴（泻法）。

发热者，掐合谷、外关、曲池、大椎、风池、风门穴（泻法）。

有汗者，按三阴交，掐内关（补法）。

鼻塞流涕者，掐迎香、印堂、上星穴（泻法）。

咳嗽者，重力按揉肺俞，掐列缺、鱼际穴（和法）。

痰稠者，按揉丰隆穴（和法）。

口渴咽痛者，按揉照海穴（补法），掐少商穴（泻法）。

头痛者，先施头部按摩基础手法，再掐太阳、百会、至阴、列缺穴（泻法）；偏头痛者掐率谷穴；头晕者按囟会穴。

四肢酸痛者，重力按揉跗阳穴（泻法）。

暑湿感冒、恶心呕吐者，掐内关、十宣，按曲泽穴，加施拍法。

预防与自我按摩法：加强身体锻炼，增强体质，养成每天用凉水洗脸、洗鼻腔的习惯。每天可用两手中指指端掐揉两迎香、风池、足三里穴各1分钟。

（二）哮喘

【治法】平喘止嗽。

【手法】内科按摩基础手法。

【取穴及部位】肺俞、脾俞、肾俞、大椎、风门、膏肓、中府。

【操作】

（1）施内科按摩基础手法，着重按揉肺俞、脾俞、肾俞、大椎、风门、膏肓穴。

（2）患者取仰卧位，施术者用中指或拇指按揉膻中穴约2~3分钟，后推摩胸部1~2分钟。痰多者可按揉两侧丰隆、足三里穴各1分钟。

（3）患者取坐位，施术者立于患者背后，用两手中指和拇指指尖分别点按两侧中府和肺俞穴（以点中府穴为主），两手指同时用力向下点按，患者即觉呼吸舒畅，哮喘症状缓解。哮喘气急、呼吸困难者，用食指或中指尖重点天突穴，依次掐、按两侧风池、鱼际、尺泽、合谷穴（泻法），各半分钟。最后按揉百会穴1~2分钟。

（三）神经衰弱

【治法】调整脏腑功能。

【手法】内科按摩基础手法。

【取穴及部位】内关、神门、气冲。

【操作】

（1）施内科按摩基础手法。

（2）患者取仰卧位，施头部按摩基础手法。

（3）体位同上。施腹部按摩基础手法。

（4）体位同上。在两上肢施揉捏法，后点按内关、神门穴，各半分钟（补法）。

（5）体位同上。两掌根按压气冲穴，约2分钟，后施揉、拿捏法于两下肢，约3~5分钟。

头痛者，加掐、按百会、太阳、至阴穴。

偏头痛者，加按率谷、阳陵泉穴；头晕者，加按揉囟会、印堂穴。

多梦者，加掐厉兑、隐白、大敦穴。

健忘者，加按揉百会、膏肓穴。

便秘者，加重力掐支沟穴。

腹泻者，加按天枢穴。

心悸者，加按揉内关、膻中穴。

消化不良者，加按揉中脘、足三里穴。

遗精、阳痿、早泄者，加按揉肾俞、命门、关元、照海穴，重力揉上、次、中、下髎穴。

月经不调者，加按揉血海、气海、照海、三阴交穴。

高血压患者的头痛、头晕症，不用百会、囟会穴，改用行间、太冲、涌泉穴。

（四）膈肌痉挛

【治法】宽胸理气，降逆和胃。

【手法】内科按摩基础手法。

【取穴及部位】肝俞、脾俞、胃俞、膈俞、膈关、巨阙、鸠尾、中脘、梁门、期门、章门。

【操作】施内科按摩基础手法，着重按揉肝俞、脾俞、胃俞、膈俞、膈关。

患者俯卧位，施术者用双手掌着力，反复按揉背部脊柱及其两侧肌肉和穴位，反复 3～5 遍；再用拇指着力，反复点揉至阳穴、膈俞、肝俞、脾俞、胃俞等各半分钟；再让患者翻身呈仰卧位，术者再用拇指点揉巨阙、鸠尾、中脘、梁门、期门、章门等各半分钟；再用双手拇指指腹着力，从剑突下向两侧沿肋腹际分推至章门穴，反复 7～8 遍。

（五）肩关节周围炎

【治法】疏通经络，调理气血，滑利关节。

【手法】外科按摩基础手法。

【取穴及部位】合谷、外关、后溪、手三里、曲池、天井、肩髃、肩髎、肩髃。

【操作】施术者在患者两小腿足部施外科按摩基础手法（病在上先治其下）。用双拇指点按两小腿的条口穴，同时让患者抬举上肢，做一举一落的活动 10～20 遍；用拇指尖先点掐健侧，后点掐患侧的合谷、外关、后溪穴。刺激手三阳经，用泻法，均向手指方向用力，以疏通经络、调理气血；点按患侧的手三里、曲池、天井穴，同时揉捏前臂肌肉；按揉臂臑穴，松解三角肌痉挛；一手扶患臂抬举，另一手拇指点按肩髃、肩髎穴（此两穴是治疗此病的主穴），后在两穴位处施揪法，有祛风散寒的作用。

合掌搓肩法：患肢自然下垂，术者两手掌对合抱住患部（如抱球式），做上下旋转，减轻肩部疼痛。

上肢揉搓法：施术者两手掌对合夹住患臂，做旋转式的揉搓，松弛上肢肌肉。

肩部摇晃法：施术者一手扶住患者肩部，另一手握住其前臂，以肩关节为中心做顺时针式轮摇法（如摇辘轳），促使肩关节活动的幅度增大。

再以两拇指按揉双侧风池、肩井、肩中俞、肩外俞、秉风、天宗穴，同时揉拿两侧斜方肌，再按大椎穴，最后用拍打法。使肩关节做内收、后伸摸脊、外展、高举等动作，同时在肩周围施揉捏法。

附：功能锻炼

功能锻炼对本病恢复有极大帮助，若是单靠治疗，不做功能锻炼和自我按摩，其病程将会延长。

弯腰画圈法：取站立位，两足分开与肩同宽，向前弯腰90°，患肢伸直，做先向外、后向内画圈活动，由小到大，至最大限度为止，开始先各画20~30圈，逐日增多。

上肢旋转法：取站立位，双足分开与肩同宽，健侧手叉腰，患侧半屈肘，做肩关节旋转活动，先向后、再向前旋转各20~30次。

手指爬墙法：患者面墙而立，双足分开与肩同宽，患侧手指扶墙，沿墙面徐徐向上爬行，使上肢高举至最大限度，然后再回归原处。

后伸摸背法：患肢前臂旋转后伸，使手指向后摸背，以加大肩关节后伸内旋活动范围。

自我按摩法：每天在做肩关节功能锻炼的前后，可先用健侧手指抓、捏患肩三角肌、上肢及颈背部肌肉，然后再用掌根揉擦肩背部，至有热感为止。

（六）遗尿

【治法】益气补肾固涩。

【手法】内科按摩基础手法。

【取穴及部位】肺俞、脾俞、肾俞、三焦俞、膀胱俞、命门、复溜、涌泉、照海、阴谷、阴陵泉、内关、神门、合谷、三阴交等。

【操作】施内科按摩基础手法，着重按揉肺俞、脾俞、胃俞、三焦俞、肾俞、膀胱俞、命门等穴；在下肢部推揉复溜、三阴交、涌泉、照海、阴谷、阴陵泉等穴；在骶椎部做顺时针式推揉法，重力推揉上、次、中、下髎穴及长强穴；点按百会穴，后揉补内关、神门、合谷穴。

腹部按摩法：①开四门：两拇指分别点按幽门、梁门、关门、滑肉门。②点三脘：用左手的中指和右手的拇指合作分别点按上、中、下脘穴。③按天枢：用两手拇指指腹分别点两侧天枢穴。④点按中极、关元穴：点中极穴时一定要有热感向生殖器放射传导的反应。⑤按压气冲穴：医者以两手的大鱼际和掌根部在患者气冲穴处用重力按压1分钟后徐徐抬起，立时患者两下肢有热放射感。随之再推补按揉双下肢的箕门、血海穴。

（七）痛经

【治法】活血调经止痛。

【手法】内科按摩基础手法。

【取穴及部位】肝俞、脾俞、肾俞、八髎、三阴交、关元、血海、气海、中极、合谷、劳宫、太冲、调经穴。

【操作】患者仰卧位，施术者用手掌着力，轻柔按摩其腹部2分钟，再自上而下推揉，反复3~5遍；再用拇指或中指着力，反复点揉气海、三阴交、关元、中极、合谷、劳宫、太冲穴；再用手掌在小腹部做顺时针方向推揉3~5分钟；用双手着力，反复拿揉小腹3~5次，再用手掌按揉运摩小腹3~5分钟；然后患者翻身俯卧位，术者用双手掌着力，反复按揉腰背两侧肌肉及膀胱经脉；再用双手拇指着力，反复点揉脾俞、肝俞、肾俞、八髎穴及腰骶部的痛经反射点各半分钟。

（八）闭经

【治法】健脾补血养血，理气活血化滞。

【手法】内科按摩基础手法。

【取穴及部位】肝俞、脾俞、肾俞、膏肓、膈俞、关元、归来、三阴交、血海。

【操作】施内科按摩基础手法，着重按揉肝俞、脾俞、肾俞、膏肓、膈俞等穴；按补复溜、三阴交穴，各1分钟；取仰卧位，施腹部按摩基础手法，着重点按中脘、气海、关元；按揉归来穴，约2分钟；用两手大鱼际或第一掌指关节桡侧面按压两侧气冲穴，约2~3分钟后，两下肢有热放射感；按揉两侧血海、地机、足三里穴各1分钟；掐两侧合谷穴半分钟。

第六节 点穴按摩流派

点穴按摩（推拿）疗法是从武术演变而来的一种医疗方法，是将武术点穴进攻或防御的强刺激手法，改变为人体所能接受的治疗手法。根据不同患者、不同病种和病情辨证施术治疗，选择相应的点穴手法，点压刺激，通过经络的作用使体内的气血畅通，通则不痛，从而达到防病治病的目的。又因用指代针，故又称"指针疗法"，或称"指压疗法"。此疗法若与气功结合起来，即气功师将气运到手指上，用手法操作治病，则称为"气功点穴疗法"，或称"气功指针疗法"。

一、流派渊源

点穴推拿疗法是伴随其他民间疗法的产生和形成，逐步发展起来的一种民间疗法。

中医古籍中对点穴推拿疗法有一定的记载。如 2000 多年前成书的《黄帝内经》中就有"按之气血散，故按之痛止"的记载。晋代成书的《肘后备急方》中有指尖掐在"水沟（人中）穴"救治昏迷不醒病人的记载。南宋时期洪迈《夷坚志·卷十九》云："世人但知灼艾，而不知点穴，又不审虚实楚痛，耗损气力。"明代杨继洲《针灸大成》指出，点穴推拿疗法乃"以手代针之神术也"。

近代点穴推拿的代表人物之一贾立惠，幼年曾学武功点穴知识。新中国成立初期，贾立惠在山东省崂山县从事教育工作，根据当地缺医少药的状况，他采用改进的武功点穴手法，如用手指点穴结合按、压、掐、叩打、拍打等手法给当地群众治病，收到了良好的效果。贾立惠在近30年的临床实践中，形成了一套独特的点穴手法。他的手法种类较多，运用灵活，操作敏捷，刚柔相济，轻巧有力，渗透性强，感应性大，治疗时间短，奏效较快。在实践中，他还摸索总结了一些经验穴位和16条特定刺激线。对治疗常见病，如腰肌损伤、小关节综合征、腰椎间盘突出症、坐骨神经痛、臀部软组织损伤、落枕、肩关节周围炎、腕部扭挫伤、肱骨外上髁炎、膝关节扭伤、膝关节痛、面神经麻痹等，有良好疗效；对治疗小儿麻痹后遗症、脑炎后遗症、儿童脑性瘫痪、外伤性截瘫、脑积水、先天性马蹄内翻足、痉挛性斜颈、流涎、舌肌麻痹等，也有显著的效果。

二、流派理论

点穴推拿疗法是以中医学理论为基础，以经络学说为依据的一种治疗方法。点穴推拿疗法的治病原理与针灸相同，皆是通过刺激体表特定部位，达到疏通人体经脉、调整经气活动目的。所不同的是针术刺入皮内，易出现晕针、滞针等不良反应，而且对于针具的要求也比较严格；而点穴是点压皮上，与针术相比拥有安全简便的优势，而且二者所达到的刺激效果也是基本一致的。正如《百病中医民间疗法》所说："指针疗法与针刺疗法的作用原理基本一致，亦是以中医经络学说为指导，以针灸取穴原则为依据，以指代针，通过点压相应穴位而产生与针刺相同的刺激效果，以达到调和气血、疏通经络、补虚泻实、散邪消积、驱邪祛病的治疗目的。"

点穴推拿疗法具有以下特点：一是在手法操作上，主要以手指为主，要求指力强、功力深、刺激面积小，因此，在同等作用力下，点穴手法的刺激强度大；二是从手法作用的时间分析，点穴的时间虽短，但针感持续时间长；三是点穴疗法的治疗范围广，能治疗的病种甚多，凡内科、儿科、妇科、外科、眼科和耳鼻咽喉科诸多疾病均可用点穴疗法治疗；四是患者痛苦少，尤其对那些惧怕针刺的患者，应用点穴更易接受；五是与其他药物疗法比较，无毒副作用。

三、流派技法

（一）点法

用指端或屈曲的第 1 指间关节突起部或尺骨鹰嘴突起部着力于人体一定部位或穴位向下按压的一种方法（图 3-31）。

【操作方法】

分为指点法、指节点法、肘点法三种。

指点法：常用拇指端点压。术者手握空拳，拇指伸直并紧靠于食指中节，指间关节伸直，以拇指端着力于施术部位，持续垂直向下按压。

指节点法：分为两种。屈拇指点法是手握空拳，拇指屈曲，指端依附于食指中节桡侧缘，拇指掌指关节伸直，用拇指指间关节背桡侧着力持续点压治疗部位。屈食指点法是食指指间关节屈曲，掌指关节伸直，其他手指相握成

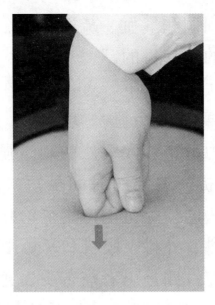

图3-31   点法

实拳，拇指螺纹面紧压食指末节桡背侧助力，以食指第1指间关节突起部分着力持续点压治疗部位。

肘点法：肘关节屈曲，前臂尽量和施术部位的平面保持垂直，手半握拳，另一手掌按压在该手背侧掌指部助力，以尺骨鹰嘴突起部着力持续点压治疗部位。

【动作要领】

（1）点压的方向宜与受力面相垂直，否则会影响点压的压力，以及容易在点压时着力滑脱而造成肌肉损伤。

（2）用力要由轻到重，稳而持续，使刺激到达组织深部。

（3）刺激要以患者能耐受为度，不可实施暴力，也不可突然收力。

【手法作用】

本法具有开通闭塞、通经止痛、调整脏腑功能等作用。适用于全身各部位及穴位，常用于穴位、压痛点或骨缝处，治疗脘腹挛痛、腰腿痛、肢体麻木酸痛等病证。

（二）点按法

【操作方法】

用拇指或食指、中指的指腹或指端垂直向下按压，并且在穴位上作固定不动的"点"或"按"螺旋动作。

【动作要领】

（1）先用指腹或指端按压，再作固定不动的"点"或"按"螺旋动作。

（2）前臂及腕呈垂直方向向下按压，用力由轻而重。

（3）指端或指腹紧贴体表，作螺旋动作时不得在体表擦动。

【手法作用】

本法具有祛瘀镇痛、宣通闭塞、扶正祛邪的作用。适用于全身各部，刺激量适中。如按十八经取穴法，点按十八经，可通经止痛，治疗胃脘痛、下腹痛、痛经。

（三）点推法

【操作方法】

用拇指指腹按压某一穴位并作缓慢推动（图3－32）。

【动作要领】

（1）先用指腹按压，然后再作缓慢推动。

（2）上臂、前臂及腕用力带动指腹推动，也可用大鱼际用力带动指腹横向推动。

（3）推动时紧贴体表，用力要均匀、缓慢。

【手法作用】

本法具有通经活络、理气止痛、理筋解挛的作用。分为直推和横推二法，直推法刺激量较大，横推法刺激量较

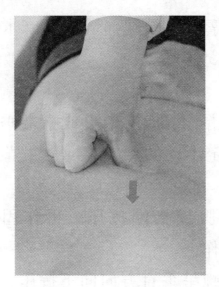

图 3 -32　点推法

小。直推适用于颈项部、腰背部、上肢、下肢。治疗风湿症时可加润滑剂，防止皮肤破损。如点推肾筋点，可补肾升阳、固精散寒，治疗肾虚腹痛、阳痿早泄、脱肛；点推连排点，可散寒止痛、理筋解挛。横推适用于头面部和胸腹部，如向外推按前心，可通阳理气、宽胸解郁，治疗心痹、胃脘痛等。

（四）点拨法

【操作方法】

用拇指指腹或指端在某一穴位上将筋腱作来回拨动。

【动作要领】

（1）肩肘放松，拇指与四指分开，四指固定，拇指指腹或指端在筋腱上或点在筋腱一侧，然后拨动。

（2）拨动力量、速度要均匀，刺激量要均衡。

【手法作用】

本法具有理筋解粘、通调经络、行气活血的作用。适用于颈项部、腰背部、下肢部。如点拨枕中点、枕旁点可理筋分筋、通调气血，治疗落枕、失眠、眩晕；点拨背筋可理筋整复，治疗背筋嵌顿；点拨阳性物可散结祛瘀、行气止痛，治疗筋结、筋歪等。

（五）牵拉法

【操作方法】

用拇指指腹在穴位或筋腱上按压后，嘱患者作指令动作（图3-33）。

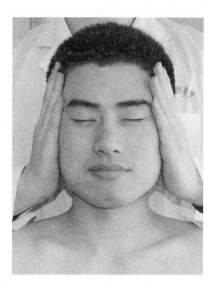

图3-33　牵拉法

【动作要领】

（1）指腹固定不动按压在穴位或筋腱上，不得用劲。

（2）患者作指令动作，不仅自感有牵拉感，而且术者手下也有牵拉感，否则无效。

【手法作用】

本法具有展筋理顺、解痉止痛的作用。适用于各部筋腱或各部筋腱起止部。如点按解松点牵拉法，可舒筋解挛，治疗落枕、项肌扭伤；点按肾经点牵拉法，可展筋通络，治疗腰部伤筋、腰部活动不利；点按咬点牵拉法，可利关节、舒经脉，治疗上颌关节活动不利、伤筋。

四、技法应用

（一）头痛

【治法】调和气血，通经止痛。

【手法】一指禅推法、点按法、按摩法、拿法。

【取穴及部位】风池、风府、天柱、头维、太阳、鱼腰、攒竹、百会。

【操作】

（1）患者坐位，医者用一指禅推法沿项部两侧膀胱经上下往返治疗 3~4 分钟，然后按揉风池、风府、天柱等穴，再拿两侧风池，沿颈项两侧膀胱经自上而下操作 4~5 遍。

（2）患者坐位，医者用一指禅推法从印堂穴开始，向上沿前额发际至头维、太阳、鱼腰、攒竹再回到印堂穴，往返 3~5 遍。然后点按风府、鱼腰、攒竹、太阳、百会穴。再用大鱼际揉法在前额部操作，以印堂穴及两侧太阳穴为重点。

风寒头痛者，配合点按肺俞、风门穴，再拿两侧肩井。

风热头痛者，配合点按大椎、肺俞、风门、两侧曲池、合谷穴各 1 分钟，再拿两侧肩井。

风湿头痛者，配合点按太阳、头维、大椎、曲池，拿合谷、肩井。

（二）胃脘痛

【治法】健脾和胃，疏肝导滞。

【手法】点按法、掌揉法、按摩法、点推法、刮法。

【取穴及部位】前心、连环点、水区、十八经。

【操作】分刮前心，按摩胃脘部，点按连环点，点按十八经，点推水区。

寒湿侵困者，加掌揉脐，掌揉连排点至皮肤潮红。

肝气郁结者，加刮肋点、肋尖，点按前解胸点。

脾胃虚弱者，加点按胃脘部，按摩脐。

（三）呃逆

【治法】和胃降逆。

【手法】点按法、一指禅推法、按摩法。

【取穴及部位】缺盆、腹部、背部膀胱经。

【操作】

（1）患者仰卧位，点按两侧缺盆穴，每侧半分钟，以酸、胀为度。

（2）用摩法以顺时针方向在腹部治疗6~8分钟。

（3）患者俯卧位，医者用一指禅推法自上而下在背部膀胱经治疗，往返3~4遍，重点在膈俞、脾俞、胃俞，时间为5~6分钟，然后再点按膈俞、脾俞、胃俞，以酸、胀为度。

（4）患者坐位，医者用摩法摩背部及两胁，使之有温热感。

胃中燥热者，摩少腹，点按大横、天枢、腹结、大肠俞、足三里等穴，均以酸、胀为度。

胃中寒冷者，适当延长摩腹时间，加摩气海穴。

（四）噎膈

【治法】健脾开胃，疏肝降气。

【手法】按摩法、点按法、点推法。

【取穴及部位】后心、背筋、胃和点、下水沟、胸点。

【操作】按摩胃和点，点推下水沟，弹拨背筋，垂直点按后心，点按胸点。

悲忧气结者，加刮肋点，点按季肋点，分肋（分推前心）。

胃热食滞者，加按摩连环点、脐旁点、脾总点。

肾虚精亏者，加点按肾门点，向上点按暗点，向上点按肾筋点，按摩归元点、阳点。

（五）口眼歪斜

【治法】祛风活血，舒筋通络，调和气血，通经牵正。

【手法】点按法、按揉法。

【取穴及部位】印堂、攒竹、太阳、睛明、四白、地仓、颊车、迎香、人中、承浆、风池。

【操作】

（1）患者仰卧位，医者用点按法于患侧印堂、攒竹、太阳、睛明、四白、地仓、颊车、迎香、人中、承浆等穴治疗约5分钟，再用大鱼际揉法在患侧的额、面颊等部治疗约5分钟。

（2）点按风池穴及其项部治疗1～2分钟。

头痛者，加点按百会和双侧通天、率谷、头维及太阳穴，并点推双侧的额角和太阳部。

咽痛者，点按天突、少商、商阳穴。

（六）胸肋迸伤

【治法】疏肝理气，活血化瘀。

【手法】点按法、点拨法、刮法、牵拉法、掌揉法。

【取穴及部位】胸点、前心、前解胸点、十八经、连排点。

【操作】向外点拨前解胸点，点按胸点、前心，垂直点按十八经、连排点，掌揉十八经、连排点，点散阳性物。

气滞者，加点按后心，点拨前解胸点，且让患者作深呼吸，点按肋气点、肋点、季肋点。

血瘀者，加点按十八经，点拨肋点，向下点按锁点，点散阳性物。

（七）腰痛

【治法】通经活络，标本兼顾。

【手法】点按法、牵拉法、点推法、点拨法、拔伸法、掌揉法。

【取穴及部位】腰点、十八经、连排点、环点、肾经点、寻点、膝内1/3点。

【操作】点拨腰点，垂直点按十八经（腰段），向上点推肾经点，点按环点，垂直点按连排点（腰段）；掌揉十八经、连排点，点拨膝内1/3点处。

肾虚腰痛者，加掌揉肾经点，向上点推肾经点，点按肾门点。

瘀血腰痛者，加向内点按、点揉寻点，点散阳性物，点按反应点。

腰椎错缝者，加拔伸法，同时按压明显压痛点。

风湿腰痛者，点基本穴位同时令患者作指令动作，掌揉十八经、连排点直至皮肤潮红；或膏摩十八经、连排点直至皮肤潮红，点散阳性物。

（八）落枕

【治法】通经活络，舒筋散寒。

【手法】点按法、拿法、点推法、点拨法。

【取穴及部位】风池、风府、肩井、天宗、肩背部、颈项部。

【操作】

（1）患者坐位，医者用轻柔的点推法在患侧的肩背部及颈项部治疗，配合轻缓的头部屈伸及旋转被动运动。

（2）拿颈项及肩部，重点拿风池、胸锁乳突肌、肩胛提肌，可反复操作。局部有条索状结节处可用点拨法。

（3）点按风池、风府、肩井、天宗等穴及局部肌筋，用力由轻到重，配合患者主动的头颈部活动。

（九）漏肩风

【治法】温通经络，理筋止痛。

【手法】点拨法、点按法、拿法、点推法。

【取穴及部位】肩上点、肩凹点、抬肩点、解松点、三叉点、天宗、背筋、前解胸点、后解胸点、腋点、肩点、止痛点。

【操作】点推止痛点，桡点；向外点按肩上点，向上点按后解胸点，点按解松点；点推三叉点，点拨背筋；点按肩凹点，点按、点拨前解胸点，点按肩点；点按阳性物及明显压痛点；肩部作前后屈伸被动活动。

肩部活动受限明显者，加点按后解胸点、解松点、前解胸点等穴位，同时作牵拉法。揉散阳性物及明显压痛点，然后点按或点揉阳性物和压痛点，同时牵拉。

（十）下颌关节伤筋

【治法】理筋止痛，疏通经络。

【手法】点推法、点按法、按摩法。

【取穴及部位】颌点、眯点、咬点、垂点。

【操作】点按颌点，点按眯点，向前点按垂点。

挛缩严重、张口困难者，取咬点、垂点，并施牵拉法。

（十一）腕部伤筋

【治法】理气通络，活血止痛。

【手法】点推法、点按法、按摩法、拔伸法。

【取穴及部位】止痛点、臂水沟、腕点、水点、旁合谷。

【操作】点按止痛点，向上点推臂水沟，按摩腕点。

肿胀明显者，加取臂水沟，外敷三黄散加减。

活动功能障碍者，加摇晃、拔伸腕关节等被动运动。

（十二）指关节伤筋

【治法】活血祛瘀，消肿止痛。

【手法】按摩法、点推法、点揉法、拔伸法。

【取穴及部位】掌间点、指旁点、止痛点。

【操作】点推止痛点，拔伸指关节，点按掌间点，点按、点拨指旁点。

活动受限者，加摇晃、屈伸、拔伸指关节作被动运动。

肿胀明显者，加点推臂水沟，外敷三黄散加减。

（十三）小腿伤筋

【治法】活血化瘀、消肿止痛，松解粘连。

【手法】点推法、点按法、点揉法、按摩法。

【取穴及部位】弛点，膝内、外1/3点，大筋，水溪点，水泉点。

【操作】点拨膝内、外1/3点；向上点推大筋；点推水溪点、水泉点。

局部肿胀明显者，加取下水沟。

挛缩甚者，加取跟点、挛点，并拔伸。

（十四）踝关节伤筋

【治法】舒筋活络，活血化瘀，理筋止痛。

【手法】点推法、点按法、按摩法、拔伸法。

【取穴及部位】内踝点、外踝点、挛点、大筋。

【操作】向后下方点按内、外踝点；向上点推大筋；垂直点按挛点。

局部肿胀明显者，加取下水沟。

挛缩畸形者，加按摩法和拔伸法。

附：本疗法的穴位

表3-1　头颈部穴位

穴位	部位	主治
天门	阳明点向后直至两耳尖连线中点一线	头痛
阳会	头顶，两耳尖连线中点	头痛，脱肛，失眠
阳明点	前额中点，前发际上0.5寸	头晕，头痛，感冒，失眠

（续表）

穴位	部位	主治
内眉点	眉弓的内侧端	前头痛，眼疾，失眠，中暑，嗜睡
外眉点	眉弓的外侧端	前头痛，偏头痛，眼疾
颞点	外眼角处 1 寸凹陷处	头痛，偏头痛，目赤肿痛
鼻翼点	两鼻翼根部	鼻塞
颌点	下颌角的上方一横指	下颌关节疾患，牙痛，面瘫
头颞点	太阳穴后上 1 寸，发际前缘	头痛，偏头痛，耳鸣眩晕，惊悸失眠
耳上点	将耳翼前折，耳尖上 1 寸处	头痛，偏头痛，耳鸣重听，眩晕
眯点	颧弓上缘发际处	下颌关节疾患，牙痛，偏头痛，眩晕
咬点	颧弓下凹陷处	下颌关节疾患，牙痛，面瘫
垂点	耳垂下缘	下颌关节疾患，牙痛，耳疾，颈项疼痛
乳面点	耳垂后凹陷处，乳突前下方	乳突部位麻木，下颌关节疾患，耳疾，失眠，面瘫
转点	乳突后上方凹陷处	颈项痛，眼部疾患，眩晕耳鸣，偏头痛，面瘫
天窗点	耳垂与枕骨粗隆连线中点，即枕骨下，项肌的外缘	颈项强痛，头痛，落枕，耳鸣耳聋，中风后遗症
颅点	枕骨粗隆下缘凹陷处	头痛，颈痛，眩晕
颈点	第 3 至第 4 颈椎棘突之间	头痛，落枕，颈椎病，颈项强痛
脑窍	天窗穴直上 1.5 寸	眩晕，头痛，偏头痛，失眠
枕中点	第 1 颈椎至第 7 颈椎中间一线	颈项酸楚，颈椎病，落枕，失眠
枕外点	第 1 颈椎至第 7 颈椎旁 1.5cm 处	失眠，头痛，头晕，颈项酸楚，颈椎病

表 3-2　胸腹部穴位

穴位	部位	主治
锁点	锁骨中点下缘	胸痛，锁骨区域疾患，气逆胸满
柄点	胸骨体上缘	胸闷，胸痛，气促心烦，胁肋部疼痛
肋点	肋骨缘各肋间隙	胸痛，胸闷，胁肋部疼痛
胸点	膻中穴下一横指	胸痛，胸闷，烦躁，呃逆
前解胸点	腋前横纹头上方，三角肌与胸肌交界处	胸痛，胸闷，肩臂酸痛，漏肩风
房上点	第 3 肋间与锁骨中线交界处	胸部疾患
季肋点	第 6 肋间与腋前线交界处	季肋部疾患，胸腹痞满，胁肋串痛
前心点	剑突下两旁	胸腹部疾患，胃脘痛
侧腹点	肚脐旁 5 寸处	腹胀，腹痛，肠鸣泄泻，便秘，消化不良
肋腹点	肋弓与锁骨中线交界处下缘	季肋部疾患，胸腹痞满，呃逆，心烦，气结胸痛
胃和点	剑突下与脐之间	胃气上逆，肝胃不和，胃脘痛，腹胀
脐旁点	前心至阳点连线旁开二横指处	腹痛，腹胀，泛酸嗳气，肠鸣腹泻，小儿疳积，便秘，癃闭，肠粘连
肋气点	前心点至阳点连线旁开四横指处	腹胀，腹痛，嗳气，腹泻，肠粘连，便秘
连环点	脐上、下、左、右各二横指，共四处	季肋部疾患，消化不良，腹胀，腹泻，便秘
脾总点	脐直下 1.5 寸	消化不良，腹胀，腹痛
归元点	脐直下 3 寸处	下腹痛，遗精，遗尿，癃闭
前灵点	髂前上棘内侧缘	下肢功能障碍及下腹痛
股点	腹股沟中点	大腿前内侧疾患，骶髂关节痛
阳点	耻骨联合中点上缘	癃闭，小儿夜尿症，月经失调

表3-3 腰背部穴位

穴位	部位	主治
椎点	第7颈椎与第1胸椎之间旁开0.5cm	落枕，中暑，肩背部疾患，颈椎综合征，颈项强痛
十八经	第7颈椎至第5腰椎棘突旁开0.5cm	腰背痛，腰椎间盘突出症，腰肌劳损，关节痛
后心点	第6颈椎至第8胸椎之间棘突旁开0.5cm	胸痛，胸闷，心慌，心悸，健忘，失眠
解松点	第6颈椎棘突旁开3寸	颈项强痛，落枕，颈椎病
三叉点	第7颈椎与肩胛骨内上缘连线中点	落枕，肩胛区疾患，肩周炎
连排点	第7颈椎至第5腰椎棘突旁开二横指	腰痛，风湿痛
肩上点	肩与锁骨外侧之间凹陷处	肩关节疾患，落枕，肩部滑囊炎，漏肩风
角点	肩胛骨内角上缘	肩背痛，落枕，颈椎病
抬肩点	肩胛冈外侧端下缘	上肢疾患，漏肩风，冈上肌肌腱炎
魄点	肩胛冈内侧端上缘	肩胛区域疾患
魁点	肩胛骨内侧下缘	肩胛区域疾患
宗中点	冈下窝中点	冈下肌损伤
上龙边	肩胛骨外侧缘中、上1/3交点处	肩胛部疾患
胛外点	肩胛骨外侧缘中点	肩背痛，大圆肌损伤
下龙边	肩胛骨外侧缘中、下1/3交点处	肩胛部疾患
胛骨点	肩胛骨下角缘	肩胛下角区域疾患，胁肋痛
腰点	肩胛骨内侧缘中，下1/3交点处	腰痛（对侧取穴），胸闷，呕吐，肩筋嵌顿，心悸怔忡，胁肋痛

（续表）

穴位	部位	主治
背筋点	肩胛骨脊椎缘一线	背肩穴及背筋嵌顿，胸闷不适，烦躁呃逆，胃下垂
后解胸点	腋后纹头上 2cm	胸痛，胸闷，上肢痛，肩痛，漏肩风
肋尖点	第 1 腰椎棘突水平线与第 12 肋交叉点下缘	腰肌痉挛，腰肌劳损
寻点	第 2 至第 4 腰椎棘突旁开 3 寸处	腰肌劳损，腰肌痉挛，腰肌扭伤，久泻
脊点	第 12 肋远端下缘	腰肌劳损，腰肌痉挛
水火点	第 5 腰椎棘突处	腰骶部疾患，下腰痛
下腰点	第 4 至第 5 腰椎棘突旁开 3 寸	腰背痛，腰椎间盘突出症，腰椎骶化
肾筋点	骶髂关节稍上方	肾虚腰痛，外伤腰痛，腰椎骶化，月经失调
环点	髂嵴上缘	腰痛，骶髂关节痛
髂点	髂后上棘与第 1 骶椎棘突间	骶髂关节痛
灵点	骶后孔外侧 0.5cm，第 1 骶孔外侧为灵点 1，以此类推，共八点	灵点 1 主治下腰痛，灵点 2 主治骶髂关节痛，灵点 3 主治骶髂关节痛及腰痛，灵点 4 至灵点 8 主治骶尾部疾患
暗点	尾骨尖上缘	骶尾部疾患，腹泻，便秘
行气点	骶骨外侧缘中点	腰腿痛，骶髂关节痛
肾门点	血筋点内两横指	腰痛，臀部痛，带下，月经不调，痛经，遗尿，癃闭
血筋点	髂嵴最高点下 3cm 稍内方	下肢疾患，急性腰扭伤，梨状肌损伤，腰椎间盘突出症，中风后遗症
反点	血筋点外侧凹陷处	痹证，痿证，腰腿痛

表3-4　上肢部穴位

穴位	部位	主治
肩凹点	相当于肩髃穴	肩关节痛及损伤
肩点	肩峰与肱骨大转子之间	肩关节痛，肩部滑囊炎，漏肩风
喙点	前解胸点与锁骨之间	肩痛，喙肱肌损伤
臂前点	三角肌前缘中点	上肢前内侧疾患，肩关节损伤
臂后点	三角肌后缘中点	上肢后外侧疾患，肩关节损伤
腋点	腋窝中点稍偏外上方	漏肩风，肩扭伤，上肢疾患，颈椎病
肱沟点	肱二头肌两侧	肩痛，肱二头肌损伤
水区点	肱沟下端	上臂肿胀
肘点	鹰嘴上凹陷中	前臂及肘关节痛
咀点	肱骨尺神经沟处	前臂麻木，垂腕症
肘点	屈肘，肘横纹尽处外0.5cm	上肢挛缩，肘关节疾患，漏肩风，颈椎病，网球肘
止痛点	肘横纹头下三横指	上肢及腰背痛
臂水沟	尺桡骨之间前臂背侧一线	前臂肿胀
水点	前臂背侧，尺骨小头内缘	前臂腕关节痛及肿胀
尺点	尺骨茎突内上缘	垂腕症，尺桡骨小头松懈
腕点	阳溪起至阳谷、神门一线	腕关节损伤
鱼背	第1掌骨两侧	拇指扭伤，腱鞘炎
旁合谷	第2掌骨内缘中点	晕厥，虚脱，上肢疼痛、痉挛，掌指关节损伤
旁虎边	第2、3掌指关节上1寸处	上肢疼痛，掌背肿胀，第2、3掌指关节挫伤
掌间点	手背各掌骨之间	手腕损伤，掌背肿胀
指旁点	各手指两旁	手指损伤，手指肿胀

表 3 – 5　下肢部穴位

穴位	部位	主治
髋点	股骨大转子后缘	髋关节痛，坐臀风，腰椎间盘突出症，下肢瘫痪，髋关节扭伤及僵硬
腿点	阳点及外垂点连线中点	大腿内侧疾患，下肢瘫痪，股内收肌损伤
阴点	坐骨结节下缘	髋关节疾患，坐臀风，急性腰扭伤，月经不调，痛经
外重点	前灵点与膝神经点连线之中点	大腿外侧疾患，坐臀风，腰椎间盘突出症，下肢瘫痪，股外侧神经痛
内重点	前灵点与风湿点连线中点	大腿内侧疾患，股内收肌损伤，下肢瘫痪
上水沟点	股直肌与股外侧肌之间	下肢肿胀，痹证，痿证
上水区点	髌骨上缘，股直肌与股外侧肌之间	下肢肿胀及膝关节疾患
松点	膝神经点后上方凹陷处	伤筋（内侧副韧带损伤），膝关节痛，胁肋痛，胸肋痛
膝神经点	外膝眼外上 2cm 膝关节间隙处	膝关节及小腿外侧疾患
风湿点	内膝眼内上 2cm 膝关节间隙处	膝关节疾患，伤筋
曲点	屈膝姿势，取腓骨小头上缘凹陷处	膝部损伤，胫前肌痉挛
膝内 1/3 点	腘横纹分成 3 等份，在中、内 1/3 交点处	膝关节痛，膝部扭伤和僵硬，中风后遗症，腿痛，腓肠肌痉挛，伤筋
膝外 1/3 点	腘横纹分成 3 等份，在中、外 1/3 交点处	膝关节痛，膝部扭伤和僵硬，腰腿痛，腓肠肌痉挛，伤筋
水泉点	胫骨内髁下凹陷处	膝关节痛，小腿肌痉挛，腹部疼痛，腹泻
髌点	髌骨中部一横指	膝关节痛，膝部损伤
水溪点	从水泉点直下至内踝上	下肢内侧肿胀疼痛，小腿肌痉挛，胸闷心悸，胃脘胀痛不适

（续表）

穴位	部位	主治
下水沟	胫腓骨之间一线	小腿肿胀，坐臀风，腰椎间盘突出症，腰腿痛，胃脘痛，腹泻，便秘，痿证，痹证
下水区点	腓骨小头前下方凹陷处	小腿肿胀，踝关节扭伤
龙点	委中下四横指	腓肠肌痉挛，痔疾脱肛，腹痛，腹泻
大筋	腓肠肌正中线	膝关节疾患，急性腰扭伤，腓肠肌痉挛，小儿麻痹后遗症，踝关节扭伤
散点	承山穴外一横指处	胫前肌下端痉挛
弛点	腓肠肌中点	腓肠肌痉挛，痔疾脱肛，腹痛，腹泻
泉弓点	胫骨中点外侧	踝关节扭伤，腰腿痛，小腿肌痉挛，胃脘痛，呕吐
挛点	踝关节正前方凹陷处	踝关节及足背疾患，小腿肌痉挛
内上跟点	内踝与跟腱水平线的中、后 1/3 交点处	足背酸痛，腰背痛，足踝关节扭伤
外上跟点	外踝与跟腱水平线的中、后 1/3 交点处	足背酸痛，腰背痛，足踝关节扭伤
足内筋点	内踝后下缘一肌腱	踝关节外翻扭伤，月经不调，肾虚头痛，肾虚腰痛，惊风口噤
足外筋点	外踝后下缘一肌腱	踝关节内翻扭伤，头痛项强，急性腰扭伤，岔气
跟点	跟骨结节上方	跟部疾患，腰背痛，头痛，目赤痛
外踝点	足外踝与跟腱连线的中、下 1/3 交点处	足跟及足背酸痛，踝关节扭伤
内踝点	足内踝与跟腱连线的中、下 1/3 交点处	足跟与足背痉挛，踝关节扭伤
跖点	各跖骨之间	踝关节扭伤，足背脚趾扭伤
地门点	足底中线处	神经衰弱，头痛，厥证，小儿惊风，足部疼痛、肿胀

第四章　骨伤、正骨按摩类

第一节　脊柱按摩流派

脊柱按摩（推拿）流派是指在脊柱及其周围组织施行各种按摩手法和治法的学术流派。其疗法可用于治疗脊椎骨关节病变和内脏病变，目前已被广泛应用于临床各科。

一、流派渊源

早在汉代，脊柱按摩的一些治疗手法就已经被应用于临床。19世纪初，脊柱按摩疗法发展成较为完整的疗法体系。但是，关于脊柱按摩疗法的记载几乎都散见于各医家的外科或骨伤科论著中。新中国成立后，脊柱按摩疗法一度发展缓慢，截至20世纪70年代以前，未再出现新的疗法，处于继承和应用前人方法的阶段。20世纪70年代以冯天有为代表的脊柱定点旋转复位法的提出，使脊柱按摩进入了一个新的历史阶段。20世纪80年代先后涌现出龙式脊柱正骨学派、功夫整脊学派、美式整脊学派等。

（一）脊柱定点旋转复位法

脊柱定点旋转复位法源于"北京双桥老太太"罗有明的正骨手法，经冯天有整理、总结、发展而创立，是治疗损伤退行性脊柱疾病的主要手法。

冯天有，男，1942年出生于天津，1966年毕业于第四军医大学，毕业后年仅24岁的冯天有被分配到空军某部担任军医工作。工作中他发现许多飞行员和航空机务人员由于职业原因，常常患腰腿痛，中医、西医的治疗效果都不理想。后来他听说北京有一位民间医师，用祖传的按摩手法捏几下就能治好腰腿痛。冯天有半信半疑地找到了这位年逾七旬的民间医师，只见她在患者身上动作轻巧、节奏分明地按揉、推拿，许多患者弯着腰进来，直着腰出去，骨折的患者剥下了石膏，换成了夹板。如果不是亲眼所见，冯天有简直不敢相信。

这位民间医师就是罗有明。罗有明自幼研习中医，是罗氏中医药家族的第五代传人。20世纪50年代就已经名扬京都，被人们称为"正骨圣手"，因其居住在双桥，故又被人们尊称为"双桥老太太"。罗有明医生的医术给了冯天有很大的思想冲击，冯天有决心到北京向罗老太太学习祖传的正骨技术。

经过一段时间的学习与实践，冯天有通过对传统医学正骨经验的整理和总结，结合现代医学的基础理论，将椎体间力平衡的道理应用到按摩手法中，创造了一个新的治疗方法，即脊柱定点旋转复位法，对软组织损伤、骨折、脱位都有较好的疗效。

赵平是冯天有的第一位硕士研究生，1983年毕业于辽宁中医学院中医系，1991年获得第四军医大学中西医结合专业硕士学位，现任空军总医院正骨中心主任。赵平尊其师教，对手法治疗脊柱损伤退行性病变的机制进行了深入和系统的临床对比试验研究，在认识和处理脊柱损伤与退行性疾病的治疗上，崇尚调动机体内在的自然及稳定机能，并指出以体表红外热图定量神经根刺激体征的重要意义，使脊柱定点旋转复位法进一步发扬光大。

（二）龙式脊柱正骨学派

龙氏脊柱正骨推拿手法是由中国著名的脊椎疾病手法专家龙层花、魏征综合中医各派传统手法之长，结合尸体解剖、骨科手术、生物力学研究，运用"三步定位诊断法"及纠正脊椎错位的"四步十法"，将内科推拿与传统正骨相结合，创立的一套中西医结合脊柱正骨推拿治疗手法，可用于治疗脊椎失稳和错位引起的脊椎、血管、植物神经功能紊乱等病证。

龙层花，女，1926年出生，1956年以前从事物理治疗工作，任理疗科医师。早在1959年，龙层花和丈夫魏征在研究颈椎病时发现，不少患者在脊椎病好转时，原有的内脏疾病的症状也同时好转或痊愈，就开始专门研究脊椎病与内脏病证的关系。经过研究发现，头痛、眩晕、高血压、神经官能症、原因不明的胸闷、冠心病、心悸、心律失常、失眠、顽固性呃逆、胃及十二指肠溃疡、习惯性便秘、糖尿病、痛经等70多种内脏疾病与脊椎疾患有关，因此提出了脊柱相关病因理论，并在此基础上创立了龙氏脊柱正骨推拿手法。整套手法轻巧、精准、无痛、安全、疗效确切，已作为国家中医药管理局重点科研课题成果推广应用。

袁健强，龙氏脊柱正骨疗法传人。20世纪80年代先后就读于广州中医药大学和广州医学院，师从魏征、龙层花学习龙氏正骨手法；20世纪90年代赴美国留学，专修脊柱神经专业，其间将国外先进的脊椎诊疗技术和医学疗法带回祖国，同时将中医经络按摩、脊椎正骨推拿、针灸等中医传统疗法在美国推广应用。其独创的"健强经络脊柱推拿手法"、"脊柱微针疗法"及亚健康的"九联疗法"（即推拿、针灸、刮痧、火罐、脊柱复位、姿势调整、运动、药膳、心理），经临床检验，疗效确切。

（三）功夫整脊学派

在中国悠久的历史中，武术与医学相互融合，相互渗透，共同发展，形成了许多独特的医武结合的流派与疗法。功夫整脊疗法是将武术的套路或技法与整脊手法相结合，以治疗疾病的方法。

功夫整脊源于少林地术，少林地术又称福建地术，是明末清初南派少林拳的一个拳种。功夫整脊的创始人张大勇，1949 年出生于福州，毕业于上海体育学院。自幼练武习医，曾先后师从少林地术传人陈依九、少林和尚达志禅师、医武针灸名医黄之光、医武名家林如高等。后得骨伤名医王和鸣指点，学习整脊技术，并将少林地术中的捆绑、擒拿等手法用于整脊治疗，创立了独特的功夫整脊疗法。

张凌岚，张大勇之女，毕业于福建中医学院，并取得医学学士和医学硕士学位。张凌岚自幼跟随父亲张大勇习武学医，并先后师从张喜奎、黄海、吴炳煌、黄之光、陈耀中。在父亲的熏陶下，继承并总结了父亲的诊疗经验，与其父张大勇共同编著了《功夫整脊》一书，将功夫整脊疗法广为传播。

（四）美式整脊学派

美式脊柱按摩疗法（Chiropractic），又称美式整脊疗法，是由美国爱荷华州戴文波特市的丹尼尔·大卫·帕玛（Daniel David Palmer，1845～1913）发明的。Chiropractic 是由两个希腊单词"Cheir"和"Praktikos"组合而成，意思为"有效的手"。帕玛认为疾病的产生是因为正常的神经功能受到了干扰，正是由于椎骨发生了轻微的移位对神经产生了压力，导致"神经能量"的正常流动发生改变从而引起疾病。通过 X 射线和脊柱按摩师的手检查患者脊柱的异常情况，采用脊柱按摩疗法可控制和调整移位的椎骨，使神经恢复正常功能，进而根除病因。自 1898 年帕玛在戴文波特市创建了帕玛按摩学院（Palmer College of Chiropractic）以来，脊柱按摩疗法已被全美 50 个州的联邦法律所承认。目前，美国大约有 17 所按摩学院、2 个职业脊柱按摩师协会。

20 世纪 80 年代末、90 年代初，美式脊柱按摩疗法传入中国大陆地区，但只限于极少数医生在小范围内选择应用。90 年代中后期，随着脊柱相关疾病研究的兴起，美式脊柱按摩疗法在中国开始广为流传并应用，比较有代表性的医家有钟士元、董安立。

钟士元，1985 年毕业于广州中医学院。从 1984 年起，师从龙氏脊柱正骨推拿手法的创始人魏征、龙层花，从事脊柱相关疾病治疗。1995 年赴美国学习美式脊柱按摩技术，创造性地将美式脊柱按摩疗法与传统中医正骨推拿相结合，形成了独具特色的脊柱按摩法。

董安立，1956 年出生，1983 年毕业于北京大学生物系，1991 年于美国南卡罗莱纳州的舍曼正统脊椎矫正学院获博士学位，2000 年在北京开创了中国大陆第一家以美式脊柱推拿技术为主的"凯诺脊椎健康研究中心"，专门从事美式脊柱按摩的临床治疗和研究，并从 2001 年开始举办美式脊椎矫正学习班，大力宣传、推广美式脊柱按摩技术。

二、流派理论基础

脊柱按摩疗法是在中医学理论的指导下，以解剖学、脊柱生物力学和影像学为理论基础，通过按摩者徒手或借助器械，将推拿力直接作用于患者脊柱或通过骨性杠杆（如肢体）的间接作用，治疗脊柱及其周围组织疾病的一种外治疗法。

（一）脊柱的经络循行与穴位分布

经络学说是中医基础理论的重要组成部分，是研究人体经络系统的组成、循行、分布及其生理功能、病理变化的理论。经络学说与推拿疗法有着密切的关系，是推拿的理论核心。"经络"一词首见于《黄帝内经》。《灵枢·邪气脏腑病形》中说："阴之与阳也，异名同类，上下相会，经络之相贯，如环无端。"经络是经脉和络脉的统称，是人体运行气血、联络脏腑、沟通内外、贯穿上下的通路，在内连属于脏腑，在外连属于筋肉、皮肤。

脊柱通过经络与全身各脏腑、组织、器官在生理上密切联系，在疾病的发生、发展和治疗过程中相互影响。《黄帝内经》所载循行分布于脊柱及其旁侧的经络很多，主要有督脉、足太阳膀胱经、手阳明大肠经、足少阴肾经和带脉。

督脉循行于人体后正中线，《素问·骨空论》描述为："督脉者，起于少腹，以下骨中央，女子入系廷孔，其孔，溺孔之端也。其络循阴器，合篡间，绕篡后，别绕臀至少阴，与巨阳中络者合。少阴上股内后廉，贯脊属肾。与太阳起于目内眦，上额交巅上，入络脑，还出别下项，循肩膊内，侠脊抵腰中，入循膂络肾。"《灵枢·经脉》又说："督脉之别，名曰长强，夹膂上项，散头上，下当肩胛左右，别走太阳，入贯膂。"督脉起于长强穴，止于龈交穴，全经共有28穴，从长强穴至大椎穴共14个穴位分布在脊柱上。督脉通过大椎穴与手阳明大肠经、足阳明胃经、手太阳小肠经、足太阳膀胱经、手少阳三焦经、足少阳胆经及其带脉相交通。因此，临床上可以通过按摩督脉达到治疗骶、背、项局部病证及其相应的内脏疾病的目的。

足太阳膀胱经乃位于身体最外之经，阳气充盛，对外界刺激敏感，与肾经相表里。其起于睛明穴，止于至阴穴，循行经过头、颈、背、腿、足，左右对称，每侧各67个穴。在背部的循行夹脊柱自上而下抵腰部，从脊柱两旁进入体腔，除大杼穴外，脊柱两旁分别有38个穴位分布，其中包括12对背俞穴。背俞穴首见于《灵枢·背俞》，其分布与相应脏腑的位置高低基本一致，是脏腑之气输注于背腰部的腧穴，与五脏六腑关系极为密切，每一脏腑均有各自所属的背俞穴，即肺俞、厥阴俞、心俞、肝俞、胆俞、脾俞、胃俞、三焦俞、肾俞、大肠俞、小肠俞和膀胱俞。正如《类经》所言："五脏居于腹中，其脉气俱出于背之足太阳经，是为五脏之俞。"在临床上，任一脏腑发生病变时，其所属的背俞穴就常表现为疼痛或敏感。因此，可通过按摩病变脏腑的背俞穴治疗相应的脏腑病变。

《灵枢·经脉》云："大肠手阳明之脉，起于大指次指之端，循指上廉，出合谷两骨之间，上入两筋之中，循臂上廉，入肘外廉，上臑外前廉，上肩，出髃骨之前廉，上出于柱骨之会上，下入缺盆，络肺，下膈，属大肠。"《灵枢·经别》称："手阳明之正，从手循膺乳别于肩髃，入柱骨下，走大肠，属于肺，上循喉咙，出缺盆，合于阳明也。"手阳明大肠经在循行过程中，经肩前部至大椎穴与督脉交会，大椎穴位于第7颈椎棘突下凹陷中。因此，脊柱按摩可以用于治疗相应的肠道病变及呼吸系统疾病。

足少阴肾经"起于小指之下，邪走足心，出于然谷之下，循内踝之后，别入跟中，以上踹内，出腘内廉，上股内后廉，贯脊属肾，络膀胱。"（《灵枢·经脉》）足少阴肾经在循行过程中，经会阴穴旁入腹后分为三支，其上行支夹尾骨、骶骨前中线和腰、胸、颈椎的椎体旁上行至舌下。因此，脊柱按摩可用于治疗神经病变。

《灵枢·经别》云："足少阴之正，至腘中，别走太阳而合，上至肾，当十四椎，出属带脉。"带脉出自督脉，从第2腰椎发出，围腰一周，行于腰腹。带脉具有"约束诸经"的作用，包括对女子月经和带下的调控作用，因此带脉失约，可见腹痛、腰痛、疝气、月经不调、闭经、带下病等。通过脊柱按摩可以间接治疗上述病证。

除上述提到的经络、腧穴外，华佗夹脊穴也是分布在腰背部的重要穴位。华佗夹脊穴为经外奇穴，位于第1胸椎至第5腰椎棘突下两侧，人体后正中线旁开0.3～1.0

寸，每侧各 17 个穴，左右共 34 个穴。华佗夹脊穴位于督脉与足太阳膀胱经之间，为督脉与足太阳膀胱经经气外延、重叠、覆盖之处，与此二经关系密切，是调控督脉和足太阳膀胱经的枢纽。此外，华佗夹脊穴以督脉和足太阳膀胱经与脏腑的联系为基础建立与脏腑的间接关系，并且借助气街径路与上下、左右、前后的经脉之气相沟通，成为除背俞穴外和经络、脏腑直接相互转输、流注的腧穴。夹脊穴的这种独特作用，使其对许多内脏疾病及疑难病证具有良好的疗效。根据其所处的位置不同，主治疾患也各不相同；位于第 1 胸椎至第 3 胸椎的穴位主治上肢疾患，位于第 1 胸椎至第 8 胸椎的穴位主治胸部疾患，位于第 6 胸椎至第 5 腰椎的穴位主治腹部疾患，位于第 1 腰椎至第 5 腰椎的穴位主治下肢疾患。由此可见，通过脊柱按摩，刺激华佗夹脊穴，能够治疗上下、内外各脏腑、组织的病变。

（二）脊柱的解剖结构及功能

脊柱在全身骨骼中占有重要地位，具有支持和保护内脏、负重、运动、缓冲振荡和平衡身体的作用。

脊柱是一个具有一定伸屈活动的节段性中轴骨性支柱，由 32～33 块椎骨构成，包括 7 块颈椎、12 块胸椎、5 块腰椎、4～5 块骶椎和 4 块尾椎。成年后骶椎融合为 1 块骶骨，尾椎形成 1 块尾骨，因此，可以说脊柱是由 26 块椎骨组成，其中能运动的脊椎骨 24 块。除第 1、2 颈椎的构造形状比较特殊外，其余各椎骨结构相似，都是由椎体、椎弓、椎板、上下关节突、棘突、横突和椎体附件组成。椎体呈椭圆形的短柱状体，上下两端平坦，主要由松质骨构成，椎体是躯干的支柱，具有负重功能；在两个椎体间有椎间盘，椎间盘包括髓核、纤维环、软骨板，具有缓冲振荡的作用；此外，两椎体之间左右各形成一个孔，即椎间孔，脊神经由此穿出。与椎体相连的是椎弓，二者共同形成椎间孔，所有的椎间孔相连构成椎管，内有脊髓神经通过，椎管一般颈椎较宽，胸椎较窄，腰椎最宽。椎弓根与椎板合抱融合，形成了具有弧形结构的神经弓，以保护脊髓神经。在椎弓根与椎板融合处，有小关节突，相邻近椎体的上下关节突紧密结合形成小关节，这些小关节的关节面方向各不相同：颈椎呈上下面接触、胸椎呈前后面接触、腰椎呈左右面接触，这种结构加强了脊柱的稳定性，能够防止脊柱脱位。棘突起于椎板融合处，向后下方突出，有防止脊柱过伸的作用，棘突上附有棘上韧带、棘突间韧带，能够防止脊柱过屈。横突起于椎弓根与椎板的融合处，向外侧突出，其上有肌肉附着点，具有稳定脊柱的作用。脊柱周围主要附着有 3 条韧带，前面为前纵韧带，后面有后纵韧带和黄韧带，这 3 条韧带从枕骨到骶骨纵贯全长，具有稳定脊柱的重要作用，特别是前纵韧带，可承受 15kg 的拉力，能够防止脊柱过伸。

颈椎位于头以下、胸椎以上，是脊柱椎骨中体积最小、灵活性最大、活动频率最高、负重较大的节段，共 7 块（$C_1 \sim C_7$）。颈椎比胸椎和腰椎的活动范围大得多，包括前屈、后伸、左右侧屈、左右旋转以及环转运动。颈椎的前屈和后伸运动是上下椎体椎间关节前后滑动的结果，受后纵韧带、黄韧带、项韧带、颈后肌群和前纵韧带、颈前肌群的约束和限制，主要由第 2～7 颈椎完成，分别可达 45°；左右侧屈主要依靠对侧关节囊及其韧带的约束和限制，由中段颈椎完成，分别可达 45°；左右旋转主要由寰枢关节完成，各为 75°；环转运动是上述活动的综合、连贯作用。

胸椎共 12 块（T_1 ~ T_{12}）。其椎体自上而下逐渐增大，横断面呈心形，两个侧面上、下缘分别有上、下肋凹，与肋头形成关节；横突末端前面，有横突凹与肋结节形成关节；第 1 胸椎和第 9 胸椎以下各胸椎的肋凹不典型；关节突的关节面几乎呈冠状位，上关节面朝向后方，下关节面朝向前方；棘突较长，向后下方倾斜，呈叠瓦状排列。

腰椎共 5 块（L_1 ~ L_5），上连第 12 胸椎，下连骶骨。其椎体较大；棘突呈板状，水平伸向后方，相邻棘突间间隙较宽；关节突关节面呈矢状位。当外力作用或退行性病变存在时，腰椎最容易受到影响，而产生腰椎间盘突出等病证。

骶骨是由 5 块骶椎融合而成的 1 块骨，呈倒三角形，是骨盆的后壁，其上与第 5 腰椎相连，下与尾骨相连。骶骨前面凹陷，上缘中向前的隆凸称为岬，中部的 4 条横线两端分别有 4 对骶前孔；背面粗糙隆凸，正中部为骶正中嵴，中间部的骶中间嵴外侧有 4 对骶后孔，孔外侧有骶外侧嵴；骶前后孔与骶管相通，有骶神经通过；骶管下端骶管裂孔向两侧下凸形成骶角；骶骨外侧部的耳状面与髋骨耳状面形成关节。

尾骨由 4 块尾椎融合而成，是人类进化后"尾巴"的残留部分，尾骨前有神经节贴附，神经节受到刺激可反射性引起内脏功能的紊乱。

脊柱由上而下逐渐增大、增粗，颈椎较细小，腰椎则粗大而坚固。脊柱存在 4 个生理弯曲，即颈椎和腰椎前凸、胸椎和骶椎后凸，在生理弯曲的弧形交界处最易发生骨折。

脊柱区的肌肉可分为三类：第一类起于项背部，止于上肢带骨或肱骨，为背部上肢肌，主要参与上肢的运动，当上肢固定时，则可运动躯干；第二类起于背部，止于肋骨，为背部肋骨肌，参与呼吸运动；第三类为项背部固有肌。这三类肌肉由浅入深分为四层：

第一层包括斜方肌和背阔肌。斜方肌起于枕骨上项线、枕外隆凸、项韧带、第 7 颈椎和全部胸椎的棘突和棘上韧带，止于锁骨、肩峰和肩胛冈，收缩时可产生肩胛骨的运动，由副神经支配。背阔肌起于下部胸椎和全部腰椎棘突、骶中嵴和髂嵴，止于肱骨小结节嵴，收缩可产生肩关节后伸、内收和旋内的运动，由胸背神经支配。

第二层包括分布于项部的夹肌、肩胛提肌和分布于背部的菱形肌、上下后锯肌。夹肌包括头夹肌和颈夹肌两部分，头夹肌起自上部胸椎、第 7 颈椎的棘突及项韧带，止于乳突下部和上项线的外侧部；颈夹肌起于第 3 ~ 6 胸椎棘突，止于第 1 ~ 3 颈椎横突后结节；夹肌单侧收缩，可使头转向同侧，两侧同时收缩，可使头后仰，由第 2 ~ 5 颈神经后支的外侧支支配。肩胛提肌起于第 1 ~ 4 颈椎横突后结节，止于肩胛骨内角和脊柱缘的上部，收缩可上提肩胛骨并使肩胛骨下角转向内上方，由肩胛背神经支配。菱形肌起于第 6 ~ 7 颈椎棘突和第 1 ~ 4 胸椎棘突，止于肩胛骨的脊柱缘，收缩时可使肩胛骨向脊柱靠拢，受肩胛背神经支配。上后锯肌起于第 6~7 颈椎棘突和第 1~2 胸椎棘突，止于第 2~5 肋骨的肋角外侧面；下后锯肌起于第 11~12 胸椎棘突和第 1~2 腰椎棘突，止于第 9~12 肋骨外侧面；上、下后锯肌收缩可下降肋骨以助吸气，二者均受肋间神经的支配。

第三层包括竖脊肌和横突棘肌。竖脊肌为脊柱后方的长肌，起于骶骨背面，止于枕骨后方，充填于棘突与肋角之间的沟内，可分为髂肋肌、最长肌和棘肌三部分，各肌均有一系列附加的小肌束参与，单侧竖脊肌收缩可使躯干向同侧侧屈，两侧同时收缩可使脊柱后伸，是维持人体直立姿势的重要结构。横突棘肌由多个斜肌束组成，排列于整个脊柱的背面，为竖脊肌所掩盖，起自下位椎骨的横突，止于棘突，可分为浅层（为半棘肌）、中层（为多裂肌）和深层（为回旋肌）三层，单侧横突棘肌收缩可使躯干向同侧侧屈并转向对侧，两侧同时收缩可使躯干后伸。竖脊肌和横突棘肌均由全部脊神经后支支配。

第四层包括项部的椎枕肌群和腰背部深层的小肌。椎枕肌群位于枕骨下方，寰、枢椎的后方，头半棘肌的深面，作用于寰枕关节和寰枢关节，包括头后大、小直肌和头上、下斜肌。头后大直肌起自枢椎棘突，止于下项线的外侧部；头后小直肌居内侧，起自寰椎后结节，止于下项线内侧部。二者作用相同，单侧收缩可使头转向对侧，两肌同时收缩可使头后仰。头上斜肌起自寰椎横突，止于枕骨下项线上方的骨面，单侧收缩可使头转向对侧并向同侧侧屈，两侧同时收缩可使头后仰。头下斜肌起自枢椎棘突，止于寰椎横突，单侧收缩使头转向同侧并向同侧侧屈，两侧同时收缩可使头后仰。椎枕肌受枕下神经的支配。腰背部深层的小肌位于邻位椎骨之间，包括相邻棘突之间成对分布的棘突间肌、相邻横突之间的横突间肌，横突和肋骨之间的肋提肌，腰背部深层的小肌均受脊神经后支支配。

脊髓位于椎管内，呈长圆柱状，全长 41~45cm。上端始于枕骨大孔下缘，与颅内的延髓相连，下端呈圆锥形，止于第 1 腰椎下缘。

脊神经是连接在脊髓上的神经，分布于躯干、腹侧面和四肢的肌肉中，主管颈部以下的感觉和运动。脊神经共 31 对，其中颈神经 8 对、胸神经 12 对、腰神经 5 对、骶神经 5 对、尾神经 1 对，以下为马尾神经。脊神经是在椎间孔合并而成的，出椎间孔后立即分为前、后两支。

脊神经后支一般比较细小，按节段地分布于项、背、腰、骶部深层肌肉及皮肤。第 1 颈神经后支为枕下神经，由寰椎后弓上穿出，其分支分别支配椎枕肌和头半棘肌。第 2 颈神经后支的内侧支为枕神经，此神经跨越枕下三角，在枕外隆凸稍外侧穿过斜方肌起点和深筋膜，与枕动脉伴行，支配枕部皮肤。第 1~3 腰神经后支的外侧支主要支配竖脊肌，其皮支为臀上皮神经，在竖脊肌外缘穿过背阔肌腱膜，向下于股骨大转子与第 3 腰椎连线处跨越髂嵴后部，平行穿出深筋膜，达臀上部皮下，支配臀部皮肤。第 1~4 对骶神经后支穿出骶后孔，第 5 骶神经后支穿出骶管裂孔，其中第 1~3 对骶神经外侧支构成臀中皮神经，支配臀中部皮肤。

脊神经前支较粗大，分布于躯干前外侧部和四肢的皮肤及肌肉，交织成丛，包括颈丛、臂丛、腰丛和骶丛。颈丛由第 1~4 颈神经前支组成，主要分布于颈前部皮肤、颈部深肌、舌骨下肌群和肩胛提肌；其中最主要的是由第 3~5 颈神经前支发出的膈神经，主要支配膈肌运动及心包、部分胸膜和腹膜的感觉。臂丛由第 5~8 颈神经前支和第 1 胸神经前支的大部分组成，分支较多，主要包括肌皮神经、正中神经、尺神经、桡神经和腋神经。肌皮神经支配臂前群肌和前臂外侧的皮肤；正中神经支配前臂前群肌的大部分、手鱼际肌及手掌面桡侧三个半指的皮肤；尺神经支配前臂前群肌的小部分尺侧肌肉、手小鱼际肌和手肌中间群的大部分，以及手掌面尺侧一个半指和手背面尺侧二个半指的皮肤；桡神经支配臂及前臂后群肌、臂及前臂背侧面皮肤和手背面桡侧二个半指的皮肤；腋神经支配三角肌、小圆肌及三角肌区和臂外侧面的皮肤。胸神经前支共 12 对，第 1~11 对位于相应的肋间隙中，称肋间神经。第 12 对位于第 12 肋下缘，称肋下神经；支配肋间肌和腹肌的前外侧群，以及胸腹壁的皮肤、乳房和胸腹膜壁层。胸神经前支支配区域的节段性最为明显，如第 2 胸神经与胸骨角相平、第 4 胸神经与乳头相平、第 6 胸神经与剑突相平、第 8 胸神经与肋弓相平、第 10 胸神经与脐相平、第 12 胸神经与耻骨联合与脐连线的中点相平。腰丛是由第 12 胸神经前支的一部分、第 1~3 腰神经前支和第 4 腰神经前支的一部分组成，主要分支有股神经和闭孔神经。股神经支配股前群肌、小腿内侧部和足内侧缘的皮肤；闭孔神经支配股内收肌群及股内侧面的皮肤。骶丛由第 4 腰神经前支的一部分和第 5 腰神经前支合成的腰骶干，以及骶、尾神经的前支组成，主要支配会阴部、臀部、股后部、小腿和足的肌肉与皮肤。

（三）脊柱的生物力学特征

生物力学是一门新兴的边缘学科，其研究目的是将力学原理、技术与方法应用于生物学，用以解释生命过程中所发生的各种力学现象。对脊柱生物力学的研究为脊柱按摩疗法的科学性提供了不可或缺的理论基础。

脊柱作为一个稳定的轴，可在 3 个平面上进行前屈、后伸、左右侧屈及左右旋转的运动。这种运动的稳定性，是由韧带和椎间盘提供的内源性支持和由肌肉赋予的外源性支持来保证的。

脊柱周围的韧带为脊柱提供了恰当的生理活动，并产生"预应力"来维持脊柱的稳定。当脊柱进行屈伸运动时，韧带可以补充肌肉力量的不足，并防止脊柱的过屈与过伸，以控制和保护脊柱。关节突关节能承受剪切、压缩、拉伸、扭转等不同类型的负荷，并提供一定范围的生理活动，以限制脊椎的活动，保护椎间盘免受损伤。

椎间盘在生物力学和功能上都具有极其重要的作用。椎间盘位于两椎体之间，具有缓冲振荡的作用，特别是在椎间盘承受负重时更为明显。椎间盘的承载方式很复杂，包括压缩力、屈曲力和剪切力，在日常活动中，通常表现为各力的组合。一般说来，椎间盘的压力载荷相当于上方体重的 2~3 倍，脊柱的各种运动都会对椎间盘产生应力，如坐位时，腰椎间盘的压力约为 1~1.5MPa，站位时可减少 30%，侧卧位时可减少 50%，仰卧松弛时减少 80%~90%。髓核是椎间盘的重要组成部分，具有黏、弹、塑等力学特性，主要表现为蠕变性和滞后性。可以说，髓核是脊柱杠杆作用的支点。由于生理弯曲的存在，各段椎间盘中髓核位置不同，颈椎及腰椎髓核偏后，而胸椎椎间盘髓核在中间。同时，由于脊椎各段的关节面排列方向不同，导致其旋转轴心也各不相同：颈椎近似水平面、胸椎呈冠状面、腰椎呈矢状面，导致脊柱在运动时颈部和腰部的旋转轴心位于椎管后部和椎板联合处，而胸椎的旋转轴心则位于椎间盘中心。因此，当用力过度或用力不当时，颈椎和腰椎易于发生损伤，而胸椎因为有肋骨、胸廓的保护，受伤机会相对较少。此外，脊椎各段的交界处由于所处运动平面的不同，也是易发生损伤的部位，如枕寰关节错位、颈胸交界处错位、胸腰交界处错位等。

脊柱周围的肌肉是维持脊柱平衡、稳定的重要因素。脊柱的屈肌与伸肌、脊柱两侧的屈肌，在脊柱的前、后、左、右构成了力量相等、方向相反的力学平衡结构，用以维持脊柱的稳定。在脊柱的运动过程中，上述诸种平衡的力学因素相配合，协调地实现脊柱的生理功能。脊柱屈肌，如腹直肌、腹外内肌、腹外斜肌、腰大肌和腰方肌等；脊柱伸肌，如骶棘肌、多裂肌等。

此外，脊柱生理弯曲的形成也为脊柱正常生理功能的发挥提供了基础。脊柱从正面看是直的，从侧面看有四个生理弧度，即颈椎向前凸、胸椎向后凸、腰椎向前凸和骶椎向后凸。根据机械力学的原理，弧形柱的阻尼（R）等于弧数（N）的平方加1，即 $R = N^2 + 1$，阻尼与弧数呈正比例关系，弧数越多，阻尼越大，所能承受的负荷也就越大。脊柱是一个弧形柱，有 3 个弧度，其阻尼为 10（R =

$3^2 + 1$)，即所承受的负荷 10 倍于直立的脊柱。可见，生理弧度的存在使脊柱能够承受更大的负荷压力。

（四）脊柱的影像学表现

影像学技术的应用为脊柱按摩疗法在临床的使用提供了直观、科学的客观依据，有利于脊柱疾病的诊断与治疗。脊柱影像学检查常用的方法包括 X 线摄片、CT 及 MRI 等。

X 线摄片是脊柱检查最常用的方法，主要包括脊柱正位、侧位摄片。正常的脊柱正位 X 线摄片可见脊柱影像位于躯干中央，由椎骨连结而成，呈纵形柱状，椎骨自上向下逐渐增大。椎体呈方形或长方形，椎体边缘可见致密细线影，椎体内可见纵横排列的骨小梁影像，椎体的两侧可见横突影伸向外方，左、右对称。椎间隙显示为无结构的透亮间隙，邻近的椎间隙宽度大致相同，胸椎间隙最小，腰椎间隙最大；椎间隙上、下缘基本平行，可反映椎间盘状况。椎弓根呈现圆形或椭圆形，其边缘多为重叠在椎体影外侧部的高密度影，椎弓根的间距从第 2 颈椎向下逐渐增大，至第 5 颈椎到第 6 颈椎处达最大，在第 7 颈椎到第 3 胸椎急剧变小，向下达第 10 胸椎处为最窄的部分，从第 11 胸椎到第 1 骶椎又开始逐渐变大，以后又再次变小。棘突影像可见颈椎棘突为分叉状；胸椎棘突为纵行排列的致密影；腰椎棘突类似水滴状；骶骨为三角形阴影，其中骶正中嵴呈边缘不规则的条状致密影，骶前、后孔呈现互相重叠的密度减低影。

脊柱侧位 X 线摄片上，可见 4 个生理弯曲。椎体显示近似四方形，位于脊柱前部，前后径略大于高径；前缘和后缘为平滑曲线，一般后缘高于前缘约5~8mm，上缘和下缘不处于同一平面。椎间隙显影清晰，隙间距约为2~6mm；胸椎间隙较窄，腰椎间隙较宽，其中第4~5腰椎间隙最宽，可达15mm；椎间隙前后不等宽，与脊柱的生理弯曲和年龄有关。椎间孔位于相邻的椎骨上、下切迹之间，显现为长椭圆形的透亮空隙，胸、腰椎的椎间孔在侧位片上呈双侧重叠影像。棘突是在侧位片显示最清楚的部位，颈椎棘突长短、大小各不相同；胸椎棘突呈叠瓦状；腰椎棘突呈宽板状，处于矢状位，垂直向后；椎管由上向下呈弯曲的柱状低密度影，位于各椎体后缘连线和棘突前缘连线之间；脊髓不显影。

CT对显示脊柱、椎管和椎间盘优于X线摄片，特别是对诊断脊柱外伤、椎管狭窄和椎间盘脱出有较高的临床价值。正常的脊柱在CT的横断像上显示为椎体、椎弓根和椎弓板构成的椎管骨环；脊髓显像为椎管中央的低密度影；黄韧带附着在椎弓板和关节突的内侧，为软组织密度，厚约2~4mm；腰段神经根呈两侧对称的圆形高密度影，位于硬膜囊前外侧；侧隐窝呈漏斗状，前后径小于5mm，内有神经根穿出；椎间盘密度低于椎体，CT值为50~110Hu。

MRI是临床脊柱检查的重要手段之一。MRI可随意获得多角度的图像，清晰地显示椎体、椎间盘、椎管及脊髓等复杂结构。此外，MRI可利用不同的信号变化显示各组织的病理特性。不同成分在MRI所表现的信号强度不同，由强至弱依次为：脂肪、髓核、骨髓及骨松质、脊髓、肌肉、脑脊液、纤维环、韧带、皮质骨。脑脊液呈黑色，椎体呈中等信号强度，前、后纵韧带呈低信号。椎间盘信号强于椎体，其髓核明显强于纤维环。脊髓信号为中等强度，周围的脑脊液及硬脊膜囊信号较低，可以分辨。MRI对钙化的显示不如 CT。

三、流派技法

本流派常用的手法包括：按法、压法、顶法、推法、拿法、摩法、擦法、一指禅推法、𢹂法、揉法、捏法、振法、抖法、拍法、击法、屈法、伸法、背法、提法、扳法、摇法、拔伸法、旋转法、弹拨法、踩跷法等。现将推法、顶法、摩法、擦法、捏法、抖法、屈法、伸法、背法、提法、扳法、摇法、拔伸法、旋转法、踩跷法简要介绍如下，其他手法可参阅相关章节。

（一）推法

【操作方法】

推法是脊柱按摩疗法最基本的手法之一，常用的推法有平推法和分推法。

①平推法（图 4-1）是推法中着力较重的一种手法，是以拇指、掌、拳、肘作为着力点，按一定方向（如经络循行或按肌纤维方向）平直向前推的方法。拇指推法以拇指面着力，其余四指分开助力推进，力度轻柔和缓、刺激量中等；掌推法以手掌着力，紧贴治疗部位或穴位，以掌根为重点推进，刺激缓和、接触面积较大；拳推法是推法中刺激量较强的手法，将手平握成拳状，以食指、中指、无名指和小指的指间关节或拇指第二节桡侧面和其他手指第二节着力推进；肘推法是平推法中刺激最强的手法，以

屈肘时鹰嘴突出部着力推进。②分推法（图4-2）是以双手拇指螺纹面自穴位中部，分别向不同方向推开的方法，又称分法；根据着力部分的不同，又可分为指分推法、掌分推法和拳分推法，其各法的着力点同平推法。

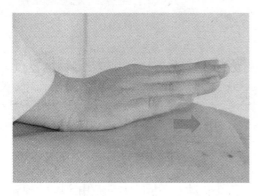

图4-1　平推法

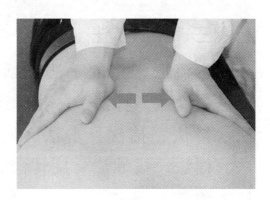

图4-2　分推法

【动作要领】

参见第三章第三节内容。

【手法作用】

平推法具有疏通经络、消瘀散结、理筋整复、缓急止痛等作用。拇指推法常用于肩背部，可用于治疗腰肌劳损、风湿痹痛、扭伤、软组织损伤等；掌推法多用于腰背部，可用于治疗肩背酸痛、腰腿痛、伤筋、颈椎病、胸腹胀痛等；拳推法多用于肩背部、腰臀部等肌肉较丰厚处，可用于治疗软组织劳损、伤筋、风湿痹痛、肌肉弛缓无力等；肘推法多用于形体肥胖者，尤以背脊、腰臀部多用，可用于治疗腰腿痛、伤筋、下肢瘫痪、强直性脊柱炎等。

分推法具有调和阴阳、消导宽胸、镇惊安神等作用，多用于颈项、腰背部，此手法较缓和，可用于小儿脊柱推拿。

（二）顶法

【操作方法】

顶法是用拳、肘、膝按压按摩体表部位皮肤的方法，脊柱按摩疗法中常用的手法主要为拳顶法。拳顶法是将手握拳，以手指近端指间关节（通常使用食指、中指、无名指）的背面用力按压或小范围拨动治疗部位，多用于肩背及腰臀部。

【动作要领】

拳顶法要手握实拳，以食指、中指、无名指第一指间关节的背侧着力，刺激量应较大。

【手法作用】

本法具有活血理筋、疏经通络、解痉止痛等作用，常用于治疗腰背酸痛、扭伤、肌肉痉挛、风湿性痹痛等。

（三）摩法

【操作方法】

摩法是用手掌或指腹轻附于体表治疗部位，以腕关节连同前臂进行环形、有节律的盘旋摩动手法。

脊柱按摩疗法常用的手法有背部横摩法、背部直摩法、梳摩背肋法、腰部横摩法、腰部直摩法、骶部横摩法和臀部直摩法。背部横摩法采用单手掌摩法，于背部上界横向摩擦，透热后逐步移至肩胛下角平齐处摩动；背部直摩法采用双手指摩法，由大杼穴开始，沿脊柱两侧向下经风门穴、附分穴等，至膈俞穴处反复直摩；梳摩背肋法采用双手指摩法，自风门穴沿背部肋间隙由内至外下方梳摩至腋后线，自上而下，依次梳摩，至膈俞穴；腰部横摩法采用单手掌摩法，从一侧肾俞穴、气海穴、大肠俞穴，向同侧横摩至带脉穴，然后再向对侧横摩至对侧的带脉穴；腰部直摩法采用单手或双手指摩法，从胃俞穴由上而下直摩，至小肠俞穴；骶部横摩法采用单手指摩法，起于左侧或右侧臀部胞肓穴，经八髎穴摩至对侧胞肓穴；臀部直摩法采用双手指摩法，从关元穴向下直摩，经胞肓穴转向外下方，至环跳穴。

【动作要领】

参见第三章第一节内容。

【手法作用】

摩法刺激轻柔、舒适，具有益气和中、疏肝理气、调节肠胃、消积导滞、活血散瘀、消肿止痛等功能。背部横摩法及直摩法主要用于治疗心悸、咳嗽、气短、潮热盗汗、骨蒸劳热、腰背酸痛、肩胛痛等；梳摩背肋法主要用于治疗心悸、气短、胸闷、胸痛、胁肋胀痛、肋间神经痛等；腰部横摩法主要用于治疗腰椎间盘突出症、腰腿酸痛、腰骶部疼痛、腰肌劳损、腰扭伤、腹胀、泄泻、遗精、早泄、阳痿、盆腔炎、附件炎等；腰部直摩法主要用于治疗腰肌劳损、腰椎间盘突出症等；骶部横摩法主要用于治疗骶髂关节炎、腰骶部酸痛、月经不调、附件炎、盆腔炎、遗精、阳痿、早泄等；臀部直摩法主要用于治疗头痛、心悸、腰椎间盘突出症、梨状肌损伤综合征等。

（四）擦法

【操作方法】

擦法是用指、掌紧贴皮肤，并稍用力下压进行上下左右方向的直线往返摩擦动作的按摩方法（图 4-3），有指擦法、掌擦法、鱼际擦法和侧擦法之分。指擦法是以拇指或食指、中指、无名指螺纹面着力摩擦；掌擦法是以全掌或掌根着力摩擦；鱼际擦法是用大鱼际着力摩擦；侧擦法是用小鱼际着力摩擦。其中，掌擦法和侧擦法多用于背部、腰骶部按摩。如擦腰温肾法采用单手掌擦法，以肾俞穴为中心，纵向擦腰，以透热为度；横擦腰骶法采用侧擦法，以掌侧抵腰骶部，横向擦动，以透热为度。

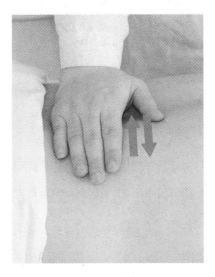

图4-3　擦法

【动作要领】

（1）操作时上肢放松，腕关节自然伸直，手自然伸开；以上臂的主动运动带动手，进行上下方向或左右方向的直线往复摩擦移动，不可歪斜；身体不可起伏摆动。

（2）摩擦的往返距离要长，以防擦破皮肤；动作要连续不断，不可有间歇停顿，以免影响热能的产生和渗透。

（3）压力要均匀、适中，以不使皮肤起皱褶为宜；摩擦频率一般为每分钟 100~120 次。

（4）本法在临床上常作为按摩后最后使用的手法，因此擦法之后，不再在该部位使用其他手法，但可辅以湿热敷。

【手法作用】

擦法具有舒筋通络、活血祛瘀、消肿止痛、祛风散寒、温阳益气、温肾壮阳、健脾和胃等功效。擦腰温肾法主要用于治疗腰椎间盘突出症、腰肌劳损、腰痛引腹、腹痛、泄泻、遗精、阳痿、早泄、月经不调等；横擦腰骶法主要用于治疗腰骶部酸痛、腰痛、遗精、阳痿、早泄、盆腔炎、附件炎等。

（五）捏法

【操作方法】

捏法是用拇指与其余四指指腹的对合力交替、反复、持续、均匀地捏起皮肉肌筋的按摩方法。捏法用于脊椎时，又称为"捏脊法"（图4-4），是以拇指和其他手指相对，用力提捏肌肤，一紧一松，逐渐移动，有二指捏法、三指捏法和五指捏法三种。二指捏法是将手握空拳状，用拇指指腹和食指中节相对用力挤压，交替捻动，向前推进；三指捏法是用拇指和食指、中指相对夹提皮肤，交替捻动，向前推进；五指捏法是用拇指与其余四指相对夹提皮肤，用力挤压，向前推进。捏法也可以在按摩部位进行反复、快速、持续地捏拿皮肤，不推进。

【动作要领】

参见第三章第三节内容。

【手法作用】

参见第三章第三节内容。

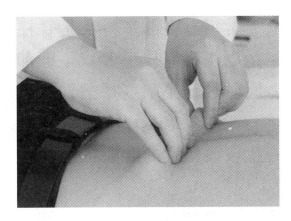

图4-4　捏脊法

（六）抖法

【操作方法】

抖法为推拿治疗的结束手法，是用两手或单手握住患者上肢或者下肢远端，微微用力进行连续、小幅度的上下颤动。根据抖动部位的不同，有上肢抖法、下肢抖法和抖腰法之分，在脊柱按摩疗法中常用下肢抖法。下肢抖法是用双手握住患者踝部，将下肢抬离床面约20～30cm，然后以臂力为主进行小幅度的上下抖动，可单侧分别进行，也可双侧同时进行。抖腰法属于下肢抖法，也是脊柱按摩常用的手法，要求先进行拔伸牵引1分钟左右，然后摆动双下肢，待肌肉放松后，进行下肢抖法。

【动作要领】

参见第三章第一节内容。

【手法作用】

参见第三章第一节内容。

附：牵抖法

【操作方法】

牵抖法是牵引法与短程的较大幅度抖法的结合应用，

以腰部牵抖法最为常用。腰部牵抖法是脊柱按摩疗法中比较常用的手法，是用两手握住患者双足踝部，向足端方向缓慢牵引腰部，同时进行小幅度摇摆，待腰部放松后，手臂瞬间用力，进行 1～3 次较大幅度的抖动，并使抖动力作用于腰部，产生较大幅度的波浪状运动。

【动作要领】

（1）牵引时，两臂要伸直，身体后仰；腰部放松，身体前倾，以备抖动；在牵引未减力前不可进行抖动，也不可在完全撤去牵引的情况下进行抖动。

（2）四肢长骨骨质疏松者禁止牵抖髋关节。

【手法作用】

本法具有滑利关节、松解粘连和复位关节的作用。主要适用于腰部、肩关节和髋关节，常用于治疗腰椎间盘突出症、滑膜嵌顿、肩关节周围炎、髋部伤筋等。

（七）屈法

【操作方法】

屈法是对存在功能障碍的关节进行被动屈曲运动的按摩方法（图4-5），在脊柱按摩疗法中多用屈颈法、屈腰法和屈髋法。

【动作要领】

（1）屈颈法是用一手扶按患者大椎穴，另一手按住患者后头部，两手同时用力，使其被动屈颈的方法。操作时，用力要柔和、平稳、均匀，缓压缓放，不可突发暴力。

（2）屈腰法是在患者坐位或仰卧位下，通过被动牵拉患者双手或患者主动交叉抱膝的动作，使患者腰椎极度屈

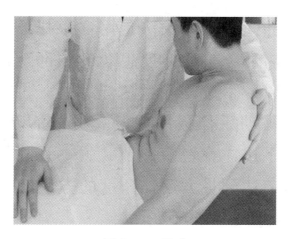

图 4-5　屈法

曲的方法；用力要和缓，切忌粗暴。

（3）屈髋法是用一手按住患者膝部，另一手捏住足底，使患者髋关节、膝关节和踝关节同时屈曲的方法，既可以单侧分别进行，也可以双侧同时进行；操作时要循序渐进，随着屈髋程度的增加，逐渐加大推送力量；双侧同时进行时，动作要协调。

（4）屈法常与伸法配合使用。

【手法作用】

屈法属于被动运动手法，可增加关节活动范围，改善局部症状。其中，屈颈法可用于治疗颈椎强直、落枕、颈关节屈曲受限等病证；屈腰法可用于治疗腰部、腰骶部及其臀部损伤；屈髋法可用于治疗腰椎间盘突出症、强直性脊柱炎、慢性腰痛、关节屈伸不利等。

（八）伸法

【操作方法】

伸法与屈法相对，是对存在伸展功能障碍的关节进行被动伸展运动的按摩方法，在脊柱按摩疗法中多用伸颈法、伸腰法和伸髋法。伸颈法是用一手托住患者下颌，另一手扶住其枕后部，被动伸展患者的颈部至最大角度的方法；伸腰法是以一手按住患者腰部，另一手托住患者单侧或双侧下肢，被动后伸腰部达最大关节活动范围的方法；伸髋法是用一手按住患者髋关节，另一手托提患者下肢并用力，使髋关节达到最大后伸角度的方法。

【动作要领】

（1）操作时用力要平稳、缓慢、均匀，不可突然用力或使用蛮力。

（2）逐渐增加伸展角度，不可猝然用力。

（3）伸法常与拔法、拉法、旋转法等配合使用。

【手法作用】

伸法的作用与屈法相同，可增加关节伸展角度。伸颈法主治颈椎关节活动不利、伸展受限；伸腰法可用于治疗腰部软组织损伤、腰椎间盘突出症、腰椎错位、关节活动受限等；伸髋法常用于治疗髋关节活动不利、伸展受限。

（九）背法

【操作方法】

背法是与患者背靠背，用双肘与患者双肘套紧，以臀部顶住患者腰部，将患者反背起，使其双足离地，以牵伸腰部脊柱，然后在脊柱后伸位上进行上下抖动和左右摇晃的方法（图4-6）。

【动作要领】

（1）操作时，双足分开与肩等宽，与患者背靠背站立，用双肘套紧患者双肘窝部，屈膝、弯腰、挺臀，用力将患者背起。

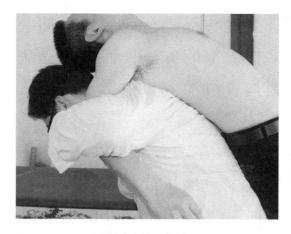

图4-6　背法

（2）背起患者后，作快速的伸膝、挺臀动作，同时以臀部为着力部位颤动或摇动患者腰部；操作时两膝的屈伸动作要和臀部的颤动相协调。

【手法作用】

背法能缓解腰肌痉挛，使腰段脊柱及其两侧伸肌被动过伸，整复腰间小关节错位。常用于缓解腰椎间盘突出症、腰椎后关节功能紊乱、急性腰肌扭伤等疾病的症状。严重腰椎骨质增生者慎用或禁用。

（十）提法

【操作方法】

提法是用双手对按而上提或双手按于按摩部位，以寸劲儿上提或垂手拿起的按摩方法。提法可分为顿提法、端提法、空提法三种，其中顿提法主要用于上肢，端提法主要用于头颈，空提法主要用于腰部，后二者为脊柱按摩疗法常用手法。

常用的端提法包括头颈提摇法和四指归提法。头颈提摇法是将双拇指伸直，置枕后，食指置两下颌骨侧下方，抱定患者头部，带动头部进行前屈、后仰、左右旋转及环转动作，然后上提头部的方法；四指归提法是以双合谷对准两侧耳垂，拇指置风池穴，中指置太阳穴，四指同时用力内归上提的方法。

常用的空提法为叠掌按腰空提法，以一手置患者腰部，另一手重叠其上，揉按或推拿按摩部位，双手逐渐深沉下压，在吸气时，突然以寸劲儿两手上提。

【动作要领】

（1）头颈提摇法要求四指置于下颌骨的侧下方，不可按压颈部；提摇动作要和缓而有节律，不可过猛，力度不宜过重；两手用力要协调、均匀。

（2）四指归提法要四指同时施力，由表及里，持续用力；动作要轻巧，取穴要准确；忌用暴力，避免使用捏、挤、按等手法。

（3）叠掌按腰空提法应根据呼吸节律，确定治疗时机；动作要巧要快；用力以耐受为度，避免暴力。

【手法作用】

提法常作为拿法、捏法过程中加强刺激量的手法。端提法具有滑利关节、醒脑安神、疏风止痛、补益气血、调和阴阳、聪耳明目的作用，可用于治疗颈椎增生症、颈项劳损、扭伤、头痛乏力；空提法具有补肾强腰、调和气血、顺理肌筋的作用，可用于治疗腰背疼痛、腰背扭伤、脘腹胀满、肝胃不和。

（十一）扳法

【操作方法】

扳法是用双手或借助身体其他部位（如膝部）或在助

手辅助下，向相同或相反方向用力，扳动肢体，被动地使关节伸展或旋转的方法（图 4 – 7）。脊柱按摩疗法中常用的扳法有颈部扳法、胸背部扳法和腰部扳法。

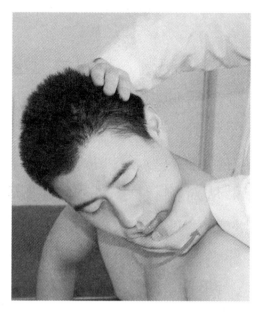

图 4 – 7　扳法

　　颈部扳法有颈部旋转扳法、颈部旋转定位扳法和仰卧旋转扳法三种。颈部旋转扳法是按摩者将一手置于患者头侧后部，另一手置于对侧下颏部，将头旋转至一侧最大角度，双手同时用力扳动；颈部旋转定位扳法是将患者健侧手置于头部，按摩者用一手拇指抵住偏歪的棘突，另一手扶住对侧下颏，将头旋转至最大角度，双手同时用力推扳；仰卧旋转扳法是在仰卧拔伸法的基础上进行的，在保持牵引力的同时，按摩者双手同时用力将患者头部旋转到最大限度，进行扳动的方法。

　　胸背部扳法有扩胸牵引扳法和胸椎对抗复位扳法两种。扩胸牵引扳法是按摩者以一侧手掌根部抵住需要扳动的棘突，另一侧前臂从患者上胸部绕过，扶住对侧腋部，令患者后仰，同时抵棘突之手用力扳推的方法；胸椎对抗复位扳法是握住患者前臂下段，用一侧膝部顶住需要扳动的棘突，嘱患者身体略前倾，同时向后上方用力扳动的方法。

腰部扳法有扳肩推腰法、扳腿推腰法、腰部斜扳法、腰椎旋转扳法和腰部后伸扳法五种操作方法。扳肩推腰法是用一手推压腰部痛处，另一手扳起对侧肩前部至最大角度，双手同时用力扳推的方法；扳腿推腰法是用一手推压腰部痛处，另一手从对侧腰关节前上方搬起患者下肢达最大角度，双手同时扳推的方法；腰部斜扳法是用一手推按住肩前部或肩后部，另一手抵住臀部或髂前上棘，将腰部旋转至最大角度，两手同时用力，进行相反方向扳动的方法；腰椎旋转扳法要求一助手按住患者下肢及骨盆，按摩者用一手拇指按住要扳动的棘突，另一手从健侧腋下伸出，钩扶颈项部，将腰部从前屈位向健侧旋转，旋转至最大角度时，一手用力扳动腰部，另一手拇指同时用力推按棘突的方法；腰部后伸扳法是用一手按压腰部痛处，另一手从双膝关节前上方托起双下肢，双手同时用力按压、扳伸的方法。

【动作要领】

（1）动作果断、快速；用力要稳，恰到好处；两手配合要协调，不能硬扳。

（2）扳动幅度不能超过生理活动范围；关节或脊椎强直、钙化、畸形、骨质疏松者慎用。

（3）操作手法要轻巧、准确、缓和；可与其他手法配合使用。

（4）颈部旋转扳法时患者取坐位，按摩者站于患者后侧方，嘱患者头稍向前屈；胸背部扳法要求患者两手臂上伸，两手合拢扣住；腰部斜扳法要求患者取侧卧位，双下肢在下者伸直，在上者髋膝关节屈曲；腰椎旋转扳法要求患者按需要角度取前屈坐位，需有一助手按住患者下肢及骨盆。

【手法作用】

本法具有疏通经络、舒展筋脉、滑利关节、松解粘连、矫正畸形、帮助复位等作用，可用于治疗软组织损伤、关节错位或关节功能障碍所引起的病证，如关节粘连、肌肉痉挛、滑膜嵌顿、小关节紊乱、颈椎病、胸腰椎小关节错位、肩周炎、腰腿痛等。其中，颈部扳法常用于治疗颈椎间盘突出症、颈椎关节错位等；胸背部扳法常用于治疗胸椎关节紊乱症、背痛等；腰部扳法常用于治疗腰椎间盘突出症、腰扭伤、腰椎关节错位或功能障碍等。

（十二）摇法

【操作方法】

摇法是用一手扶住或握住被摇关节近端，固定肢体，另一手握住关节远端的肢体，进行缓和、回旋的环转运动，使关节产生顺时针或逆时针方向的转动。根据按摩部位的不同，可以将摇法分为头颈部摇法、肩关节摇法、肘关节摇法、腕关节摇法、腰部摇法、髋关节摇法、踝关节摇法。脊柱按摩疗法中常用的有头颈部摇法、腰部摇法和髋关节摇法。

头颈部摇法是用一手扶住患者后枕部，另一手托住患者下颌，进行缓慢的环旋摇动，并逐渐加大摇动的范围；也可以用一侧肘夹住患者下颌，另一侧手托住患者后枕部，进行缓慢的环旋摇动。

腰部摇法是用一手按住患者一侧腰部（拇指按住腰间，其余四指按于腰侧季肋部），另一手扶住患者对侧肩部，两手协调用力，缓缓摇晃腰部。或用一侧手掌按住患者腰部，以另一侧前臂托于患者双下肢股前远端，用力将下肢抬起，使腰部进行过伸位的顺时针或逆时针方向的摇动。

髋关节摇法是用一手扶住患者膝前，另一手托起患者足跟（或握住踝关节），将患肢屈髋、屈膝达90°，双手协同，使髋关节进行顺时针或逆时针方向的摇动；或用一手按住患者臀部，另一手置于患肢股前远端，用力将下肢抬起，作过伸位的髋关节顺时针或逆时针方向的摇动。

【动作要领】

参见第三章第一节内容。

【手法作用】

参见第三章第一节内容。

（十三）拔伸法

【操作方法】

"拔伸"即牵拉、牵引的意思，拔伸法是用两手分别握住肢体的远端和近端，同时用力作相反方向的牵拉；或用两手握住肢体的远端，利用肢体自身的重量作为反牵拉力，向上或向前牵拉的一种方法。拔伸法主要用于四肢关节、颈项及腰部，根据作用部位的不同，可以分为肩关节拔伸法、腕关节拔伸法、指间关节拔伸法、膝关节拔伸法、踝关节拔伸法、颈项拔伸法和腰部拔伸法等。其中，颈项拔伸法和腰部拔伸是脊柱按摩疗法中常用的手法。

【动作要领】

（1）动作要平稳而缓和，用力要均匀而持久，不可突然发力，不可使用蛮力；拔伸要顺其自然，因势利导；两手配合要协调、默契；拔伸力量和方向取决于关节生理活动范围、体质、年龄及其耐受程度。

（2）颈项拔伸法可在两种体位下进行。一种患者取坐位，按摩者位于患者侧后方，以腹部顶住患者背部，用一手托住患者的后枕部，另一手托住患者下颌（或用肘夹住患者下颌），反复用力，缓慢地向后上方拔伸颈部；另一种方法是患者取仰卧位，按摩者用一手托患者后枕部，另一手托住患者下颌，两手同时用力，拔伸颈部。

（3）腰部拔伸法要求患者取俯卧位，需一名助手固定患者肩部，按摩者双手托住患者双踝关节，两臂伸直，身体后仰，用力拔伸患者腰部。

【手法作用】

本法具有舒筋活络、活血通经、滑利关节、松解粘连的作用，对肌腱扭挫伤和关节错位有整复作用，常用于治疗各关节僵硬、关节错位、运动功能障碍、伤筋、颈椎病、落枕、肩周炎等。

（十四）旋转法

【操作方法】

旋转法是脊柱按摩常用的手法之一，按摩者以一手握住患者脊柱或关节近端，另一手握紧远端，向中心用力产生螺旋形旋转，以达到治疗目的的方法（图4-8）。常用的手法有脊柱旋转复位法、颈椎旋转法和腰椎旋转法。

脊柱旋转复位法适用于矫正脊柱的失稳状态，按摩者以一手拇指抵住患者偏歪的棘突，并推向健侧，另一手用力使脊柱向偏歪侧作顺时针或逆时针旋转，将棘突拨正，使相邻椎体回到正常位置，恢复脊柱的内外平衡关系。

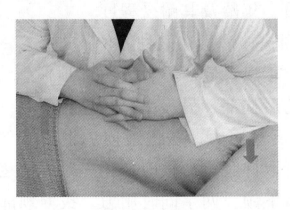

图4-8　旋转法

颈椎旋转法是最常用的手法之一，按摩者以一手托住患者下颌，另一手扶定头部，微微抬起下颌，将头向左右轻旋数次，然后突然向左侧或右侧旋转，可听到"喀"的响声，再以同样方法旋向对侧；或双手夹住患者头部，进行左右旋转。颈椎旋转也可以在牵引下进行，与颈部拔伸法配合使用，用一手托住枕部，另一手拖住下颌，用力牵拉头部，牵拉的同时，将头转向患侧，达最大角度，重复3～4次，再以同样手法将头转向对侧。

腰椎旋转法要求患者取侧卧位，在下的下肢伸直、在上的下肢屈曲，在下的上肢屈肘、在上的肩关节后伸，按摩者以一手固定在上的肩关节，另一手按住髂前上棘，前后摇动数次，然后将肩部用力向后推，同时将髂骨用力向前推，旋转腰部，听到"喀"声标志着手法完成。

【动作要领】

（1）脊柱旋转手法要稳准、轻巧；复位拇指的位置、用力方向需根据脊柱的前屈、侧弯、旋转位置，选择放置于棘突、棘突旁或关节突关节上，向外侧或外上方用力。

（2）颈椎旋转法操作前使患者放松；手法要匀和、轻柔；可配合捏法、揉法等手法；颈椎病治疗手法的选择要在医生指导下进行。

（3）腰椎旋转法操作前，患者腰部肌肉需放松；摇动时用力要轻而有节律；旋转须在生理活动范围内进行，避免暴力旋转。

【手法作用】

本法具有解除痉挛、矫正畸形、整复关节的作用。脊柱旋转复位法常用于治疗关节扭伤、错位、关节粘连、疼痛等；颈椎旋转法常用于治疗落枕、颈部扭伤、头项强痛、颈部筋伤、颈椎关节紊乱等；腰椎旋转法常用于治疗腰椎间盘突出症、腰椎滑脱、急性腰扭伤、慢性腰肌劳损等。

（十五）踩跷法

【操作方法】

踩跷法一般仅用于腰背部，是用单足或双足踩踏患者一定部位，来达到治疗疾病目的的一种推拿方法。患者取俯卧位，胸部和大腿下方垫枕头数只，腾空腰部。按摩者双手攀扶设置好的扶手，调节自身体重，以控制踩踏力量。踩踏时用双足在患者腰部作节律性弹跳动作。

【动作要领】

（1）踩踏弹跳时，足尖不离开腰部，逐渐增加踩踏的力量和幅度，同时患者要调整呼吸来配合踩踏动作，弹起时吸气，踩踏时呼气。

（2）踩踏速度要均匀而有节奏；踩踏次数以患者耐受为度。

（3）操作前患者不可过饱；年老体虚者禁用。

【手法作用】

踩跷法刺激量大、渗透性强、接触面广、受力均匀，具有疏通经络、调和气血、通络止痛、活血化瘀、松解粘连、滑利关节、消除水肿、促进排泄、提高免疫、改善营养等作用，适用于深层软组织、脊柱关节等部位，常用于治疗腰椎间盘突出症。

四、技法应用

（一）落枕

【治法】祛风通络，调和气血。

【手法】按法、揉法、推法、拿法、擦法、摇法。

【取穴及部位】压痛点、风池、风府、大椎、肩井、肩髎、天宗、曲池、落枕穴、颈项部、肩部、肘部。

【操作】按、揉压痛点；推风池、风府、大椎、肩井、肩髎、天宗；拿肩井；按、揉落枕穴；擦颈项部、肩部；推、按、摇曲池、肘部；摇颈。

疑有关节半脱位者，加提颈，不作摇颈。

风寒较甚者，增加推、拿次数，加重揉、拿力度。

（二）颈椎病

【治法】舒筋通络，活血散瘀，消肿止痛。

【手法】揉法、推法、压法、拿法、弹拨法、屈伸法、旋转法、扳法、抹法、击法、拍法。

【取穴及部位】风池、风府、肩内俞、肩中俞、肩外俞、肩井、天宗、缺盆、督脉（颈肩部）、斜方肌、肩胛肌。

【操作】掌揉、一指禅推颈背部；压或拿风池、风府、肩内俞、肩中俞、肩外俞、肩井、天宗、缺盆、督脉（颈肩部）；弹拨斜方肌，提肩胛肌；屈伸颈部；旋转、扳颈椎；抹、击、拍颈背部。

颈型，加压肺俞、曲垣、肩贞等。

神经根型，加压肩髎、曲池、合谷、少海、神门等。

椎动脉型，加压百会、太阳、大椎、合谷等。

脊髓型，加压足三里、委中、委阳、合谷等。

（三）胸椎小关节紊乱症

【治法】舒筋活血，解痉止痛，整复错位。

【手法】脊柱旋转复位法、摩法、按法、揉法。

【取穴及部位】扭伤穴、压痛点、夹脊穴、损伤部位、棘上韧带、骶棘肌。

【操作】按揉扭伤穴；摩、按、揉损伤部位；脊柱旋转复位法；推、按棘上韧带和两侧骶棘肌。

（四）腰椎间盘突出症

【治法】通达气血，疏经通络，松解粘连，通利关节。

【手法】揉法、点按法、弹筋法、推法、按揉法、捏拿法、摇法、拍法。

【取穴及部位】肾俞、环跳、承扶、殷门、风市、委中、阳陵泉、承山、昆仑、涌泉、双侧腰肌、股四头肌、腰背部。

【操作】揉腰背部至小腿；点按双侧腰肌；弹拨腰肌；推脊柱两侧至臀部；按揉受累的神经至小腿；捏拿股四头肌；点按肾俞、环跳、承扶、殷门、风市、委中、阳陵泉、承山、昆仑、涌泉；推大腿后侧至跟腱；摇腰；拍腰背部至小腿。

（五）急性腰扭伤

【治法】活血通络，消肿散瘀，解痉止痛。

【手法】揉法、点按法、提拿法、推法、扳法、抖法。

【取穴及部位】腰部压痛点、腰部、臀大肌、踝部。

【操作】揉腰部压痛点；点按腰部压痛点；提拿腰部诸肌至腰骶部臀大肌；推揉腰部病变部位；扳腰；握踝振抖。

（六）腰背肌痉挛

【治法】舒筋通络，活血散瘀，解痉镇痛。

【手法】揉法、推法、按法、振法。

【取穴及部位】压痛点、扭伤穴、环跳、殷门、委中、承山、阳陵泉、昆仑、足三里、腰部。

【操作】揉、推、按对侧扭伤穴；分推腰部；揉脊柱两侧腰肌；揉、拨压痛点；垂直压振腰部痛点；捏下腰部至中胸部背肌；按压两侧环跳、殷门、委中、承山、阳陵泉、昆仑；揉压阳陵泉、足三里。

（七）腰痛

【治法】温经通络，活血化瘀，舒筋止痛。

【手法】推法、揉法、弹拨法、擦法、拔伸法。

【取穴及部位】背部督脉、夹脊穴、足太阳膀胱经、背部、腰骶部。

【操作】推背部督脉（大椎至长强）及两侧夹脊穴、足太阳膀胱经（大杼至昆仑、附分至昆仑）；揉背部及腰骶两侧肌肉；弹拨骶棘肌或其他肌肉；擦腰骶部；牵拉腰背肌。

（八）退行性脊柱炎

【治法】舒筋活血，行气通络。

【手法】推法、揉法、弹拨法、按法、压法、揉法、扳法。

【取穴及部位】夹脊穴、肾俞、命门、大肠俞、环跳、委中、承山、昆仑、腰骶部。

【操作】推、揉腰骶部两侧；揉、弹拨、按、压腰背部骶棘肌；揉腰骶部病变部位；扳腰；按压夹脊穴；揉肾俞；搓命门；重压大肠俞、环跳、委中、承山；拨昆仑。

（九）强直性脊柱炎

【治法】疏经通络，缓急止痛，预防畸形。

【手法】推法、揉法、按法、拿法。

【取穴及部位】环跳、秩边、风池、肩井、脊椎及其周围软组织、足太阳膀胱经。

【操作】平推脊椎及其周围软组织；按压两侧足太阳膀胱经、环跳、秩边；拿风池及颈椎两侧至肩井。

（十）坐骨神经痛

【治法】通络止痛。

【手法】推法、揉法、揉法、擦法、摩法、捏法、点按法、拍法。

【取穴及部位】环跳、承山、承筋、委中、风市、双下肢、腰臀部。

【操作】推、揉、搓腰臀部；重按环跳；擦、摩、揉捏患侧下肢后群肌；揉小腿外侧；点按、揉承山、承筋、委中、风市；拍打臀部和双下肢。

（十一）梨状肌损伤

【治法】活血化瘀，舒筋通络，消炎止痛。

【手法】摩法、按法、揉法、弹拨法、压法、搓法、理法。

【取穴及部位】上髎、居髎、环跳、风池、委中、足三里、承山、悬钟、昆仑、风市、阳陵泉、伤侧臀部及下肢、梨状肌。

【操作】急性梨状肌损伤：摩、按、揉臀骶部；弹拨、推理、按压梨状肌；压病变部位；揉、压委中、承山。

慢性梨状肌损伤：按揉臀部；弹拨梨状肌及周围痛点；推理、按压梨状肌；揉、拨、压或搓下肢坐骨神经路线；压环跳、委中、承山、昆仑、居髎、风市、阳陵泉、悬钟。

（十二）臀上皮神经损伤

【治法】舒筋散结，活血通络。

【手法】按法、揉法、弹拨法、擦法。

【取穴及部位】阿是穴、环跳、委中、臀部。

【操作】按揉臀部；弹拨髂嵴下方；揉阿是穴、环跳、委中；沿神经血管束的方向使用擦法，局部配以热敷。

（十三）骶髂关节半脱位

【治法】疏通经络，解痉止痛。

【手法】按法、揉法、摩法、拔伸法、抖法。

【取穴及部位】腰阳关、大肠俞、环跳、扭伤穴、腰骶部。

【操作】按压腰阳关、大肠俞、环跳穴，或揉压对侧扭伤穴；摩、揉腰骶部及伤侧骶髂关节；拔伸、抖动下肢。

第二节　伤科按摩流派

伤科按摩（推拿）强调理顺经络、舒筋活血，是用点、捏、弹、按、揉、叩、推、摇、牵、盘等手法治疗软组织损伤类疾病的按摩方法。伤科按摩（推拿）疗法自宋朝逐渐形成，至明清时期，迅速发展并成熟起来。

一、流派渊源

（一）"三六九"伤科傅氏流派

"三六九"伤科出于寺僧，源于河南嵩山少林寺，始于南宋高宗绍兴年间，已有800余年的历史，因其世居山阴下方桥里西房，故又称"下方寺里西房伤科"。当时就有"清明时节雨潇潇，路上行人跌一跤，借问伤科何处有？牧童遥指下方桥"的乡间俚语四处传唱。

"三六九"伤科流派的鼻祖稽幼域，字霞坡，名南通大和尚，原籍河南开封府。稽幼域13岁时，父母俱亡，为少林武师徐神翁收养，随其习武、业医，历时32年。

适逢宋高宗南渡，稽幼域随徐神翁护驾至杭州，后定居绍兴山阴下方桥，悬壶行医，额其堂曰"善风草堂"，采用少林秘传医术，潜心研究，博采众长，且收孤儿、贫孩，并传授其计，不久医名大振，著有《下方寺里西房秘传伤科》。

明清期间，宏达祖师传"下方寺里西房伤科"技法于南洲和尚，再传于张梅亭。张梅亭家境贫寒，自幼入寺，因其性敏悟，独得宏达祖师秘传，医名大噪。为方便远道患者求诊，张梅亭每逢农历一、四、七留在寺中，二、五、八赴萧山，三、六、九到绍兴城坐诊，久而久之"三六九"作为代号享誉绍兴，并流传至今。

张梅亭传子授徒共6门，分别为张、吕、傅、单、王及另一支脉。至解放初期，仅有傅、张、王三家得以留存，约20余人操业。后王氏后代遁入空门，张氏后代不详，仅傅氏伤科一脉相传。

傅长生为傅氏伤科第一代传人，出身农家，天资聪颖，勤劳懂事。傅长生13岁时，他母亲不小心从悬崖上滚下来，被里西房伤科的僧医所救，并治好了他母亲的双腿，母亲不久就能下地干活了。自此，年少的傅长生对医术产生了浓厚的兴趣，下决心要研习医术，长大后为百姓治病疗伤，解除痛苦。不久，傅长生进里西房拜师学艺。傅长生非常刻苦，他的勤劳善良、聪明好学感动了主持，主持在临终前将里西房世代相传的《下方寺里西房秘传伤科》和《跌打大成》的手抄本秘传与他。傅长生又将其毕生所学传与其子傅松樵、傅松春。

傅松樵天资聪颖，为人厚道，深得父亲真传。1958

年，傅松樵离开里西房，调至安昌镇人民医院，从此，这所乡镇医院声名鹊起，妇孺皆知。1984 年，绍兴市卫生局将其列为第一批市名老中医。

傅乃任、傅建华为傅松樵之子，传承祖传伤科的精髓，在诊疗中耐心、精心、细心、尽心，摸索出一套治疗骨伤科疾病的有效方法，使祖传技艺进一步升华。傅宏伟、傅敏敏、余锴为傅氏伤科的第四代传人。傅宏伟是傅乃任之子，傅敏敏是傅建华之女，余锴是傅宏伟的表弟。他们深得父辈们的言传身教，又以系统的理论知识作为基础，把傅氏流派的技法发挥到了极致。

（二）宫廷理筋术

相传，清代太医院特设的上驷院绰班处开创了一套专治跌打损伤、骨歪筋扭的按摩手法，除了满族皇室成员之外，汉人无权享用这种手法，因此，被称作"宫廷理筋术"。宫廷理筋术只在宫廷内满族人中传承。清政府被推翻后，当时仅存的绰班处御医夏锡武和文佩亭在京开诊，将宫廷理筋术的思想和手法传于后世，才使这项珍贵的技术重见天日。

刘寿山（1904～1980），名泉，字寿山，北京市人，自幼随舅父学习针灸，19 岁时拜文佩亭为义父，得其真传。刘寿山在继承宫廷理筋术传统套路的基础上，充分发扬宫廷理筋术的核心技法"轻、柔、透、巧"，创制了"戳、拔、捻、捋、归、合、顺、散"的治筋八法。日伪期间，刘寿山为防止日伪纠缠，声称手法生疏，不再应诊。1949 年新中国成立后，刘寿山在北新桥宜贞堂重新挂牌应诊。1958 年受聘于北京中医学院，将毕生经验毫无保留地传于后人。其门人有奚达、王育学、孙树椿、孙呈祥、武春发、康瑞廷、马德水等。

孙树椿，男，1939 年出生，河北省蠡县人。孙树椿在继承刘老先生经验的同时，广泛吸收现代医学的成就，将伤科诊断重视的"手摸心会"与组织解剖、影像学检查相结合，避免了治疗的盲目性；在保证疗效的基础上，简化精炼本派手法，强调手法治疗与药物治疗及功能锻炼的有效配合，形成了独具特色的孙氏筋伤学术思想。

（三）杜氏伤科流派

杜氏伤科流派以手法治疗为主，药物及功法锻炼为辅。其治疗特点是擅长运用拇指、手法徐缓稳健。其理筋手法包括分筋理筋法、弹筋拨络法、搀摇升降法、点穴镇定法等。

杜氏伤科流派的创始人为杜自明（1878～1961），满族，1878 年出生于四川成都的一个正骨世家。6 岁随父习练少林武功，在武术方面打下了坚实的基础。经过 16 年的刻苦学习和临床实践，终于掌握了世代家传的理伤正骨技术。1902 年在成都悬壶应诊。新中国成立后，杜自明响应党和政府关于继承发扬祖国医学宝贵遗产的号召，兼职于四川医学院，从事教学工作，培养了多名正骨人才。

杜自明独特的手法由其独女杜琼书传承，杜琼书分别创立了四川省医院、成都中医药大学附属医院、四川省中医药研究院的骨伤科，其弟子、传人遍布北京、四川，形成了著名的杜氏伤科流派。

第三代传人杜麒已 70 岁高龄，他的儿子杜彬和女儿杜好是第四代传人。

（四）吴京铧经筋疗法

吴京铧经筋疗法是从松筋、疗筋、理筋、养筋的角度，多维松解筋结，从根本上恢复经筋的结构和功能。

吴京铧，男，1957年出生于中医世家，1998年毕业于北京中医药进修学院中医专业。吴京铧在深研中医学理论的基础上，潜心研究几近失传的经筋疗法，总结出了独特的"吴京铧经筋疗法"，同时吸纳数名弟子，传授技艺。于2006年创立了深圳市德福康亚健康调理中心，专门从事各类亚健康及疑难杂证的调理与治疗，效果显著，得到了社会的肯定和海内外的赞誉。

二、流派理论基础

伤科按摩主要用于治疗各种软组织病变，即中医所谓的"伤筋"，也称为"筋伤"。凡是由于外力撞击、压迫、牵拉、扭伤，或跌仆闪损，或过劳、体虚等原因引起的人体各个部位的肌肉、肌腱、腱鞘、韧带、关节囊、滑膜囊、筋膜等软组织及部分软骨的急、慢性损伤，均属于伤筋的范畴。

（一）伤筋的病因病理

（1）外界暴力是造成伤筋的主要原因。由于外力的击打、压迫、扭转或跌仆损伤等，可使肢体筋肉发生急性损伤。引起筋肉损伤的外力，有直接暴力和间接暴力两种。直接暴力多发生于外力作用部位，较早出现皮肤青紫、肿胀、皮下瘀血等症状；间接暴力多发生于外力作用以外的部位，症状出现的比较迟缓，有些在外伤后2～3天才会有肿胀和疼痛出现。

（2）久劳也是现代人伤筋的主要原因之一。这类损伤，多由积累性外力所造成。因职业关系，经常在某一单一姿势下过久或过度地操作或运动，最初轻微的损伤不足以致病，长期反复发生多次后，会使局部筋肉组织受累而致伤。《素问·宣明五气篇》所谓"久行伤筋，久坐伤肉"就是此意。久劳所致的筋伤，症状出现比较缓慢，有时外表无特殊变化，但内部筋肉已呈僵硬或筋结状态。如长时间低头劳动所引起的颈部筋肉劳损、长时间使用电脑导致的颈肩部筋伤、网球运动员的"网球肘"、钢琴家的弹响指等皆属此类。

（3）风寒湿邪最易伤筋。《素问·阴阳应象大论》指出："地之湿气，感则害皮肉筋脉。"这类损伤不会引起筋肉断裂，但能使其性质和位置发生异常改变，如筋挛、筋强、筋出槽等。对于已损伤之体，或过度疲劳后，人体正气亏虚，外邪更易内侵，导致筋脉凝滞，气血运行不畅，久而久之，该处筋肉则形成陈旧性损伤，从而引起局部疼痛和功能障碍。如久居湿地引起的腰膝酸软、疼痛；睡卧当风引起的"落枕"；突受风寒湿邪引起的旧伤急性发作等。

（4）体质因素是招致伤筋的内在因素。久病、年老、体弱或平素缺乏锻炼，导致身体素质差，筋肉不够强壮，即使在正常情况下，也可能遭受损伤。这类损伤常无明显外伤史，为非强大暴力所致，症状虽重，但痛点常不明确，常以筋出槽、筋移位的病理改变为主，不会引起筋肉断裂。如弯腰拾物时引起腰部扭伤，打哈欠伸腰时引起腰椎间盘突出症、轻微负重就会闪腰岔气等，均属于此类损伤。

中医学认为，上述原因均可引起经络阻塞、气血凝滞、脏腑失和，从而导致伤筋。《杂病源流犀烛》中说："损伤之患，必由外侵内，而经络脏腑并与俱伤。"《素问·阴阳应象大论》指出："气伤痛，形伤肿"，说明肿、痛是气血损伤的病理反应。由于各种原因导致的经络痹阻不通，气血、津液运行不畅，均可导致局部出现疼痛、肿胀、瘀血等表现。此外，肝藏血、主筋，朱丹溪认为："凡损伤专主血论。肝主血，不论何经所伤，恶血必归于肝，流于胁，郁于腹而作胀痛。"说明损伤瘀血可影响脏腑功能而引起病候，脏腑病变也可以导致伤筋的出现。

（二）伤筋的分类

1. 中医学分类

中医学将伤筋主要分为两大类：筋断和筋不断。筋断是指肌肉或肌腱全部或部分断裂；筋不断是指伤后瘀血、肿痛，功能活动受限，甚至失去原来的位置，即《医宗金鉴》所载的筋歪、筋走、筋翻、筋转等。此外，古代文献中还有筋强、筋粗、筋结、筋缩、筋痿、筋柔等描述。

2. 现代医学分类

伤筋，相当于现代医学的软组织损伤类疾病。

根据损伤的性质，可将伤筋分为扭伤、挫伤和碾挫伤三种。扭伤是指肢体由于外力的扭转、牵拉，或肌肉猛烈收缩，引起肢体和关节周围的肌肉、韧带、肌腱、筋膜、关节囊等损伤或撕裂，多发生于活动极多的关节或关节周围的组织，如四肢关节及颈部、腰部等，可引起关节的微小错缝，古人所谓的筋出槽、筋歪、筋翻和筋走皆属此类。挫伤是指由于外力的击打或撞击等作用于体表，引起该处的皮下组织、肌肉、肌腱等损伤，可发生于人体各个部位，以头部和躯干部挫伤较为严重，其症状以直接受伤部位为主，轻者可见皮下或深部筋肉组织的小血管破裂出血，重者可致筋肉裂伤，甚至伤及经脉、气血和脏腑。碾挫伤是指由于钝性物体推移挤压与旋转挤压作用于肢体，造成的以皮下及深部组织为主的严重损伤，常可形成皮下组织的碾挫伤。

根据损伤的时间，可将伤筋分为急性伤筋和慢性伤筋两类。急性伤筋，即新伤，通常有明确的外伤史，损伤时间一般不超过 2～3 周，不论伤情轻重，均属新伤范畴，新伤局部具有明显的疼痛、血肿、瘀斑、肿胀、功能障碍等症状。慢性伤筋，包括陈旧性损伤或劳损，损伤时间一般超过 2～3 周。陈旧性损伤是由于急性损伤未进行及时、正确的治疗，使损伤组织未能及时得到修复，或虽经过修复但修复不良，导致体内有遗留病灶，常反复发病，引起疼痛不适等；劳损是指长期在单一姿势下劳动，过多或反复地使用某些筋肉组织，形成积累性损伤。陈旧性损伤与劳损在临床表现方面大体相同，均有反复发作、局部变化多不典型、但能找到压痛点的特点；不同的是陈旧性损伤可发生于任何部位，而劳损常发生于关节附近、筋肉附着于骨的部位，如肱二头肌长头肌腱通过肱骨结节间沟处。

（三）伤科按摩对伤筋的治疗作用

伤科按摩疗法具有舒筋活络、活血化瘀、消肿止痛、松解粘连、软化瘢痕等作用，能够使局部组织温度升高而加强血液循环，改善局部营养；提高局部组织痛阈，减轻疼痛刺激；充分拉长紧张或痉挛的肌肉，解除其紧张挛缩，恢复其功能，从而消除疼痛。由此可见，伤科按摩能够直接放松肌肉、促进血液循环、减轻局部疼痛、恢复肌肉功能。

附：十二经筋的循行分布

《说文解字》将"筋"解释为"肉之力也"，指能产生力量的肌肉。《素问·五脏生成篇》称："诸筋者，皆属于节"，认为筋附着于骨而聚集于关节。《灵枢·经脉》指出："筋为刚"，说明筋是一种坚韧刚劲的条束状组织。

十二经筋是十二经脉（十二正经）的外周连属部分，是十二经脉之气结聚于筋肉骨节的体系，包括肌肉、肌腱、筋膜、关节囊、滑膜囊、腱鞘、韧带等软组织。

十二经筋均起自四肢末端，结聚于骨骼、关节，走向躯干、头面。十二经筋循行分布于体表，每遇骨节部位则结聚于此，遇胸腹壁或入胸腹腔则散布成片。除在头、面、胸、腹部分的结合外，十二经筋还循行分布于踝、腘、膝、股、髀、臀、腕、肘、腋、臂、肩、颈等筋肉丰厚或骨节处，有刚筋、柔筋之分。刚筋主要分布于项背和四肢外侧，以手足阳经经筋为主，手三阳经筋起于手指，循臑外上行结于头；足三阳经筋起于足趾，循股外上行结于面。柔筋主要分布于胸腹和四肢内侧，以手足阴经经筋为主，手三阴经筋起于手指，循臑内上行结于胸，足三阴经筋起于足趾，循股内上行结于腹。

（1）足太阳经筋起于足小趾，上行结于外踝，斜向上结于膝，分出两支。在下者向下沿外踝结于足跟，在上者沿跟腱向上结于腘部，其分支结于腨外（小腿肚），上腘内侧，与腘部另外一支合并上行结于臀，向上挟脊到达项；分支入结入舌根；直行者结于枕骨，向上行至头顶，从额部向下，结于鼻；分支形成上睑，向下结于鼻旁，背部分支从腋行外侧结于肩髃；一支进入腋下，向上出缺盆，上结于完骨。又有分支出缺盆，斜向上结于鼻旁。

（2）足少阳经筋起于足第四趾，上结于外踝，沿胫外侧缘上行，结于膝外侧；其分支起于腓骨。向上走大腿外侧，前结于伏兔，后结于骶。直行者，经季胁上行，走腋前缘，系于胸侧和乳部，结于缺盆。直行者，上出腋，过缺盆，行于太阳经筋前方，沿耳后，上额角，交会于头顶，向下走向下颌，上结于鼻旁。分支结于目外眦。

（3）足阳明经筋起于足第2、3、4趾，结于足背，斜向外上盖腓骨，上结于膝外侧，直上结于大转子，沿胁肋向上，连属脊椎。直行者，上沿胫骨，结于膝。分支结于腓骨，与足少阳经筋相合。直行者，沿伏兔向上，结于股骨前，聚于阴部，向上分布于腹部，结于缺盆，上颈，挟口旁，会合于鼻旁，上方合于足太阳经筋为下睑；分支从面颊结于耳前。

（4）足太阴经筋起于足大趾内侧端，向上结于内踝。直行者，络胫骨内踝，沿大腿内侧向上，结于股骨前，聚于阴部，上行向腹部，结于脐，沿腹内，结于肋骨，散布胸中；其在里者，附着于脊椎。

（5）足少阴经筋起于足小趾下边，同足太阳经筋并行于内踝下方，结于足跟，与足太阳经筋会合，向上结于胫骨内踝下，同足太阴经筋一起沿大腿内侧向上，结于阴部，沿脊里，挟膂，上至项，结于枕骨，与足太阳经会合。

（6）足厥阴经筋起于足大趾上边，向上结于内踝之前。沿胫骨向上，结于胫骨内踝之上，沿大腿内侧向上，结于阴部，联络各经筋。

（7）手太阳经筋起于手小指上边，结于腕背，沿前臂内侧缘向上，结于肱骨内上髁的后面，进入并结于腋下；其分支向后走腋后侧缘，绕肩胛，沿颈旁出，行于足太阳经筋前方，结于耳后乳突；分支进入耳中；直行者，出耳上，向下结于下额，上方连属目外眦。另有一条支筋从颌部分出，上下颌角，沿耳前，连目外眦，上额，结于额角。

（8）手少阳经筋起于无名指末端，结于腕背，沿前臂向上，结于肘，绕上臂外侧缘上肩，走向颈部，与手太阳经筋会合。其分支从下颌角处进入，联系舌根；另一支从下颌角上行，沿耳前，连目眦，上额，结于额角。

（9）手阳明经筋起于手食指末端，结于腕背，沿前臂外侧向上，结于肩髃；分支，绕肩胛，挟脊旁；直行者，从肩髃上颈；分支上面颊，结于鼻旁；直行者，上出手太阳经筋前方，上额角，络头部，下向对侧下额。

（10）手太阴经筋起于手拇指上，结于鱼际后，行于寸口动脉外侧，沿前臂向上，结于肘中；沿上臂内侧向上，入腋下，出缺盆，结于肩髃前方，上结于缺盆，下结于胸里，分散过膈，达季胁。

（11）手厥阴经筋起于手中指，与手太阴经筋并行，结于肘内侧，经上臂内侧，结于腋下，向下散布于胁前后；其分支入腋内，散布于胸中，结于膈。

（12）手少阴经筋起于手小指内侧，结于腕后豆骨，向上结于肘内侧，再向上入腋内，交手太阴经筋，行于乳里，结于胸中，沿膈向下，系于脐。

经筋具有约束骨骼、屈伸关节、维持人体正常运动功能的作用。《素问·痿论》云"宗筋主束骨而利机关也"。从整体观念出发，可以说，经筋是一个整体、一个系统，具有以下作用：①束骨、连缀百骸，构成身形支架与形体；②利机关，保证肢体正常运动功能；③维络周身，内安脏腑；④整体调节；⑤反映局部和内脏病候。

三、流派技法

本流派常用的手法包括：点法、按法、推法、抹法、梳法、理法、一指禅推法、搓法、搓法、摩法、抚摩法、擦法、捏法、拿法、捻法、揉法、掐法、拨络法、弹筋法、叩法、摇法、抖法、扳法、拔伸法、旋转法等。现将点法、叩法、拨络法、弹筋法、抚摩法、理法简要介绍如下，其他手法可参阅相关章节。

（一）点法

【操作方法】

点法是用指端或屈曲的指间关节突起部位，着力于治疗部位或穴位，按而压之、戳而点之的一种按摩手法（图4-9）。伤科按摩常用的点法有点按胸骨法、双点肩背法、双龙点肾法、跪点双窝法四种。点按胸骨法是以单手或双手四指自璇玑穴开始逐步向下点按至中庭穴的方法；双点肩背法是将拇指指端置于肩前窝的抬肩穴和肩后窝的臑俞穴，同时用力，相对点按的方法；双龙点肾法是将双手拇指伸直，以指端置两侧肾俞穴，食指扶定身体两侧，两拇指同时对点着力的方法，一般连点 3 次；跪点双窝法是将双手拇指伸直，以拇指指腹置于两侧委中穴，着力点按的方法。

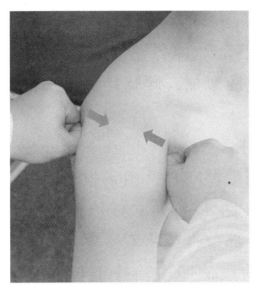

图 4-9　点法

【动作要领】

（1）点按胸骨法应配合呼吸运动，呼气时点按，动作要匀缓有力。

（2）双点肩背法要两拇指伸直，余四指微屈；操作前放松肩部肌肉；点按由表及里，由轻到重，用力以耐受为度；取穴要准确。

（3）双龙点肾法操作时，双手向内、略向上斜、同时着力，戳点对合，由浅入深。

（4）跪点双窝法操作时两指用力要均匀一致，以耐受为度。

【手法作用】

点法具有开通闭塞、活血止痛、解除痉挛、调整脏腑功能、祛散风寒等作用。其中，点按胸骨法能够宽胸利膈、和胃止吐；双点肩背法可通经止痛、祛风活血、解除粘连；双龙点肾法具有强腰壮肾、调补肾气、壮阳健骨、聪耳明目的作用；跪点双窝法可舒筋活络、疏利腰膝。点法常用于治疗脘腹挛痛、腰腿疼痛等病证。

（二）叩法

【操作方法】

叩法是将两手握空拳，用掌根及指端着力，双手交替叩击治疗部位（图4-10）；或以两手空拳的小指及小鱼际尺侧叩击治疗部位；或将双手掌心相对，手掌相合，五指略分，以手的尺侧叩击治疗部位。叩法较击法力量为轻，轻击则为叩，是一种辅助按摩手法。

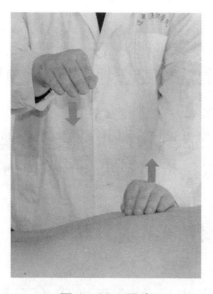

图4-10 叩法

【动作要领】

（1）手法要持续有力，肩、肘、腕放松，以腕部屈伸带动手部叩击动作。

（2）动作要轻快、协调、有节律；用力稳定、轻巧、均匀而有弹性。

（3）叩击频率为每分钟 100 次左右。

（4）手法熟练时，可随叩击动作发出有节奏的"啪、啪"声。

【手法作用】

本法具有舒松筋脉、通经活络、营养肌肤、消除疲劳、祛风散寒、安神定志等作用。适用于全身各部位，主要用于头、肩背、胸及四肢，可辅助治疗各种病证。

（三）拨络法

【操作方法】

拨络法是用拇指强力、快速地沿筋络循行方向横向揉拨，如拨动琴弦般拨动筋络的按摩手法。

【动作要领】

（1）以拇指或食指进行与肌束垂直方向的来回拨动，也可同时用四指的指端拨动肌束或神经干。

（2）动作要快，用力要大，沿筋络循行方向横向拨动。

（3）对严重伤筋伴有肌腱部分断裂者慎用。

【手法作用】

本法具有松解粘连、缓解痉挛的作用，主要用于比较固定的肌束或神经干，或病变肌束有变性、粘连而不能被捏起时。可用于配合治疗颈项、躯干、四肢软组织损伤的病证。

（四）弹筋法

【操作方法】

弹筋法是用拇指与食指、中指，或拇指与其他四指指腹将肌肉或肌腱快速提放的按摩手法。

【动作要领】

（1）以指腹作为着力点，不可用指端用力内掐。

（2）用力要刚中有柔，由轻到重。

（3）每个部位每次提 1～3 下后改用轻揉法，以缓解不适感。

【手法作用】

本法主要用于活动度大的肌束及神经干，对局部神经有强刺激作用，可解痉止痛、松解粘连、舒筋活络、畅通气血。常用于治疗软组织损伤、肌肉酸痛和肌肉痉挛等。

（五）抚摩法

【操作方法】

抚摩法是以手掌和手指掌侧面作为着力点，在按摩部位进行有节律的、或缓慢或快速的抚摩动作的按摩方法。

【动作要领】

（1）抚摩法是按摩开始的准备手法，用力要轻，力量要直达皮下，至局部舒适感或发热为止。

（2）缓慢抚摩法以单手手掌放于治疗部位，轻轻缓慢地进行来回直线或环形抚摩动作。

（3）快速抚摩法是用整个手臂的力量进行抚摩。

【手法作用】

本法能够缓解肌肉紧张，使局部放松，是一种比较轻柔的手法。缓慢抚摩法主要应用于头部，快速抚摩法主要应用于四肢和躯干。

（六）理法

【操作方法】

理法为常用的推拿辅助手法，是用手对肢体进行节律性握捏的按摩方法。

【动作要领】

（1）操作时以一手把持肢体远端，另一手握住近端，通过指掌部用力，由肢体的近端移向远端，循序进行一松一紧的节律性握捏动作；指掌部用力要均衡，体现"握"和"捏"两种力量。

（2）可两手交替操作，也可同时进行。

（3）动作要灵活，握、捏要有节奏，频率稍快，流畅自然。

【手法作用】

本法适用于四肢，具有理顺和调整的作用，常作为结束性手法，以缓解其他手法的过重刺激。

四、技法应用

（一）颈部扭挫伤

【治法】松解粘连，疏经活络。

【手法】推法、点法、捏法、拿法、擦法。

【取穴及部位】压痛点、天柱、风池、颈中、肩井、肩外俞、绝骨、颈项部、肩部。

【操作】推颈部；揉、拨压痛点；点、按压痛点、天柱、风池、颈中、肩井、肩外俞、绝骨；擦、拿、捏压痛点周围；按、揉颈部；捏、拿颈肌、肩部。

（二）颈肩背部及筋膜综合征

【治法】松解粘连，解痉止痛，舒筋活血。

【手法】按法、揉法、一指禅推法、㨰法、搓法、抖法、拿法、拔伸法、扳法、叩法、抹法。

【取穴及部位】风池、肩中俞、肩外俞、天宗、风府、肩井、颈项部、肩背部。

【操作】按、揉风池、肩中俞、肩外俞、天宗；一指禅推颈部；一指禅推、㨰肩背部，以斜方肌为重点；按、揉、搓、抖肩臂部；拿风池、风府、肩井；牵引、拔伸头颈；斜扳颈椎；按、揉颈肩；叩、抹肩背。

（三）肩部扭挫伤

【治法】舒筋活络，缓解疲劳。

【手法】抚摩法、拔伸法、抖法。

【取穴及部位】肩、肘、腕部。

【操作】自肩部抚摩至肘部；一手托患肘，另一手握腕，将肢体缓缓上提，再缓缓下降；抖上肢。

（四）冈上肌肌腱炎

【治法】活血化瘀，舒筋通络，松解粘连。

【手法】揉法、按压法、弹拨法、拿法、擦法。

【取穴及部位】冈上肌。

【操作】按压、揉肩背部冈上肌；弹拨冈上肌；提拿冈上肌；擦冈上肌。

（五）肩峰下滑囊炎（三角肌滑囊炎）

【治法】活血化瘀，消肿止痛，滑利关节。

【手法】按法、揉法、㨰法、擦法、提拿法、弹拨法、推法、摇法、搓法、抖法。

【取穴及部位】阿是穴、肩髃、臑俞、肩前、肩贞、肩髎、肩井、合谷、三角肌、冈上肌。

【操作】急性期：按、揉肩峰下和三角肌；拿肩部；擦三角肌及其周围。

慢性期：擦肩峰下和三角肌；拿、按、揉肩部；弹拨肩峰下和三角肌；摇、搓、抖肩部。

（六）肩关节周围炎

【治法】解痉止痛，活血通络，松解粘连。

【手法】推法、揉法、擦法、拿法、按法、弹拨法、抖法、搓法、抹法。

【取穴及部位】肩井、肩髃、肩贞、中府、天宗、肱二头肌肌腱、肱三头肌长头、胸大肌止点、肩部。

【操作】推、揉、擦肩部；拿、按肩井、肩髃、肩贞、中府、天宗；推按理筋；弹拨肱二头肌肌腱、肱三头肌长头及胸大肌止点；抖肩关节；搓、抹肩部。

（七）肱骨外上髁炎

【治法】舒筋活血，消炎止痛，剥离粘连。

【手法】抚摩法、擦法、揉法、搓法、擦法、弹拨法、推法、理法、按法。

【取穴及部位】缺盆、极泉、肩髃、肩髎、曲池、外关、合谷、上臂桡神经点、前臂背面桡侧、肘部。

【操作】抚摩损伤局部；擦、揉前臂伸腕肌及肱骨外上髁部；搓或擦肱桡关节部；屈肘，充分内旋前臂；伸肘，在牵引下迅速外旋前臂，使肘过伸；托肘之手用力顶推；推肘关节至桡骨小头，弹拨桡骨小头外缘至伸腕肌腱起点；自下向上推、理肘关节处筋肉组织；按压缺盆、肩髃；拨肩髎、极泉和上臂桡神经点；揉压曲池、外关、合谷穴。

（八）肘关节创伤性骨化性肌炎

【治法】舒筋散瘀，松解粘连，通络止痛。

【手法】理法、点法、揉法、搓法、运法。

【取穴及部位】肩髃、曲池、手三里、合谷、上肢、肘部、肩部。

【操作】理上肢；点、揉肩髃、曲池、手三里、合谷；搓腋下至肘部，达前臂；顺势牵引上肢。

（九）桡骨茎突狭窄性腱鞘炎

【治法】舒筋活血，通络止痛。

【手法】按法、摩法、揉法、捏法、按压法、弹拨法、拔伸法、旋转法。

【取穴及部位】压痛点、手三里、阳溪、合谷、上肢。

【操作】按、摩、揉、捏腕部压痛点；按压手三里、阳溪、合谷；弹拨肌腱；固定前臂，拔伸、旋转上肢；拔伸拇指末节。

（十）急性腰扭伤

【治法】疏通经络，活血散瘀，解痉镇痛，分离粘连。

【手法】揉法、点按法、提拿法、推法、揉法、扳法、振法、抖法。

【取穴及部位】腰部压痛点、腰部诸肌。

【操作】揉腰部压痛点；点按腰部痛点；反复提拿腰部诸肌；揉压腰部病变部位；由下而上推、揉脊柱；斜扳腰部；振、抖下肢。

（十一）腰肌劳损

【治法】通络止痛，缓解痉挛，舒筋活血。

【手法】按法、揉法、拨络法、擦法、点法、㨰法、叩法。

【取穴及部位】压痛点、腰眼、肾俞、环跳、委中、承山、腰背部、脊柱旁肌束。

【操作】按、揉腰背；指揉痛点；拨脊柱旁肌束；擦腰部；点腰眼、肾俞、环跳、委中、承山；㨰、叩腰部。

（十二）梨状肌综合征

【治法】祛瘀通络，缓急止痛。

【手法】揉法、按压法、弹拨法、擦法。

【取穴及部位】委中、承山、昆仑、臀部、下肢、梨状肌体表投影区。

【操作】掌根按揉臀部及下肢；指揉委中、承山、昆仑；按压、弹拨梨状肌体表投影区；顺梨状肌走向擦臀部体表投影区。疼痛较重者，配合局部热敷。

（十三）股内收肌损伤

【治法】舒筋通络，活血化瘀，解痉镇痛，剥离粘连。

【手法】推法、揉法、拨法、拿法、点法、提捏法、理法、旋转法。

【取穴及部位】股内侧压痛点、殷门、委中、承山、冲门、阳陵泉、承扶内侧敏感点、大腿后内侧及外侧、臀部。

【操作】掌根或肘揉、压臀部及大腿后内侧；拨、拿大腿后内侧筋肉；点、拨承扶内侧敏感点；点压殷门、委中、承山；掌推大腿内侧至近腹股沟处；揉、拨股内收肌耻骨附着区至股内侧中下部；拿、提捏、弹拨内收肌肌腹；推、理损伤筋肉；回旋、屈伸下肢；指揉、拨阳陵泉；大鱼际压放冲门。

（十四）膝关节侧副韧带损伤

【治法】活血散瘀，消肿止痛。

【手法】滚法、揉法、拿法、点按法、摇法、拔伸法、推法、理法、捻法。

【取穴及部位】血海、阴陵泉、阳陵泉、足三里、膝部。

【操作】内侧副韧带损伤：滚、揉、拿膝关节周围；轻摇小腿；拔伸膝部；推、捻伤患处；理、揉、捻膝部患处。

外侧副韧带损伤：摇小腿；拔伸膝部；屈曲髋、膝关节；向膝内侧按压，拔伸患肢；理、揉、捻膝部患处。

（十五）膝关节半月板损伤

【治法】消肿止痛，活血散瘀。

【手法】按法、揉法、搓法、推法、理法。

【取穴及部位】痛点、膝阳关、外膝眼、阳陵泉、气冲、曲泉、膝阳关、内膝眼、阴陵泉、冲门、膝部。

【操作】按压外侧半月板痛点；内收、外展、旋小腿，并迅速伸直膝关节；轻揉、搓膝关节两侧；推理、按压膝关节间隙至两侧半月板边缘；缓慢屈、伸膝关节。

外侧半月板损伤，加按压膝阳关、外膝眼、阳陵泉、气冲穴。

内侧半月板损伤，加按压曲泉、膝阳关、内膝眼、阴陵泉、冲门穴。

（十六）踝关节扭伤

【治法】活血散瘀，消肿止痛。

【手法】摩法、搓法、推法、揉法、拨法、搓法。

【取穴及部位】阳陵泉、足三里、绝骨、承筋、承山、昆仑、踝部、小腿部。

【操作】推摩足前部，搓患处周围；推、揉患处筋肉；内翻伤足；轻揉踝部；拨阳陵泉，揉、压足三里、绝骨、昆仑；拿承山穴；伸屈踝部；搓、摩患处。

（十七）跗管综合征

【治法】行气活血，舒筋通络，祛瘀止痛。

【手法】推法、揉法、拨法、擦法、按法、拔伸法、摇法。

【取穴及部位】承筋、承山、阴陵泉、三阴交、太溪、照海、水泉、然谷、踝管部、小腿部、足部。

【操作】推、揉小腿内后侧至踝管下部；拨踝管及踝管内的神经、肌腱；擦踝管；按压承筋、承山、阴陵泉、三阴交、太溪、照海、水泉、然谷；拔伸、摇踝关节；背伸、跖屈、内翻、外翻踝关节。

（十八）跖腱膜劳损

【治法】舒筋活血，通络止痛。

【手法】推法、按法、揉法、弹拨法、拔伸法、摇法、搓法。

【取穴及部位】阴谷、阴陵泉、筑宾、三阴交、太溪、照海、然谷、足跟部、足底部、小腿部。

【操作】推足掌至小腿中部；揉、拨病变局部；擦足跟与足心；按、揉阴谷、阴陵泉、筑宾、三阴交、太溪、照海、然谷穴；拔伸踝关节，摇足；搓跖趾关节至足跟。

第三节 正骨按摩流派

正骨按摩（推拿）是通过使用正骨手法恢复骨与关节的正常解剖位置的推拿方法，主要用于伤骨（包括骨折和脱位）的治疗。

正骨按摩在我国有着悠久的历史，早在周代就已有专治骨折的医生，在其发展过程中，广布民间，分派庞杂。现存的正骨按摩流派多由明清时期的派别承袭、演化而来。

一、流派渊源

（一）平乐郭氏正骨流派

平乐郭氏正骨是我国正骨按摩流派中重要的一支，起源于清朝乾隆、嘉庆年间，迄今已有200年的历史，其创始人为河南洛阳平乐郭氏家族第十七代郭祥泰。关于郭氏正骨的起源，传说不一。

传说一：明末举人祝尧民，号薛衣道人，得仙授，而成一位神医，折胫断肱，应手而愈。某日此君过平乐村，郭祥泰待之甚厚，无以为报，遂传其秘术作为报答。

传说二：孟县遭灾，同姓道人郭益元逃难至平乐，饥寒交迫而病倒路旁。恰逢郭祥泰经过，将其救起，并留住在家中，悉心照顾。郭益元幸免于难，为感念郭氏的救命之恩，遂授其正骨奇术。

传说三：一位擅医骨伤的武林高僧，北上经平乐村，贫病交加，困厄于平乐。郭祥泰遇之，好心收留，悉心疗疾，百般照顾。高僧病愈离别时，传授郭祥泰正骨医术和医书作为报答。郭祥泰潜心钻研，终习得正骨医术，经反复实践，遂成远近闻名的正骨名医。

以上均为民间传说，无从考究。但不管传说如何，都反映了郭祥泰仁厚的品德和精湛的医术。郭祥泰晚年时，将正骨医术传授于长子郭树楷和侄子郭树信。郭树楷传授于其子郭鸣岗，郭鸣岗传其侄郭耀堂；郭树信传其子郭贯田。郭贯田，字寸耕，在继承家传医术基础上，总结经验，深研医理，为郭氏正骨的发展奠定了坚实的基础。

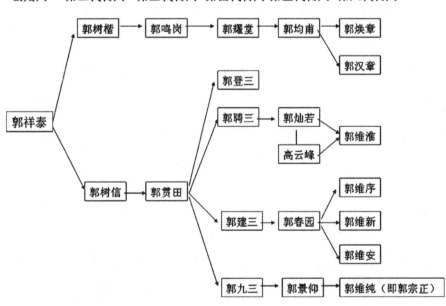

图 4－11　平乐郭氏正骨流派传承图

郭贯田之子登三、聘三、建三、九三，子承父业，均为当世名医。郭聘三传其子郭灿若，郭灿若传于其妻高云峰，高云峰传其子郭维淮，郭建三传其子郭春园。此外，郭氏正骨传人郭均甫学习正骨术于郭鸣岗和郭耀堂；郭汉章学习正骨术于郭耀堂、郭均甫、郭灿若、高云峰；郭宗正、郭维新学习正骨术于高云峰；郭焕章学习正骨术于郭均甫。由此，平乐郭氏正骨形成流派。

郭宗正，平乐郭氏正骨第六代传人，现年 96 岁，是平乐郭氏正骨医术的集大成者。1988 年，76 岁的郭宗正创办了洛阳平乐正骨学校，近 20 年时间，培养了正骨医生 2000 余人，使平乐郭氏正骨流派不断发展、壮大（图 4 - 11）。

（二）罗氏正骨流派

河南省夏邑县罗楼村的罗氏家族是一个祖传的正骨世家，已有 300 多年的历史，世代单传，以手法轻、诊断准、见效快闻名于世。

罗有明生于 1904 年，从小在祖母陈氏身边长大，她聪明伶俐、刻苦好学，被老祖母选为接班人，成为罗氏正骨第五代传人。祖母的严格教导和悉心培育，使罗有明掌握了祖传技艺，迅速成长起来。她 10 岁就帮奶奶为人看病，16 岁开始独立行医，直至 97 岁歇诊，是公认的行医时间最长、治愈患者最多的正骨大师。

旧社会的农村，女性没有名字，罗有明 18 岁嫁与王治忠，随夫姓叫王罗氏。后王治忠在江西参加了红军，于 1947 年，把罗有明接到延安，从此罗有明作为后方救护人员跟随部队南征北战。1948 年，王治忠随部队调往北京，驻在双桥镇，罗有明就在双桥镇 252 医院当了一名骨伤科医生。因为她医术高明，医德高尚，但没有名字，"双桥老太太"作为她的代号广为流传。20 世纪 50 年代中期，周恩来总理给她起名"罗有名"，罗老太太为人谦虚，把"有名"改成了"有明"。

罗有明将其祖传秘技传于其子罗金殿、侄子罗金官。罗金殿、罗金官作为罗氏正骨家族的第六代传人秉承了祖传医术的精髓，并不断加以总结与提高，使罗氏正骨走向了科学化、理论化、系统化。现罗氏正骨第七代传人罗素兰、罗素霞、罗勇、罗伟均就职于"罗有明骨伤科医院"。

此外，罗有明突破了罗氏正骨绝技不外传的家规，通过举办进修班、急训班等，将祖传绝技广为传播，单是国内弟子就有 4000 余人，使罗氏正骨成为我国正骨按摩流派中最兴盛的分支之一。

（三）西关正骨流派

西关正骨形成于明清之际而盛行于明末清初，有近300 年的历史。20 世纪 20 年代，西关正骨涌现出了黄飞鸿、何竹林、李广海、蔡荣、霍耀池等一大批骨伤名家。他们薪火相传、继嗣授徒，使西关正骨绵延不断，形成了独特的西关正骨学术流派。

黄飞鸿（1856～1925），广东南海县简村堡禄舟村人。黄飞鸿出身于武术世家，5 岁随父亲黄麒英习武学医，12 岁便在西关及佛山等地习武售药，后随黑旗军将领、抗法名将刘永福参加中日甲午战争，驻守台南。从台湾返回后，黄飞鸿在西关仁安街宝芝林设馆授徒，培育了许多武术、医技人才。其传人有林世荣、莫桂兰、邓秀琼、邓方等。

何竹林（1882～1972），广东南海县九江区河清乡人。何竹林的父亲何良显，精通武术，擅长骨科，以行医为业。何竹林少时随先辈习武学医，先后师从胡贤拳师和少林派和尚。1901 年，何竹林寻师访友，博采众长，几年后回穗设馆开业。新中国成立后，就职于广州中医学院、广东省中医院、广州中医学会。何竹林行医任教 70 余年，治愈患者无数，其门生遍及全国，传人有何应华、何超常、何应基、何应权、何应璋、何应衡、何德光、何艳芬、胡道明、马惠周、高北海、魏征、何兆康、钟培鉴、苏锦星、黄宪章、岑泽波、张贻锟等。

李广海（1894～1972），广东佛山栅下茶基人。李广海之父李才干曾得金山寺智明和尚真传，善治跌打刀伤，为清代名医。李广海自幼聪颖过人，勤奋好学，在父辈的影响下，从童年起便攻读中医经典著作，14 岁时就随父临床学医，20 岁时继承父业，独立出诊。李广海擅治筋伤骨折、枪炮弹伤及烫火伤，敢于革新，将生物力学运用于骨科临床。李广海的子孙继承了祖业，使其家传技艺后继有人。李广海传人有李家刚、李家裕、李家达、陈渭良、马镇松、陈柏森、吴永良、莫益汪、元日成、李国韶、李国准、李国理等。

蔡荣（1921～1980），广东海康县人。蔡荣生于伤科世家，1947 年大学毕业，秉承家学，在西关设跌打骨伤医馆"普生园"，远近闻名。蔡荣擅长非手术疗法，他所创的"万花油"风行中外。其传人有陈基长、张恃达、曾昭铎、何振辉、何晃中、黄关亮、彭汉士等。

霍耀池（1892～1970），广东顺德县伦教镇鸡洲乡人。霍氏 12 岁师从山东梅花螳螂门鲍光英习武学医，10 年苦学，得鲍师真传，成为文武医兼通的名家。1941 年，霍耀池在广州西关设医馆，广授门徒，其传人有霍明彬、霍明光、霍明东、欧潜云、严孝良、潘孝涛、佘志安、霍子儒、黄孝泉、梁秉坤、李存锡、李仁杰、李长运、梁环龙等。

西关正骨流派的特点为西关正骨"三绝"，即整复理伤、杉皮夹板和百年名药，其传人们在秉承前辈正骨经验的基础上，注重吸收现代医学解剖学知识，使西关正骨流派进入一个新的历史阶段。

（四）何氏正骨流派

何氏正骨起源于蒙古族传统骨伤科。据记载，何氏骨科由先辈特呼尔氏创立，迄今已有 300 余年的历史。特呼尔氏系镶蓝旗，为蒙古族医武世家，每代均有人在军中担任医官。何氏先辈随军转战，广泛接触满、汉文化，逐渐将蒙、满、汉传统骨伤科及其武学融为一体，至第四代传人何仁甫，开始吸取西医学长处，独树一帜，自成体系，于 20 世纪上叶发展成为我国著名的正骨学派之一。

何仁甫（1895～1969），字同良，号白玉山人，是何氏骨科第四代传人。何仁甫自幼随父亲何兴仁学医习武，中学毕业后进入成都春熙路基督教青年会学习英语，后被推荐到华西协和医院（今华西医科大学）学习西医学，先后师从开长斋、春三爷、徐寿仙学习蒙、满、汉医术。

何仁甫之长子何天祥、四子何天佐、五子何天祺自幼随父学医，为何氏正骨第五代传人。何天祥之子何浚治为何氏正骨第六代传人。第五代传人与第六代传人在全面继承何氏骨科精髓的基础上，注重与现代医学相结合，将何氏骨科推到了一个新的高度。

（五）梁氏正骨流派

梁氏正骨是名誉古今的山东祖传正骨派系之一，已有300年历史的老字号"德兴堂"就是它的重要标志。

梁氏正骨的创始人梁瑞图，字增生，号莲峰，曾因安驾过乾隆皇帝而受到御赐重赏，所居村庄也更名为"安驾庄"。地方史志记载："清乾隆元年，安驾庄人，开设德兴堂药店，精岐黄，发明接骨术，创制接骨膏，成为闻名于东北、华北各省的梁氏接骨术，其效实过西洋人，世传遗术，远近赖之。"

梁氏正骨世代相传，先后传于第二代传人梁毓华、第三代传人梁胜泉、第四代传人梁桂荣、第五代传人梁荫庚。至第六代传人梁洪勋，关闭"德兴堂"，将祖传秘方献给国家，并培养了千余名学生，形成了梁氏正骨学派，为继承和发扬梁氏正骨作出了突出的贡献。

第七代传人梁振兴为梁洪勋长子，1941年出生。梁振兴在全面、系统继承梁氏正骨经验的基础上，不断创新，擅长使用灵活多变的整骨手法配合轻便稳妥的外固定来治疗新旧复杂性骨折。2004年梁振兴创办了"德兴堂梁氏正骨研究所"，实现了弘扬梁氏正骨的梦想。

（六）凤阳门正骨流派

凤阳门正骨流派创始于元末明初。"凤阳门"本是由明太祖朱元璋命名的一个武术门派名称。在朱元璋扫荡群雄的战争中，凤阳门弟子常救治受伤的将士，并逐渐总结出了一套简单有效的治疗骨折损伤的手法。朱元璋称帝后，开设接骨科（后改为正骨科），多由凤阳门弟子任职，由此凤阳门不断发展完善，逐渐形成了独具特色的正骨流派。

但是凤阳门正骨流派在明代医著中并未见论述，仅辗转流传于民间。尽管如此，凤阳门正骨自创始人徐达之后，仍代有传人。至20世纪40年代，其第二十三代传人唐山觉渡海到台湾，凤阳门正骨流派开始在台湾发展、壮大起来。唐山觉将其衣钵传于入门弟子郑福山，并嘱郑福山要把凤阳门正骨技术传回中国大陆。1996年，第二十四代传人郑福山在北京将凤阳门绝技传于中国大陆第一个弟子佟乐康，并著有《明代宫廷御医骨科秘籍——凤阳门正骨千手大法》，以传承本派技法。

（七）其他流派

顾氏伤科为清初顾士圣所创。顾士圣早年承袭少林寺派，医武兼修。顾氏正骨注重柔、拔、捏、合，整复脱臼强调理、捺、端、入。后传于其子顾子兴，再传于顾传贵。至第五代传人顾风来，传医弃武，著《顾氏医录》传世。第六代传人顾杏元、顾杏庄、顾杏春、顾杏林，第七代传人顾仁瑞、顾仁生。顾氏伤科前六代无外姓门人，自1950年起，始收门生广传其术，至今已传至第八代。

郑氏骨科为我国著名武术家郑怀贤所创。郑怀贤（1897～1981），河北安新县人，出生于武术世家，14岁拜李而清为师习武学医，先后师从孙禄堂、魏金山学习武功兼习骨伤医疗技艺，使其医术医理趋于系统完善。1958年后郑怀贤专门研究骨科，继承传统医学和民间经验，整理出颇具特色的"郑氏"正骨按摩手法，并广传技艺，培养了大批的骨科人才。

此外，还有成都杨氏正骨、保定陈氏正骨、长春谭氏正骨、天津常氏正骨、海城苏氏正骨、含山戴氏正骨等派别。

二、流派理论基础

虽然正骨按摩流派众多，多为祖传手法，但究其根本，都是在中医基础理论的指导下形成，结合现代生理学、病理学知识发展、完善的。

（一）中医学对伤骨病机的认识

伤骨包括骨折、脱位，多由直接暴力或间接暴力所引起。伤后可出现出血、肿胀、疼痛、关节活动功能障碍；此外，因骨折断端位置的改变还可见畸形、异常活动、骨擦音；或因关节脱位，使附着之筋因紧张而出现弹性固定。因筋附于骨，所以伤骨不会是单纯性孤立的损伤，伤骨必然伤筋。

筋骨的损伤必然累及气血。气为血帅，血为气母，气血相辅相依，循环全身，周流不息，外可充养皮肉、筋骨，内可灌溉脏腑，温煦肢体，维持人体正常的生命活动。若气结则血凝，气迫则血走，气虚则血脱；反之，血凝则气滞，血虚则气虚，血脱则气亡。如《杂病源流犀烛》曰："跌仆闪挫，卒然身受。由外及内，气血俱伤病也。"《医宗金鉴·正骨心法要旨》也说："跌打损伤之证，专从血论，须先辨或有瘀血停积，或为亡血过多。""皮不破而内损者，多有瘀血；破肉伤胭，每致亡血过多。"《素问·阴阳应象大论》中说："气伤痛，形伤肿"，故伤骨可见局部肿胀、疼痛，关节活动功能障碍。

筋骨损伤早期，脉络受损，或出血，或血瘀气滞；损伤中期，出血已止，但气血俱损，或气血不和，经络不通，瘀血未消；后期久病体虚，累及肝肾。《灵枢·经脉》篇曰："肝者筋之合也，筋者聚于阴气，而脉络于舌本也。故脉弗荣则筋急。"《素问·上古天真论》曰："肝气衰，筋不能动。"肝藏血、主筋，肝血盛则筋柔，肝血亏则筋挛。肾藏精、主骨生髓，肾精盛则骨强，肾精亏则骨弱。故肝肾精血充盛，则筋骨强健，损伤后修复较快；肝肾精血虚衰，则筋骨衰弱，损伤后修复较为迟缓。

（二）现代医学对骨折和关节脱位的认识

1. 骨折

骨折是指由于外伤或疾病（如骨结核、骨髓炎、骨瘤等）导致骨出现部分或完全折断。由于外伤或暴力事故所导致的骨折最为常见，在受伤的局部可产生疼痛、肿胀和瘀血，肢体功能部分或全部丧失，严重时可产生畸形，如旋转、缩短、扭曲等，移动患肢偶尔可听到骨擦音。由骨病所造成的骨折，除骨折外，还表现有休克、软组织损伤、出血等。

骨折发生后 6~8 小时，骨折局部血肿凝结成块，骨折断端逐渐缺血坏死。随着毛细血管的增生和成纤维细胞、吞噬细胞的入侵，血肿逐渐机化，形成肉芽组织，进而演变成纤维结缔组织，初步连接骨折断端，这个过程在骨折后 2~3 周内完成。骨折端内、外的骨组织亦会逐渐骨化，形成新骨，新骨不断增多，并逐渐向骨折端生长、会合，形成骨痂；同时，骨折断端和髓腔内的纤维组织逐渐转化为软骨，软骨组织逐渐骨化，在骨折处形成骨痂，两部分骨痂会合后，不断钙化，逐渐加强，当能够抵抗肌肉收缩及剪力和旋转力时，骨折达到临床愈合，整个过程约4~8周完成；骨痂中坏死的骨组织不断被清除、替代，在骨折部位逐渐形成骨性连接，恢复骨的正常结构，骨折的痕迹消失，约8~12周完成。

反复多次的手法复位，可损伤骨折局部的软组织和骨外膜，不利于骨折的愈合。此外，骨折行牵引治疗时，牵引力过大，可造成骨折断端的分离，导致骨折延迟愈合或不愈合。

2. 关节脱位

关节脱位，又称脱臼，是指组成关节的关节面失去正常的对合关系。

依据形成脱位的原因不同，可分为3种：①由创伤引起的关节脱位，称为外伤性脱位，多见于肩、髋、肘、下颌关节；②由病变破坏引起的关节脱位，称为病理性脱位；③因胚胎期关节发育不全而引起的关节脱位，称为先天性脱位。

依据关节脱位的程度不同，可分为两种：①关节面完全失去正常的对合关系，称为完全脱位；②关节面部分失去对合关系，称为半脱位；4岁以下小儿的桡骨头发育不全，环状韧带松弛，易受到牵拉而发生半脱位。

关节脱位后，主要表现为局部疼痛、肿胀、畸形、功能障碍。治疗以手法复位为主，切忌粗暴。复位后制动3周，开始进行主动运动，同时辅以轻柔的被动运动，以恢复肌力和关节的活动能力，切忌暴力被动推拿。

三、流派技法

（一）摸法

【操作方法】

传统正骨八法之一。《医宗金鉴》曰："摸者，用手细细摸其所伤之处。"摸法即古人所说的"手摸心会"，是用手指仔细地摸按受伤部位，依靠手指的感觉，辨别损伤情况的一种方法。常用的摸法有指腹按压法、指压捋摸法、指压摇摆法和双拇指压按法。

【动作要领】

（1）用手细细触摸所伤之处，先轻后重，从远到近，由浅入深，两头相对。主要诊断和确定骨折断端在肢体内的方位。同时需配合 X 线检查。

（2）指腹按压法是医者用一手握住患者伤部远端，用另一手拇指指腹或拇指、食指、中指三指的指腹置于伤处，轻轻用力下压。按压时应由伤处远端开始，逐渐移向伤处，用力大小据病情和损伤部位而定，并仔细观察患者反应。

（3）指压捋摸法是医者用一手握住患者伤肢远端，用另一手拇指指腹与食指第二节和末节指骨的桡侧面相对，形成钳形，置于骨体前后或内外两侧处，自上而下顺骨体进行捋摸。操作时，两手指用力要均匀。

（4）指压摇摆法是医者用一手的拇指和食指相对按压伤处，另一手握住患者伤处骨体远端部分，轻轻上下摇动。手法要轻柔，摇摆幅度不要太大。

（5）双拇指压按法主要用于检查肋骨骨折。操作时，医者将两手的手指自然张开，两拇指指端相对，分别置于患者肋骨伤处两侧，一侧拇指先轻轻向里用力，按压肋骨，当感到肋骨被压向里时，慢慢放松，使之复原，放松的同时另一侧拇指轻轻用力向里按压肋骨，反复数次。按压时用力不能太大。

【手法作用】

摸法是最常用的骨科检查方法，主要用于诊断和确定骨折断端在肢体内的方位；同时配合 X 光片，按照片中显示的骨折部位和移位方向，用各种不同的整骨手法，达到知其体相，认其部位，一旦临证，机触于外，巧生于内，手随心转，法从手出。

指腹按压法是骨科检查的首要手法，主要体察指下有无肿胀、压痛和凹凸不平等；指压捋摸法主要体察骨体有无凹凸不平和剔手感，或骨干有无弯曲变形，或用于检查骨折整复后复位是否良好；指压摇摆法主要体察骨体有无异常活动或骨擦音，用于检查四肢部位的骨折；双拇指压按法主要用于检查肋骨骨折。摸查时需注意观察患者有无疼痛，体察有无骨异常活动和骨擦音。

（二）接法

【操作方法】

传统正骨八法之一。《医宗金鉴》曰："接者，谓使已断之骨，合拢一处，复归于旧也。"（图 4 - 12）按照骨折的畸形情况，接法可分为抵接法和折接法（又称反折法或折顶法）两种。

【动作要领】

（1）抵接法是用双手分别握持骨折处两端，两拇指分

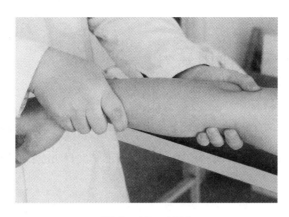

图4-12　接法

别抵于骨折成角畸形的顶端，两手拇指与其余四指同时向相反方向用力。

（2）折接法是用双手分别握持骨折处两端，同时用力，加大断端成角，使同一侧面的骨皮质紧紧相靠，以夹角的顶点作为抵顶的支点，徐徐而稳妥地折回。

【手法作用】

接法的主要作用为矫正畸形，对合骨折断端。其中，抵接法适用于整复轻度成角畸形的骨折，如前臂单纯骨折；折接法适用于整复成角畸形而分离的骨折，或四肢长骨骨折侧方移位稍有重叠者，临床应用较少。

（三）端法

【操作方法】

传统正骨八法之一。《医宗金鉴》曰："端者，或用两手一手，擒定应端之处，酌其轻重，或从下往上端，或向上托，或直端、斜端也。"端法是指端托肢体或下陷之骨，纠正前后错位、下陷骨端，使其恢复原有位置。

【动作要领】

（1）两手或一手拿定应端之处，从下向上或从外向内端托。

（2）不可突然使用暴力。

【手法作用】

端法的主要作用是复位骨折、关节脱位及伤筋。如四肢骨折时，端送远端凑近端；肩关节脱位时，端托肱骨头，使其复位。

（四）提法

【操作方法】

传统正骨八法之一。《医宗金鉴》曰："提者，谓陷下之骨，提出如旧也。其法非一，有用两手提者，有用绳高处提者，有提后用器具辅之不至仍陷者，必量所伤之轻重浅深，然后施治。"提法是用手或借助工具，将陷下之骨提出、还原的方法。

【动作要领】

（1）用双手拇指在骨折突出处一端用力向下挤按，两手其余四指提起下陷的骨折另一端，并向上端提。

（2）手提法需要助手用手从高处紧握患者双臂，用力将患者提起，使其双脚离地、悬空，按摩师按压错位处以复位，复位后予以固定。

（3）布巾兜提法是用双脚踏于患者双肩上，用布巾兜住下颌及枕骨后部，并作结，交于两耳部，系于施术者颈部，施术者用双手向上提拉，同时双脚向下踏，拔伸、牵引，徐徐用力以复位脱位关节。

【手法作用】

提法具有整复脱位、纠正错位的作用，常用于骨干骨折的侧方移位、胸腰椎压缩性骨折及颈椎半脱位等疾患，多用于肱骨干和前臂单根骨折。手提法主要用于整复脊椎错位；布巾兜提法主要用于整复颈椎脱位。

（五）按法

【操作方法】

传统正骨八法之一。《医宗金鉴》曰："按者，谓以手往下抑之也。"按法是用手指或手掌面作用于治疗部位，逐渐用力下压的手法，有指按法和掌按法之分。

【动作要领】

参见第三章第一节内容。

【手法作用】

按法具有活血祛瘀、疏松筋脉、温中散寒的作用。指按法适用于全身各部经穴，具有解痉止痛、温经散寒的功用，主治疼痛、癥闭等；掌按法适用于腰背部、腹部等较为平坦而体表面积大的部位，主治脊柱侧突、腰背疼痛、脘腹疼痛等。

（六）摩法

【操作方法】

传统正骨八法之一。《医宗金鉴》曰："摩者，谓徐徐揉摩之也。"摩法是用手指指面或手掌根或大、小鱼际或全掌着力于体表治疗部位或穴位进行环旋而有节律的抚摩动作。一般可分为指摩法和掌摩法两种。

【动作要领】

参见第三章第一节内容。

【手法作用】

参见第三章第一节内容。

（七）推法

【操作方法】

传统正骨八法之一。《医宗金鉴》曰："推者，谓以手推之，使还旧处也。"推法是用拇指或手掌或其他部位着力作用于穴位或治疗部位，进行直线或弧形移动。

【动作要领】

用双手拇指与食指、中指、无名指三指分别置于骨折的远端和近端前后侧或左右侧用力推拉，推远拉近，使骨折复位。

【手法作用】

本法具有活血通络、散瘀消肿、解痉止痛的作用，常用于肱骨髁上骨折、肱骨外髁颈骨折和股骨髁上骨折等。

（八）拿法

【操作方法】

传统正骨八法之一。《医宗金鉴》曰："拿者，谓两手一手，捏定患处，酌轻宜重，缓缓焉以复其位也。"拿法是用拇指和食指、中指二指或其余四指相对用力，提捏或揉捏治疗部位。

【动作要领】

参见第三章第一节内容。

【手法作用】

参见第三章第一节内容。

（九）卡法

【操作方法】

又称"卡压法"或"卡按法"。指用拇指与食指钳住伤损部位，促使破碎离位的骨片归复原位，并牢固地卡附于主骨之上，不再移位。

【动作要领】

（1）逐渐增加拇指与食指对合的力量。

（2）对重叠错位的骨片，应先行牵拉，后用卡法平复骨折断端，并适当固定。

（3）固定前应缓缓松手，防止卡好的骨片再次弹出而错位。

【手法作用】

卡法主要用于整复骨折，适用于骨折后有即将分离、劈裂的骨碎片者，或骨折断端重叠错位者。

（十）挤法

【操作方法】

挤法又称"夹按法"，是用指或掌的对合力，在治疗部位对称用力挤压，使移位对合的正骨手法。

【动作要领】

（1）可用单手手指或双手掌一松一紧挤而压之，挤而合之。

（2）治疗部位不同，挤压用力不同，用力要对称、缓慢、持续。

【手法作用】

挤法具有调和阴阳、活血止痛、通经活络的作用。适用于掌、指（或跖趾）骨折与脱位、髌骨骨折移位及其四肢长管骨折侧方移位而无重叠者，也常用于治疗腱鞘囊肿等软组织疾病。

（十一）分法

【操作方法】

分法是从卡法和挤法衍化而来的一种手法，是用单手或双手拇指置于治疗部位，利用并列两骨之间的间隙，借助指力与物体施加压力，以保持骨间隙组织的持续张力。

【动作要领】

（1）以指腹在治疗部位进行上下、左右、前后分开分推的动作。

（2）在治疗部位按顺序、均匀施以持续而和缓的分推。

（3）起手时用力稍重，分推时逐渐减轻。

（4）用双手拇指及食指、中指、无名指三指，由骨折的前后侧用力夹挤，使骨间膜紧张、靠拢的骨折断端首先分开，使远近骨折端相互对峙，各自稳定。

【手法作用】

分法具有调和阴阳、通经活络、活血散瘀、解郁散滞的作用，对于两个以上并列骨骨折以及多段骨折是必不可少的手法之一，主要用于治疗骨折、关节脱位、软组织损伤粘连、瘢痕、痉挛、增生等，如前臂尺、桡骨骨折。

（十二）牵法

【操作方法】

牵法即"牵引法"，是指在伤处上、下两端用力作持续性对抗牵拉，或借助器械牵拉，使骨折复位。

【动作要领】

（1）按照"欲合先离，离而复合"的原则，开始时，将伤肢保持在原来的位置。

（2）沿肢体纵轴，由远及近作用于骨折段，用相反方向的力量拔伸，作对抗牵引。

（3）手的力量不足时，可配合软绳或布带等牵引复位。

【手法作用】

牵引法可矫正短缩移位及其重叠移位，恢复肢体长度，多用于四肢和腰部疾患，如骨干斜形骨折，可用持续牵引法。但若牵引不当，可致骨折断端分离，长时间的断端分离，会使局部肌肉失去回缩弹力，骨折难以愈合，应予以注意。

（十三）旋转法

【操作方法】

旋转法是指回旋转动肢体，用以矫正骨折两断端的旋转畸形，即采用与旋转力"反旋"的手法达到整复目的。

【动作要领】

医者以一手握住骨折近端，另一手握紧骨折远端，向中心用力旋转，使骨折复位。

【手法作用】

旋转法可整复脱位、复位骨折，适用于四肢长管骨折而旋转畸形者，常用于肱骨干中下段骨折和儿童胫骨中下段骨折。

（十四）回旋法

【操作方法】

回旋法是借助肢体杠杆力，采用与脱位过程相反的顺序进行复位的手法。

【动作要领】

（1）双手分别握住远、近骨折端，按原来骨折的移位方向逆向回旋，使断端相对。

（2）复位顺序与脱位过程相反。

（3）动作要柔和，不可使用暴力，以免引起骨折或加重软组织损伤。

【手法作用】

回旋法主要用于矫正背向移位的螺旋形骨折、斜形骨折和软组织嵌入骨折。

（十五）捺正法

【操作方法】

捺正法是骨折复位手法的主要手法之一，是以手指直接用力，作用于骨折断端按捺平正的方法，常用的有错对捺正法、正对捺正法、反折捺正法。错对捺正法是将两手分别置于远、近骨折端接近骨折线处进行挤压；正对捺正法是将两手置于骨折端同一水平面两侧，相对挤压；反折捺正法同折顶法。

【动作要领】

（1）侧方移位者应以手指直接用力，作用于骨折断端，按捺平正；前后侧移位者以提按为主；内外侧移位者用端挤手法。

（2）操作时，凹陷者予以端提，突起者予以挤按。

（3）用力要适当，方向确定，部位确实，着力点在骨折断端。

【手法作用】

捺正法主要用于矫正骨折移位。错对捺正法用于矫正横形和短斜形骨折的侧方移位；正对捺正法用于长斜形骨折或螺旋骨折，两骨折面间有裂隙，未紧密接触时；反折捺正法用于矫正重叠移位畸形。

（十六）屈伸法

【操作方法】

屈伸法是一手握住远端肢体，另一手固定关节部位，使关节沿冠状轴进行运动的手法，可分为单纯屈伸法、屈转伸法和伸转屈法。屈转伸法是先极度屈曲关节，再突然使该关节极度伸直的方法；伸转屈法是先极度伸直关节，再突然使该关节极度屈曲的方法。

【动作要领】

（1）单纯屈伸法动作要缓慢、均衡、持续有力；使关节沿冠状轴运动。

（2）屈转伸法和伸转屈法两手要协调用力，关节先极度屈曲（伸直），再突然极度伸直（屈曲）。

（3）操作前要检查被动关节活动范围，用力须恰到好处，避免粗暴推扳。

【手法作用】

屈伸法具有活血通络、散结止痛、松解粘连等作用，适用于各种伤后所致的关节伸屈及内收外展的活动障碍、关节强直、筋肉挛缩、韧带及肌腱粘连等，多用于肩、肘、腕、膝、踝等部位的关节。单纯屈伸法可用于各关节，加大关节的屈伸运动幅度；屈转伸法主要用于治疗关节伸直（背伸、后伸）功能受限；伸转屈法主要用于治疗关节屈曲功能受限。

（十七）蹬拉法

【操作方法】

蹬拉法是以足蹬、手拉治疗部位，并向相反方向用力，使筋顺、关节归位。

【动作要领】

（1）操作前，需使治疗部位充分放松。

（2）足、手配合协调，用力均匀，避免使用暴力。

（3）也可以先持续牵拉，然后再向相反方向施力。

【手法作用】

蹬拉法具有活血止痛、理筋复位、消肿散瘀的作用，可用于治疗肩、肘及髋关节脱位、扭伤等。

此外，本流派常用的手法还有摇法、扳法等，可参阅相关章节。

四、技法应用

（一）肩关节脱位

【治法】 理筋复位。

【手法】 拔伸法、足蹬法、挤法。

【取穴及部位】 腕部、肩关节。

【操作】 两手握住腕部，足抵于腋窝内，牵引伤肢，徐徐内收、内旋肩关节，以足跟为支点，将肱骨头挤入关节盂内。

陈旧性肩关节脱位，复位前作尺骨鹰嘴骨牵引，在肩外展位牵引1周，在麻醉下向各方向被动活动肩关节，第一助手用宽布套住胸廓向健侧牵引，第二助手固定健侧肩部，第三助手牵引患肢，外展到120°，按摩师双手握住肱骨头，3个助手同时用力，第三助手徐徐内收患臂，迫使肱骨头复位。

（二）肘关节脱位

【治法】整复脱位。

【手法】牵引法、屈伸法、推按法、端法、旋转法、摇法。

【取穴及部位】肘关节、腕部。

【操作】患者取坐位，助手以双手握其上臂，按摩师以双手握住腕部，置前臂旋后位，与助手相对拔伸牵引，一手握腕部保持牵引，另一手拇指抵住肱骨下端向后推按，余四指抵住鹰嘴向前端提，并屈曲肘关节。

陈旧性肘关节脱位，复位前作尺骨鹰嘴牵引1周，局部配合推拿按摩及中药熏洗，在臂丛神经麻醉下屈伸、旋转、摇肘关节，再行上述拔伸屈肘法复位肘关节。

（三）腕关节月骨脱位

【治法】整复脱位。

【手法】牵引法、屈伸法、捺正法。

【取穴及部位】肘部、腕部。

【操作】患者取坐位，肘关节屈曲90°，对抗牵引肘部和手指，前臂旋后，腕关节背伸，两手握住腕部，两拇指捺正月骨入桡骨和头状骨间隙。

（四）掌指关节脱位

【治法】整复脱位。

【手法】牵引法、推法、捺正法。

【取穴及部位】腕关节、指关节。

【操作】顺势作拔伸牵引脱位手指，呈过伸位，推患指基底部至远端，使脱位的指骨基底与掌骨相对，掌侧屈曲患指，捺正脱位关节。

（五）指间关节脱位

【治法】整复脱位。

【手法】牵引法、捺正法。

【取穴及部位】掌部、指关节。

【操作】拔伸牵引伤指末节，将脱出的指骨基底部推向前方，屈曲手指，即可复位。

（六）髋关节脱位

【治法】理筋复位。

【手法】摸法、牵引法、屈伸法、回旋法、足蹬法。

【取穴及部位】骨盆、腘窝、踝部、坐骨结节、腹股沟、髋关节。

【操作】髋关节后脱位：患者仰卧，固定骨盆，一手握住踝部，另一手以肘窝提托腘窝，内收、内旋髋关节，髋关节极度屈曲，外展、外旋、伸直患肢。或两手握踝，一足外缘蹬坐骨结节和腹股沟内侧，手拉足蹬，旋转复位。

髋关节前脱位：患者仰卧，固定骨盆，屈曲膝关节，在髋外展、外旋位向上拔伸牵引至髋关节屈曲90°，双手环抱大腿根部，并向后外方按压，使股骨头纳入髋臼。或两手握踝，一足外缘蹬坐骨结节和腹股沟内侧，足底抵股骨头，手拉足蹬，内收患腿，足向外支顶股骨头，复位。

中心性前脱位：患者仰卧，足中立，髋关节外展30°，拔伸旋转髋关节，反向牵引，向外拔拉；摸大转子，两侧对称即说明整复成功。

陈旧性后脱位：先牵引胫骨结节骨1周，将股骨头拉至髋臼平面，麻醉，先向各方向摇转、扳拉髋关节，再行上述手法整复。

（七）髌骨脱位

【治法】整复脱位。

【手法】屈伸法、推法、捺正法。

【取穴及部位】踝部、髌骨、腘窝、膝关节。

【操作】外侧脱位：患者平卧，一手握踝上方，一拇指按髌骨外下方，余指托腘窝下，屈伸患肢，伸直同时，拇指向内前方推按髌骨，复位，伸直患膝，复位后固定于伸直位膝关节3~4周。

内侧脱位：手法相反。

（八）膝关节脱位

【治法】整复脱位，理正挛缩。

【手法】牵引法、推挤法。

【取穴及部位】股骨、胫骨。

【操作】患者仰卧，对抗牵引患肢，双手向脱位的相反方向推挤股骨下端与胫骨上端，复位，屈曲、伸展、内收、外展下肢。

（九）跖跗关节脱位

【治法】整复理筋。

【手法】牵引法、挤法、压法、按法。

【取穴及部位】足部。

【操作】拔伸牵引患足，对掌挤、压、按，将脱位跖骨推回原位，按摩理筋，固定4~6周。

（十）跖趾关节脱位

【治法】理筋复位。

【手法】牵引法、屈伸法、推提法、捺正法。

【取穴及部位】跖趾关节、跖骨、趾骨。

【操作】固定小腿下段，一手拇指捏住患趾，顺近节趾骨的纵轴方向拔伸牵引，过伸患趾，另一手拇指抵趾骨基底，向足尖方向推按，食指和中指扣住跖骨远端，并向背侧端提，牵引配合推提，逐渐屈曲跖趾关节，入臼复位。

（十一）锁骨骨折

【治法】整复脱位，舒筋活络。

【手法】牵引法、抚摩法、捻法、按法、摩法、推法、压法、搓法、捺正法。

【取穴及部位】腰俞、筋缩、肝俞、带脉、背部、臀部。

【操作】膝部顶住背部正中，双手握两肩外侧，向背部牵引，在两腋下置垫，用绷带从患肩后经腋下，绕过肩前上方，横背部，经对侧腋下，过对侧肩前上方，绕背部至患腋下，包绕 8～12 层，用三角巾悬吊于胸前。抚摩腰部，揉腰俞，推筋缩、肝俞，捻带脉穴，按、摩、推、压、轻搓背部、臀部。

若侧方移位，可用捺正法矫正。

（十二）桡骨远端骨折

【治法】整复脱位。

【手法】摸法、牵引法、抖法、挤法、端提法。

【取穴及部位】桡骨、上肢。

【操作】骨折远端向背侧移位或骨折断端向掌侧成角：患者坐位，屈肘 90°，前臂中立位，两手握手腕，双拇指置于骨折远端背侧，触摸、牵引，稍旋后猛力牵抖，掌屈尺偏，骨折复位。

粉碎性骨折：患者平卧，屈肘 90°，前臂中立位，使拇指和其他四指与上臂对抗牵引，矫正旋转移位及侧方移位，双拇指挤按骨折远端背侧，余手指置骨折近端掌侧向上端提，骨折复位。

整复后小夹板或石膏固定。

屈曲型骨折复位和固定方向相反。

（十三）骶髂关节扭伤（半脱位）

【治法】整复脱位，舒筋活络。

【手法】牵引法、屈伸法、扳法、旋转法。

【取穴及部位】髋部、骶髂关节、膝部、腰部。

【操作】拔伸牵引患肢 1~2 分钟，拔伸后，施行整复手法。

向前移位者，一手扶住患侧髋部，另一手强力屈曲髋、膝关节至最大限度，快速伸膝和拔伸下肢。

向后移位者，患者健侧卧位，健侧下肢伸直，患膝屈曲 90°，一手抵患侧骶髂关节，另一手握踝上部，牵拉至最大限度，反向推拉。或一手下压患侧骶髂部，另一手托住膝前部，最大限度后伸下肢，扳下肢。患者健侧卧位，健侧下肢伸直，患侧屈膝屈髋，一手按住患肩前部，固定躯体，另一手按住患髋部，向前推至最大限度，扭转、斜扳骶髂部。

整复成功后 2 周内，在两髋膝屈曲位状态下卧床休息，腰及下肢不宜作大幅度活动。

（十四）腱鞘囊肿

【治法】舒筋活络，消肿止痛。

【手法】屈伸法、揉法、按法。

【取穴及部位】患部关节。

【操作】屈曲或伸展患部关节，使囊肿隆起，绷紧周围肌肤，揉肿块四周，按压肿块，固定，绷带包扎，24 小时内需减少活动。

（十五）跟腱挛缩

【治法】舒筋活络，通经止痛，缓解痉挛。

【手法】按揉法、摇法。

【取穴及部位】承山、跗阳、昆仑、仆参、复溜、太溪、水泉、涌泉、跟腱。

【操作】患者俯卧位，下肢伸直，按揉患侧承山穴，按揉合阳、昆仑至仆参，按揉复溜、太溪至水泉。自上而下按揉承山，经足跟，转至涌泉。患者再取仰卧位，一手握住足前部，另一手拇指、食指分别置于涌泉及仆参穴，被动背伸、左右摇动踝关节。

第四节　捏筋拍打流派

捏筋拍打流派是以拍打疗法为主要治疗手法，来达到预防、治疗疾病目的的按摩（推拿）流派。拍打疗法是借助器械进行推拿的一种方法，即用木槌或拍子，有节奏地拍打身体体表一定部位，可用于治疗骨关节软组织扭挫伤、挤压伤、慢性腰腿痛、肩周炎、风湿病、小儿麻痹后遗症、瘫痪、神经衰弱等症。

一、流派渊源

拍打疗法源于《易筋经》，相传《易筋经》为达摩师祖所传，是强身健体、进修求道的秘法。《易筋经》中记载的功法，涉及人体各个部位的锻炼方法，形式多样，如揉功、捣法、捶法、动功、打功等。"打功"就是用木槌、木杵、谷袋、砂袋等"撞击"人体，来达到强筋健骨目的的功法，与拍打疗法颇为相似。后世医家吴谦在《医宗金鉴·正骨手法》中提出了"振梃疗法"："振梃即木棒也，长尺半，圆如钱大，或面杖亦可。盖受伤之处，气血凝结，疼痛肿硬，用此梃微微振击其上下四旁，使气血流通以四散，则疼痛渐减，肿硬渐消也。"可以说振梃疗法实际上就是拍打疗法。

传统的拍打疗法仅在练武者之间流传，因为习武时难免出现各种损伤，为治疗创伤，练武者常把拍打疗法作为习武的必修课。现代拍打疗法已逐渐发展成为防病、治病的一种独特方法。其中比较有代表性的当属葛氏捏筋拍打疗法。

葛氏捏筋拍打疗法始创于清朝末年，发源于山东蓬莱，至今已有150余年的历史。葛氏捏筋拍打疗法是由我国古代的"导引按跷"之术和点穴法相结合而演变出的一种独特疗法，其创始人为葛献宝。

葛献宝（1860～?），祖籍山东蓬莱，家族中有一种祖传的正骨方法，对骨伤、扭伤疗效显著。葛献宝自幼随乡亲一块儿习武，精通少林、太极等武术。在习武过程中，葛献宝把少林易筋经中的捏功、揉功、打功、点穴等功法与自家祖传的正骨方法和行医经验相结合，钻研出了一套捏筋拍打手法，为乡亲们健体、疗伤、治病，每获奇效。

葛氏捏筋拍打疗法第二代传人葛占鳌（1887～1961），早年下关东闯荡，后定居于辽宁锦州，在当地做些熟食生意糊口。葛占鳌以"修好积德"为本为人治病疗伤，从不收取任何费用。当时葛家按摩在锦州已经远近闻名。

在葛氏捏筋拍打疗法的传承谱系中，葛长海是承上启下的关键人物。葛长海（1927～2004），葛占鳌之长子，出生于沈阳。葛长海高小毕业后就去铁路做搬运工，工作期间，他发现不少工友都有脚伤、腰伤等病证。葛长海在休息之余经常给工友们看病、按摩，每获良效。工友们口口相传，葛长海会治病的消息不胫而走。1957年，葛长海被调到锦州铁路中心医院作了一名骨科医生。1960年，葛长海被借调到北京铁路总医院工作。期间，葛长海一边工作，一边整理家传的医术，并定名为"葛氏捏筋拍打正骨疗法"。

经葛占鳌、葛长海的继承和完善与创新，"葛氏捏筋拍打正骨疗法"逐渐成为具有独特的脉位理论和捏筋拍打技术的一种治疗方法。

葛凤麟（1955～），葛长海之子，是"葛氏捏筋拍打正骨疗法"第四代传人。他自幼受父亲影响，常随父亲学习、实践祖传医术。现为北京世纪坛医院中医骨伤科主任、北京市医师协会会员、中国传统医学手法研究会会员、新加坡同济医学院客座讲师。葛凤麟多次举办培训班，广收门徒，传承祖传医技，并编写出版了《捏筋拍打疗法》、《葛氏捏筋拍打正骨疗法》等著作。

除葛凤麟外，第四代传人尚有葛凤鸣、葛凤山、葛爱勤和张铁成。现葛凤鸣在日本开办诊所，葛凤山就职于北京世纪坛医院，葛爱勤和张铁成在北京朝阳区开办诊所；他们都在通过自身努力使"葛氏捏筋拍打正骨疗法"服务于民、传承与后。

葛少侠（1982～），葛凤麟之子，现就读于新加坡理工学院，学习生物医学专业，在业余时间学习祖传技艺。张葛（1980～），葛爱勤之子，毕业于上海中医药大学，并获硕士学位，现就职于北京广安门医院。从传承上讲，葛少侠、张葛已经是第五代传人。第五代传人在继承祖先绝技、总结先辈经验的基础上，不断吸取现代医学的新技术、新方法，将葛氏捏筋拍打流派不断地发展壮大，使之能更好地服务于人民。

二、流派理论基础

捏筋拍打疗法是在中医基础理论的指导下，结合生理学、病理学等现代医学知识，通过拍打人体体表特定部位，促进机体新陈代谢，改善机体营养状况，恢复机体生理功能，从而达防病治病目的的一种推拿疗法。

（一）捏筋拍打疗法的作用部位

捏筋拍打疗法是将拍打力作用于经络系统的最表层——十二皮部，经皮层作用于经络系统的其他层次，以促使气血调和、经络疏通、关节滑润，从而达到强筋健骨、调和脏腑的目的。

皮部，是经脉在体表皮肤的循行分布部位，也是经脉功能活动在体表的反映部位。《素问·皮部论》说："皮有分部"，"皮者，脉之部也"，"欲知皮部，以经脉为纪"。故根据十二经脉在体表的分布范围，可以将皮肤划分为十二个区域，即十二皮部。同时，皮部也是络脉在体表皮肤的分区，正如《素问·皮部论》所言："凡十二经络脉者，皮之部也。"因此，十二皮部与络脉，特别是浮络关系密切，是络脉之气散布的所在。

十二皮部的分区和十二经脉在体表的循行部位基本一致。所不同的是，经脉呈线状分布，络脉呈网状分布，而皮部则是以面划分。手之三阴三阳经的皮部在上肢，足之三阴三阳经的皮部在下肢。

十二皮部居于人体最外层，又与经络气血相通，具有保卫机体、抵御外邪和反映病证的作用。十二皮部是机体的卫外屏障，当机体的卫外功能失常时，病邪可通过皮部，到达络脉、经脉乃至脏腑。正如《素问·皮部论》所说："邪客于皮则腠理开，开则邪入，客于络脉，络脉满则注入经脉，经脉满则入合于脏腑也。"当机体内在的脏腑功能失调时，也可通过经脉、络脉反映于皮部。根据皮部的病理反应可推断脏腑的病证变化。

根据经络学说，葛氏总结出了本派疗法特有的作用部位，并将其称为"脉位"，常用的脉位有：

（1）头面颈项部脉位

颅顶脉：位于前后发际连线与两耳尖连线相交的中点。

天庭脉：位于两眉之间向上5分处。

人中脉：位于鼻柱沟的中上段。

地阁脉：位于下颌中央略下方。

颈后上脉：位于胸锁乳突肌上端，颞颥后发际中。

颈后中脉：位于第 5 颈椎棘突旁开 1.5 寸，颈后大筋中央。

颈后下脉：位于第 7 颈椎棘突旁开 2 寸。

颈间脉：位于颈椎第 4、5 棘突之间。

眉头脉：位于眉头眶上切迹处。

眉上脉：位于眉弓中央略上方。

鼻侧脉：位于鼻翼两旁 5 分处。

太阳脉：位于眉梢外侧两横指处。

颧下脉：位于颧骨中央下方。

下颌脉：位于下颌角前上方。

耳下脉：位于耳垂下，下颌骨后缘。

耳后脉：位于耳后完骨前下方。

耳前脉：位于耳屏前方。

人迎脉：位于平夹于结喉两侧有动脉搏动处。

（2）躯干部脉位

前膀肾脉：位于锁骨上方，胸锁乳突肌后下方，有动脉搏动处。

后膀肾脉：位于背部第 3、4 胸椎棘突旁开 2 寸。

欢跳脉：位于胸前壁外上角，腋横纹头内 1 寸。

剑突脉：位于胸骨剑突略下方。

乳侧脉：位于乳头水平线旁开四横指处。

肩胛暗脉：位于肩胛部，腋纹头向内四指略上方。

平心脉：位于肩胛内缘中央。

肩胛角脉：位于肩胛角外下缘。

脊柱暗脉：位于第 7、8 胸椎之间。

止胃痛四点脉：脊柱暗脉两旁上下找压痛点，取等距离构成正方形的四个角。

前肾脉：位于胁下 11 肋端。

后肾脉：位于胁下 12 肋端。

腰眼脉：位于第 2、3 腰椎棘突旁开 2 寸。

骶侧下脉：位于骶骨第二对骶后孔上，当骶中线与髂后上棘连线的中央。

骶侧上脉：位于腰骶关节两旁，第 5 腰椎横突外侧。

尾肾脉：位于第 1、2 腰椎棘突之间。

尾中脉：位于第 4、5 腰椎之间，两髂嵴的水平线上。

尾根脉：位于尾骨尖略前方。

（3）上肢部脉位

肩头脉：位于肩头正中略前方、肩峰略下方。

肩井脉：位于大椎与肩峰连线的中央。

肩贞脉：位于肩后腋横纹头上 1 寸。

抬举脉：位于锁骨外下方。

血海根脉：位于腋窝中央，有动脉搏动处。

血海脉：位于上臂内侧中上 1/3 连线处。

肘中脉：位于肘横纹中央动脉处。

肘尺三脉：位于肱骨内上髁略前方及其上下各 1 寸处。

肘桡三脉：位于肱骨外上髁略前方及其上下各 1 寸处。

内四指脉：位于掌横纹上四横指，前臂两骨间。

外四指脉：位于手背腕横纹上四横指处。

腕侧双脉：位于尺、桡骨茎突下方各一脉。

虎口脉：位于第1、2掌骨之间。

（4）下肢部脉位

止尿脉：位于腹股沟上段、髂前上棘下方。

髂侧上脉：位于髂骨嵴、股骨大转子连线与髂前、后上棘连线的交叉点上。

髂侧下脉：位于髂侧上脉与大转子连线中央。

臀侧脉：位于股骨大转子与尾骶骨连线的中外1/3上方5分。

臀下脉：位于臀下横纹中央略下方。

股根脉：位于腹股沟中段、动脉跳动处。

股内上脉：位于大腿内侧中上1/3处、股根脉下五横指。

股内中脉：位于大腿内侧中下1/3处、膝上五横指处。

股内下脉：位于大腿内侧，股骨内髁上。

股前脉：位于大腿前侧中央。

股后脉：位于大腿后侧，臀横纹和腘横纹连线的中间。

股外上脉：位于大腿外侧中间，大转子与膝关节连线的中央。

股外下脉：位于大腿外侧，股骨外髁上。

髌周八点脉：髌骨的内、外、上、下及内上、外上、内下、外下8个位置。

腘脉：位于腘窝中央动脉处。

腘侧双脉：位于腘窝，腘横纹两端、腘脉两侧处。

胫侧双脉：位于胫骨内髁下缘和腓骨小头前下方。

腓内脉：位于胫骨中上 1/3 内后缘、腓肠肌中央。

风门脉：位于腓肠肌肌腹中。

踝前脉：位于足背与小腿交界处，两筋间。

踝侧双脉：位于踝前脉两旁，两踝骨的前下缘处。

跟腱双脉：位于双踝骨后缘与跟腱之间。

脚脉：位于第 1、2 跖骨基底结合部。

（二）捏筋拍打疗法的作用原理

1. 对运动系统的作用

捏筋拍打疗法可直接作用于运动系统——肌肉、关节、肌腱、骨骼、韧带等组织器官，它不但能刺激神经血管，加速血液循环，改善营养状况，而且还能增强肌肉、肌腱、韧带的张力和弹性，提高它们的收缩舒张能力，防止和治疗肌肉萎缩、肌无力等症。不仅如此，它还能促进关节内滑液的分泌和吸收，对解除关节疼痛、消除关节积液、扩大关节活动范围都有较好的作用。

2. 对血管的作用

捏筋拍打疗法能够消除阻塞或压迫血管的各种生理、生化因素，扩张血管，加速血液循环，增强毛细血管通透性，改善微循环，从而促进血液运行，改善局部营养供应，同时加速损伤局部水肿、瘀血的吸收，具有活血化瘀的作用。

3. 对神经系统的作用

当机体某一部位发生损伤或疾病后，必然会累及该部位的神经产生异常变化，常表现为局部麻木、功能减退或丧失、皮肤温度下降、局部发凉等。

在病变部位使用捏筋拍法疗法，可以调节、改善局部神经的兴奋和抑制过程，解除神经周围结缔组织的粘连、挛缩、痉挛和结节等，达到缓解或消除症状、治疗疾病的目的。

4. 对体液代谢的影响

捏筋拍打疗法，可以扩张毛细血管，激发组织细胞活性，增强细胞渗透能力，从而加速体液的新陈代谢，增强机体的免疫力和抗病能力，达到治疗损伤和疾病的目的。

三、流派技法

（一）拍打法

【操作方法】

拍打法是捏筋拍打流派的主要手法，是用十指尖、虚掌、实拳或拍子，有节奏叩打、捶击或拍打体表一定部位的一种手法。

【动作要领】

（1）沉肩，垂肘，腕部放松，前臂支持腕上下移动，用腕力进行弹打。

（2）虚掌拍打时，五指并拢，掌指关节微屈成虚掌。

（3）拍打要平稳而有节奏，拍打后迅速提起，拍打的部位要准确一致。

（4）操作开始时，手法要轻，然后逐渐加重力量；拍打快结束时，于重点部位进行重拍。

（5）拍打的手法应灵活掌握，对儿童和年老体弱者手法宜轻，对年轻体壮者手法宜重。

【手法作用】

本法具有行气活血、疏通经络、消肿止痛、缓解痉挛、消除疲劳的作用。除胸腹部外，适用于全身各个部位，多用于颈肩部、背部、腰骶部、大腿部及臀部，常用于治疗肩背、腰骶部疼痛、下肢麻木等。对痿证、痹证、感觉功能迟钝者，拍打手法需适当加重；肩部、背部和腰部要轻拍，而骶部则要重拍；关节及肌肉较薄处宜轻拍，四肢肌肉丰满处要重拍。此外，拍打法还常用于自我保健按摩，以及运动前、后的准备与放松。

（二）刮法

【操作方法】

刮法是指用拇指端作为着力点，置于按摩部位，顺着筋腱的行走方向进行刮动的按摩方法（图4-13）。

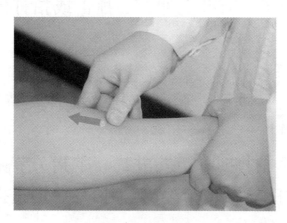

图4-13　刮法

【动作要领】

（1）以拇指尖为着力点，其作用比拨法更强，常用于筋腱结节处。

（2）顺着筋腱的行走方向进行直向或横向反复刮动。

【手法作用】

本法具有舒筋活血、解痉止痛、温通经络、祛风散寒的作用。常用于治疗脊背沉紧、肩背酸痛、头痛发热、胸闷等。

（三）划法

【操作方法】

划法，又称指划法，是用两手拇指指端按于颅顶处，进行轻柔的"S"型划动，其余四指散开、屈曲置于头部两侧划动的手法（图4-14）。

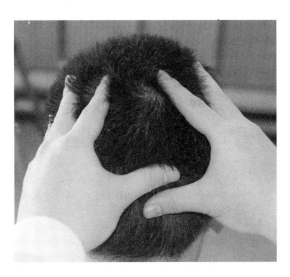

图4-14　划法

【动作要领】

（1）患者取坐位，按摩师位于患者背后。

（2）两臂半屈，双手五指微微屈曲，两手拇指指尖按于颅顶处，作"S"形划动，其余四指散开屈曲，用指尖触及额角和颞部，作椭圆状划动。

（3）用力要轻柔。

【手法作用】

本法具有开窍明目、安神健脑的作用，仅适用于头面部，常用于治疗头昏、头痛、失眠、健忘、目涩、视物昏花等。

（四）抠法

【操作方法】

抠法是用手指抠取凹陷部位中的脉络，使之产生较强烈的感应。抠法常用的手指有拇指、食指和中指。用拇指抠时，称为拇指抠法；用食指抠时，称为食指抠法；用中指抠时，称为中指抠法。

【动作要领】

（1）操作时，以拇指、食指或中指抠取凹陷部位中的脉络，其余四指起辅助作用。

（2）不同的手指抠法可同时使用，如食指抠法与拇指抠法同时使用，抠取腕侧双脉等。

（3）可与拨法、揉法配合使用，以增强刺激强度。

【手法作用】

抠法手法较重，可产生较强的电击样感觉，具有行气理血、疏通经络、调和营卫的作用，主要用于凹陷处，如锁骨窝、腋窝、肘窝、腹股沟、腘窝等处，常用于治疗瘫痪、四肢酸痛、麻木、痿证、痹证等。

（五）抓法

【操作方法】

抓法是用双手抓住肢体两侧肌肉，进行抓、放动作，同时向下移动的按摩方法（图4-15）。

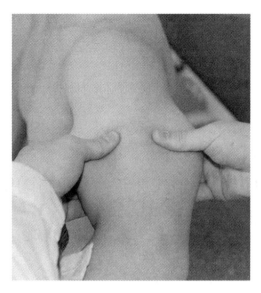

图 4 -15　抓法

【动作要领】

（1）操作时，双手拇指张开，其余四指并拢、屈曲，与掌根相对，抓住肢体两侧的肌肉。

（2）两手交替进行，边抓、边放、边顺肢体向下移动。

【手法作用】

本法具有调和阴阳、通经活络、解痉止痛、祛风散寒的作用，多用于四肢部，常用于治疗肩背酸痛、肌肉麻木、坐骨神经痛、四肢酸痛等。

（六）摆法

【操作方法】

摆法是以手掌及同侧前臂的尺侧为着力面，按于背部正中线上，进行左右摆动，同时向下移动的一种手法。

【动作要领】

（1）摆法是以手掌及同侧前臂的尺侧为着力面，沿背部正中线向下移动。

（2）以手腕为轴，带动手掌进行左右摆动，同时下移。

（3）用力要均匀，不可使用蛮力，动作要灵活、连贯。

【手法作用】

本法具有行气活血、通经活络的作用，仅适用于背部，可治疗背部酸胀、疼痛、麻木等。

（七）挟法

【操作方法】

挟法是对肢体进行挟持的一种方法，分为上肢挟法和下肢挟法。

【动作要领】

（1）上肢挟法是用枕头或拳头夹于腋窝处，另一手按肘部，用力逐渐加大。

（2）下肢挟法要求患者取侧卧位，将枕头紧靠会阴夹于患者裆中，一手固定髋部，另一手用力压膝关节处，逐渐加大用力。

【手法作用】

本法具有理筋整复、松解粘连、纠正错缝等作用，主要用于防治关节脱位和软组织损伤。

（八）折法

【操作方法】

折法，又称曲折法，是使关节进行屈曲活动的一种手法，常用于屈伸活动的关节，包括折肘法和折膝法两种。

【动作要领】

（1）折肘法是以一手按肘关节上方，另一手握腕部，反复进行被动屈伸活动。

（2）折膝法是以一手按腘窝上方，另一手握足背或踝部，反复进行屈伸活动。

【手法作用】

本法有松解粘连、滑利关节的作用，多用于肘部和膝部，常用来防治肘、膝关节扭挫伤及其活动障碍。

除上述手法外，本流派常用的手法还有掐、捏、拿、揉、点压、拨、推、搓、摖、挤、抖、摇、引、拔法等，可参阅相关章节。

四、技法应用

（一）落枕

【治法】舒筋活血，温经通络，解痉止痛。

【手法】按法、揉法、拿法、拍法、摇法。

【取穴及部位】颈后上、中、下脉、肩胛暗脉、肩井脉、欢跳脉、背部左右侧线上段、前后膀肾脉。

【操作】按揉颈后上、中、下三脉；四指揉欢跳脉、前膀肾脉；拇指揉后膀肾脉、肩胛暗脉；左右转动头颈；拿、揉、肩井脉；拍打颈背左右侧线上段。

（二）颈椎病

【治法】放松肌肉，缓解痉挛，疏通经脉，活血止痛。

【手法】按法、揉法、点法、拿法、抠法、拨法、抓法、捏法、搓法、抖法、拔伸法、拍法。

【取穴及部位】颈间脉、颈后三脉、抬举脉、肩胛脉、肩井脉、肘尺中脉、膀肾脉、血海根脉、肩部及上肢。

【操作】按揉颈间脉、颈后三脉；点揉抬举脉、膀肾脉及肩胛暗脉；拿、揉、搓肩井脉；抠揉血海根脉；拨揉肘尺中脉；自上而下抓捏上肢肌群；搓抖、拔伸上肢及五指；自上而下拍打颈肩部及上肢。

（三）胸壁挫伤

【治法】疏通脉络，行气活血，消肿止痛。

【手法】按法、揉法、推法。

【取穴及部位】肩胛暗脉、剑突脉、乳侧脉、前后肾脉、欢跳脉、胸胁部。

【操作】按揉肩胛暗脉；揉欢跳脉、剑突脉；揉乳侧脉和前、后肾脉；沿肋间隙顺推胸胁部。

（四）肩关节周围炎

【治法】温经通络，消瘀止痛，松解粘连。

【手法】拿法、揉法、摇法、引法、拍法、搓法、抖法。

【取穴及部位】肩井脉、肩头脉、肩贞脉、肩胛暗脉、抬举脉、上肢。

【操作】拿揉肩部肌肉、肩井脉；点揉肩胛暗脉；自上而下拿揉肩部及上肢肌群；摇肩关节；前屈引伸、颈后引伸、后背引伸肩关节；拍打肩部及上肢；搓抖上肢及肩关节。

（五）肱二头肌肌腱炎

【治法】疏通经络，理气活血，解痉止痛。

【手法】拿法、揉法、刮法、捏法、抓法、抖法、搓法、拍法。

【取穴及部位】肩头脉、抬举脉、肩部肌群、上肢肌群。

【操作】拿揉肩部肌群及上臂肌群；刮肩头脉、抬举脉；捏上肢肌群；抓抖肩部及上肢肌群；搓揉上肢肌群；拍打肩部及上肢。

（六）网球肘

【治法】舒筋活血，通络止痛。

【手法】按法、揉法、拿法、捏法、屈法、推法、拍法。

【取穴及部位】肘桡三脉、肘关节、上肢肌群。

【操作】按揉肘桡三脉；拿捏上肢肌群；屈伸肘关节；掌推肘关节外侧；拍打上肢肌群。

（七）腕关节劳损

【治法】消肿止痛，理筋通络。

【手法】揉法、刮法、拔法、摇法、推法。

【取穴及部位】内外四指脉、腕尺侧脉、腕桡侧脉、腕关节。

【操作】揉内外四指脉；刮腕尺、桡侧脉；拔伸腕关节；掌屈、背伸、旋转腕关节；摇腕关节；推腕关节至发热。

（八）背肌筋膜炎

【治法】温经通络，散寒止痛。

【手法】按法、揉法、㨰法、扳法、拍法、搓法。

【取穴及部位】肩胛暗脉、肩胛角脉、后膀肾脉、脊柱暗脉、腰背部三线上段、背部肌群。

【操作】按揉肩胛暗脉、肩胛角脉、后膀肾脉、脊柱暗脉；㨰背部两侧肌群；揉脊柱背部肌肉；扳左右肩；由上而下拍打背部三条线；搓揉背部。

（九）急性腰扭伤

【治法】舒筋通络，行气活血，消肿止痛。

【手法】按法、揉法、㨰法、点揉法、推法、搓法、拍法。

【取穴及部位】后肾脉、风门脉、腰眼脉、臀侧脉、骶侧上下脉、尾肾脉、尾中脉、腘脉、腰部三条线。

【操作】按揉腰部两侧肌肉；按揉腰眼脉、骶侧上下脉、尾肾脉、尾中脉；㨰揉脊柱两侧肌肉；点揉腰眼脉、臀侧脉、骶侧上下脉；点揉腘脉、风门脉；推、搓腰背部肌肉；拍打腰部三条线。

棘上、棘间韧带损伤者，加揉棘上和棘间韧带；摆揉棘间、棘间韧带处。

髂腰韧带损伤者，加揉骶侧上脉；斜扳腰骶关节。

腰部小关节损伤者，加斜扳、推、扳腰部关节；折腰；㨰、摇腰骶部。

（十）腰椎间盘突出症

【治法】活血散结，舒肌通络，整复错缝，松解粘连。

【手法】揉法、拿法、点法、按法、扳法、抖法、推法、拍法。

【取穴及部位】腰眼脉、臀侧脉、臀下脉、髂侧上下脉、骶侧上下脉、股后脉、胫外侧脉、风门脉、腘脉、跟腱脉、腰背后三条线、下肢。

【操作】揉脊柱两侧及臀部肌肉；拿揉腰部肌肉、下肢部肌肉；点揉腰眼脉、骶侧上下脉、髂侧上下脉、臀下脉、股后脉；按揉腘脉、风门脉、跟腱脉；左右斜扳腰部；牵抖下肢及腰部；顺推腰及臀部肌群；拍打腰背后三条线和下肢。

（十一）慢性腰肌劳损

【治法】活血散瘀，温经通络，解肌止痛。

【手法】滚法、按法、拿法、揉法、点法、扳法、推法、拍法。

【取穴及部位】腰眼脉、臀脉、臀下脉、骶侧上下脉、尾肾脉、尾中脉、腰背三条线下段。

【操作】滚、按腰背脊柱两侧肌肉；拿揉腰眼脉；点揉骶侧上、下脉；点臀脉、臀下脉；按揉腰脊柱两侧肌肉；斜扳、后伸扳腰、脊柱；推脊柱两侧肌肉；拍打腰背三条线下段及下肢后面。

（十二）梨状肌综合征

【治法】理筋活血，通络止痛。

【手法】滚法、点法、揉法、按法、拨法、拍法。

【取穴及部位】臀侧脉、臀下脉、骶侧上下脉、股后脉、风门脉、腘脉、腰后三条线及下肢。

【操作】滚臀部及下肢肌群；点揉骶侧上下脉、臀侧脉、股后脉；按揉腘脉、风门脉；弹拨臀部肌肉；自上而下握揉臀及下肢后侧肌群；拍打腰部后三条线下段及下肢。

（十三）膝关节疼痛

【治法】温通经脉，活血散瘀，滑利关节。

【手法】掐法、揉法、刮法、击法、滚法、拿法、拍法。

【取穴及部位】髌周八点脉、股内外下脉、腘脉、腘侧双脉、下肢四面。

【操作】掐揉股内、外下脉；刮髌周八点脉；拳击膝关节膑骨周围；滚揉腘脉、腘两侧脉及上、下肌群；拿揉下肢肌群；拍打下肢。

（十四）腓肠肌痉挛

【治法】理筋通络，解痉止痛。

【手法】按法、揉法、抓法、抖法、推法、拍法。

【取穴及部位】腓内脉、风门脉、腘脉、下肢肌群。

【操作】按揉小腿肌群、腓内脉、风门脉、腘脉；抓抖下肢肌肉；平推小腿肌肉；自腘推至足跟；拍打下肢后面。

（十五）踝关节扭伤

【治法】活血散瘀，消肿止痛。

【手法】按法、揉法、拿法、捏法、拔伸法、摇法、推法。

【取穴及部位】踝侧双脉、踝前脉、跟腱双脉、踝关节。

【操作】按揉踝侧双脉、踝前脉；拿捏跟腱双脉；拔伸踝关节，背屈、跖屈踝关节；摇踝关节；自踝向膝推踝关节。

（十六）足跟痛

【治法】通经止痛，活血散结，理筋通络。

【手法】按法、揉法、捏法、刮法、推法。

【取穴及部位】跟腱双脉、腓内脉、小腿肌群。

【操作】按揉跟腱双脉；捏揉跟腱、小腿后侧肌群及腓内脉；刮跟骨皮下滑囊处；推足跟底部；揉跟腱和小腿后侧肌群。

（十七）头痛

【治法】通经止痛，开窍醒脑，清利头目。

【手法】按法、揉法、搓法、掐法、点法。

【取穴及部位】太阳脉、眉上脉、眉头脉、颈后三脉、天庭脉、颅顶脉、头顶部、前额部、双眼眶。

【操作】按揉双侧颈后三脉；揉太阳脉；分搓头顶部、前额部及双眼眶；掐、点两侧眉上脉、眉头脉；点揉天庭脉、颅顶脉；揉、搓太阳脉、眉头脉、天庭脉。

（十八）面瘫

【治法】疏风散寒，通络解痉。

【手法】点揉法、搓揉法。

【取穴及部位】太阳脉、耳后脉、耳前脉、耳下脉、鼻侧脉、下颌脉、颧下脉、面部肌群。

【操作】点揉太阳脉、耳后脉、耳前脉、耳下脉；点揉鼻侧脉和下颌脉、颧下脉；搓揉侧面部肌群。

（十九）失眠

【治法】养血宁心，镇静安神。

【手法】滚法、按法、点揉法、拍法、搓法、揉法。

【取穴及部位】颈后上脉、颈后中脉、颈下脉、眉头脉、眉上脉、手心脉、后膀肾脉、尾肾脉、脊柱暗脉、背后三条线。

【操作】自上而下滚、按背后三条线；点揉手心脉、后膀肾脉、尾肾脉、脊柱暗脉；拍打背后三条线；搓揉额部；点揉眉上脉、眉头脉；揉搓额部、颅顶脉。

（二十）心悸

【治法】活血通络，宽胸行气，宁心安神。

【手法】 擦法、揉法、点法、按法、拿法、抓法、捏法、搓法、拍法。

【取穴及部位】 平心脉、肩胛暗脉、内外四指脉、后膀肾脉、腘脉、腘侧双脉、股根脉、腰背后三条线及四肢。

【操作】 擦揉背部、脊柱两侧肌群；点揉平心脉、后膀肾脉及肩胛下侧；揉背部脊柱两侧肌肉；按揉下肢后侧肌群；点揉腘脉、腘侧双脉、揉股根脉；拿揉下肢前侧肌群；抓揉上肢肌群，捏拿内、外四脉；揉搓上肢肌群；拍打腰部和四肢。

（二十一）胃脘痛

【治法】 理气导滞，和胃止痛。

【手法】 揉法、搓法、拍法。

【取穴及部位】 剑突脉、止胃痛四点脉、背部三条线、背部肌群。

【操作】 点揉剑突脉；轻揉脘腹；揉搓背部两侧肌群；点揉止胃痛四点脉；揉搓背部三条线；拍打背部三条线。

（二十二）痛经

【治法】 行气活血，通经止痛。

【手法】 揉法、点法、拍法、压法。

【取穴及部位】 小腹部、腰骶部、腰眼脉、臀侧脉、骶侧上下脉、尾肾脉、尾中脉、股根脉。

【操作】 揉腰骶部；自尾肾脉揉至尾中脉；点揉腰眼脉、骶侧上、下脉；揉臀侧脉；掌根揉腰骶及臀部；拍打背后三条线腰骶段；压股根脉和小腹部。

（二十三）鼻炎

【治法】通络开窍。

【手法】搓法、揉法、按揉法。

【取穴及部位】眉头脉、天庭脉、鼻侧脉、额部。

【操作】搓额部，由天庭脉搓向两太阳；揉眉头脉、鼻侧脉；搓鼻侧脉；双手同时按揉眉头脉、鼻侧脉。

附：大成按摩学派

大成按摩（推拿）学派是以振腹疗法为主要代表性手法的学术流派。其特点是兼取百家之所长，集推拿、按摩手法之大成，故而得名。

一、流派渊源

大成推拿学派的代表人物为臧福科教授。

臧福科，男，1937 年 3 月出生，山东烟台人，主任医师，教授。1963 年毕业于北京中医学院医疗系。历任北京中医学院推拿教研室主任、北京东直门医院按摩科主任、全国推拿学会委员兼副秘书长等职务。

臧福科师承我国著名骨伤科专家刘寿山，并深得其传。他不仅继承了刘老关于正骨、治筋的一整套理论、方药和技法，而且在实践中不断研究、探索和改进，丰富和发展了刘氏推拿技法，并创立了"大成推拿学派"。此学派主张从整体观点出发，以中医理论为指导，以古今推拿技法为手段，在临床中辨证施法，各得其用，不可拘泥于一法一派之医技，而应博采百家之所长。其宗旨是继承古人之大法，发扬今人之所长，综合各派临床有验之法，故称之为"大成"。

振腹疗法是大成推拿学派的代表性手法。它是在传统振法基础上发展而来。震动对生物体有较大的影响。震动的频率分为高、中、低3种。不同生物对震动的敏感性不同，人类仅对低频震动敏感。人工操作的振法，恰恰在低频震动范围内。前人进行振法操作时，主张前臂与手静止性用力而产生震动。此种操作，医生甚感疲劳。近代臧福科、戴俭国和毕永升医师，对传统振法进行了改革，共同创立"松振法"，即在上肢完全放松的情况下，通过腕痉挛释放出来的振法。臧福科将松振法运用于腹部，称之为"振腹疗法"，可用于治疗多种疾病。

二、流派理论基础

（一）腹部的经络及穴位

腹居人体中部，内含重要脏腑，是联络上下的枢纽。腹部分布着大量的经脉，是经脉气血汇聚之所。日本学者曲直濑道指出："腹者，生之本也，百病皆根于此。"

脐位于腹部中央，为原气之所居，先后天精气交汇之处，亦是任脉之要穴神阙穴所在。它居于中、下焦之间，是人体气机升降出入的重要枢纽。

振腹疗法可疏通经络、调和气血、升降气机，增强脾胃之运化，促进水谷精微布达周身，故可治疗各科疾病。

（二）现代医学对振腹疗法的认识

臧福科教授通过临床研究发现，振腹推拿对人体的内分泌系统、消化系统和泌尿生殖系统都能产生良性影响。

振动腹部大动脉可以加快肾上腺血液循环，促进肾上腺激素的分泌，以维持水盐代谢平衡、糖和蛋白质代谢的平衡、松弛气管平滑肌等。肾上腺是脑垂体的靶器官，肾上腺功能的活跃可促使脑垂体兴奋，起到调节内分泌功能的作用。如促进生长激素的分泌，从而促进生长发育、蛋白质合成及骨骼生长；促进泌乳素的分泌，从而促进乳房的发育成熟和乳汁分泌等。因此，振腹疗法能维持人体内分泌的平衡，治疗内分泌失调的病证，如月经不调、痛经、更年期综合征、乳腺增生、神经衰弱、失眠、糖尿病等。

在临床研究中还发现，在手法振动下，肠胃蠕动加快（特别是空肠），消化液的分泌增加，胃肠的血液循环加速。因此，振腹推拿疗法具有调中和胃、宽中利气的作用，可用以治疗胃脘胀满、食欲不振、消化不良、呕吐、反胃、呃逆、泄泻、便秘、胃炎、胃下垂等疾病。

三、流派技法

（一）振腹疗法

【操作方法】

振腹疗法，是大成推拿学派常用的一种按摩手法，是用单掌在腹部经络、穴位上进行良性刺激的方法（图4-16）。

【动作要领】

（1）医者以一侧掌心劳宫穴对准患者神阙穴，中指置于其中脘穴，掌根置于其关元穴，食指、无名指置于其肾经线上，拇指、小指置于其胃经线上。

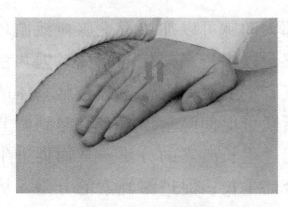

图4-16　振腹疗法

（2）医者上肢充分放松，前臂自然置于患者腹部，以全掌、掌根及指端变换着力。

（3）医者诱导出腕痉挛，与患者腹部产生共振，频率为每分钟400～600次。

（4）可配合点按膀胱经各腧穴和足三里、悬钟、昆仑、三阴交、照海穴。

【手法作用】

振腹疗法能培补元气、补益脾胃、调和百脉、升降气机，可用于治疗腹、胸、颈、头面等部位的病证。

（二）击法

【操作方法】

"击"有击打、叩击之意，击法是用指尖、虚拳、掌根、掌侧、小鱼际叩击穴位或按摩部位的方法，是叩击类手法中用力较重的一种手法，常用的手法有指尖击法、拳击法、掌击法和侧击法。

【动作要领】

（1）腕关节灵活，用力轻巧而有弹性；击打动作要快速而短暂，速度均匀而有节奏，垂直叩打，不能有拖、抽动作；力量大小视部位、体质而定，双手同时进行时，动作要协调。

（2）指尖击法是将两手指微屈，放松腕关节，通过腕关节的屈伸运动带动手指，以指端击打穴位或按摩部位的方法。

（3）拳击法以单手或双手握空拳，在臂力带动下，以空拳有节奏地击打按摩部位，或者以拳背作为着力部位，缓慢而均匀地击打按摩部位，双手交替进行；操作时，腕关节不能屈伸，利用肘关节屈伸力量，带动拳进行击打。

（4）掌击法将腕关节伸直或背伸，手指微屈、自然分开，以掌根或小鱼际作为着力部位，进行击打；操作时腕及拳不可屈伸，以上臂力量击打，不可击打骨骼突出部位。

（5）侧击法手指自然伸直，腕关节略背伸，用单手或双手小鱼际击打按摩部位；侧击法要求动作轻快而有节奏。

（6）常与拍法、叩法配合使用。

【手法作用】

本法具有舒筋通络、活血化瘀、开胸顺气、调和气血、解痉止痛、祛风散寒、消除疲劳、安神醒脑的作用。击法用力较重，可深达肌肉、关节和骨骼。指尖击法常用于头面、胸腹部；拳击法常用于腰背部；掌击法常用于头顶、腰臀及四肢；侧击法常用于腰背及四肢。

除上述手法外，本学派常用的手法还有一指禅推法、㨰法、摩法、揉法、擦法、推法、搓法、抹法、按法、拿法、抖法、拍法、摇法、扳法、拔伸法、背法等，可参阅相关章节。

四、技法应用

（一）乳腺增生

【治法】通经活络，消瘀散结。

【手法】振腹疗法、揉法、捶法、掐法。

【取穴及部位】神阙、肩井、八髎、太冲、腹部。

【操作】振腹；压紧脐部；揉肩井；捶八髎；掐太冲穴。

（二）顽固性心绞痛

【治法】活血化瘀，理气通络止痛。

【手法】振腹疗法、振法。

【取穴及部位】膻中、内关、三阴交、郄门、腹部。

【操作】振腹；点振膻中、内关、郄门、三阴交。

（三）失眠

【治法】调和阴阳，宁心安神。

【手法】捏法、点法、揉法、推法、运法。

【取穴及部位】背俞穴、神门、内关、三阴交、坎宫、太阳、枕后高骨、面部。

【操作】捏脊，点背部俞穴；点揉神门、内关、三阴交；开天门；推坎宫；运太阳、枕后高骨；轻揉面部；推头部两侧。

心脾血虚者，指振百会；加掐攒竹、神门、通里、阴郄、内关、三阴交。

阴虚火旺者，加掐神门、灵道，揉劳宫、三阴交、推涌泉。

心胆气虚者，加掐神门、印堂、内关、足三里、丘墟。

脾胃不和者，指摩中脘，加掐揉曲池、隐白、厉兑、足三里。

（四）便秘

【治法】通腑降浊，疏通三焦，补脾和胃。

【手法】按揉法、振腹疗法、拨法、擦法、点按法。

【取穴及部位】天枢、上脘、中脘、下脘、梁门、关门、滑肉门、天枢、气海、阴都、关元、石关、肓俞、商丘、府舍、大横、五枢、肝俞、脾俞、胃俞、三焦俞、肾俞、大肠俞、命门、八髎、足三里、上巨虚、解溪、丰隆、商丘、太白、大都、膀胱经、下肢、胃经、腹部。

【操作】顺时针方向按揉天枢；揉腹部；振腹；按揉上脘、中脘、下脘、梁门、关门、滑肉门、天枢、气海、阴都、关元、石关、肓俞、商丘、府舍、大横、五枢；自胸7至骶1段按揉、拨揉两侧膀胱经；拨揉肝俞、脾俞、胃俞、三焦俞、肾俞、大肠俞；擦命门、八髎；拨揉下肢胃经；点按足三里、上巨虚、解溪、丰隆、商丘、太白、大都。

（五）胃下垂

【治法】健脾和胃，补中益气。

【手法】一指禅推法、揉法、推法、提法、按法、振法。

【取穴及部位】鸠尾、中脘、天枢、气海、章门、足三里、脾俞、胃俞、肝俞、夹脊穴、足太阳膀胱经、腹部。

【操作】一指禅推、揉鸠尾、中脘、腹部；推、揉天枢、气海及脐周；推按腹部；抓提腹壁肌肉；按揉两侧章门；根据胃下垂的程度，自下而上托举提振；点揉两侧足三里；按揉腰背夹脊穴；点揉两侧足太阳膀胱经俞穴；轻揉脾俞、胃俞、肝俞。

（六）溃疡性结肠炎

【治法】健脾益气，清湿止泻。

【手法】按法、摩法、揉法、一指禅推法、搓法。

【取穴及部位】中脘、建里、气海、关元、天枢、足三里、膀胱经、膈俞、大肠俞、脾俞、肾俞、次髎、阳陵泉、命门、腰阳关、八髎、腹部、腰骶部。

【操作】按、摩、揉腹部；按揉中脘、建里、气海、关元、天枢；点揉两侧足三里；沿两侧膀胱经一指禅推膈俞至大肠俞，重点刺激膈俞、脾俞、肾俞、大肠俞；按揉次髎、足三里、阳陵泉；搓揉腰骶部，重点搓揉命门、腰阳关、八髎。

（七）胃痛

【治法】疏肝理气，和胃止痛。

【手法】一指禅推法、摩法、按揉法、拿法、搓法、抹法。

【取穴及部位】中脘、气海、天枢、足三里、肝俞、脾俞、手三里、内关、合谷、背部膀胱经、肩臂部、胃脘部、胁部。

【操作】一指禅推、摩胃脘部；按揉中脘、气海、天枢、足三里；一指禅推背部脊柱两旁膀胱经至三焦俞；重按揉肝俞、脾俞、三焦俞；拿肩井并循臂肘至手三里、内关、合谷；搓肩臂；搓抹两胁。

（八）胆囊炎

【治法】行气止痛，健脾化湿，消食导滞，疏理肝胆。

【手法】擦法、按法、压法、提拿法、推法、抚法、一指禅推法。

【取穴及部位】背部阿是穴、章门、期门、胆囊、足三里、脾俞、胃俞、肝俞、胆俞、膈俞、三焦俞、梁门、丰隆、天枢、京门、手三里、胁肋部、上腹部。

【操作】肝郁气滞者，擦两胁肋；按压章门、期门、胆囊、足三里；提拿右季肋；按压肝俞、胆俞、膈俞及背部阿是穴。

脾虚湿阻者，推抚右胁肋部；按上腹部；压梁门、章门、胆囊、足三里、丰隆；提拿右季肋；按压肝俞、胆俞、脾俞、三焦俞及背部阿是穴。

胃虚食滞者，按揉腹部；按压天枢、梁门、京门、期门、足三里、胆囊、手三里；提拿右季肋；一指禅推肝俞、胆俞、脾俞、胃俞、膈俞及背部阿是穴。

（九）慢性肝炎

【治法】疏通经络，补虚泻实，行气止痛。

【手法】揉法、按压法、掐法、捏法、点法、按法。

【取穴及部位】肝炎穴、足三里、内关、外关、大椎、太阳、头维、上星、百会、膻中、中脘、天枢、大肠俞、肝俞、胆俞、肾俞、章门。

【操作】肝肿大者，揉肝炎穴；按压足三里穴。

低烧者，掐内、外关穴；捏大椎穴。

失眠者，点、按、揉太阳、头维、上星、百会穴。

腹胀者，顺时针方向按摩膻中、中脘、天枢；点、按、重揉肾俞、大肠俞、足三里。

肝区不适及疼痛者，轻揉慢按肝俞、胆俞、章门、中脘。

注意，推拿只是本病的辅助治疗方法，一定要坚持科学规范的治疗。

（十）月经不调

【治法】养血调经。

【手法】按法、揉法、搓法、颤法、摩法、拿法。

【取穴及部位】关元、气海、三阴交、血海、太冲、太溪、足三里、肝俞、命门、八髎、脾俞、肾俞、小腹部、腰骶部。

【操作】揉按气海；按小腹、腰骶部；点按双侧三阴交、肾俞、命门、八髎；提拿两侧肾俞。经期不宜按摩。

（十一）继发性闭经

【治法】补肾益精，健脾养血，散寒祛瘀，行气活血。

【手法】点法、揉法、摩法、振腹疗法、扳法、弹拨法。

【取穴及部位】合谷、三阴交、膻中、中脘、神阙、气海、关元、命门、肝俞、脾俞、肾俞、腹部、任脉、肾经、胃经。

【操作】点双侧合谷、三阴交；揉膻中；点中脘、神阙、气海、关元；掌根揉关元；摩腹；掌根置关元，中指对任脉，食指和无名指对肾经，拇指和小指置胃经，振腹；腰椎侧扳；弹拨命门；点按双侧肝俞、脾俞、肾俞。

实证者，加按揉背部，点按八髎。

虚证者，加点按小鱼际，擦八髎。

（十二）原发性痛经

【治法】活血祛瘀，温补下元。

【手法】振腹疗法。

【取穴及部位】神阙、中脘、三阴交、关元、公孙、足三里、筑宾、腹部。

【操作】手掌心对准神阙，中指置于中脘，振腹；点压三阴交、关元、公孙、足三里、筑宾。

气滞血瘀者，加分推两肋弓，按揉期门、章门、肝俞、膈俞、膻中、太冲，叩八髎。

寒湿凝滞者，加擦背部督脉、腰部肾俞、命门，点太溪。

气血虚弱者，加擦背部督脉、左侧背部，按揉脾俞、胃俞、中脘、足三里。

肝肾亏损者，加揉肝俞、血海、涌泉。

（十三）前列腺肥大

【治法】疏利气机，通利小便。

【手法】按法、揉法、摩法、擦法、一指禅推法、点按法、拍法、推法。

【取穴及部位】气海、关元、中极、阴陵泉、三阴交、涌泉、太白、公孙、然谷、复溜、肾俞、膀胱俞、次髎、小腹、腰骶部、中极、肝俞、胆俞、八髎、利尿穴、督脉、脐部、胸胁部、耻骨联合部。

【操作】湿热下注者，按揉气海、关元、中极；逆时针摩小腹；沿胫骨内缘擦阴陵泉至三阴交；揉三阴交、阴陵泉、涌泉；一指禅推太白、公孙、然谷、复溜；擦腰骶部脊柱两侧；点按肾俞、膀胱俞、次髎；摩腰骶部。

气滞血瘀者，擦胸胁；按揉中极；一指禅推三阴交、肝俞、胆俞；拍击八髎。

肾虚者，推脐部至耻骨联合；按揉利尿穴、气海、关元、中极；按摩小腹；从后枕部到尾骶部擦督脉。

（十四）慢性肾炎

【治法】温阳补肾，益气养精。

【手法】捏法、搓法、按法、揉法、摩法。

【取穴及部位】肾俞、气海俞、小肠俞、大肠俞、腰俞、腰眼、命门、气海、关元、膀胱经、督脉。

【操作】捏膀胱经、督脉；搓腰；按揉肾俞、气海俞、小肠俞、大肠俞、腰俞、腰眼、命门；揉、摩气海、关元。

（十五）肥胖症

【治法】扶正祛邪，健脾消食。

【手法】抹法、一指禅推法、揉法、搓法、摩法、推法、按法、抖法、击法、擦法、㨰法、捏法。

【取穴及部位】中脘、天枢、气海、关元、血海、足三里、膀胱俞、环跳、承山、夹脊穴、任脉、膀胱经、胸部、胁部、腹部、下肢、腰背部。

【操作】自胸骨柄下至耻骨联合上抹任脉；一指禅推法推任脉，按揉中脘、天枢、气海、关元；搓胁部，摩揉全腹，推按拉抖腹部；按揉血海、足三里；擦胸部、腹部，击、搓、擦下肢；推夹脊穴、膀胱经；㨰腰背部及下肢后侧；按揉膀胱俞、环跳、承山；擦腰背部，击下肢后侧，捏脊。

痰湿内蕴者，加按揉丰隆、内关、肺俞。

心肺脾虚者，加按揉大椎、肺俞、心俞、膻中、内关，振腹。

胃肠蕴热者，加按揉神阙、天枢、内庭、曲池、支沟，揉腹。

肝阳上亢者，加推少阳，按揉内关、外关、太冲。

脾肾阳虚者，加重擦脾俞、肾俞、太溪，振腹。

内分泌紊乱者，加振腹。

（十六）糖尿病

【治法】降低血糖。

【手法】摩法、振腹疗法、振法、揉法、拿法。

【取穴及部位】中脘、天枢、梁门、关元、肝俞、胆俞、脾俞、胃俞、腹部、小腿。

【操作】摩腹；振腹；点振中脘、双侧天枢、梁门及关元；点揉肝俞、胆俞、脾俞、胃俞；拿揉双侧小腿肚。

（十七）甲状腺功能亢进

【治法】疏肝解郁，理气化痰，活血祛瘀。

【手法】按法、推法、叩法、摩法、揉法、拿法、搓法、擦法、压法、提法。

【取穴及部位】睛明、风池、手三里、合谷、内关、外关、足三里、三阴交、大椎、肩井、心俞、肝俞、脾俞、胃俞、昆仑、太溪、头部、颈椎、肩前部。

【操作】按睛明；分推前额；叩击头部；点按风池、手三里、合谷、内关、外关、足三里、三阴交；摩肩前部；揉拿颈椎两侧；搓、擦大椎；揉拿双肩井；按压心俞、肝俞、脾俞、胃俞；提拿双侧昆仑、太溪。

（十八）更年期综合征

【治法】调和气血，安神宁志，疏肝解郁，补益脾肾。

【手法】按揉法、梳法、推法、摩法、搓法、擦法、按法。

【取穴及部位】百会、印堂、中脘、足三里、三阴交、绝骨、太溪、昆仑、涌泉、头面部、脐周、腰骶部。

【操作】按揉百会；梳、推前额至后头部；推印堂至前发际；分推前额；按揉中脘；顺时针推摩脐周；搓、擦腰骶部；按揉足三里；指按三阴交、绝骨、太溪、昆仑；搓涌泉。

（十九）耳鸣耳聋

【治法】补肾益精，清热化痰。

【手法】叩法、揉法、拨法、点按法、抖法、振法、拿法。

【取穴及部位】风池、听宫、听会、耳门、翳风、角孙、率谷、下关、耳区痛点、枕部、乳突部、耳颈部、颈项肌肉。

【操作】两掌心紧按外耳道；食指、中指、无名指、小指叩击枕部和乳突部；揉拨耳周围及颈部；点按听宫、听会、耳门、翳风、角孙、率谷、下关、耳区痛点；抖耳郭；振颤耳孔；拿揉风池、颈项肌肉。

（二十）小儿腹泻

【治法】健脾利湿止泻。

【手法】揉法、提法、拿法、捏提法。

【取穴及部位】神阙、天枢、中脘、足三里、脾俞、胃俞、三焦俞、大杼、下髎、腹部、背部。

【操作】中指置神阙，食指置于中脘，顺时针揉腹；揉足三里；揉脾俞、胃俞、三焦俞；提拿背部皮肤；捏提大杼至下髎；捏提下髎至大杼。

第五章　特殊按摩类

第一节　小儿按摩流派

小儿按摩又称小儿推拿。小儿推拿是根据小儿的生理、病理特点，选取一定的穴位和部位，施行各种手法，来治疗小儿疾病的方法，它是儿科的一种重要治疗方法。

所谓按摩（推拿）流派，是指世袭相传的，有其自身特色和风格的关于推拿操作与运用的群体。目前国内影响较大的小儿推拿流派有山东地区的三字经推拿流派、孙重三推拿流派及张汉臣推拿流派，北京地区的小儿捏脊流派，上海地区的海派儿科推拿和湖南地区的刘开运儿科推拿流派。除此以外的小儿推拿的其他流派，有的昙花一现，有的囿于狭小的区域，还有的缺少理论总结和著述，因而大部分都失传了。现将上述各流派简介如下：

一、流派渊源

（一）三字经推拿流派渊源

三字经推拿流派是近代小儿推拿中具有代表性的一个流派，在国内外广泛流传。三字经推拿流派于1877年创立，创始人徐宗礼，字谦光，号秩堂，登郡宁邑人（今山东牟平宁海镇），大约生于1820年，卒于何年不详。据家谱记载，他 18 岁至京，开设永兴贸易行，道光二十二年（1842 年）22 岁回家娶亲，于道光二十七年（1847 年）至烟台，开设东文贸易行。经商之时，亦学医，博闻而强记，每有心得则笔耕不辍，为他以后的事业奠定了坚实的基础。同治十三年（1874 年）十二月一日开始，他历经 5 年写完《徐氏锦囊》一书。此书至今仍保存在徐氏家族中。1877 年完成《推拿三字经》，该书主要为三字一句之歌诀，其特点以推拿某穴功代某汤，如推三关为参附汤、退六腑为清凉散、运八卦为调中益气汤等。徐宗礼生有五子，自其后每代均有行医者，现第四代在牟平当地行医，但均以药为主，目前徐氏家族无徐派推拿传人。

真正将三字经推拿流派发扬光大者，当数山东省青岛市中医院已故老中医李德修先生。李德修虽与徐谦光无师承关系，但他继承和发展了三字经推拿流派，形成了独特的推拿疗法。据院志记载，李德修幼时家贫辍学，在渔船上学徒打工为生，17 岁染疾，致耳暴聋，幸遇威海清泉学校校长戚经含。戚经含怜其孤苦，遂赠清代徐谦光《推拿三字经》一书，并悉心教导。经 8 年学习，李德修终能独立应诊。1920 年来到青岛，在鸿祥钱庄设诊所，以推拿疗疾，颇具名望。1955 年应聘到青岛市中医院工作，任小儿科主任，并著有《李德修小儿推拿技法》一书。由于其医术精湛，医德高尚，深得广大群众信赖和赞誉。他曾多次被评为市、局先进工作者，1956 年被选为青岛市人大代表、青岛市政协委员。

李德修继承和发展了清代徐谦光推拿流派的学术思想，潜心于望诊，举目一视，即能说出患儿病情。其治疗特点为取穴少（一般不超过 5 个），推拿时间长，非常注重"独穴"，多采用推、拿、揉、捣、分合和运 6 种手法，疗效显著。青岛市卫生局及青岛市中医院先后多次组织人员，整理其临床经验，编写了《小儿推拿讲义》、《青岛市中医院小儿推拿简介》、《李德修推拿技法》等书，并举办过多期学习班，培养了大批的推拿人才。

第五代传人的代表赵鉴秋，1964 年师从于李德修，专攻小儿推拿。曾任青岛市中医院儿科主任、中国中医药学会儿科分会理事、山东省中医药学会儿科分会委员等职，著有《幼科推拿三字经派求真》、《幼科条辨》、《实用中医儿科学》、《三字经派小儿推拿宝典》等。

（二）孙重三推拿流派渊源

孙重三推拿流派以山东中医学院附属医院已故老中医孙重三先生为代表。孙重山（1902～1978），山东荣城县人，孙重三 20 岁时拜老中医林淑圃为师，学习小儿科推拿医术。林氏医术精湛，对弟子要求严格，对孙氏后来的严谨治学精神，有深远的影响。孙重三先生于 1957 年 1 月进山东中医进修学院深造，1958 年任该校教员，1959 年调入山东中医学院任儿科教研室及学院推拿科副主任等职。孙老以林氏的手法为基础，精研《小儿推拿广义》、《幼科推拿秘书》、《厘正按摩要术》等专著，集众家之长于一体，结合个人的经验，于 1959 年编著《儿科推拿疗法简编》一书，颇受国内同仁赞誉，并作为山东中医学院本科教材试用。1960 年，他编著的《通俗推拿手册》付印发行，该书进一步系统地总结了他多年来推拿治疗儿科疾患的经验。1974 年医院组织力量，拍摄了他的"小儿推拿"教学片，沿用至今。孙重三先生以林淑圃的推拿手法为基础，结合个人的临床实践，创立了孙氏推拿流派。孙老治学严谨，不论是课堂教学，还是临床带教，言传身教，一丝不苟。他非常注重手法的训练，对每一手法常常是几十遍、上百遍地示范，直到学员真正掌握为止。

（三）张汉臣推拿流派渊源

张汉臣推拿流派以山东青岛医学院附属医院已故老中医张汉臣为代表。张汉臣（1910～1978），字新桨，山东蓬莱县人，生前系山东省青岛医学院中医教研室教师及附属医院小儿推拿医师。少年时随师学习中医内科，熟读《内经》、《伤寒论》、《金匮要略》等古典著作及中医儿科和小儿推拿名著，如《小儿推拿广义》、《幼科铁镜》、《幼科推拿秘书》、《活婴秘旨》、《厘正按摩要术》、《推拿三字经》等。1925年拜本县小儿推拿名医艾老太为师，从此致力于小儿推拿事业。在长期的临床实践中，积累了丰富的经验，逐步形成了自己的推拿风格和特色。张老生前著有《小儿推拿概要》、《实用推拿学》两书，均由人民卫生出版社出版。

（四）小儿捏脊流派渊源

冯泉福（1902～1989），号雨田，北京人。其祖父及父皆业医，精通小儿捏脊术。冯老先生为冯氏捏脊术的第四代传人，其医德医术闻名遐迩。无论于医务界或患者中，他的名字早已被"捏脊冯"取而代之。冯泉福老先生幼时即受其父医学思想的熏陶，20岁时随父开始学习捏脊，26岁独立行医，1959年调入北京中医医院儿科工作，并始终负责儿科的捏脊工作。

冯老行医 66 年，以精湛的医道、显著的疗效、简便的方法、低廉的费用自成一家，深得群众信任。冯老在学术上虚心学习，不断进取，以他人之长充实自己，向比自己经验丰富的同道学习，向西医同志学习，并以科学的态度对待现代医学。虽然冯氏捏脊疗法拥有众多的信赖者，但为了进一步探讨捏脊疗法的实质性机理，他与北京市儿科研究所、北京市中医研究所合作，做了大量临床观察及实验室研究，其成果"捏脊疗法的临床观察及对小肠吸收功能的影响"（发表于《中医杂志》1980 年第 9 期）及"捏脊疗法对疳积患儿胃泌素分泌功能的观察"（发表于《中医杂志》1981 年第 7 期）两项课题，分别获得北京市科研成果奖、北京市卫生局级科技奖。除此之外，他还利用业余时间撰写了《冯氏捏脊疗法概要》、《捏脊疗法的临床应用》等文章。

（五）海派儿科推拿流派渊源

海派儿科推拿以上海地区小儿推拿名家金义成为代表。金义成教授是新中国成立后成长起来的中医推拿专家。他自 1963 年从上海推拿专科学校毕业以来，一直工作在教学、科研、临床第一线，至今已从医 40 年，在全国推拿界当属资深专家。他以对中医药和中医推拿学科发展的满腔热情和高度责任感，历经 40 多年的艰苦努力，独立编著、主持编写出版专著 36 部，编撰科教影视片文稿 8 部，代表性的著作有《小儿推拿》、《小儿推拿图解》、《海派儿科推拿图谱》等。

"海派儿科推拿"的概念是在早些年出现的"海派中医"概念的基础上发展而来。"海派中医"是在上海这一特定的地域环境、地域文化前提下，吸收各学派所长，并结合自身的条件和优势，尤其重视吸收现代科学技术和现代医学最新成果，在长期的实践中逐步形成的新的学派。

（六）刘开运推拿流派渊源

刘开运推拿流派以湖南地区推拿名家刘开运为代表。刘开运（1918～2003），出身于中医世家，苗汉后裔，御医后代，家族业医已三四百年，祖传中医、草医、推拿三套绝技，融汉、苗医药于一炉，独树一帜，尤擅长儿科推拿，为著名推拿专家。刘教授毕生致力于中医推拿教学与临床研究，经验丰富，造诣精深，以五行学说的相生相克理论和脏象学说为基础，结合小儿五脏的生理特性和病理特点，创立了以"推五经"为核心内容的刘氏小儿推拿疗法，大大提高了临床推拿疗效。

二、流派理论

（一）三字经推拿流派理论

三字经推拿流派在理论上，以脏腑经络学说为理论基础，以整体观念、辨证论治为原则，运用五行生克原理指导选穴配伍，并将中医学说贯穿于推拿的诊病、治病过程中，指导取穴和手法运用。治疗以清为主，主张祛邪为先。

三字经推拿流派的学术特点可概括为：通治成人与小儿、取穴少、时间长、采用独穴、偏重望诊及五脏辨证等。李德修辨证主张以祛邪为先，因小儿为纯阳之体，故治小儿实证用清，虚中夹实也用清，小儿纯虚证少见。据五行生克原理指导选穴配伍，据小儿脾常不足、肺脏娇嫩、肝常有余等特点和木能克土、木火刑金之理，临床取穴常首选平肝。如治外感病，用清肺、平肝、清天河水；治脾胃病用运八卦、清胃、清天河水等。风寒感冒，一般采用一窝风、平肝经、清肺热三个穴位。

儿科号称哑科，问诊行不通，而一指定三关，脉分部位也有一定的困难，因而在儿科望诊特别重要。本派创始人徐谦光重视印堂望诊，其学术思想由李德修完善为：望小儿印堂，然后观察色泽。红色热在心肺，赤则热甚；青则为肝有风热；黑则为风寒入骨；白色为肺有痰；黄色则病在脾。五色结合五脏找出病在何脏，运用八纲辨证确定治则，然后进行取穴治疗。另外，在望诊方面，除望色外，还强调观察小儿活动姿态推测病情。例如小儿时而用手搓揉头目，为头疼头晕之征；患胆道蛔虫的小儿，痛时面青，手抱胸胁，仰而摇身。总之，除了望神色形态外，注重观察多方面的情况，有利于帮助诊断。

《推拿三字经》指出："治急病，一穴良，大数万，立愈恙，幼婴者，加减量。"徐谦光常用独穴 28 个，《推拿三字经》记载"今定独穴，以抵药房：分阴阳为水火两治汤，推三关为参附汤，退六腑为清凉散，天河水为安心丹，运八卦为调中益气汤，内劳宫为高丽清心丸，补脾土为六君子汤，揉板门为阴阳霍乱汤，清胃穴为定胃汤，平肝为逍遥散，泻大肠为承气汤，清补大肠为五苓散，清补心为天王补心丹，清肺金为养肺救燥汤，补肾水为六味地黄丸，清小肠为导赤散，揉二马为八味地黄丸，外劳宫为逐寒返魂汤，一窝风为荡寒汤，揉五指节为化忡丹，拿列缺为回生散，天门入虎口为顺气丸，阳池穴为四神丸，五经穴为大圣散，四横纹为顺气和中汤，后溪穴为人参利肠丸，男左六腑为八味顺气散，女右三关为苏合香丸。"现在临床常用的独穴有：外劳宫、二马、清补大肠、揉板门、补脾、清肺、平肝、阳池、一窝风、运八卦、推三关、退六腑、清胃、四横纹、清补脾、清大肠、小天心、天河水、列缺、清脾等。凡是久推无害、疗效明显的穴位，都可用作独穴。

李德修擅长使用独穴治病。他说："取穴不宜多，多则杂而不专。"他认为："穴位是脏腑气血的聚集点。通过推拿的刺激，产生通经络、活气血、消瘀滞、扶正气、驱病邪的治疗作用。暖穴能催动人身生热的能力；凉穴能催动人体散热的能力；补穴能加强脏腑功能，扶助正气；泻穴能加强人体的排泄功能。因此，取穴必须少而精，若通身杂推则气血乱动，只能造成混乱。"

（二）孙重三推拿流派理论

孙氏推拿强调"天人合一"的整体观念，以中医阴阳、五行、脏腑、经络、营卫、气血等学说为指导，根据辨证施治的原则，在小儿体表穴位上运用各种手法进行施治，通过经络"行气血、通阴阳"的作用，来平衡阴阳、调整脏腑，从而达到治疗疾病的目的。

该流派常用的穴位有 70 多个，并继承了林氏"十三大手法"——摇斗肘、打马过天河、黄蜂入洞、水底捞月、飞经走气、按弦搓摩、二龙戏珠、苍龙摆尾、猿猴摘果、揉脐及龟尾并推七节骨、赤凤点头、凤凰展翅、按肩井等。在取穴上，该派多用手穴加体穴，治疗呼吸道疾病常用"四大手法"（开天门、推坎宫、运太阳、运耳后高骨）及二扇门、肩井、风池、肺俞、运内八卦、膻中、按弦搓摩等；治疗消化道疾病多取推脾土、分腹阴阳、运内八卦、侧推大肠（即清大肠）、推上三关、天门入虎口、推天柱骨、足三里、摩腹、拿肚角、揉脐及龟尾、推七节骨。总之，该派治病首重"天人合一"的整体观念，诊病强调闻诊和望诊，取穴灵活，手穴配伍体穴，随证加减，相辅相成。

（三）张汉臣推拿流派理论

张老将小儿推拿概括为一掌四要。一掌即掌握小儿无七情六欲之感，只有风、寒、暑、湿、伤、食之证的特点；四要是：一要辨证细致，主次分明；二要根据病情，因人制宜；三要取穴精简，治理分明；四要手法熟练，轻重适宜。

（四）小儿捏脊流派理论

捏脊，因其主要用于治疗儿科积聚一类疾病，又称为"捏积"，故该流派对小儿积证有其独到见解。冯老先生将积证分为4型：即乳积、食积、痞积和疳积，并指出：捏脊疗法旨在通过捏拿患者督脉，达到经络的良性感传，加之刺激膀胱经上有关的腧穴，恢复受损之脏腑，疏通阻滞之气血，从而使停滞之食物得以运行消化。冯泉福之弟子李志明根据其学术思想编著《小儿捏脊》一书，将捏脊疗法的主治范围扩大，通治小儿诸病。

（五）海派儿科推拿流派理论

海派儿科推拿流派认为，小儿特定穴位有点、线、面之特点，且穴位和部位同用，因而提出了"穴部"的观点，其学术特色在于兼收并蓄，着重创新。该流派手法除了继承按、摩、掐、揉、推、运、搓、摇等传统八法外，还融入了上海地区的一指禅推拿、滚法推拿、内功推拿三大流派的手法，并称之为"推拿十六法"。在治法的运用上，除了传承"汗、吐、下、温、和、清、补、消"八法之外，提出了"通"法的应用，揭示推拿能使"寒热咸和"，具有"开达抑遏"、"疏通气血"、"开关利气"的功用。在临证时强调"通则不痛、不通则痛"，根据"通则不痛、不通则痛"的原理，寻求病证异常的反应点，以痛为腧，通过对痛点的治疗，达到祛除病痛的目的。此外，对于小儿推拿对象的界定，金义成根据其个人经验特别指出，小儿推拿穴位和复式操作法的应用，主要是针对6周岁以下的儿童，对3周岁以下的效果更佳。对于6周岁以上的儿童，其取穴和手法可相应采取类似成人推拿的方法。

海派儿科推拿流派确实有创新之处。一是手法应用，集众家之所长，扩大了儿科推拿的应用范围和病种。它主要汲取了一指禅推拿、内功推拿和滚法推拿三大传统流派的手法精华，同时也广泛吸取其他流派的临床经验。因为各家流派各有自己的适应证和应用范围，也有一家一派的局限性，如果能集各家所长，那么也就克服了一家一派的局限性，相应地就扩大了适应证和应用范围。二是理论创新，强调固本归元。

（六）刘开运推拿流派理论

刘开运在小儿推拿的辨证立法中，擅长运用五行学说的生克制化之理，确定其补母、泻子、抑强、扶弱的治疗原则，并作为指导临床推治时取穴、主补、主泻的依据，在临床具体运用中以推五经多用。首先按五脏进行病候归类，以确立主病之脏，抓住了主病之脏就抓住了主要矛盾，据此以确定推五经的主次关系，脾病主推脾经，肺病主推肺经，这又称为归经施治的原则，在使用推五经时显得尤为重要，也是推五经要领之一。五经配五脏，五脏配五行。为了提高推五经的补泻效果，必须按五行生克关系制订推五经的补泻方案。例如脾病的虚证，应主补脾，脾属土，心属火，火能生土，故补脾应补心，称"补母实子"法；肺属金，据"实子益母"法，故补脾亦当补肺；同时，肝属木，脾虚恐肝木乘之，故又当清肝以抑制肝木；补脾、补心、补肺、抑肝共称"补三抑一法"。肾为先天之本，温肾亦可实脾，称"补先天而实后天"，故脾虚时也可补肾经穴。再如脾病实证，应主清脾经，据"实则泻其子"，肺经应用清泻法；火为土之母，清心又可清脾，称"泻母抑子法"；土壅则木郁，清脾又当清肝，土壅制水，肾经则属当补之列。所以，脾实之证五经推治方案为主清脾、次清肺、再清心、兼清肝、并补肾，共称"清四补一法"。余脏依此类推，虚证主补主病之脏，并补其母其子之脏，清其"所不胜"之脏，对其"所胜"之脏，可用亦可不用。实证则主清主病之脏，并清其母其子之脏，对其"所胜"则当补，对其"所不胜"则当清之。以上是据五行相生相克原则制订推五经补泻方案的一般规律，是推五经运用要领之一。

三、流派技法

小儿推拿常用的手法有按、摩、掐、揉、搓、摇、运、推法和一些复式手法，如黄蜂入洞法、揉耳摇头法、双凤展翅法、水底捞月法等；手法种类很多，特别是随着小儿推拿的发展，有不少成人的手法也变化运用到小儿推拿疗法中来。

（一）小儿推拿基本手法

1. 推法

【操作方法】

用拇指或食、中二指螺纹面沿同一个方向运动，称推法。在临床上可分为直推法、旋推法、分推法和合推法。

（1）直推法：以拇指桡侧或螺纹面或食、中二指螺纹面在穴位上作直线推动。

（2）旋推法：以拇指螺纹面在穴位上作顺时针或逆时针方向的旋转推法。

（3）分推法：用两手拇指螺纹面或桡侧或食、中指二指螺纹面自穴位向两旁推动。

（4）合推法：又称合法。用两拇指螺纹面或拇、食指自穴位两旁向穴中推动合拢，此法动作方向与分推法相反。

【动作要领】

（1）推法操作时上肢放松，肘关节自然屈曲，直推时指间各关节要自然伸直，主要靠拇指的内收和外展活动，用食指、中指做推法时主要靠肘关节的屈伸活动，不要有意屈曲，指下要实而不浮，力度要均匀一致，起时可就势一拂而起。

（2）直推主要用于线性穴位，路径一定要直；分推、合推可在同一穴位上反复运用，也可在某一部位从上至下反复操作，如分推坎宫、推肺俞等。旋推时，着力面呈螺旋形（图5-1）。

（3）推法运用时，动作应有节律性，用力均匀柔和，动作协调深透。

（4）合推法动作幅度要小，推时不要向中间挤拢皮肤。该法用力方向与分推法相反，不同的是仅有横向合推，无弧形合推（图5-2）。

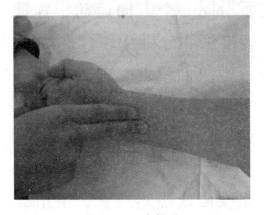
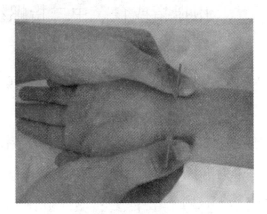

图5-1　直推法　　　　　　　　图5-2　合推法

（5）分推法向两旁分推时动作宜轻快，不要重推如抹法；向两旁分推时，既可横如直线，也可弯曲如弧线（图5-3）。

（6）操作上，一般要辅以葱姜汁、滑石粉、酒精等介质，以防推拿时小儿皮肤破损，并能加强疗效。

（7）根据病情需要，结合推拿的作用原理，选取适宜方向、轻重、快慢，以求手法的补泻、升降与温清之效，从而达到预期疗效。

（8）频率一般为每分钟60～80次。

【手法作用】

本法具有舒筋通络、祛邪通散之功效。直推法临床运

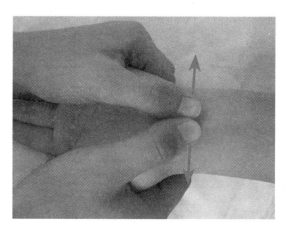

图5-3　分推法

用相当普遍，凡线性穴位以及面状穴位都可运用直推法，是小儿推拿常用的手法，如开天门、推天柱穴、推三关等；旋推法是小儿推拿的特有手法，多用于五经穴，是补脏腑气血的重要手法，古人有"旋推为补"之说；分推能分阴阳，合推能合阴阳，故临床热证、实证多分之，虚证、寒证多合之。用于调节阴阳，大多分合并用，临床最为常见。

2. 拿法

【操作方法】

捏而提起谓之拿。

【动作要领】

（1）操作时，肩臂要放松，腕掌自然蓄力，拇指指面一定要同其余两指（食、中指指面）或其余四指正面相对捏住某一部位或穴位，相对适力提捏（图5-4）。

（2）提起时，不要扯动。捏而提起应自然。

（3）补泻的关键在力度，力度的关键在接触面积，如用指端、指腹、指面，甚至整个指掌作接触面积，其效力显然是不同的。

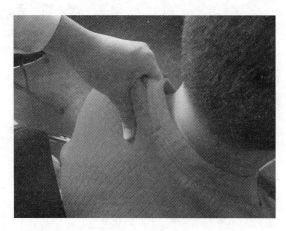

图 5-4　拿法

【手法作用】

（1）外感之证，不论风寒风热，凡头痛、颈强、发热、无汗，均可拿之以祛邪外出，活络止痛。

（2）阳虚内寒，气机下陷，神萎不振，少气懒言，均可轻拿之以振奋精神，助阳气之升。

（3）寒湿困阻，饮食所伤，患儿腹痛夜啼，烦躁不安，宜重拿之，以导滞行气、散结通络。如拿肚角，其止痛效果明显。

（4）拿肩井可作为总收法，在各种推拿治疗完毕后使用，以调和气血。

3. 按法

【操作方法】

用手指螺纹面、手掌、掌根、肘部按压一定部位或穴位，逐渐用力按压，按而留之，称为按法。

【动作要领】

（1）按压时，肩、肘均应放松，蓄力于掌（掌按法）或指（指按法），加力与结束手法均应缓慢，可持续点按，亦可一压一放间断用力，反复进行。

（2）点按时，力的作用方向有三种：单纯作用于穴位时，应垂直用力；顺经络按法为斜向45°，与经气流行相同；逆经络按法为斜向45°，与经气循行方向相反。前者为补，后者为泻；就升降而言，点按方向朝上为升，朝下为降。

（3）按法刺激较揉法为重，较大患儿可根据病情及部位选用拇指、手掌、掌根（图5-5）或肘按压，以加强刺激，提高疗效。

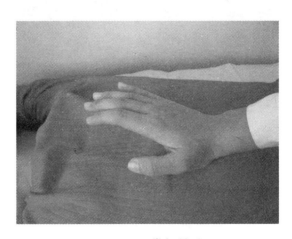

图5-5　掌根按法

【手法作用】

（1）"按之则热气至，热气至则痛止"，故按法是温法的代表手法。

（2）按法是一种刺激较强的手法，常与其他手法配合应用，与揉法结合，组成"按揉法"，如按揉脊柱。中指按天突时随小儿呼吸出入，以豁痰、催吐、利尿。指按为"以指代针"之法，适合于全身穴位，其接触面积较掌按为小，作用力度较掌按为强，重在经穴，能通经活络、开通闭塞；而掌按法常用于胸背，重在温经散寒、温中止痛。

4. 摩法

【操作方法】

将食、中、无名、小指指面或手掌掌面紧贴于穴位上，以腕关节连同前臂做顺时针或逆时针方向的环形摩擦移动，称摩法。以指面着力称指摩法，以掌面着力称掌摩法（图5-6）。

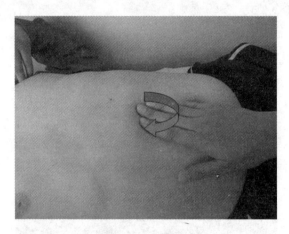

图5-6　摩法

【动作要领】

（1）摩法是"皮动肉不动"，故在环旋抚摩时，不得带动皮下组织。

（2）肩臂放松，肘关节微屈，指掌着力部分随腕关节运动而旋转，动作要协调。

（3）在使用摩法时，常配合药膏运用，临床称之为膏摩。这是摩法的特色之一。

（4）摩的时间应稍长，频率稍缓，约80～100次/分。正如《医宗金鉴》所言："摩者，谓徐徐揉摩之也。"

（5）根据病情和体质，注意摩的顺时针或逆时针方向，以达到预期补泻效果。

【手法作用】

本法具有理气活血、健脾温中、消积导滞及消肿镇痛之功。

摩法轻柔、舒适，最易为患儿接受，是临床最常运用的手法之一。掌摩法适用于胸、腹、胁肋等部位，摩时宜缓，对脾胃疾病最为有效。指摩法多用于患儿头面等部位，摩时稍急，能安神镇静或升提气机，如摩囟门、摩百会、摩印堂等。

5. 揉法

【操作方法】

以中指或拇指指端（或掌根，或大、小鱼际）吸定于某穴位，以肘部为支点，前臂作主动摆动，带动腕部或掌指作顺时针或逆时针方向轻柔缓和的摆动，称揉法。以指端螺纹面吸定于某穴位称指揉，大鱼际吸定于某穴位为鱼际揉，掌根吸定于某穴位称掌根揉。

【动作要领】

（1）操作时，压力要均匀，动作轻柔缓和而有节奏，操作频率约120～160次/分。

（2）肩、肘放松。依靠前臂和腕关节的摆动作回旋摆动，带动指、掌或鱼际。

（3）揉法的特点是"肉动皮不动"，既要带动深层组织运动，又不能在皮肤上摩擦。

（4）鱼际揉法（图5－7）和掌揉法常用于面状穴，指揉法常用于点状穴。

（5）揉法比较和缓、舒适，小儿较易接受，是临床最

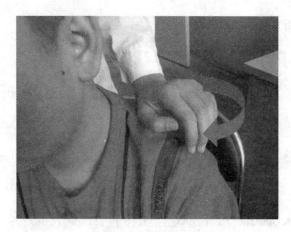

图5-7 鱼际揉

常用的方法之一，揉的时间宜长，力度适中，结合方向、频率，可补可泻。

【手法作用】

"揉以和之"，揉法是和法的代表手法，可以和气血，和筋络，和阴阳；寒热无偏，具有活血化瘀、消肿止痛、祛风散热、理气消积的作用。适用于全身各部。常用于治疗脘腹痛、便秘、泄泻等肠胃疾患，以及外伤导致的红肿热痛。

6. 运法

【操作方法】

用拇指指面或食、中指指面在穴（部）位上作由此及彼的弧形或环形移动，或摇动关节，称为运法。

【动作要领】

（1）操作时，指面一定要贴紧施术部位，沿着施术轨迹（运的路径或弧或圆）移动，不可随意滑动。

（2）本法实为推法的变化手法，操作频率80～120次/分，宜轻不宜重，宜缓不宜急。

【手法作用】

运则行之，可行气、行血、行津液、化饮食。故运法能使气血流动，筋络宣通，气机冲和，对各种瘀、滞、积、肿疗效均佳。如瘀血阻络之头痛、胸痛、牙痛，可运百会、运太阳、运膻中。气机阻滞之胃痛、腹痛，可运内八卦、运外八卦。饮食积滞之厌食、呕吐、腹泻，可运中脘、运丹田。因水液内停，肿胀咳喘，宜运土入水，或运水入土。

7. 掐法

【操作方法】

用拇指垂直用力，或用指甲垂直重按穴位或皮肤，称掐法。

【动作要领】

（1）手握空拳，伸直拇指，指腹贴于食指桡侧，垂直向下用力，得气而止。

（2）用拇指指甲垂直向下重按穴位皮肤，动作要快、稳，时间宜短，勿掐破皮肤（图 5-8）。

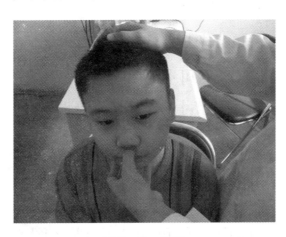

图 5-8　掐法

【手法作用】

（1）掐法属强刺激手法，有痛感，常引起患儿啼哭，正如《厘正按摩要术》所说："掐由甲入，用以代针，掐之则生痛，而气血一止。"说明该法力量深透，甚至可闭经络，止气血。

（2）多用于急症，如掐人中，掐二扇门，掐精灵、威宁等。患儿高热、无汗而烦，继之可发展为高热惊风，表现为眼目上翻、手脚抽搐、甚则神昏，此时用掐法，可发汗、退热、定惊。

（3）掐法还可用于气机逆乱之证，如胃痛、腹痛可掐内关，呃逆可掐天突、中脘，夜啼可掐神阙。掐之可镇静安神或通关开窍。

8. 捏法

【操作方法】

用拇指桡侧缘顶住脊柱两旁的皮肤，食、中两指与拇指相对，三指同时用力提拿皮肤，双手交替捻动向前，称捏法或捏脊法。

【动作要领】

（1）拇、食两指或拇、食、中三指提拿皮肤，次数及用力大小要适当，且不可带有拧转。提拿皮肤过多，则手法不易捻动向前；提拿过少，则易滑脱不前。操作时一定要流畅。

（2）操作时两手交替前行，不可间断；捻动须直线进行，不可歪斜。

（3）捏脊一般由下龟尾至上大椎（图5-9）。

（4）该手法实施时，当用介质，以免擦伤患儿皮肤。

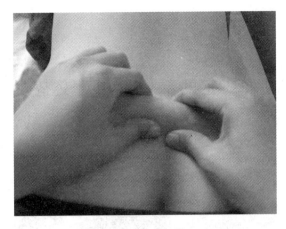

图5－9　捏脊法

（5）操作时，可捏三下或五下提拿一下，临床称作"捏三提一"或"捏五提一"；该操作法已包含有推法、捏法、提拿法、按法、捻法等数法，已不同于单一的某种小儿推拿法。

【手法作用】

（1）脊背为督脉所居，总督诸阳，为阳经之海，故捏脊能促进小儿生长发育、温阳、通阳、助阳，凡阴寒之证，如水肿、遗尿、流涎、久泻、久咳喘等均宜运用。

（2）捏脊亦称捏"积"，凡食积体内，所致之厌食、呕吐、腹泻、胃痛、腹痛、积滞等均有特效。推而广之，积有食积、痰积、虫积、血积等，运用捏脊均可奏效。

（3）该法为补中有泻、攻补兼施，故上述病证不论虚实、久新，均可运用该法。

（4）由于捏脊重在督脉与脾胃的调治，因而也治疗由此而致的失眠、头痛、心悸、黄疸，不仅用于小儿，也用于成人。

9. 搓法

【操作方法】

用双手掌夹住一定的部位，相对交替用力作相反方向的来回快速搓揉，同时作上下往返移动，称搓法（图5－10）。

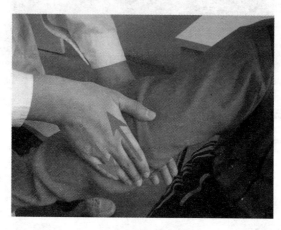

图5－10　搓法

【动作要领】

（1）操作时，双掌相对用力，前后交替揉动。即双手掌先夹持，后揉搓。

（2）动作协调、柔和、均匀，搓动要快，由上向下缓缓移动，不要间断。

【手法作用】

（1）搓上肢、下肢，为推拿治疗的常用结束手法，具有疏通经络、行气活血、放松肌肉的作用。操作时应让患儿放松，双上肢或下肢自然下垂。

（2）搓摩胁肋，能化积行气、疏肝解郁、消癥除痞。成人用之嗳气、郁闷立解，矢气增多；小儿用之可消食下气，用于厌食、腹胀、腹痛或胁下痞块（肝脾肿大）。

（3）搓揉胸背，从上向下，缓缓用力，可降肺止咳平喘。

10. 摇法

【操作方法】

用一手托扶关节近端，另一手握住关节远端，作一定幅度的环转运动，称摇法（图 5 – 11）。

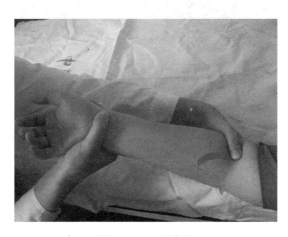

图 5 –11　摇法

【动作要领】

（1）操作时，患儿应放松，肢体自然下垂，操作动作要缓和稳定，频率适宜。

（2）摇动的方向和幅度须在生理许可范围内。

【手法作用】

本法具有舒通经络、活血化瘀、解除粘连、恢复关节功能的作用。主要用于人体关节部位，常用于治疗小儿脑瘫、痿证、肥胖、伤筋等病证。

临床常用的小儿推拿摇法有掐（摇）总筋、摇肘肘等。

11. 捻法

【操作方法】

用拇、食指螺纹面捏住一定部位，作相对用力捻动，称为捻法（图 5 – 12）。

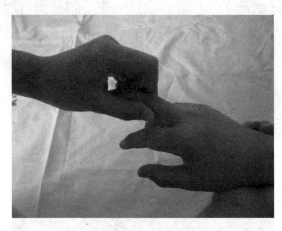

图 5 – 12　捻法

【动作要领】

（1）肩肘放松，拇、食指螺纹面捏而揉动，故捏揉谓之捻。

（2）频率稍快，约 120～160 次/分。

（3）动作要灵活，边捻边移动，不可呆滞。

【手法作用】

本法具有滑利关节、消肿止痛之功，一般用于四肢小关节，如指（趾）间关节扭伤、手指功能障碍等。上、下肢理筋时捻法常作为结束手法。对于一些肌肉，在弹筋的同时，可配合捻法，能有效地伸展肌肉，加强疗效。如治肌性斜颈时，可对胸锁乳突肌施以捻法。

12. 拍击法

【操作方法】

拍击法可分为拍法和击法。拍法用虚掌，击法可用掌根、掌尺侧缘、拳背以及手指端或手指背。二者均用其接触部位，节律短促、快速地拍（击）打体表（图5－13）。

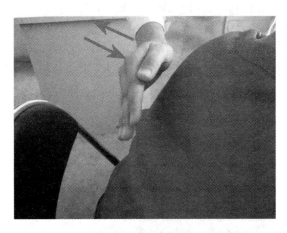

图5－13 拍击法

【动作要领】

（1）肩、肘、腕关节充分放松。

（2）接触部位，如虚掌、掌根、掌尺侧缘、拳背及手指端、手指背均应垂直作用于治疗部位。拍击时，作用时间短促，即迅速拍击、迅速抬起，频率宜快，有节奏感。

（3）拍击时不能有拖动动作，但整个拍击中可缓慢移动。

【手法作用】

（1）拍击法常用于通经活络，对痹证、痿证、四肢麻木、感觉迟钝等有较好疗效。

（2）本法能解痉止痛、活血舒筋、消除肌肉疲劳，常用于上、下肢治疗结束后的放松动作。

（3）前后夹持小儿胸背，或左右夹持小儿两胁，从上至下，节律性轻轻缓拍，能降肺平喘止咳、平肝降胃、消食化积，是小儿常用的降法之一。

13. 扯法

【操作方法】

捏（夹）而揪提谓之扯，又称小拿。

【动作要领】

（1）可用拇、食指指端捏住皮肤，或用屈曲之食、中指中节夹住皮肤，适当用力，做一拉一放动作，反复进行（图5-14）。

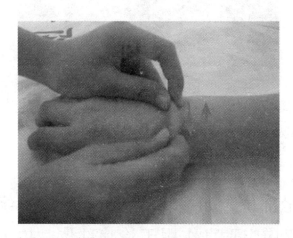

图5-14　扯法

（2）动作要有节奏，力度以小儿可耐受为度。

（3）可配合适当介质，以局部皮肤红紫为度。

【手法作用】

（1）中暑用扯法，能清暑透邪，畅达表里。

（2）惊风、闭证用扯法，可定惊、开闭，有一定疗效。

（3）扯法的常用部位有印堂、天突、夹脊、肘窝、腘窝等处；与扯法类似的手法有刮法、捏挤法、重擦法等。

14. 刮法

【操作方法】

用瓷汤匙、刮痧板、火罐等，或用拇指的桡侧缘，紧贴皮肤，来回或单向刮动的方法称刮法。民间称为刮痧，近年来有人用牛骨或硬塑料做成专门的刮器，介质也进行了极大的改进（图 5 - 15）。

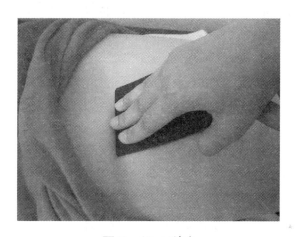

图 5 - 15 刮法

【动作要领】

（1）所用器具，边缘必须光滑、整洁。

（2）刮时要紧贴皮肤，用力适当。

（3）刮的路径应为直线，且与筋脉方向平行。

（4）刮时应用介质，刮至皮下充血、皮肤见紫红色为度。

【手法作用】

本法具有散发郁热、解暑透邪、定惊启闭的作用。轻刮者，搔也，快推也；有补有泻，视方向而定，当辨证运用。重刮同扯法，刺激较重。

15. 捏挤法

【操作方法】

以两手拇、食指在选定部位或穴位上，固定捏住一定的皮肤，然后四指一齐用力向里挤，再放松，反复操作，这种操作法称捏挤法。

【动作要领】

（1）四指的着力点应呈正方形或长方形。

（2）捏住的皮肤要着实，两手用力要同时向里挤，避免一手轻，一手重。

【手法作用】

（1）广泛用于中暑、痧证、高热无汗及惊风、闭证的治疗。

（2）可消食化痰，用于小儿厌食、腹胀、呕吐等。对小儿饮食发热，既能退热，又能消积，标本同治，疗效尤佳。对痰涎壅盛、咳喘气急、喉间痰鸣、鼻翼扇动等，也有显著疗效。

（3）可清利咽喉，用于小儿乳蛾、喉闭、声嘶等病证。

16. 擦法

【操作方法】

用手掌面、大鱼际或小鱼际着力于选定部位，进行直线来回摩擦的方法称擦法。

【动作要领】

（1）操作时腕关节与手指自然伸直，使前臂与手呈直线，以肩关节为支点，上臂带动手掌做直线往返移动。

（2）着力部位紧贴皮肤，力度适中，防止擦破皮肤。

（3）频率较推、摩法快，约 100~120 次/分，动作要均匀连续，节奏感强，以透热为度。

【手法作用】

（1）擦能生热，擦法具有柔和的温热刺激作用，能温经通络，温中散寒，解痉镇痛。广泛用于风寒外束、肌腠闭郁、正邪相争之外感寒证，同时又用于脾胃虚寒之胃痛、腹痛、消化不良等，能温中而散内寒；亦可治疗肢体麻木、痹痛不止等病证。

（2）擦法力量深透，产热较多，故许多医家在推拿治疗即将结束时，在损伤局部用擦法，使热力深透，以加强疗效。

17. 捣法

【操作方法】

用中指指端或用食、中指屈曲的指间关节，有节奏地快速敲打穴位，称捣法。前者相当于"指击法"，后者称为"笃"法（图 5-16）。

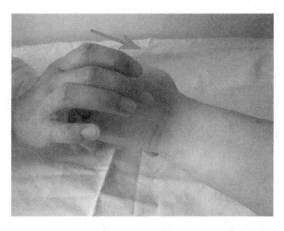

图 5-16　捣法

【动作要领】

（1）肩肘放松，指间关节屈曲，以腕关节的屈伸为主动运动，带动指间关节敲击穴位。

（2）捣法要求穴位准确，接触时间短。

【手法作用】

本法具有安神定志、化痰镇惊、疏通经络的作用。常用于治疗惊风、眼上下翻、左右斜及口眼㖞斜等。以指代针，捣的方向与疾病趋势方向相反，如口眼㖞斜，向右斜，朝左捣；向左斜，朝右捣；眼上视，朝下捣；眼下视，朝上捣。

（二）小儿推拿复式手法

1. 黄蜂入洞

【操作方法】

医者以左手扶患儿头部，用右手食、中两指指端在患儿两鼻孔下缘揉动（图5-17）。

【动作要领】

黄蜂入洞操作手法较为简单，仅用揉法。操作时用力应均匀柔和，以50~100次为宜。

【手法作用】

本法有发汗解表、开肺窍、通鼻息等作用。常用于治疗外感风寒的发热无汗及急、慢性鼻炎的鼻塞、呼吸不畅等。

2. 双凤展翅

【操作方法】

医者先用两手食指、中指夹患儿两耳，并向上提数次后，再用一手或两手拇指指端按、掐眉心、太阳、听会、人中、承浆、颊车诸穴，每穴按、掐各3~5次，提3~5

次（图 5 - 18）。

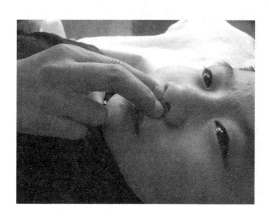

图 5 - 17　黄蜂入洞

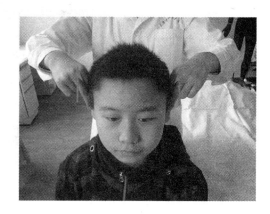

图 5 - 18　双凤展翅

【动作要领】

本法操作有提、掐、捻、捏、按诸法。

【手法作用】

本法具有祛风寒、温肺经、止咳化痰作用。常用于治疗外感风寒、咳嗽痰多等上呼吸道疾患。

3. 揉耳摇头

【操作方法】

以双手拇指、食指螺纹面着力，分别相对捻揉患儿两耳垂后，再用双手捧患儿头部，将患儿头颈左右轻摇。揉耳垂 20~30 次，摇儿头 10~20 次。

【动作要领】

操作时，医者两手用力要对称，捻、揉、摇三法结合运用，力量要均匀（图 5 - 19）。

【手法作用】

本法具有开窍镇痉、调和气血的作用。常用于治疗惊风。

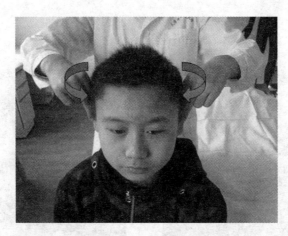

图 5－19　揉耳摇头

4. 按弦搓摩

【操作方法】

患儿坐位或家长将患儿抱坐怀中，医者站于小儿身后。用两手掌面着力，轻贴在患儿两侧胁肋部，呈对称性地搓摩，并自上而下搓摩至肚角处 50～500 次。

【动作要领】

手法自上而下为宜。

【手法作用】

本法具有宽胸利膈、理气化痰作用。主要用于胸闷气急，痰喘不利等。

5. 水底捞月

【操作方法】

患儿坐位或仰卧位，医者坐其身前。用一手握捏住患儿四指，将掌面向上，用冷水滴入患儿掌心，用另一手拇指螺纹面着力，紧贴患儿掌心并做旋推法，边推边用口对其掌心吹凉气，反复操作 3～5 分钟。

【动作要领】

参照推法、运法，以 50～100 次为宜。

【手法作用】

本法具有清心、退热、泻火作用。用于治疗高热神昏，热入营血，烦躁不安，便秘等实热病证。

6. 打马过天河

【操作方法】

患儿坐位或仰卧位，医者坐其身前。用一手捏住患儿四指，将掌心向上，用另一手的中指指面运内劳宫后，再用食指、中指、无名指三指由总筋起沿天河水打至洪池穴，或用食指、中指沿天河水弹击至肘弯处，弹击约20～30遍（图5－20）。

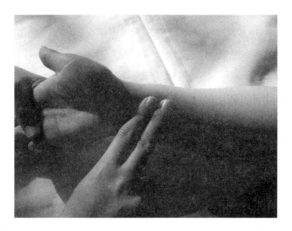

图5－20　打马过天河

【动作要领】

用力要适宜，速度要均匀，以20～30次为宜。

【手法作用】

本法有清热通络、行气活血作用。用于治疗高热烦躁，神昏谵语，上肢麻木抽搐等实热病证。

7. 引水上天河

【操作方法】

患儿坐位或仰卧位，医者坐其身前。用一手捏住患儿四指，将患儿前臂掌侧向上，将凉水滴于腕横纹处，用另一手食指、中指从腕横纹中间起，拍打至洪池穴止，一面拍打、一面吹凉气，约 20～30 遍。

【动作要领】

参照运法。

【手法作用】

本法具有清火退热的作用。常用于治疗一切热病发热。

8. 大推天河水

【操作方法】

患儿坐位或仰卧位，医者坐其身前。用一手握住患儿四指，使患儿掌面与前臂掌侧向上，用另一手食指、中指螺纹面并拢，蘸水自内劳宫穴经总经沿天河水穴向上直推至洪池穴止，呈单方向推 100～200 次左右。

【动作要领】

自内劳宫穴至洪池穴，因操作范围与操作方向不同，名称不一。用大指桡侧缘或食指、中指螺纹面，蘸冷水自总经推向洪池穴处为清天河水，反之为取天河水。

【手法作用】

本法大凉，有清热的作用。常用于治疗热病发热。

9. 运土入水

【操作方法】

有两种操作方法，以第一种为临床常用。

（1）用运法自患儿拇指脾经穴起，沿手掌根部、尺侧部至小指肾经穴止。因脾属土、肾属水，故名。

（2）由脾经穴运至手掌根部大、小鱼际交界处止。

【动作要领】

参照推法、运法，以50～100次为宜。

【手法作用】

本法具有清热利尿、滋补肾水的作用。运土入水适用于土盛水枯之证。取其泻土增水和以土克水之意，泻土增水用于腹胀、厌食、烦渴、便秘、小便频数短少；以土克水用于水肿、淋证、癃闭、尿浊、泄泻等。

10. 运水入土

【操作方法】

用运法由患儿小指肾经穴起，沿手掌尺侧、掌根，至拇指脾经穴。因肾属水、脾属土，故名。

【动作要领】

参照推法、运法，以50～100次为宜。

【手法作用】

本法具有健脾助运、润燥通便的作用。常用于水盛土枯之证。

11. 开璇玑

【操作方法】

医者用手蘸葱姜热汁，用两拇指由患儿璇玑穴开始，沿肋间隙向两旁分推，再由鸠尾向下直推至神阙，然后顺时针摩腹或在脐两旁推拿，最后从脐中向下推至小腹（图5-21、5-22）。

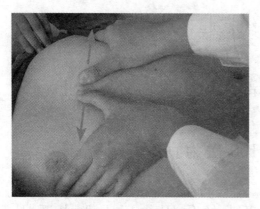 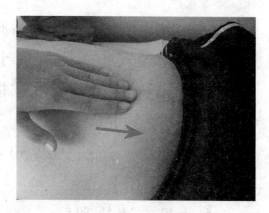

图5-21　开璇玑1　　　　　　　　　图5-22　开璇玑2

【动作要领】

参照分推法、直推法及摩法。

【手法作用】

本法具有开胸理气，健脾和胃，降上、中二焦之气的作用。常用于治疗：①上焦之气逆、气聚、气闭，症见咳嗽、哮喘、痰鸣、胸闷、烦躁、身热、鼻塞、流涕、泪多等。②中焦气逆、积滞，症见呕吐、呃逆、胀满、疼痛、泄泻等症。③下焦潜纳无力，症见久喘、少气、遗尿等，也可用该法助气下行。

12. 揉脐及龟尾并推七节骨

【操作方法】

患儿仰卧，医者一手揉脐，另一手揉龟尾，各50次；然后令患儿俯卧，医者以拇指指腹或食、中、无名指三指指腹自第四腰椎推至尾骨为泻，反之，自尾骨推向腰椎为补，推50～100次。

【动作要领】

参照揉法、推法。

【手法作用】

本法具有止泻痢、通大便之功。主治腹泻、痢疾、脱肛等病证。若治赤白痢疾，必先泻后补，先用泻法配清大肠、清肺经、清小肠、运八卦等，待大肠热毒已去，改用补法配合补大肠经、小肠经，补脾土。用泻法时配合清大肠经、揉支沟，治疗小儿便秘。

13. 龙入虎口

【操作方法】

患儿仰卧位，或让家长抱坐怀中，医者用一手托住患儿掌背，使掌面向上，用另一手叉入虎口，拇指螺纹面着力，在患儿板门穴处按揉或直推 50～500 次。

【动作要领】

参照揉法、推法。

【手法作用】

本法具有清胃热、退虚热、止吐泻的作用。主治发热、吐泻、潮热不退、阴虚内热等。

14. 二龙戏珠

【操作方法】

据文献记载，有五种操作方法。

（1）医者先用左手捏拿患儿腕部阴池穴和阳池穴，然后沿前臂向上按捏至曲池后，捏住其肘部，再用右手拿住该侧中指、无名两指做摇动。

（2）用双手拇指、食指捻揉患儿两侧耳轮或耳垂。

（3）先揉提患儿两耳轮，再以食指、中指在其两侧鼻孔内轻揉。

（4）将双手拇指及食指置于患儿前臂两侧，做来回按揉。

（5）用食指及中指指端在患儿前臂屈侧正中做交替向

前按揉，自总筋起，至肘横纹止。

临床以第一种操作法较为常用。

【动作要领】

参照摇法、按法、捏法。

【手法作用】

本法性能温和，有调理阴阳、温和表里、通阳散寒、镇惊定搐的作用。用于寒热不和之寒热往来，四肢厥逆；脾胃不和之呕吐下利；上下不和之头汗、颈汗，或上热下寒、上寒下热等。对高热、痰浊等所致四肢抽搐、惊厥等症也很有效。在具体调和阴阳的时候，可根据阴阳偏盛、偏衰采用不同手法。

15. 双龙摆尾

【操作方法】

又称二龙摆尾。根据文献记载，有三种操作方法，以第一种较为常用。

（1）术者左手托住患儿肐肘处，右手拿住其食指、小指向下扯摇。

（2）术者右手捏住患儿食指，用左手拿住其小指，并往下拽摇。

（3）术者用左手将患儿中指、无名指按住使其屈曲，右手摇其食指、小指。

【动作要领】

参照摇法。

【手法作用】

本法具有行气、开通闭结之效。常用于治疗气滞、二便闭结等病证。

16. 乌龙摆尾

【操作方法】

医者用左手握住患儿肘部，右手拇、食指捏住其小指，并使其摇动 10 ~ 20 次。

【动作要领】

参照摇法。

【手法作用】

本法具有开闭结、通二便的作用，主治二便不利。

17. 苍龙摆尾

【操作方法】

根据文献记载，有两种操作方法：

（1）医者用右手捏住患儿食、中、无名三指，左手以拇指着力为主，四指在对侧助力，在前臂自总筋至𣎴肘部用揉捏法来回揉摩 5 ~ 10 遍，然后拿住肘，右手将所持患儿的三指摇动 3 ~ 5 次。临床以此法应用较多。

（2）术者用拇、食指夹住患儿小指，来回搓揉。

【动作要领】

参照揉法、捏法。

【手法作用】

本法具有宽胸理气、清热通便的作用。主治胸闷发热、烦躁不安、大便秘结、痞满、烦渴等病证。

18. 丹凤摆尾

【操作方法】

医者用左手拇、食指相对，挤捏患儿手部内、外劳宫穴；同时，右手先以拇指或食指掐患儿中指心经穴 3 ~ 5 次后，再捏中指做环摇动作 5 ~ 10 次。

【动作要领】

参照掐法、摇法。

【手法作用】

本法有和气生血、开窍镇惊的作用，主治惊风。

19. 赤凤摇头

【操作方法】

医者左手托患儿的肘部，右手依次拿患儿五指上下摇摆之，如赤凤点头状，然后摇肘。一般摇摆 20 ~ 30 次（图 5 – 23）。

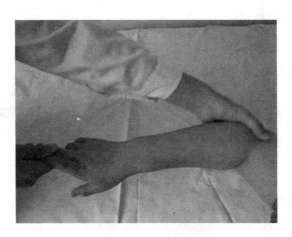

图 5 –23　赤凤摇头

【动作要领】

参照摇法。

【手法作用】

本法具有通关顺气、补血宁心、定喘的作用。主治上肢麻木、腹部臌胀、咳嗽气喘、惊风等病证。

20. 猿猴摘果

【操作方法】

患儿取坐位。医者用双手拇、食二指，将患儿腕部背侧尺、桡骨小头处皮肤同时捏起，作一扯一放动作 10～20 次。

【动作要领】

参照捏法。

【手法作用】

本法具有化痰行气、健脾和胃之功效，主治食积、寒痰、疟疾、寒热往来等病证。

21. 飞经走气

【操作方法】

医者先用右手握住患儿左手食、中、无名、小指四指不动，使掌面与前臂掌侧向上，再用左手食、中、无名、小指四指从曲池穴起，轮流弹跳至总筋穴，如此反复做 9 遍，再以左手拇、中二指拿住患儿的阴池、阳池二穴不动，然后右手将患儿左手食、中、无名、小指四指做屈伸及左右摆动动作。

【动作要领】

参照拍法。

【手法作用】

本法能行一身之气，有行气、通窍、化痰之功。常配清肺经、揉肺俞、分推膻中穴，治疗咳嗽痰多、胸闷气喘等病证。

22. 黄蜂出洞

【操作方法】

患儿取坐位，医者坐其身前。用一手拿患儿四指，使掌面向上，用另一手拇指先掐内劳宫、总筋 3～5 次，再分手阴阳 10～20 次，然后再用双手拇、食指在总筋穴两旁将皮层捏起，边捏边向内关穴两旁推移，反复 5 ~ 10 次，最后掐内八卦穴坎宫与离宫各 3 ~ 5 次结束，以求发汗解表、清热凉血之效。

【动作要领】

参照掐法、推法、捏法。

【手法作用】

本法具有发汗解表的作用，常用于治疗小儿外感，发热无汗，口渴饮冷，大便干结等病证。

23. 天门入虎口

【操作方法】

患儿取坐位或仰卧位，医者坐其身前。用一手捏住患儿四指，使其食指桡侧向上，另一手拇指螺纹面的桡侧着力，蘸葱、姜水自食指尖的桡侧命关处直推向虎口处，然后再用大指端掐揉虎口穴，约数十次。

【动作要领】

参照掐法、推法、揉法。

【手法作用】

本法具有健脾消食、顺气生血的作用。常用于治疗脾胃虚弱，气血不和，腹胀，腹泻，食积等病证。

24. 老汉扳罾

【操作方法】

患儿取坐位或仰卧位，医者坐其身前。用一手拇指掐住患儿拇指根处，另一手拇指端掐捏患儿脾经穴并摇动患儿拇指 20 ~ 40 次（图 5 - 24）。

【动作要领】

参照掐法、摇法。

【手法作用】

本法具有健脾消食的作用。主治食积痞块，脘腹痞满，纳呆，疳积等病证。

25. 总收法

【操作方法】

患儿坐位。医生以左手食指或中指按揉患儿之肩井穴，另一手以拇、食、中指三指紧拿患儿食指和无名指，牵拉、摇动患儿上肢 20～30 次（图 5－25）。

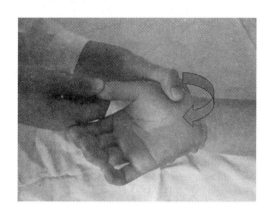
图 5－24　老汉扳罾

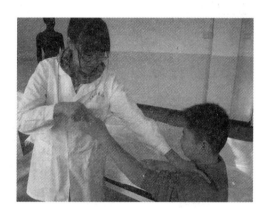
图 5－25　总收法

【动作要领】

参照揉法、摇法。

【手法作用】

本法能通行一身之气血、提神通络、调理气血。用于久病体虚、内伤外感诸证，常作为诸法操作完毕之结束手法。

（三）各家推拿流派技法

1. 三字经推拿流派技法

三字经推拿流派手法操作简单，常用手法主要有推、揉、运、捣、掐 5 种。线形穴位常用推法，点形穴位常用揉、捣、掐法，环形穴位常用运法。操作频率快，每分钟150～300 次为宜，每次推拿操作 30 分钟，一般每天 1 次，重症每天 2 次，疗程为 3～5 天。

治疗以清法为主，少用补法，符合小儿临床多实证、热证的特点。手法补泻特点为，线形穴位向心推为补、离心推为清、往返推为平补平泻（这是一般规律，也有例外者，如推天河水穴，向心推为清法）。点形穴位用揉法，左揉主升，右揉主降。胃经、肝经只清不顺。胃属六腑之一，六腑以通为补，胃以降为和。清胃经，则胃气通降，胃的功能得以恢复。小儿为纯阳之体，肝常有余，所以，肝经只清不补。小儿脾常不足，故而脾经多用补法，很少用清法。运八卦时，以拇指盖住离卦，恐运离卦扰动心火。一般不取心经，如心经有热，则取清天河水代替。肾经一般不取，如肾经虚，则用揉二马来代替。

2. 孙重三推拿流派技法

孙老治病，首重"天人合一"的整体观念，诊病强调闻诊和望诊。施术以按、摩、掐、揉、推、运之法最为常用，搓、摇多做辅助。施术时聚精会神，把意念集中于施术部位，手法轻巧、柔和、深透。孙老常用的穴位有 70 多个，多用手穴加体穴，并继承了林氏"十三大手法"——摇斜肘、打马过天河、黄蜂入洞、水底捞月、飞经走气、按弦搓摩、二龙戏珠、苍龙摆尾、猿猴摘果、揉脐及龟尾并推七节骨、赤凤点头、凤凰展翅、按肩井等。

孙老的摩神阙法很有特点，他是以掌按穴，在腹部分四步旋转揉摩。逆时针方向转为补，左侧上摩及上腹横摩用力轻，右侧下摩及小腹横摩用力重，揉摩100次以上，患儿就有满腹发热的感觉；顺时针方向转为泻，用力大小及方向与补法相反，揉摩后有肠鸣、矢气、舒畅的感觉。此法若运用得当，对呕吐、腹泻、厌食、积滞、腹痛等均有较好的治疗效果。

孙老还认为，推箕门可以利尿，他用此穴治疗水泻、尿潴留等症，效果显著。其方法是：以食、中二指并拢，用指面自膝关节推至大腿根，300～500次。如治尿潴留配按关元，治水泻配推大肠、推上七节骨等。

3. 张汉臣推拿流派技法

张氏推拿选穴共有70多个，常用穴仅有10余个，如小天心、一窝风、脾土、肾水、肺金、板门、八卦、四横纹、小横纹、小肠、大肠、阴阳、外劳宫、总筋、三关、天河水、二人上马等。这些穴位均在手与前臂，施术方便，小儿易于接受。手法有推、揉、运、分、捏等。张氏手法要求因证制宜，实热证，手法要用力，速度要快（每分钟220～250次），时间要短些（10～15分钟），每日推拿1～2次。虚寒证，手法要轻，速度要慢（每分钟180～200次），时间要长些（15～20分钟），每日推拿1次或隔日1次。危重病儿，手法尤轻，速度慢（每分钟100～150次），治疗时间可达1小时。一般患者每日治疗1次，实热证及危重病儿可每日治疗2～3次。张老手法总的要求是持久有力、均匀柔和。但不同的手法要求不一。如推法，要行如直线，不得弯曲，轻而不浮，快而着实。拿法要刚中有柔，柔中有刚，刚柔相济，轻重适宜等。

4. 小儿捏脊推拿流派技法

该流派常用手法有八种，称为"捏脊八法"，即捏、拿、推、捻、提、放、按、揉法。捏脊手法亦分补泻，捏脊从长强穴开始至大椎穴结束为补法，反之则为泻法；若捏一遍补法、接着再捏一遍泻法，补、泻法交叉进行，则为平补平泻法。

5. 海派儿科推拿流派技法

海派儿科推拿与传统儿科推拿有以下不同：

（1）吸收其他推拿流派的特长。在上海素有一指禅推拿、滚法推拿、内功推拿三大流派，海派儿科推拿除吸取该三大流派之特长、在手法上更加丰富外，还注意继承和发扬药物推拿。手法强调"轻而不浮，快而不乱，柔中有刚，重而不滞"。

（2）穴位应用更加广泛。传统儿科推拿，多以特定穴为主，较少应用其他穴位。海派儿科推拿由于吸收了其他推拿流派的手法，因此取穴更加广泛。加之小儿特定穴有点、线、面之特点，因而提出了"穴部"的观点。且穴位和部位同用，如拿某穴或擦某穴，实际上就是拿某穴部位或擦某穴部位。这样就更加体现出推拿手法治疗的特点。

6. 刘开运推拿流派技法

（1）刘氏小儿推拿十法：该流派在手法上以推、揉为主，拿、按为辅，兼以摩、运、搓、摇、掐、捏，称为"刘氏小儿推拿十法"。临床上刘氏往往将揉法与掐、按相结合，形成复合手法，其常用形式有三种：揉中加按法、揉按法、掐后加揉法。肺俞、膻中、乳根、乳中、中脘、足三里、涌泉等穴部多用揉按或揉中加按法，偏重于止咳、平喘、止呕、止泻、止痢；百会、人中、承浆、四横纹、一窝风等穴部多用掐后加揉法，偏重于止痉、止痛、醒神；龟尾、神阙等穴部多单施揉法，主要用于消化系统疾病的治疗。

（2）推五经技法：刘氏小儿推拿以推五经为其特色。推五经是在患儿左手五指的第一指节拇指面进行推治操作的方法，按拇指、食指、中指、无名指、小指的顺序，依次是脾经穴、肝经穴、心经穴、肺经穴、肾经穴，合称"五经"。推五经有直推、旋推两种手法。医者用右手拇指面从患儿指端直线推向指根的方法称直推法，有清热泻实的作用；在患儿指面施行顺时针方向旋转推动的方法称旋推法，有温阳补虚的作用。

四、技法应用

（一）三字经推拿流派技法应用

1. 小儿厌食症

小儿厌食症为儿科常见病，是指小儿较长时期食欲不振、甚则拒食的一种疾病，对小儿健康、营养状态及智力发展均有较大影响。主要临床表现为：长期食欲不振，甚则拒食，面色少华，形体偏瘦，大便不调，舌淡或红、苔白腻，脉有力，有喂养不当史。

【治法】操作手法以清法为主。其中退六腑可通腑泄浊，兼清胃肠积热；清胃经可降逆和胃，消食化积；推四横纹可健脾助运消积。三法合用，胃中食积得消，六腑之气得通，脾运自健，厌食自愈。

【手法】推拿时，用滑石粉做介质，手法要求轻快、柔和、平稳、着实，推法操作频率每分钟 150～300 次。每天推拿 1 次，3～5 天为 1 疗程。

【操作与取穴】

（1）退六腑（术者用食、中、无名指掌面，自患儿肘横纹尺侧缘推向腕横纹尺侧缘）10 分钟。

（2）清胃经（术者用拇指螺纹面，自患儿腕横纹桡侧缘沿第一掌骨桡侧赤白肉际直推向拇指根部）10 分钟。

（3）推四横纹（术者用拇指螺纹面，来回推患儿手掌面食、中、无名、小指掌指关节横纹处）5 分钟。

（4）捣小天心（术者用屈曲的指间关节捣患儿手掌根大小鱼际交接处的凹陷）1 分钟。

（5）掐五指节（术者用拇指掐患儿手掌面各掌指关节和指节关节横纹处）1 分钟。

（6）按压精宁、威灵（术者用两拇指螺纹面，同时按压患儿手掌背二、三掌骨结合部和四、五掌骨结合部之前凹陷处）1 分钟。

（7）捏脊：患儿俯卧，术者先轻轻按摩其背部，使背部肌肉放松，然后用两拇指螺纹面顶住脊柱及其两侧皮肤，食、中二指前按，三指同时用力捏拿皮肤，两手交替向前移动，边推边捏边提拿，每捏一下为 1 次，自长强穴开始沿督脉向上至大椎穴为 1 遍，第 3 遍时，每捏 3 次向上提拿 1 次，即"捏三提一"法，共捏 5 遍，结束治疗。以上推拿治疗中穴位均取左侧。

虽然厌食患儿精神状态没有明显的异常，但临床常表现为易哭闹，夜间睡眠差。捣小天心，掐五指节，按精宁、威灵，均能起到镇静安神之效，神安则脏腑健、脾胃和。捏脊为治疗小儿厌食的常用手法，通过对督脉和膀胱经的捏拿，可调整阴阳、疏通经络、调和气血、消食化积。

2. 小儿脾虚泄泻

泄泻是以大便次数增多，粪质稀薄或如水样为主要表现的一种疾病。本病属小儿最常见的疾病之一，尤以 2 岁以下的婴幼儿多见，年龄越小，发病率越高。脾虚泄泻是小儿泄泻的一个常见证型，常迁延不愈，可引起小儿营养不良，影响生长发育，对小儿健康危害极大。临床表现为久泻不止或反复发作，大便稀薄或呈水样，带有奶瓣或其他不消化食物，神疲纳呆，面色少华，舌质偏淡，苔薄腻，脉弱无力。

【治法】清补大肠，调整大肠功能，固肠涩便；清补脾，健脾助运，益气和中；揉外劳宫，温中健脾止泻；清肝经，扶土抑木，调和中气。脾气虚弱，土虚木盛，肝风内动，患儿易惊，捣小天心，掐五指节，按精宁、威灵，均能起到镇静安神之效，神安则脏腑健、脾胃和。诸穴合用，脾胃调和，泄泻自愈。

【手法】推拿时，均取患儿左侧穴位。用滑石粉做介质，手法要求轻快、柔和、均匀、持久、有力，轻而不浮，快而不乱，平稳着实，操作认真，手法熟练，操作频率 150～300 次/分。每天推拿 1 次，3 天为 1 疗程，治疗 1 个疗程。

【操作与取穴】

（1）清补大肠（术者用拇指掌面自患儿食指桡侧缘赤白肉际处，由指尖到指根来回推）10 分钟。

（2）清补脾（术者用拇指掌面自患儿拇指桡侧缘赤白肉际处，由指尖到指根来回推）10分钟。

（3）揉外劳宫（术者用拇指螺纹面在手背三、四掌骨结合部之前凹陷处做揉法）5分钟。

（4）清肝经（术者用并拢的二、三、四指掌面置于患儿食指掌面，由指根推到指尖）5分钟。

（5）捣小天心（术者用屈曲的食指远端指间关节捣患儿手掌根大小鱼际交接处的凹陷处）5分钟。

（6）掐五指节（术者用拇指掐患儿手掌面各掌指关节和指节关节横纹处）5分钟。

（7）按压精宁、威灵（术者用两拇指掌面同时按压患儿手掌背二、三掌骨结合部和四、五掌骨结合部之前凹陷处）5分钟，结束治疗。

案例一：患儿，女，2岁。发热2天，伴鼻流浊涕，咳嗽，大便干，舌红，苔薄黄。查体：咽充血，扁桃体不大，听诊心肺正常。

诊断：感冒（风热型）。

处方：平肝清肺10分钟，退六腑10分钟，运八卦5分钟，最后捣小天心20次，掐五指节、精宁、威灵各1次，结束治疗。共推拿5次。

案例二：患儿，男，10个月。腹泻1个月余，黄绿色水样便，每天5～6次，纳呆，舌淡，苔薄白。查体：精神稍差，皮肤弹性可，听诊心肺正常，腹软，无压痛。便常规阴性。

诊断：泄泻（脾虚型）。

处方：清补大肠15分钟，补脾经10分钟，捣小天心

20 次，掐五指节、精宁、威灵各 1 次，结束治疗。共推拿 2 次。

案例三：患儿，女，2 岁。呕吐半天，伴低热，体温 38℃，2 天未解大便，纳差。查体：咽无充血，听诊心肺正常，腹胀，无压痛，左下腹可触及粪块。

诊断：呕吐（胃热型）。

处方：退六腑 10 分钟，清胃 10 分钟，顺运八卦 5 分钟，捣小天心 20 次，掐五指节、精宁、威灵各 1 次，结束治疗。

推拿第 1 次呕吐止，当日解大便 1 次，大便质硬，体温降至 37℃，食欲好转。推拿第 2 次痊愈。

（二）孙重三推拿流派技法应用

孙重三先生根据病情，灵活选穴，巧妙施术，以求达到补、泻、升、降之目的。如用"四大手法"配伍其他穴位治疗头面诸疾和外感病证、推天柱骨治呕吐、摩脐及龟尾治疗胃肠病证、推胸八道治疗呼吸系统疾病、推箕门以利小便等，都是临床用之有效的方法。

1. "四大手法"应用

孙老将小儿推拿专著中介绍的头面部推法，经过临床实践，简化为开天门、推坎宫、运太阳、运耳后高骨四法，称四大手法。用于头痛、头晕、感冒、发热、精神萎靡、惊风等症。以感冒为例，用四大手法为基本方，风寒者，加多推三关；风热者，加多清天河水；效果较好。

案例：患儿，男，3 岁。发热 2 天，鼻塞流涕，喷嚏，喉中有痰，睡眠不安，喜饮凉水，精神不振，鼻孔红赤，舌尖红，苔薄白，脉浮，体温 37.3℃。

诊断：外感风热。

处方：四大手法：开天门、推坎宫、运太阳、运耳后高骨。

配伍：清天河水、清肺经、运八卦、推揉膻中、推八道、掐精宁、掐威灵。

复诊：热退，喉中仍有痰，小便黄，再按上穴推拿一次，痊愈。

2. 推天柱骨治呕吐

天柱骨穴是指项后中间入发际1寸处至第七颈椎。以食指或拇指自上向下推800次以上，对各种原因引起的呕吐均有很好的止吐作用。

案例：某患儿，女，5岁。症见反复呕吐，滴水不进，中西药无法投入，靠输液维持生命，加西药滴注无效，求治于孙老。

孙老云："本症是胃气上逆，需降逆止呕，推天柱骨一穴可止。"当即推此穴千余次，休息10分钟，以水滴患儿口内，已不恶心，但饮之仍吐。再推千余次，休息10分钟，可饮水一小杯。二诊能进少量流质，共推4次而愈。

孙老治呕吐，多以推天柱骨配运八卦为主，伤食吐加分腹阴阳、运板门，脾虚吐加补脾经，湿热吐加清天河水、推箕门，寒吐加推三关等，都能取得较好的效果。

3. 侧推大肠、推脾经、推上七节骨加减治疗腹泻

此法治疗腹泻，虚证用补法，实证用泻法，再随证灵活加减。如虚寒泻加推三关、捏脊；湿热泻推上七节骨，加清天河水、退六腑、推箕门；伤食泻加运板门、运八

卦；气虚泻加天门入虎口等。

案例一：某患儿，男，2 岁。腹泻 6 天，发热 3 天，体温 38.2℃，日泻数十次，带有黄色奶瓣，味酸臭，烦躁，夜啼，肠鸣，吐乳，腹胀，指纹紫红，脉洪。

诊断：伤乳泻。

处方：清脾经、运八卦、运板门、清天河水、揉足三里。

推拿 3 次后诸症减轻，体温正常，仍有腹胀，日泻七八次。上方加侧推大肠、分腹阴阳，继推 2 次，痊愈。

案例二：某患儿，男，2 岁半。发热腹泻 9 个小时，体温 38℃，泻下黄水，暴注下迫，量多，口渴欲饮，食欲不振，指纹紫红，脉浮。

诊断：热泻。

处方：四大手法、清天河水、清脾经、侧推大肠、推箕门、揉足三里。

经推拿 1 次痊愈。

案例三：某患儿，女，4 岁半。腹泻 7 个月，时轻时重，近 10 余天来，泄泻加剧，日五六次，泻下黄白泡沫和不消化食物，饮食欠佳，精神疲倦，面黄唇淡，指纹不显，呼吸气微，脉弱无力。

诊断：脾虚泻。

处方：补脾经、侧推大肠、推上七节骨、运水入土、揉二人上马、掐足三里。

经推拿 3 次痊愈。

4. 推胸八道配推揉腹中治咳嗽

推胸八道是自胸骨柄起，沿第一至第四肋间向左右分推，配推揉膻中，有理气化痰止咳的作用，对外感咳嗽、内伤咳嗽、胸闷、胸痛等，经辨证配穴，疗效较好。

案例：某患儿，男，2岁3个月。发热、咳嗽2天，打喷嚏，流涕，喉中有痰声，体温37℃，舌尖红，苔薄白。

诊断：外感咳嗽。

处方：四大手法、推揉腹中、分推胸八道、清天河水、清肺经、运八卦。

经推拿3次痊愈。

（三）张汉臣推拿流派技法应用

在辨证上，张氏流派注重扶正，祛邪亦不忘扶正，认为小儿"稚阴稚阳"，"邪之所凑，其气必虚"，在治病过程中必须时时顾护正气。在处方选穴上，该流派选穴配伍较多，且常首选补肾水。

治疗呼吸道疾病常用小天心、一窝风、补肾、清板门、清天河水、逆运八卦、揉二马、揉小横纹（即掌小横纹穴）等；治疗消化道疾病常用补肾水、揉二马、补脾土、揉小天心、揉一窝风、逆运八卦、推四横纹、清板门、清大肠、清天河水、挤捏神阙。

（四）小儿捏脊推拿流派技法应用

1. 冯氏捏脊疗法治疗小儿缺铁性贫血（脾胃虚弱型）

郑军等运用冯氏捏脊疗法治疗小儿缺铁性贫血（脾胃虚弱型）201例，结果表明：运用健脾捏脊手法调理脾胃，可提高患儿吸收功能，从而达到治疗效果，同时患儿的厌食、消瘦、呼吸道易感症状也有相应的改善。从以上临床实践还可以看出，中医和西医在治疗小儿缺铁性贫血前后，虽然血色素改善情况无明显差异，但临床症状治疗组却明显优于西医对照组。捏脊疗法具有调整阴阳平衡、调和脏腑功能、促进气血循行及疏通经络的作用，可从根本上治疗本病。

2. 冯氏捏脊疗法治疗小儿厌食症

王际国等按临床表现，将小儿厌食症分为乳食壅滞型（纳呆厌食，食而不化，脘腹胀满，嗳腐呕吐，夹有奶块或食物，大便稀溏或酸臭）；虫积伤脾型（面色苍白，肌肉消瘦，不思乳食，嗜食异物，睡中磨牙，腹胀腹痛，大便失调，巩膜有蓝斑，面有白斑，唇口生白点）；脾胃虚弱型（精神疲惫，全身乏力，不思乳食，形体消瘦或虚胖，面色苍白，大便稀溏或夹有乳食残渣）。

采用捏脊操作的手法是：医者用拇指和食指将患儿尾骨尖皮肤捏起，食指向前推动，拇指向下形成捏拿推捻动作，一捏一放，两手交替，沿着脊柱中线徐徐向前推进，按捏脊八法，捏、搓、推、捻、按、揉复合操作，一直捏到大椎穴为止，计5~7遍，共1分钟左右，每日1次。手法要轻柔深透。乳食壅滞者常规捏，重提脾俞、胃俞、大肠俞；虫积伤脾者常规捏，重提大椎、脾俞、胃俞；脾胃虚弱者常规捏，重提脾俞，按揉脾俞、胃俞；如患儿烦躁不安，眼眵多，重提肝俞、风府；如惊悸不安，口舌生疮，加重提心俞；如咳嗽气喘，重提肺俞；如见佝偻病，重提肾俞。运用冯氏捏脊疗法治疗小儿厌食100例，其中接受治疗3次后乳食增加，6次后诸证均有明显好转者75例，占75%；治疗5次后显效者23例，占23%；2例无效，占2%；总有效率98%。

3. 冯氏捏脊疗法治疗小儿遗尿症

小儿遗尿症，多指 5 岁或 5 岁以上的儿童，每周至少 2 次夜间不自主排尿，且持续时间达 3 个月或 3 个月以上；为儿科常见病，无特殊治疗方法。

封建国等运用冯氏捏脊法治疗小儿遗尿症，将 76 例小儿遗尿症患者，随机分为捏脊法治疗组和西药弥凝（醋酸去氨加压素）对照组，结果表明，捏脊法治疗小儿遗尿症疗效可靠。

采用方法是：医者双手半握拳，两食指抵于脊背之上，再以双手拇指伸向食指前方，把皮肤捏起，而后食指向前，拇指向后退，作推转动作。两手同时向前移动，从长强穴开始，沿督脉两侧，由下向上随捏、随按、随拿、随推、随捻、随提、随放，一直捏到大椎穴处为 1 遍，如此捏 12 遍。第 7 遍开始用"捏三提一"法，捏三下、向上提一下，重点提捏膀胱俞、肾俞处，加大刺激量，听见有响声效果最佳，但不能用暴力。要注意柔和而沉稳。捏完后用拇指沿督脉的命门至大椎和两侧膀胱经，从膀胱俞至肝俞各直推 100 次。然后在命门、膀胱俞、肾俞处各揉按约 1 分钟。每日治疗 1 次，10 次为 1 个疗程，疗程间不需休息。共观察 3 个疗程后统计疗效。

通过运用捏脊法和现阶段疗效肯定的西药弥凝疗效比较，发现捏脊法治疗小儿遗尿症具有疗效稳定、无副作用、患儿易于接受等优点，值得推广运用。

4. 冯氏捏脊疗法治疗小儿腹泻

廖品东等运用冯氏捏脊手法，即推（食指第二指节向上推进）、捏（拇指指腹与食指第二指节捏拿起皮肤）、捻（捏的同时配合捻动）、放（两手交替，一手捏捻，一手放松）、提（从第二遍起的任何一遍中，用双手拇指与食指节有针对性地大力提起脊旁相关脏腑腧穴处的皮肤，并稍停留，操作时常有弹响）与揉按（每于捏拿结束后，用双手拇指指腹揉按患儿腰部肾俞穴）。每日推拿1次，每次约5分钟，共捏脊20遍。

根据国家《中药新药临床研究指导原则》，结合实际选择病例大便次数与性状、呕吐、食欲、面部色泽、精神状态、渴饮情况、舌苔与指纹（共8项）等制定出相关症状与体征的积分。如腹泻，大便次数及性状正常计0分；大便3~4次/天，溏稀便为轻度，计3分；大便5~6次/天，稀便，内有不消化物或奶瓣为中度，计5分；大便7~10次/天，水样便为重度，计7分。食欲正常计0分；食欲稍差（较正常量稍减少）为轻度，计1分；食欲差（较正常量减少1/3）为中度，计2分；食欲很差（较正常量减少2/3）为重度，计3分。以此类推。其中最低为0分，属正常，8项最高合计22分（舌与指纹每项仅1分）。

廖品东等治疗的患儿中，既有急性腹泻，又有慢性腹泻；既有实证，又有虚证；运用冯氏捏脊疗法攻补兼施、升降相因的综合方法，扶助正气，温通督脉，消导积滞，顺应升降，腹泻自然也就停止了。总之，冯氏捏脊疗法治疗小儿腹泻十分有效，值得在临床推广。

（五）海派儿科推拿流派技法应用

金义成先生认为，根据小儿推拿应用的对象，应了解和熟悉有关小儿生理、病理及病因、四诊、辨证论治的特点。如小儿在生理上有脏腑娇嫩、形气未充、生机蓬勃、发育迅速的特点；在病理上有发病容易、传变迅速、脏气清灵、易趋康复的特点；病因方面，除外感和内伤之外，还应注意其先天方面的因素；四诊方面，有验指纹、辨斑疹和腹诊法等方面的特色；辨证方面，则强调五脏辨证法。

此外，小儿肌肤柔嫩、腠理疏松、神气怯弱，因而在推拿时特别强调手法轻快柔和、平稳着实。有的手法虽然与成人相同，但应用时则要用力较轻；有的手法在操作中有多种变化，小儿推拿仅用其中的一二种，如按法有指按、掌按、肘按，小儿科则多用指按，不用肘按；有的手法为小儿推拿所特有，如直推、旋推，一般在成人推拿中是不用或少用的。在具体运用时，还强调手法的补泻，如旋推为补、直推为泻等。

（六）刘开运推拿流派技法应用

刘氏技法在五脏虚实证推五经的应用有：

（1）脾虚证主补脾，次补心，补后加清心，再补肺，并清肝，兼补肾。适用于脾气虚、脾阳虚、寒湿困脾等证。

（2）脾实证主清脾，清后加补脾，次清心，再清肺，并清肝，兼补肾。适用于脾胃湿热、大肠湿热等证。

（3）肝虚证主补肾，次补心，补后加清心，再清肺，稍清肝，略补脾。适用于肝血虚、肝阴虚的病证。

（4）肝实证主清肝，次清心，再清肺，略补脾，并补肾。适用于肝气郁结、肝胆湿热、肝经实火、肝阳上亢、肝风内动等证。

（5）心虚证主补心，补后加清心，次补脾，再补肾，兼清肝，略清肺。适用于心气虚、心血虚、心阳虚等证。

（6）心实证主清心，次清肝，再清脾，清后加补脾，并清肺，兼补肾。适用于心火上炎、心阴虚内热、热陷心包等证。

（7）肺虚证主补肺，次补肾，再补脾，兼清心，并清肝。适用于肺气虚、肺阴虚等证。

（8）肺实证主清肺，次清肝，再清脾，兼清心，并补肾。适用于风热犯肺、痰热壅肺、痰湿阻肺、燥热伤肺、肝火犯肺等证。

（9）肾虚证主补肾，次补肺，稍清肝，略补脾。适用于肾阳虚、肾气虚、肾精不足等证。

（10）肾实证主清后溪（代清肾），次清肝，再清肺，兼清脾，稍清心。适用于下焦湿热、小肠湿热、膀胱湿热等证。

第二节　内功按摩流派

内功按摩也称内功推拿、气功推拿，是在气功锻炼的基础上，医者将体内之气通过手臂或身体其他部位进行接触或不接触患者机体的操作，使治疗部位产生得气感应的推拿方法。

一、流派渊源

内功原为武林强身健体的基本功，内功推拿就是在这个基础上发展起来的治病方法。内功推拿流传于我国北方，但究竟起源于何时，尚缺乏可靠资料。相传清朝末年间，传至于山东济宁李树嘉时，已成为一套完整的少林内功推拿治疗方法，而后又由李树嘉传于济宁人马万起（1884～1941）。马万起擅长少林内功推拿医术，自20世纪20年代起行医于上海，授艺于同胞弟弟马万龙（1903～1969）和门弟李锡九（1904～?）。

内功推拿也有派别之分，涉及少林、武当、八卦等不同派别，派别之间各有异同，极大丰富了推拿治疗手段。主要包括马氏内功推拿、徐氏内功推拿、刘氏内功推拿和尹氏内功推拿等。

二、流派理论基础

现代研究认为，内功推拿治疗疾病的机理可以概括为调整机理、力学机理及外气机理。

1. 调整机理

内功推拿是通过医者自身修炼进行能量调整、医者对患者施行外气和手法进行医疗调整、患者积极配合练功和主动参与治疗等4个方面的密切配合，从而调整医患双方的内外环境及经络系统，达到治疗疾病的最佳效果。这种调整可分为形状调整、意识调整、信息调整和阴阳调整。

2. 力学机理

气功推拿利用人体一系列生物力学效应作用于患者体表，可引起压觉感受、痛觉感受及深部组织牵拉感受的兴奋。这些感觉冲动又通过复杂的神经反射功能引起一系列机能改变，从而调整血管平滑肌、胃肠道平滑肌的功能，降低胶体物质的黏稠性，增加原生质的流动性，提高酶的生物活性，促进人体新陈代谢功能。特别是运用手法可促使局部组织变形，由病理性形状转变为健康生理形状，同时可使组织液从高压区流向低压区，加强细胞内外或毛细血管内外的物质交换能力，加速静脉回流和淋巴液的流动，对纠正内脏各系统的功能或外伤引起的骨关节错位以及组织粘连、肌肉痉挛等都有良好的作用。

3. 外气机理

内功推拿是以医者的内气外发，配合相应的手法，达到防治疾病目的。医者的外气是包含着多种生物信息的物质，这些人体生命信息通过医者的意识→内脏→经络→穴位，输入到患者的穴位→经络→意识→内脏，在这个过程中，医者所发放的物质能量除帮助患者排除病气、培育真气外，还有一个重要的作用，就是调动和启迪患者的内在潜能，建立自我康复能力，这是内功推拿治疗疾病的关键。

三、流派技法

（一）内功推拿常规手法

内功推拿操作是在辨证施治和辨病施治的基础上，依据不同证候，选用不同部位、穴位、手法治疗。头面及项部一般施以拿、推、分、扫等手法，躯干部位主要以推法为主，上肢部施以推、拿、运、理、搓、抖、劈等法，下肢部施以推、拿、拍等法。下面简要介绍平推法、扫散法、理法、劈法、运法等手法的操作方法、动作要领及手法作用，其他手法可参阅相关章节。

1. 平推法

平推法是内功推拿的主要手法，分为掌推、大鱼际推、小鱼际推、指推法等；不论哪一种推法，都作直线来回的平推，故称为平推法。

【操作方法】

（1）掌推法：嘱患者端坐方凳或站裆势（两手叉腰），穿单衣，医者位于其一侧，取站位，一手扶住患者（推胸腹扶背、推背扶胸），另一手成虚掌，着力患者体表，作直线左右平推，由上而下，再由下而上，反复 3 次（图 5-26）。前胸由锁骨下起，至上腹部中脘穴处，左右侧至腋中线。背部由大椎穴至十二胸椎，左右侧到腋后线。随后医者站于另一侧，重复平推胸腹及背部，再由一侧转向患者后侧，两手同时平推两胁肋，由腋后下方向前斜下方作直线来回推动 2~3 分钟。如气喘胸闷，在平推过程中用中指螺纹面按揉膻中、中府、云门、华盖，平推时间较长（见热为度）；如胃脘痛，在平推过程中按揉上脘、中脘穴，两胁肋平推时间稍长（见热为度），有疏肝理气止痛的作用；若见胸胁迸伤，可在平推两胁肋时结合中指螺纹面按揉期门、章门、大包穴；若呼吸胁肋牵痛，可拿胸大肌，嘱患者深呼吸，手法随呼吸慢慢移动。

（2）大鱼际推法：本法使用时要暴露治疗部位，常用于四肢部，一手握肢端，另一手以大鱼际由肢端向心方向直线来回平推，称为推三阴三阳（图 5-27）。对四肢关节扭挫伤部位使用手法时，可涂少许润滑剂，既可提高治疗效果，又能防止推破皮肤，并可结合拔伸法、摇法，配合热敷。

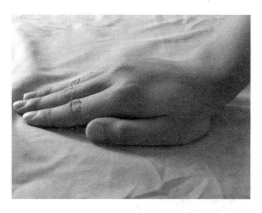

图 5 −26 掌推法

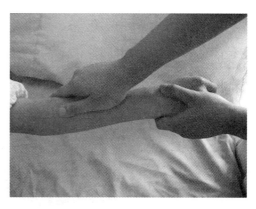

图 5 −27 大鱼际推法

（3）小鱼际推法：本法常用于腰背部及臀部，使用本法时必须暴露治疗部位；治疗时患者端坐，身前屈，两肘置于大腿部；医者一手扶其肩，另一手小鱼际涂少许润滑剂，作直线来回平推，切忌损伤皮肤，可结合拍打、点法、按揉法，并可配合热敷（图 5 −28）。

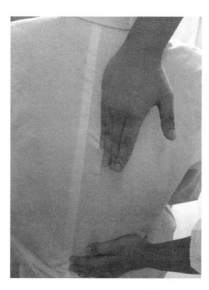

图 5 −28 小鱼际推法

（4）指推法：以拇指螺纹面平推，常用于颈部两侧，由耳后翳风穴直线向下至缺盆穴约 15 次，左右交替，男左女右，俗称推桥弓。对高血压、失眠患者手法时间及次数适当延长。拇指偏峰平推，医者一手扶患者肩背，另一手拇指直立，四指并拢，拇指桡侧偏峰用力，结合掌推直线来回平推，俗称挡法，常用于胸背部（图5-29）。

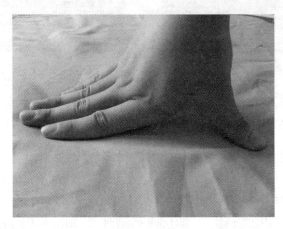

图5-29　指推法

【动作要领】

（1）上肢放松，腕关节平伸。

（2）手掌、大鱼际或小鱼际、指面都需要紧贴治疗部位（但不能用蛮力，以免擦破皮肤），并可借助于传导油（按摩油）、冬青膏进行平推。

（3）以肩肘关节屈伸，带动手掌或大小鱼际、指面作直线往返运动（上下或左右方向均可）。

（4）动作均匀连续，用力要稳，频率每分钟100～120次。

【手法作用】

平推法是一种柔和温热的刺激，具有温通经络、祛风散寒、活血化瘀、消肿止痛、宽胸理气及健脾和胃的作用。

（1）掌推法：温热量较低，多用于胸闷气急、胸胁迸伤、虚寒腹痛和消化不良等症。

（2）大鱼际推法：温热量中等，常用于四肢部，适用于四肢关节扭挫伤、劳损和类风湿关节炎等症。

（3）小鱼际推法：温热量较高，常用于腰背部和臀部，适宜于急慢性损伤、风寒湿痹、麻木不仁等症。

（4）指推法：又分螺纹面平推和拇指偏峰平推。拇指螺纹面平推，常用于颈项两侧（由翳风至缺盆）；拇指偏峰推，常用于胸背部病变。

2. 扫散法

扫散法是内功推拿的独有手法，是以拇指偏峰及其余四指指端作前后、上下直线扫散动作的方法（图 5－30）。

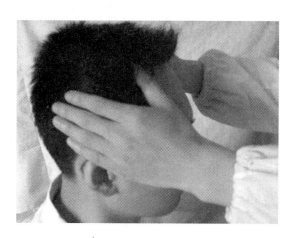

图 5－30　扫散法

【操作方法】

患者取正坐位，医者立于其前侧，一手扶头，另一手拇指和四指分开，拇指偏峰置于角孙穴，其余四指指端置于枕后的脑空，腕关节摆动，先扫角孙穴由前向后约 15 次，随后再以指端由上而下扫枕后脑空、风池、阴郄约 15

次，换手操作头部另一侧，对头痛、头昏、失眠者可以重用本法。

【动作要领】

（1）拇指偏峰及四指指端紧贴皮肤，腕关节摆动。

（2）扫散时要出重回轻、下重上轻，重而不滞、轻而不浮。

【手法作用】

本法具有明目醒脑、祛风散寒、平肝息风、潜阳健脑等功效，主要用于头部，对头痛、头昏、头晕、失眠、高血压及脑震荡后遗症均有治疗作用。

3. 理法

以单手或双手拇指螺纹面紧贴皮肤或食、中两指夹紧指节，作左右拨动或由上而下用力将过，称为理法。

【操作方法】

患者取正坐或站立位，医者一手握其手掌，另一手拇指螺纹面紧按掌背肌腱向一侧作拨动，其余四指抵住掌心；随后一手握腕，另一手食、中两指屈曲，用第二指节夹住小指或拇指由上而下移动，依次进行，以指节同时出现松动和响声为宜。

【动作要领】

（1）以拇指螺纹面紧贴掌指皮肤，四指抵住另一侧，按住肌腱向左右拨动，两手拇指同时进行或交替进行。

（2）食、中两指屈曲以第二指节夹住一指由上而下用力将过，五指依次进行。

（3）用力重而不板滞，轻而不浮滑。

【手法作用】

本法有疏理五经、疏通经络、滑利指节之功效，适用于掌背、手指及足背。对类风湿关节炎、肢体筋伤均有治疗作用。

4. 劈法

以手掌尺侧劈击指缝，称为劈法。

【操作方法】

患者取正坐或站立位，在理掌背及五指后，嘱患者上臂向前侧方平举，将五指用力分开，医者一手握住其腕部，拇指抵住掌腕部，另一手掌平直，四指并拢，用手掌尺侧面，劈击四缝，依次逐个劈击。

【动作要领】

（1）手掌平直，四指并拢，手掌尺侧为着力点。

（2）用力要稳，重而不滞，轻而不滑。

【手法作用】

本法有疏理五经、疏通经络之功效，适用于两手四缝，对肢体麻木、气血不和等症均有治疗作用。

5. 运法

医者握住患者上臂作缓和回旋或环转动作，称为运法。

【操作方法】

患者取正坐或立位，嘱患者放松上臂，医者两手将一侧上臂握住托起由前而后运转；以左臂为例，医者一手掌背托住患肢的掌心腕部，另一手握住掌背腕部徐徐向前向上、由前向后运动，当上臂上举至160°左右时，托腕转为握腕，另一手随手腕移至肩部。往复3次，随后再转为由后向前，手势相反，往复 3 次，结束。同法用于另一侧上臂。

【动作要领】

运法动作要缓和，用力要稳，运动方向及幅度须在生理许可范围内或在患者能耐受的范围内进行，幅度由小到大，速度由慢到快，不要使患者上身摆动。

【手法作用】

本法有滑利关节、疏通经络、调和气血之功效，适用于上臂，对上肢麻木、肩关节粘连以及内、妇科虚劳杂证均有治疗作用，可配合其他手法使用。

（二）各家内功推拿流派技法

上述内功推拿的常规手法可以说是各派内功推拿所共有的技法，但这并不意味着各派手法均相同，鉴于各派手法之间存在理论、具体操作及传承方面的差别，特附目前可查知的内功推拿派别基本概况，供同道参考。

1. 马氏内功推拿（少林内功）

马氏内功推拿是内功推拿的重要派别。代表人物有马万龙、邓德峰、李锡九等。

【操作手法】

（1）头面部

1）五指抓头顶（拿五经）：患者正坐，两眼平视。术者站于患者侧方，左手固定患者前额，右手五指分别放于其头部五经（中指放于督脉，食指、无名指放于膀胱经，拇指、小指放于胆经），而后同时屈曲各指骨间关节，由前向后移动至颈结节，分两侧三指拿，向下至颈部。3~5 次。

2）拿颈部：接上势，术者用三指拿法轻快地分别捏拿斜方肌的上部和左右胸锁乳突肌。3~5 次。

3）推桥弓：接上势，术者拇指与其余四指分开成八字形，四指置于颈部后侧起稳定作用，拇指由翳风穴向下沿胸锁乳突肌后缘作单方向抹至缺盆穴，成一直线。左右交替进行，各 3~5 次。

4）扫散法：术者一手扶头侧部，另一手拇指与其余四指分开成八字形，并自然屈曲成 90°，用拇指偏峰放于率谷穴处，四指放于后脑的脑空与风池穴处，然后作耳上由前向后单方向直线推动，以酸胀为度。左右交替，约各 30 次。

5）分法：术者用两侧拇指与其余四指分开，四指放于头部两侧以稳定头部，两拇指由正中线向两侧分别抹前额、眉弓、上眼眶、眼球、下眼眶、迎香、人中、承浆穴。约 3 分钟。

6）合法：术者用两掌根由前向后抹于后脑两侧，然后内旋前臂，用小鱼际→掌根→大鱼际紧贴后脑向下转动，抹至两侧颈部。反复 6 遍。

（2）躯干部：患者取坐位。

1）擦前胸：术者站于患者左侧，用手掌擦胸前上部，由上而下至腹部。

2）擦背部：接上势，术者转用右手擦于背部，由上而下至腰部，再转用右手掌擦背部，由上而下至腰部（重点大椎、命门、腰阳关以及八髎穴等）。

3）用右手擦于胸前部，由上而下。

4）擦两肺尖：术者站于患者后方，用四指擦两侧肺尖，同时点揉膻中、中府、云门等穴，以酸胀为度。

5）擦胃脘部：术者取坐位，手指并拢微屈，用手掌横擦患者胃脘部，以温热为度。

6）擦胁肋部：术者站于患者身后，用双手擦两侧胁肋部，以温热为度。

（3）上肢部

1）拿上肢：接上势，用三指拿施于三角肌（内、外、后三束）、上臂（肱二、三头肌）、前臂（伸肌群、屈肌群）。

2）点揉极泉、小海、曲池、手三里、郄门、内关、合谷等穴。

3）擦三阴三阳：掌擦法施于手臂内侧（三阴）、手臂外侧（三阳），以温热为度。

4）理手背，勒手指，劈指缝，振拳面，捻手指。

5）运肩关节，搓抖肩与上肢。左右上肢交替进行。

6）振头顶（囟门穴），振大椎。

7）振命门、腰阳关、八髎穴等。

8）拿肩井，搓背部。

（4）下肢部：患者取坐位，一侧下肢伸直置于术者大腿上。

1）提拿大腿肌肉，内（内收肌）、前（股四头肌）、后内（半腱肌、半膜肌）、后外（股二头肌）；提拿小腿肌肉（小腿三头肌）。

2）点揉髀关、梁丘、风市、血海、足三里、阴陵泉、阳陵泉、委中、承山、三阴交穴。

3）擦下肢：擦大腿（前、内、外侧）、小腿（外、内侧）。

4）摇髋、膝关节。

5）叩击两下肢，由上往下，以酸胀为度。

6）搓两下肢，抖两下肢。

2. 徐氏内功推拿

徐继先，主任医师，安徽省首批名老中医之一，从事推拿医疗工作 40 余载，临床经验丰富。自创的徐氏内功推拿法颇具特色，治疗腰椎间盘突出症疗效显著。

【操作手法】

（1）分抹法：为治疗的起始手法，术者立于床旁，双手拇指指腹同时用力，在患者腰骶部从脊柱两侧向外分抹，先重后轻。

（2）掌按法：术者叠掌按压，掌根着力，先按压患者脊柱，再分别按压两侧骶棘肌，下压同时运气，并在按压部位停留数秒，然后再上下颤动数次。

（3）按扳法：患者侧卧，术者以一肘压患者臀部，一肘推其肩部，同时向相反方向用力。

（4）指按法（点穴法）：此法为徐老经验所得，是治疗中的关键手法。术者立于床旁，脚尖着地，两臂伸直，双拇指着力于患者一定的穴位或部位，缓缓用力垂直下按。将点穴部位在意念中分三部：上、中、下部，按压顺序为：上、中、下、中、上，在进入每一层次过程中运气，并点按片刻。

（5）拔伸法：术者立于患侧，双拇指点按患部或一定穴位上，在助手用力牵拉患肢时，用力下压，运气，同时嘱助手外展、上抬、牵拉患肢。

（6）揉法：与传统揉法要求频率小于 120 次/分钟相比，内功推拿法提倡大于 120 次/分钟，徐老认为频率越快，刺激越易叠加，生物电信号就越强，有利于机体对组织损伤产生的致痛物质的吸收，有利于组织修复。

（7）腰部运气疏导法：术者以劳宫穴对准患者腰部特定部位（治疗左侧用右手，治疗右侧用左手），以内气疏导，反复调息，运气于掌下，以术者手下有热感或患者有麻木感为度。

3. 刘氏内功推拿（武当内功）

刘志亮，山西浑源县人，早年学习武术，后又从师习武当内功。刘氏将武当内功与推拿手法相结合，以经络脏腑学说、营卫气血学说为理论基础，自创刘氏内功指针法。刘氏流派代表人物有刘志亮及其学生冉淑芳。冉淑芳结合自己 40 余年的临床经验，提出了"益气通经"指针法，临床效果显著。

【操作手法】

刘氏内功指针法分为刚、柔两大类。手法用力较重者叫刚劲，手法用力较轻者叫柔劲，共有 48 种手法。常用的有揉法、推法、拿法、掐法、按法、点法、拨法 7 种手法，其中以揉法、点按法较为常用。现以"益气通经"指针法治疗腰椎间盘突出症为例，介绍其手法操作。

（1）嘱患者仰卧于床上，医者坐于患者右侧，将食指（或中指）放于气海穴上，顺时针旋转点按（手指不离开皮肤）40 分钟。

（2）继之点按双侧风市、阳陵泉、足三里、丘墟、太冲，一般每穴逆时针点按 30 秒（约 60 次）。

（3）患者俯卧，以腰部压痛点为准，取上、下各相隔3椎为起、止点，分别用双手食指、中指，同时点按各椎棘突下旁开1.5寸处（包括肾俞、命门、大肠俞、至阳），一般每穴30秒（约60次）。虚证顺时针点按，实证逆时针点按。之后重点点按阿是穴（压痛点处），力度以患者能耐受为宜。

（4）腰部治疗结束后，再一次点按双侧环跳、委中、承筋、承山、昆仑，每穴逆时针点按30秒（约60次）。

（5）握拳捶打环跳穴8次，力度以患者能耐受为宜。医者观察其反应。

（6）最后让患者慢慢起身、下床活动5分钟，如可以行走，应尽量行走。每天1次，20天为1疗程。

4. 尹氏内功推拿（八卦掌）

尹氏内功推拿是将八卦掌与中医推拿相结合的一种治疗方法。八卦掌创始人为董海川，尹福在继承八卦掌的同时，又将其与中医推拿技法结合，从而创立尹氏八卦掌按摩疗法。现已传至第四代解佩启，解老对尹氏疗法进行总结，并著成《八卦掌按摩疗法》。尹氏内功推拿按摩的治法，简而言之与中医八法大同小异，共有"补、温、和、通、消、汗、吐、下"八法。分别简述如下：

补法——缓摩手法为补。

温法——腹部捂、按、摩法，以温中气、散寒气。

和法——以双掌推摩季肋胁下，进而疏理肝胆之气；按摩上腹部以安和脏腑；重力点按内关穴以降逆和胃。

通法——点、按、摩、掐、摇、捏、牵引等法。

消法——推、摩、按、搓、点、分等法。

汗法——较重的捏、搓、揪、拿、拍打等法。

吐法——食指及中指探入喉中。

下法——在脐部施推、摩、搓等法。

尹氏八法在临床中的运用，不是一病一法的对应关系，而是随病情的变化相互配合应用。如内外壅实、表里俱危者，则不应拘泥于先表后里，而应汗下并用；正虚邪实者，应攻补兼施；寒热错杂者，则又可据其寒热之偏轻偏重、在上在下、在表在里等具体情况，而采取温消并用或温通并用的治法。

四、技法应用

内功按摩疗法具有良好的疗效，它的应用范围涉及内、外、妇、儿等多系统多科病证，但目前内功按摩流派"重临床、轻机理"，关于其规律和机理的现代研究较少，在一定程度上影响了内功推拿技法的继承和广泛传播。

（一）落枕

【治法】疏通经络，扶正祛邪。

【手法】推法、拿法、捏法、点法、按法、扳法。

【取穴及部位】大椎、风池、天柱、肩井、天宗、阿是穴。

【操作】患者取坐位，医者站于其后，嘱患者放松身心。医者运丹田气于两手，待两手掌出现发麻、发热、发红、发胀的感觉后，开始给患者做运气推拿，先以拇、食两指轻轻拿捏两侧肩板筋，再以掌根按摩患侧，自上而下反复操作9~12遍，以放松患侧肌肉。然后以左手扶住患者，以右手着力，沿督脉从发际往下推摩至上背部，反复操作 9～12 遍。再以拇指分别对患者的大椎、风池、天柱、肩井、天宗、阿是穴作点按，振颤发气。用力应轻重适宜，以患者能有一定程度的酸胀感但又不感到难受为宜。待患者肌肉放松后，嘱其头部略向前屈，医者以一手扶住其头侧后部，另一手扶住对侧下颌部，使头向一侧旋转至最大限度时，两手同时用力作相反方向的扳动，此时可听到关节弹响声。值得注意的是，扳法操作时动作必须果断而快速，用力要稳，两手动作配合要协调，扳动幅度不能超过各关节的生理活动范围，以免导致不必要的损伤。最后施以轻柔的揉、擦、拍等放松手法结束治疗。

（二）血管性头痛

【治法】疏通经络，调气活血，平肝息风。

【手法】推法、拿法、抓法、点法、按法、震法。

【取穴及部位】百会、印堂、鱼腰、睛明、攒竹、太阳、头维、角孙、风池、风府、足三里、三阴交、太冲。

【操作】患者取坐位。医者运丹田之气，意守右手劳宫穴，贴于患者百会穴处，施以气功振法约5分钟。患者仰卧于床，医者双手拇指及食、中指按压于印堂、鱼腰、睛明、攒竹穴，行手法推拿约5分钟。医者用双手食、中指按压于太阳、头维、角孙等穴位行手法5分钟。患者端坐，医者意守双手食、中指端，推拿风池、风府穴，行运气疏导法。用手指抓法循膀胱、任脉督脉，从头部前发际至后发际，反复按摩6～9次。点足三里、三阴交、太冲穴，平肝息风。

（三）失音症

【治法】疏通经络，固肾培本。

【手法】一指禅推法、揉、捏、点法。

【取穴及部位】主穴选人迎、水突、云门、太溪、照海，配穴选鱼际、风池、哑门。

【操作】

（1）患者仰卧位，肩背部垫枕，使颈部略后伸；医者用一指禅推法和揉法在人迎、水突穴之间，自上而下，以每分钟 120~160 次禅动频率，往返治疗 15 分钟。

（2）接上体位，医者以拇、食、中指对捏甲状软骨及寰枢关节、寰甲关节，同时嘱患者吞咽口水。要求医者动作轻柔。

（3）接上体位，医者点两侧太溪、照海穴，以患者有酸胀感为度。

（4）患者正坐位，医者以"蝴蝶展翅"双禅风池穴 3~5 分钟，接单手推风府、哑门穴 3~5 分钟，拿风池、揉两侧胸锁乳突肌，拘云门穴并嘱患者深呼吸，最后拿肩井、搓肋部，以发热为度。

（四）肺结核

内功推拿治疗本病以扶正、培补肺气、健运中阳为主，同时要遵循辨证施治原则，运用常规手法配合练功锻炼，增强患者的抵抗力。

【治法】补肺益肾，健脾和中。

【手法】头面、躯干及上肢部常规手法。

【取穴及部位】中府、云门、大椎、肺俞、脊柱、肾俞、脑空、风池、桥弓、八髎。

【操作】

（1）肺阴虚型：以头面、躯干及上肢部常规手法操作，如见干咳无痰或少痰，应加强推桥弓，平推胸背（以温热为度），按揉中府、云门；午后潮热加强平推大椎、肺俞（以透热为度）。

（2）肺肾阴虚型：以头面、躯干及上肢部常规手法操作，如见心烦、气短、失眠、多梦、遗精或月经不调，加强平推两胁及少腹（以温热为度），直推脊柱两侧膀胱经（以透热为度），横推肾俞（以温热为度），五指拿脑空、风池，推桥弓。

（3）肺脾两虚型：以头面、躯干及上肢部常规手法操作，如见倦怠、纳差、腹胀、便溏，可加强对腹及少腹的平推（以温热为度），横推肾俞、八髎（以透热为度）。

（4）恢复期：以头面、躯干及上肢部常规手法操作为主，在胸背部可配合推法，横推大椎穴，直推脊柱两侧膀胱经（以透热为度）。

练功：一般在手法治疗一个疗程后可以配合练习少林内功站裆式，适当选择"前推八匹马"、"倒拉九头牛"进行锻炼，第二疗程后可以配合马裆、弓箭裆式，选择"风摆荷叶"、"霸王举鼎"等动作进行锻炼。在练功后稍事休息，再进行常规手法治疗。

（五）哮喘

【治法】宽胸理气。

【手法】头面、项部、躯干、上肢部的常规手法。

【取穴及部位】云门、大椎、命门、肩中俞、风门、璇玑、中府、囟门、膻中、内关、足三里。

【操作】根据头面、项部、躯干、上肢部的常规手法处理，并加强头面部操作，振囟门、大椎、命门结束治疗。

（1）风寒袭肺型：①加强手法对前胸的操作，平推前胸时以透热为度，同时在平推时配合用中指按揉璇玑、中府、云门、膻中穴。②加强手法对背部的操作，平推背部大椎、定喘、肩中俞、风门、肺俞，以透热为度，可散寒宣肺平喘。③由上而下直线平推两侧膀胱经，以透热为度，配合提拿背部大筋。④加强对手三阴经的平推，注意平推手太阴肺经，以透热为度。

（2）风热犯肺型：①加强手法对前胸的操作，平推前胸，以温热为度，配合中指螺纹面按揉中府、云门、璇玑、膻中穴，宣肺泄热定喘。②加强手法对背部的操作，平推背部大椎、定喘、肩中俞、风门、肺俞，以温热为度。③加强对手三阴经的平推，配合拿血海、曲池、合谷、尺泽穴。④平推两侧膀胱经，直线由上而下，以温热为度。

（3）痰浊阻肺型：①加强手法对背部的操作，平推背部，以透热为度。②加强手法对穴位的刺激，按揉定喘、天突、膻中，可顺气降逆；按揉璇玑，可运上焦宣肺气；按揉尺泽、内关、足三里、丰隆，可化痰降浊；均以酸胀得气为宜。

（4）肺虚型：①加强手法对胸背部的操作，均宜平推，以透热为度。②加强健补脾肾的手法，平推脾俞、肾俞，以温热为度。

（5）肾虚型：①加强背部督脉及腰部的肾俞、命门的平推，以补肾纳气，均以温热为度。②按揉肾俞、肺俞、膏肓、命门，手法宜轻柔，忌刺激太重。

哮喘发作较甚者，先用按揉法在定喘、风门、肺俞、肩中俞、璇玑诸穴轻柔刺激，逐渐加大手法刺激量，以患者有明显的酸胀得气感为度，在哮喘缓解后再进行辨证施治。

（六）肺气肿

内功推拿对本病的治疗以扶正为主，除了手法治疗外，必须配合练功，以增强患者抵抗力。

【治法】扶正益气利肺。

【手法】同哮喘。

【取穴及部位】同哮喘。

【操作】先以常规手法治疗一个疗程后，再配合练功，在医生的指导下，先练少林内功的站裆，并选择"前推八匹马"、"倒拉九头牛"进行锻炼。第二疗程后先练功，稍事休息后再进行推拿治疗；同时可以加强练功锻炼，增加马裆、弓箭裆基本裆式，再选择"风摆荷叶"、"霸王举鼎"等动作进行锻炼。时间从2分钟开始，逐渐增加到30分钟。

（七）高血压

【治法】益阴潜阳，祛湿化痰。

【手法】头面、躯干及上肢的常规手法。

【取穴及部位】风池、脑空、心俞、神门、肾俞、腰阳关等。

【操作】

（1）肝火亢盛型：症见眩晕、头痛、面红、目赤。以平肝泻火为主，头面部常规手法需加强应用，尤其是扫散法、推桥弓、按揉缺盆，并对胸、上腹、少腹加强平推。

（2）阴虚阳亢型：症见眩晕、头痛。以益阴潜阳为主，头面部的扫散法、推桥弓、拿风池作重点运用。如见心悸、失眠，在头面部手法中以脑空穴为主，配合按揉心俞、神门穴。

（3）阴阳两虚型：症见头痛眩晕、神疲乏力。以益阴助阳为主，以头面部操作为重点，即扫散法、推桥弓。如见行动气急，加强平推胸部及两胁；腰酸腿软、夜间多尿要加强腰部平推，配合按揉肾俞、腰阳关。

（4）痰湿壅盛型：症见眩晕头痛、痰多胸闷。以祛湿化痰为主，除头面部扫散法外，还要推桥弓，加强胸及下肢部平推。在平推胸部时配合按揉璇玑、天突；平推少腹时配合按揉水道、中极。

（八）小儿腹泻

【治法】在安神定惊的基础上，调畅中焦气机，激发脾胃之气。

【手法】推揉、捏脊、摩腹、拿法。

【取穴及部位】百会、印堂、鱼腰、睛明、攒竹、太阳、头维、角孙、风池、风府、足三里、三阴交、太冲。

【操作】

（1）面对患儿，默运丹田之气上提至胸中，经胸部膻中穴分为两路循双臂入指掌，以平和慈爱之目光注视患儿。

（2）轻轻拿起患儿任意一只手，以和缓轻柔的手法用拇指指甲掐及拇、食二指揉搓患儿五指节，左右交替进行，直到患儿安静为度。

（3）轻放患儿于怀中，俯于内收之大腿上，用带功的双手轻摩患儿的背脊处，上下反复进行，直到患儿安静后，以"捏三提一"法，从下至上反复捏4遍。

（4）姿势同上，双手四指轻布于患儿背心处（略平肩胛下角），然后以拇指桡侧面从尾椎骨端直推至第四腰椎，双拇指交替进行200次，动作宜柔缓，以皮肤潮红为度。

（5）让一助手坐于凳上，环抱患儿于腋下，将儿头置于怀中，医者与助手对坐，将患儿双腿分开置于两胯间，将其整个腹部暴露，然后医生运丹田真气于双手。两掌相对快速摩擦10~20次，以双手发热发烫为度。然后双手交叉置于患儿腹部上方1~2cm处，交替作各个方向"8"字形运转，念力以调畅外发为原则。

（6）将真气运于左右拇、食、中三指，拿捏脐下2寸、旁开2寸之大筋4次，动作宜柔缓。

（7）将丹田之气运于双掌，念力以掌中之气将肠中之物托于中脘处，然后以轻柔的随意手法化解，疏理全身而收功。

（九）胃与十二指肠溃疡

【治法】理气止痛，活血化瘀，健脾养胃。

【手法】躯干常规手法。

【取穴及部位】膻中、中府、云门、章门、期门、中脘、胃俞、脾俞、水道、中极、肝区、脾胃区。

【操作】

（1）气滞型：症见胃脘胀痛，两胁胀闷，嗳气吐酸，善怒而太息，饮食减少，苔薄白，脉弦。若痛甚者，在常规手法操作前，先点脾俞、胃俞。待痛缓解后再施手法。在常规手法操作过程中，加强对胸、腹部平推，配合中指按揉膻中、中府、云门。加强两胁平推，重点平推胃区，按揉中脘、章门、期门，再按揉脾俞、胃俞，以温热酸胀为宜，达到疏肝理气、和胃止痛之目的。

（2）郁热型：症见上腹部疼痛、烧灼感，进食疼痛不能明显缓解或食入易痛，喜冷饮，口干而苦，吞酸嘈杂，便秘溲赤，烦躁易怒，舌红，苔黄腻，脉多弦数。上腹部痛甚者先点脾俞、胃俞，疼痛缓解后再用常规手法治疗，需加强对上腹肝、脾、胃区的平推，重点平推少腹，按揉水道、中极，以清下焦之热。

（3）虚寒型：症见上腹部绵绵作痛，痛时喜按，或喜热畏寒，遇凉痛甚，受凉、劳累后每易发病，兼见面色萎黄，肢末欠温，倦怠乏力，吐清涎，大便溏薄，舌质淡，苔薄白，脉濡细。在常规手法操作过程中，重点加强背部膀胱经、督脉平推，以透热为度；随后用掌根按中脘，手徐徐下按时突然放松，以患者感到胃脘温热为佳。

（4）瘀血型：症见上腹部疼痛拒按，疼痛较重而持久。常规手法操作为平推胸腹及两肋，以温热为度，不宜在腹部用按揉法；并配合背部按揉脾俞、胃俞，平推膀胱经，达到活血化瘀、理气和胃之目的。若见反复吐血、黑便者，可配合药物治疗。

（十）**慢性胃炎**

【治法】疏肝泻热，养阴清胃，健脾益气。

【手法】躯干常规手法。

【取穴及部位】中脘、章门、期门、脾俞、胃俞。

【操作】

（1）肝胃气滞型：宜疏肝和中、调和胃气，在常规手法操作下加强对脾、胃、肝区的平推，配合按揉中脘、章门、期门、脾俞、胃俞。若见胃脘胀痛甚者，先施按法、点法于脾俞、胃俞，胃脘痛缓解后再施常规手法操作。

（2）胃热阴虚型：宜疏肝泻热、养阴清胃，在常规手法操作下加强对少腹部平推，配合按揉水道、中极以清下焦之热，平推以胃区、三焦俞、气海俞、大肠俞为主，手法不宜重刺激，可用轻柔扶正手法进行操作。若见反复吐血、黑便，可配合药物治疗。

（3）脾胃虚弱型：宜健脾益气、温中和胃，在常规手法操作外加强脾胃部平推，按揉中脘、脾俞、胃俞，重点以小鱼际平推大椎、督脉、两侧膀胱经，以透热为度。可以配合掌根揉中脘，手法徐徐下按，随后突然放松所按之掌，使患者感到局部温热为佳。

（十一）失眠

【治法】养心安神，滋阴降火，清热化痰。

【手法】头面、躯干及上肢部常规手法。

【取穴及部位】脑空、缺盆、脾胃区、桥弓、心俞、肺俞、云门。

【操作】

（1）心脾两亏型：宜补养心脾、化生气血。在常规手法操作中加强手法的刺激，若见多梦易醒、心悸健忘者，头部五指拿法配合拿脑空，按揉缺盆穴，平推脾胃区，背部平推配合按揉心俞。

（2）阴亏火旺型：宜滋补肾阴、清心降火。在常规手法操作中加强头面部操作，尤以扫散法为要，推桥弓，重拿脑空，按揉心俞、肺俞、通里、神门，平推手三阴经。

（3）痰热内扰型：宜清化痰热为主，兼胸闷者多平推前胸两胁，按揉膻中、璇玑、中府、云门穴；头重者加重扫散法刺激。

对本证除常规手法治疗外，可以适当配合少林内功的锻炼，选择站裆和推手动作，如"前推八匹马"、"倒拉九头牛"，并可适当增加体育锻炼。

（十二）**腰椎间盘突出症**

【治法】活血化瘀。

【手法】平推法、肘推压法、掌根按揉法、空掌拍击法、侧位扭转法、一指禅推法。

【取穴及部位】脊柱两侧膀胱经俞穴，以患侧大肠俞、关元俞、阿是穴为重点，配环跳、委中、承山、髀关、阴市、梁丘、足三里、阴陵泉、阳陵泉、悬钟、解溪、昆仑。

【操作】嘱患者俯卧位，充分暴露腰背部皮肤，并在脊柱两侧涂以适量红花油，先以掌根揉法从上背部至腰部，由轻渐重按揉约1~2分钟，至掌根下有微热感为宜，重点在腰骶部、患侧臀部。继以掌平推法沿膀胱经（距后正中线1.5寸）从上背部经下背部、腰部至臀部，手法宜轻而不浮、重而不滞，每侧推30~50次。再以肘推压法沿膀胱经自肺俞向下推压至关元俞，至阿是穴时用力稍大并稍停留，推压至秩边穴后向外下方至环跳穴，每侧推压3~5遍。再以掌根按揉腰骶部2~3分钟，以阿是穴为重点。空掌拍击腰骶部3~5次。最后以一手掌根按抵于患侧腰骶部，另一手手掌握住患侧膝盖部，做腰部后伸扳法3~4次。

患者侧卧位，健侧在上，下面腿伸直，上面腿屈曲。医生将屈曲的肘关节及前臂上1/4部分分别放于患者肩前部及臀后部，两手拇指按压于病变椎体之棘突上，将患者肩前部向后下方推压、臀部向前下方按压，使两个相反力在病变椎体之间形成扭转力，按压于棘突上的两拇指起引导扭转力向病变部位的作用。扭转时，若病变之椎偏于上腰椎，则推压肩部的力应稍大于按压臀部之力。反之，若病变之椎偏于腰骶椎，臀部按压力应稍大于肩部。总之，两手推压与按压之力应协调一致，使扭转点恰在突出的椎间隙。当扭转至最大限度时嘱患者放松，然后突然加大扭转力，可听到腰椎小关节滑动的"咔嗒"响声，同时拇指可触及棘突滑动感。

患者仰卧，下肢伸直。医者站其患侧，一手拿髀关，一手禅推阴市、梁丘、阴陵泉、阳陵泉、足三里等穴约2~3分钟，然后以按拿髀关之手禅推阴市、梁丘等穴，另一手禅推悬钟、解溪、昆仑等穴1~2分钟，以中指分别按揉承山穴0.5分钟，最后以两手握住踝关节抖拉患肢3次。

（十三）便秘

【治法】清热润肠，顺气行滞，益气养血，温通开秘。

【手法】躯干常规手法。

【取穴及部位】天枢、大横、肺俞、肝俞、膈俞、足三里等。

【操作】

（1）胃肠燥热型：宜清热润肠为主。加强少腹部平推，配合按揉天枢、大横，以小鱼际直向平推八髎，以透热为度；配合按揉大肠俞、足三里。

（2）气机郁滞型：宜顺气行滞为主。加强胸及两胁平推，以大鱼际横向平推胸部配合按揉中府、云门、膻中、章门、期门，以透热为度。背部按揉肺俞、肝俞、膈俞。

（3）气血亏损型：宜益气养血润燥为主。加强胸部平推，以大鱼际横向平推上胸部，背部平推以小鱼际直向平推督脉及两侧膀胱经，平推八髎，均以透热为度；配合按揉下肢足三里、上肢支沟。

（4）阴寒凝结型：宜温通开秘为主。加强对腰背骶部平推，肩背部以小鱼际横向平推督脉及两侧膀胱经，并加八髎平推，均以透热为度。

（十四）痛经

【治法】温经散寒，活血化瘀，理气止痛，益气养血。

【手法】躯干常规手法。

【取穴及部位】章门、期门、气海、关元、中脘、胃俞、脾俞、足三里。

【操作】

（1）气滞血瘀型：宜理气行瘀为主。在常规操作过程中加强对两胁及少腹部平推，右胁肝区平推，以温热为度。配合按揉章门、期门、气海、关元；背部配合按揉肝俞、膈俞；下肢加按血海、三阴交，均以酸胀为度。

（2）寒湿凝滞型：宜温经散寒为主。在常规操作过程中加强少腹平推（以温热为度），配合按揉气海、关元，背部用小鱼际横向平推肩背大椎，直向平推督脉经，并横向平推肾俞、命门，以透热为度。加按揉下肢血海、三阴交。

（3）气血虚弱型：宜补气养血为主。在常规手法操作过程中加强少腹部平推，配合按揉气海、中脘、关元，并平推左胁脾胃区，以温热为度；背部用小鱼际直向平推督脉及两侧膀胱经，以透热为度；配合按揉脾俞、胃俞，加按揉下肢血海、三阴交、足三里。

（十五）闭经

【治法】补益肝肾，益气养血，温经散寒，活血通经。

【手法】躯干常规手法。

【取穴及部位】中府、云门、气海、期门、太冲、八髎。

【操作】

（1）肝肾不足，气血虚弱型：宜补益肝肾、健脾养血为主，加强胸部平推，用大鱼际横向平推（以温热为度），配合按揉中府、云门。重点平推少腹（以温热为度），配合按揉气海、关元。在背部用小鱼际直向平推督脉及两侧膀胱经，以透热为度。腰部肾俞、命门用小鱼际横向平推，以透热为度。加按揉血海、三阴交、足三里。

（2）肝气郁结型：宜疏肝理气为主，在常规操作中加强平推两胁，尤以右肝区为主，以温热为度；重点平推少腹（以温热为度），配合按揉章门、期门、关元、气海、行间。

（3）寒凝血瘀型：宜温经散寒为主，常规手法操作加强少腹平推（以透热为度），配合按揉关元、气海，用小鱼际直向平推背部督脉，横向平推骶部（以透热为度），配合按揉八髎。

（4）痰湿阻滞型：宜行气导滞、健脾化湿为主，手法操作加强胸部平推，配合按揉天突、璇玑；平推两胁，尤以左侧为主，多推脾胃区（以温热为度），配合按揉肺俞、脾俞、胃俞、八髎，加按揉足三里。

（十六）急性乳腺炎

急性乳腺炎（乳痈）的治疗一般分初起、脓成和已溃等阶段，分别施以消散、托里、排脓等法。推拿治疗一般在乳痈初起、尚未成脓时效果较好。

【治法】活血化瘀，疏肝清胃。

【手法】胸腹、四肢常规手法。

【取穴及部位】天溪、食窦、屋翳、乳根、肝俞、脾俞、胃俞、合谷、肩井。

【操作】内功推拿对本病治疗以头面、躯干及上肢部操作为主，加强手法在胸腹部即患侧天溪、食窦、屋翳、乳根的平推、按揉，平推肝区、脾区（以温热为度），按揉中脘，平推少腹，按揉天枢、气海。随后挤按乳房，促使排乳；若有排乳不畅，手法操作配合吸乳器，按揉乳房周围。有恶寒者，在颈项部操作时，加重提拿风池、肩井。在上肢部操作时，配合按揉少泽、拿合谷。在背部操作时，可以配合按揉肝俞、脾俞、胃俞，直推脊柱两侧膀胱经，重点在第4胸椎至第12胸椎背部，以透热为度。

治疗本病时手法宜轻快柔和，运用手法时宜先从周围着手，逐步移向肿块中央，对未成脓者可同时配合热敷法。

（十七）鼻炎

【治法】疏通经络。

【手法】头面部常规手法。

【取穴及部位】迎香、印堂、合谷、百会。

【操作】患者洗漱完毕后，采取直立位或端坐位，双目微合，口齿轻闭，舌尖抵上腭，调匀气息，凝敛神思，全身尽量放松。医者做同样准备后，运气于手指并对准患者迎香、鼻通、印堂、合谷穴发放外气，尽量使医患呼吸同步，排除杂念，松静自然，意气相依。

（1）按摩耳轮 5 分钟，双手抬起呈护耳状，以手掌的大鱼际和小鱼际压盖住双侧耳轮，略用力呈逆时针方向旋转揉压按摩，节奏匀缓，每分钟约 60 次，力度以耳部感到微胀热而无明显疼痛为宜。

（2）按摩耳穴的心肺区 5 分钟，双手食指或中指指腹面顶压住耳穴心肺区，取逆时针方向旋转揉按心肺区域，力度同上，节奏匀缓，每分钟约 60 次。

（3）按摩迎香穴、鼻通穴、鼻根部、百会穴，右手拇指和食指尖部轻轻顶住双侧迎香穴，然后双手同时旋转揉按捏拿，力度适中，频率每分钟 70～80 次，约 5 分钟。每日 1 次，10 次为 1 个疗程。一般情况下 1～2 个疗程即可治愈。

第三节　运动按摩流派

在运动训练或比赛过程中，用于促进运动训练、调整和改善运动员心理情感状态、快速消除运动疲劳、帮助提高运动成绩、预防及康复运动伤病的按摩，称为运动按摩。运动按摩包括运动前按摩、运动中按摩、运动后按摩、运动员的自我按摩等。

一、流派渊源及理论

石器时代，我们的祖先在日常生产、生活中与恶劣自然条件抗争，时常会发生筋肉关节损伤，即经筋病。虽然这个时期没有关于经筋的记载，但是经筋病的出现和治疗方法的发展为以后经筋理论的形成和发展奠定了基础。经筋理论大约形成于战国及秦汉之际。《阴阳十一脉灸经》、《足臂十一脉灸经》首次提出"筋"的概念，但系统的关于经筋的记载见于《黄帝内经》。《灵枢·经筋》记载了十二经筋的循行、病候及治疗。其中把病候和治疗分别总括为："经筋之病，寒则反折筋急，热则筋弛纵不收，阴痿不用。阳急则反折，阴急则俯不伸"和"治在燔针劫刺，以知为数，以痛为腧。"在唐代，我国著名的骨伤科专家蔺道人在《仙授理伤续断秘方》一书中指出："凡左右损处，只相度骨缝，仔细捻捺，付度便见大概。"《素问·大奇论篇》载有："胫有大小，髀䯒大跛，易偏枯。"这些论述都奠定了运动按摩的理论基础。

按摩疗法已有 2000 多年的历史，但运动按摩据可考文献记载只有几十年的历史。从运动按摩概念来看，运动按摩的形成与发展与竞技体育的发展密不可分，在 1990 年北京第 11 届亚运会上，随队医生施用按摩术为中国游泳队一举摘取 23 枚金牌和创造 3 个排名本年度世界第一的业绩立下了汗马功劳，这也拉开了我国运动按摩事业发展的序幕。

国际上早在 1987 年加拿大就有运动按摩治疗师协会，2002 年英国成立了运动按摩联合会，世界单项体育联合会有 16 个，其中一个就是国际运动按摩联合会。

西方运动按摩以解剖和生理学等知识作为理论基础，我国运动按摩以经络、腧穴、骨伤及经筋理论为基础，并且融入解剖、生理知识，具备一定的特色和优势。

我国运动按摩流派是中国传统医疗体育的组成部分之一，它建立在人们长期对生命活动经验认识总结基础之上，伴随竞技体育发展而被赋予新的活力。通过实践，运动按摩不断发展自己的理论体系和应用范围。目前在卫生保健和运动行业中，运动按摩正在成为发展很快的一个学科。

二、流派技法

1. 运动前按摩

在运动训练或比赛之前进行按摩，称运动前按摩。

【操作方法】

常用手法和操作：揉、揉捏、擦、搓、抖等。

时间安排：通常在运动训练前 15 分钟左右进行，以 5~7 分钟为宜。也可在准备活动前按摩 3~5 分钟。

【动作要领】

按摩中应注意以运动员主动接受按摩效果最好，按摩时间不宜太长，否则适得其反；一般来说，赛前按摩的刺激量与时间成反比。相对来说，在运动按摩中，赛前按摩的要求最高，按摩手法的选用、按摩时机的掌握等都可能影响运动员竞技水平的发挥。因此在实施赛前按摩时，一定要严格遵循按摩的治疗法则，因时、因地、因人制宜。

【手法作用】

运动前按摩能促进人体的神经、肌肉、内脏器官和心理情绪的兴奋，帮助运动员从生理和心理上为即将进行的训练或比赛作好准备，达到保持体能、增强信心、预防伤病的目的。

2. 运动中按摩

利用运动训练或比赛的间歇进行按摩，称运动中按摩。一般采用兴奋性手法，按摩时间较短。按摩的重点部位是活动多、负荷大的肌群和关节，如投掷运动员的投掷臂、跳跃运动员的起跳腿、中长跑运动员的下肢等。

【操作方法】

常用手法和操作：赛中按摩多采用揉、揉捏、搓、抖动等，操作要轻快，按摩的方向为向心性进行。上肢从前臂开始，经肘部、上臂至肩，配合揉按肩井、合谷等穴。下肢按摩从小腿开始，经膝、大腿至腹股沟，配合刺激足三里、委中、环跳等穴。

时间安排：比赛暂停后即刻进行，一次局部按摩约3~4分钟。

【动作要领】

赛中按摩时，应按照应用手法较少、用力较轻、频率较快、时间短暂的原则进行。按摩后应作一些专项准备活动，运动员不可静止休息，以保持良好的竞技状态。

【手法作用】

利用这些间歇时间进行按摩，可以促进淋巴液和血液的回流，消除组织中的酸性代谢产物，缓解肌肉过度紧张。

3. 运动后按摩

在运动训练或比赛后帮助运动员消除疲劳、恢复体力的按摩，称运动后按摩，又称恢复性按摩。运动后按摩所用手法、用力大小、时间长短等，均应根据运动项目特点和运动员个体差异，尤其是运动后身体的反应，如有无头昏、恶心、失眠、四肢乏力和肌肉紧张等情况来决定。因此，必须个别对待，不可千篇一律。

【操作方法】

（1）运动后的全身按摩：通常是 2～3 天进行 1 次，每次按摩约 1 小时，在训练或比赛后休息 2～3 小时后进行，也可在就寝前 1 小时内进行，但应避免在运动员十分疲劳时进行长时间的按摩。在温水浴后进行按摩能增强效果。按照腰背、上肢、下肢的顺序，沿血液、淋巴液回流的方向施行操作。常用揉捏、推压、摇晃、抖动等手法，用力由轻到重。根据各部位的疲劳情况，循经取穴，经穴按摩以揉、推为主，以调和气血，加快疲劳消除。如果按摩进行到运动员快要入睡时可停止操作。

（2）运动后的局部按摩：在运动结束后尽早进行局部按摩，效果较好。按摩重点是负荷量大的部位。下面介绍颈部、腰背部、臀部、上肢和下肢的局部按摩方法。

1）颈部按摩（图 5-31）：运动员取坐位或俯卧位。按摩者用双手从枕部向下推摩，再转向两肩部，反复数次，然后揉胸锁乳突肌和斜角肌，揉捏斜方肌，叩击肩背部，最后作头颈的被动旋转屈伸。按摩 1 次约 10 分钟。

2）腰背部按摩（图 5-32）：腰背部按摩的重点是背阔肌、斜方肌和骶棘肌。采用推、擦、揉、搓、叩击、按压等手法。运动员取俯卧位，上肢放松置于体侧。按摩者先用两手掌自腰部向上推，推至肩胛下角时，向外展开至季肋部，推压4～5次，力量由轻至重。再用掌根或双手重叠按压，揉骶棘肌，上下往返4～5次。最后以叩击、搓腰背结束。也可配合揉、按腰俞、肾俞、气海俞、关元俞等穴。按摩1次约10分钟。也可用脚掌在腰背进行踩、推、揉、压、晃等操作。

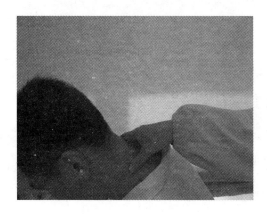

图5-31 颈部按摩

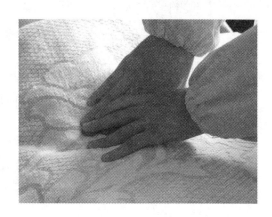

图5-32 腰背部按摩

3）臀部按摩（图5-33）：运动员俯卧，按摩者用手掌或掌根从臀外侧向内施行推、揉、叩击等手法操作，配合刺激臀池、环跳、秩边、臀边等穴。按摩1次约10分钟。如果肌肉很丰满，需要较大力量时，可用两手重叠施行揉推或用肘和前臂代替手操作。

4）上肢按摩（图5-34）：运动员取坐位，下肢放松。按摩者以一手扶握其手部，另一手从其手指开始，经前臂、肘部、上臂到腋下，施以抚摩、推、揉、揉捏、搓、抖等手法。按摩重点是上臂和肩部的肌肉，并揉、按肩内陵、肩贞、曲池、小海、外关、神门等穴。按摩1次约 10 分钟。

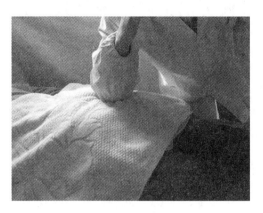

图 5-33　臀部按摩

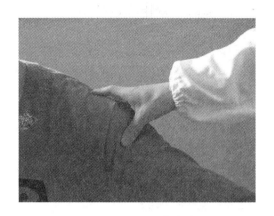

图 5-34　上肢按摩

5）下肢按摩（图 5-35）：下肢按摩几乎对所有的运动员都有必要。运动员取坐位或卧位，膝关节微屈，下肢放松。按摩者用抚摩、推、揉、搓、叩击、抖动等手法，由小腿开始，经膝关节、大腿至腹股沟或坐骨结节。按摩的重点部位是在大腿前后群肌肉和小腿三头肌，并刺激相应腧穴，如承扶、委中、伏兔、犊鼻、复溜、昆仑等。按摩 1 次约 10 分钟。

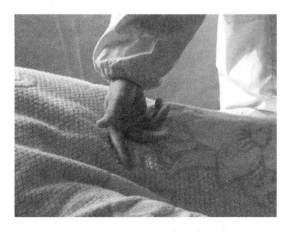

图 5-35　下肢按摩

【手法作用】

运动后的适当按摩可以促进疲劳的消除，恢复或加速机体内环境达到新平衡。

注：各项运动的按摩重点部位

（1）田径：跑、跳与竞走运动员的主要按摩部位虽然都是下肢，但按摩重点各有差异。短跑者重在股四头肌、小腿三头肌和跟腱；长跑者重在大腿后侧肌群及足趾；竞走者重在大腿后侧肌群和小腿三头肌；跳跃运动员则是起跳腿的股四头肌、小腿后部肌肉、跟腱和膝踝关节等；投掷运动员主要按摩部位是投掷臂，但不同的投掷项目，按摩重点也有差异。标枪运动员按摩重点是肩袖肌、肱二头肌、肱三头肌、腕屈肌和肩肘关节；铁饼运动员按摩重点是胸大肌、肱二头肌和肘关节屈肌群；铅球运动员按摩重点是肩部肌肉和肘关节伸肌群。上述肌肉和关节的负荷大、易疲劳、易损伤，故应作为按摩的重点部位。

（2）球类：足球运动员主要按摩部位是股四头肌、小腿三头肌和膝踝关节；篮球运动员主要按摩部位是膝、踝、前臂和手指；排球运动员主要按摩部位是肩部、手指和膝关节；乒乓球运动员主要按摩部位是肩、膝关节和握球臂的肱二头肌、腕屈肌；棒球运动员主要按摩部位是投球臂的肩部、肘部、肱三头肌、腕屈肌；网球运动员主要按摩部位是握拍臂的腕伸肌、肩部和肘部。

（3）体操：体操运动的项目多、动作复杂、难度较大、容易受伤。按摩时必须根据各项目的特点，有针对性地进行。如单杠、双杠和高低杠运动员的上肢肌肉和膝踝关节；吊环运动员的肩袖肌、前臂屈肌群和胸大肌；跳马运动员的腕关节、腰部和膝关节；以上应作为按摩的重点部位。

（4）其他运动项目

1）在武术项目中，拳术套路运动员的下肢负荷大，按摩的重点是大腿后侧肌群、内收肌群和膝、踝关节；器械项目运动员的重点在腕关节；下肢动作较多的应重视腰部。

2）举重运动对上肢、下肢和腰部的要求都很高。但重点是腕、前臂、膝和股四头肌。

3）冰球和滑冰运动员主要按摩膝、踝，其次是腰部和小腿三头肌。

4）游泳和水球运动员主要按摩肩部、上肢肌肉，其次是股四头肌和小腿三头肌。

5）划船运动员主要按摩上肢和腰部。

6）自行车运动员主要按摩股四头肌、小腿三头肌和膝关节。

4. 运动员自我按摩

【操作方法】

（1）局部自我按摩：重点是运动负荷大的部位。在运动之前可作为准备活动的部分内容，在专项准备活动后进行，并与肢体的主动活动和肌肉的紧张练习结合起来。在运动中或运动后的自我按摩，旨在消除疲劳，主要是按摩运动负荷重的大肌群，如下肢的大腿肌肉、上肢的上臂肌肉、腰背的骶棘肌等。

1）足踝：运动员坐于床上，按摩足背时，不按摩的腿伸直，被按摩的下肢屈曲以足跟支撑于床面。按摩足趾和脚底时，其姿势是外踝置于另一大腿上。采用抚摩、推、揉、擦和摇晃等手法，按照足背、足趾、脚底、踝部的顺序按摩。

2）小腿：运动员坐位，被按摩的下肢屈膝屈髋，足跟支撑于床面，另一下肢轻度外展。采用抚摩、推、搓、揉捏等手法，从踝部开始，向心性按摩，重点是小腿后部肌肉。

3）膝部：运动员坐位，被按摩的膝关节伸直放松，置于床面。用抚摩、搓、揉等法进行按摩。

4）大腿：按摩股四头肌时，姿势同按摩膝关节的姿势，按摩大腿内侧和后侧肌肉时，运动员坐位，髋膝屈曲，大腿外旋。用抚摩、推、搓、揉捏、叩击、抖动等手法进行按摩。

5）臀部：运动员站立位，单腿支撑站立，以使一侧臀肌充分放松。采用抚摩、推、揉、揉捏、抖动等手法，以同侧手分别进行两侧的按摩。

6）手腕和前臂：运动员坐位，被按摩的前臂置于同侧大腿上，手和前臂放松。采用抚摩、推、揉捏、拿等手法，并摇晃指、腕关节。操作时从肢端开始，徐徐向近心侧推进，直到肱骨内、外髁部止。

7）上臂及肩部：运动员坐位，被按摩的上臂及肩部放松，姿势随被按摩的部位不同而不同。按摩肱二头肌时，屈肘90°，前臂中立位。按摩肱三头肌时，肘伸直放松，前臂旋前。按摩三角肌时，为使肩外展放松，可同时足踩凳面，屈髋屈膝，肘放置于膝关节上，前臂旋前，肩关节略内收。采用抚摩、推、捏、揉捏、拍打、抖动等手法，从肘部向肩部进行按摩。

8）腰背部：按摩腰部时，躯干不可过伸，也不能屈曲，要使骶棘肌放松。用双手在棘突两侧，自上而下地施行擦、推、揉等手法。按摩背部时，取站立位或坐位，头颈躯干应保持直立位，不可俯头弯腰，一侧上肢上举并屈肘，以手掌推摩或拍打背部。再用一手绕过对侧腋窝，拍打对侧肩胁部。

9）胸腹部：按摩胸部时，运动员坐位或仰卧位，上肢自然下垂，头微屈。用一手按摩对侧胸部，施行推、揉、拍等手法。按摩腹部时，取仰卧位，双下肢屈曲，使腹肌放松。以一手或双手重叠施行推、揉等手法。

10）头颈部：对拳击、摔跤、足球等运动员，头颈部按摩具有重要意义。

可在运动训练或比赛之前进行，使机体较快地进入运动状态，预防运动损伤。也可在运动中、运动后进行，帮助消除疲劳，恢复运动能力。

（2）全身自我按摩：全身自我按摩是对身体各个部位进行有序的按摩。各个部位按摩体位和手法与局部按摩相同，全身按摩时间约为 20～25 分钟。

全身自我按摩的顺序是：①由躯干开始，先按摩胸部、然后背部、转向颈后、再按摩腰部。②上肢自手部开始，然后按摩前臂、肘部、上臂、肩部。先按摩前侧、后按摩后侧；先按摩一侧、再按摩另一侧。③下肢自足部开始，然后按摩小腿、膝部、大腿、臀部，按摩下肢用双手同时进行，先按摩一侧，再按摩另一侧。④最后按摩腹部。

三、技法应用

经常参加体育活动的人，无论是职业竞技的运动员、还是业余娱乐的人，都可能发生不同程度的软组织损伤。这时运动按摩治疗师就能够发挥其作用。他们的任务就是预防这些损伤的发生，或者通过定期的运动按摩来降低发生损伤的风险。

研究表明，运动按摩的作用可以概括为三个方面：①物理机械效应：包括活动肌纤维、牵拉软组织、松解粘连、改善血液和淋巴的流动、改善柔韧性、减轻肿胀和缓解肌肉张力；②生理效应：包括增加血液循环、增加淋巴流动、放松肌肉、改善关节的活动范围、加速损伤愈合及废物清除、减轻和缓解疼痛等；③心理效应：包括减轻紧张、疼痛、刺激、焦虑，放松精神，帮助运动员迎接挑战。运动按摩对机体生理、心理的调节效应已被相关研究证实。

山东体育学院的孙志坚及日本京都产业大学长谷川豪志等观察研究了运动按摩对脉搏、血压及爆发性肌肉用力的影响。他们将观察对象分为实验组和对照组，实验组和对照组进行踏功率自行车负荷运动，使其达到或接近极度疲劳。实验组结束即刻行 20 分钟下肢局部运动按摩，后静卧 10 分钟恢复；对照组行 30 分钟静卧休息。运动结束 30 分钟后，实验组脉搏平均值已恢复并低于安静时的 7.61%，对照组则高于安静时的 4.39%；实验组血压更快地恢复到安静时水平。运动前行经络按摩刺激，可提高爆发性肌肉力量（男性提高 5.16%，女性提高 4.87%），运动前 10 分钟按摩效果最好。

第六章　其他按摩类

第一节　保健按摩流派

保健按摩也称健身按摩，在我国广泛流传应用。它是以保养健康、预防疾病、延年益寿为主要目的的一种按摩疗法。由于不受任何条件限制，随时随地都可以进行，而且操作相对简便，因此对于各个年龄段的人群均是增强体质、预防疾病的有效方式。一般根据施术者不同，保健按摩可以分为自我保健按摩和他人保健按摩。

一、流派渊源

保健按摩是最古老的保健强身方式，原始人在肢体受冻时，就自然而然地用摩擦的方式来取暖；在外伤疼痛时，会本能地去抚摸或按压受伤部位；在打嗝、咳嗽时，也往往会情不自禁地去拍打胸背部；在需要得到安慰和理解的时候，善意的抚摸可能胜过任何语言；在情绪过度紧张的时候，适当的手法可能胜过任何药物。就这样，我们的祖先从与疾病抗争的亲身体验中，从原始、无意识、简单的手部动作中，逐渐总结出保健按摩疗法。作为一门古老的非药物健身方法，保健按摩的历史，可能与人类的文明史一样长。

　　我们无法从遥远的史前文明去考察上古的保健按摩手法。但是殷商甲骨的出土，为我们提供了 3000 年前我国按摩手法的可靠资料。甲骨卜辞中多次出现一个象形文字"付"，为"拊"字的初文。本义是一个人用手在另一人腹部或身上抚摩。《说文》云："拊，揗也。""拊，摩也。"单独的"付（拊）"字，不一定指治病（无"疒"旁），可能指保健按摩。卜辞中还有一个"殷"字，有研究者认为是一人持按摩器（有人认为是砭石）为另一袒腹之人治疗。甲骨文中有几段文字，记载了为王室成员按摩前作占卜的过程，并记录了 3 个专职按摩师的名字，其中可能有一个是女性（有"女"旁）。甲骨文中尚未找到药物或针灸治病的具体描述，更无相应治疗师的名字，说明按摩是殷人主要的治疗和保健手段。

　　马王堆帛画《导引图》，出土于 1973 年，绘制于西汉初年，与《引书》同期。绘有 44 个人像（图 6-1），描写各种医疗和保健导引动作。有站、坐、徒手、持械等不同形象。标明可治的疾病有颓、烦、痹痛、膝痛、温病等 12 种。其中一图为站位捶背图，另有一图似为握拳搓腰状（或释作揉膝状）。这是我国现存最早的自我按摩图谱，可见这一时期，导引作为自我保健按摩的一种形式已经逐渐形成了自己的理论体系，为保健按摩流派的发展奠定了基础。

　　《黄帝内经》中也有丰富的保健按摩的记载，同时《汉书·艺文志·方技略》载有《黄帝岐伯按摩》十卷，公认是我国最早的推拿保健医学专著。其中自我保健按摩归于"神仙"类："所以保性命之真而游求于外者也。聊

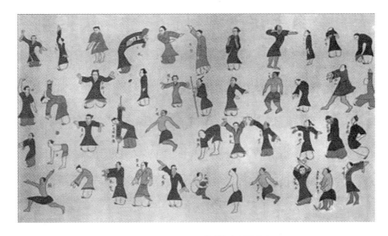

图 6-1　44 人像导引图

以荡意平心，同死生之域，而无怵惕于胸中。"古代所谓
"神仙"，就是养生有得、长寿有验之人。养生之术法门万
千，而自我按摩，可以说是一种最浅显直观、方便易行的
养生方法了。

与《黄帝岐伯按摩》并提的还有《黄帝杂子步引》
十二卷。"步引"，有人认为是导引之误。其实导引方法众
多，文献记载有"卧引"、"坐引"，当然也可以有"步
引"。《黄帝岐伯按摩》与《黄帝杂子步引》均已亡佚，但
透过它们与导引服饵诸书同归"神仙"类这一信息，可以
推测均为养生保健按摩和导引的专著。

《史记》中也有一些手法医学的记载。《史记·扁鹊仓
公列传》除记载西汉名医淳于意用"寒水拊"法为人治
病外，还说他以"扰法"教授学生。《史记·扁鹊仓公列
传》还记载了济北王高价购买了一个擅长"扰法"的名
叫竖的侍女。说明汉代已存在为王府贵族进行保健按摩的
专职人员。

在魏晋南北朝时期，按摩手法日渐丰富，手法适应范

围不断扩大，美容手法已有报道，膏摩法得到系统总结，养生按摩法形成套路。《肘后救卒方》还介绍了面部美容的手法："令人面皮薄如莲华方：鹿角尖，取实白处，于平石上以磨之，稍浓取一大合，干姜一大两，捣，密绢筛，和鹿角汁，搅使调匀。每夜先以暖浆水洗面，软帛拭之。以白蜜涂面，以手拍，使蜜尽，手指不粘为尽。然后涂药，平旦还，以暖浆水洗，二三七日，颜色惊人。涂药不见风日，慎之。"这种涂润肤剂后以手拍面的美容方法确实很有效，与现代美容法有惊人的相似之处。

魏晋南北朝时期，我国传统的道家养生之风盛行，养生保健按摩法也进入了全盛期。较有代表性的是道林的《太清道林摄生论》。道林生平未详，其养生经验，部分收载于《养生经要集》，陶弘景《养性延命录》取材于此书，其自序亦曾提及道林。《太清道林摄生论》载有著名的"自按摩法十八势"和"老子按摩法"。此处所谓的按摩法，其实乃导引法，即结合自我保健按摩的肢体主动运动。其中涉及大量自我保健按摩手法。

《太清道林摄生论》除推崇自我保健按摩外，也重视被动性全身保健按摩的作用。提出蹋法，又称挢法，是指一种用足部操作的推拿法，以垂直加压的踩踏动作为主，配合弹压、拧、揉、滑推、足跟叩击等技法，适宜于背部、脊柱和臀股等部。多用于保健按摩，以及腰背部软组织损伤疼痛、胸腰椎小关节紊乱等症的治疗。现在海内外仍有该法流传。

陶弘景在其养生著作《养性延命录》"导引按摩篇"详细论述了自我养生按摩法（书中称为"自按摩"）。

《诸病源候论》是一部病因证候学专著。此书分 67 门，载有 1720 余种病候。本书的特点是各病证之后均不列方药，而附以详细的"补养宣导"之法，即对症导引法。其中包括大量按摩法，主要是自我按摩法。这些按摩方法结合肢体导引，既可对症施治，又能养生防病。记载较多和论述较详细的当属摩腹法。《诸病源候论》对摩腹养生理论与方法的总结，对唐代的孙思邈、五代的杨凝式、宋代的陆游等养生家影响很大。明代"易筋经"的揉腹法、清代"延年九转法"中的"摩腹运气"法，以及近代的脏腑推按法、腹诊推拿法等推拿流派，均在此基础上发展起来。

孙思邈汲取前人养生经验，极力倡导包括自我按摩在内的养生法。在其著作《千金方》中有多处摩腹、摩面、摩眼、摩耳、挽耳、拔耳、叩齿、押头、挽发、放腰的自我养生按摩记载。《千金要方》卷二十七的养生内容，大多出自《太清道林摄生论》，但服食法和房中补益两篇为其亲作。其中"急以左手两指抑屏翳穴"这类房中按摩手法，在当时还是有一定实际意义的。

《圣济总录》汲取了宋代以前道家养生学派的精华，编成一套养生按摩套路，称为"神仙导引"。这是当时最为系统的养生按摩套路，对后世的"八段锦"、"十二段锦"等套路式按摩功法深有启迪。其功法名目有：转胁舒足、鼓腹淘气、导引按跷、捏目四眦、对修常居、俯按山源、营治城郭、击探天鼓、摩拭神庭、手朝三元、下摩生门、栉发和运动水土。

《儒门事亲》、《饮膳正要》、《保生要录》、《景岳全书》、《摄生要义》等元明时期的医学著作中也均提及相关的保健按摩方法及套路，为保健按摩提供了丰富的资料。

清代手法医学发展相对缓慢，只有零星的文字记载，但是一直在民间广泛传播。时至今日，随着人民群众生活水平的不断提高，对于健康的需求也越来越高，保健按摩已经逐渐成为人们家庭保健的主要方法，并且许多养生休闲会所也开展了相关的服务项目，受到人们的欢迎，展示了其广阔的发展前景。

二、流派理论

（一）保健按摩作用机制的现代研究

现代研究认为，按摩通过手法产生的外力，在人体特定的部位上做功，从而起到防治疾病的效应。这种功是根据具体病情，运用各种手法技巧，所做的有用的功。这种功也可转换成各种能，并深入体内，改变其有关的系统内能；这种能也可作为信息的载体，向人体某一系统或器官传入信号，以调整内脏功能。

1. 信息调整

通过近代生理学的研究，人们认识到人体的各个脏器都有其特定的生物信息。当脏器发生病变时有关的生物信息就会发生变化，而脏器的生物信息的改变，可影响整个系统乃至全身的机能平衡。按摩手法通过各种刺激或各种能量传递的形式作用于体表的特定部位，产生一定的生物信息，通过信息传递系统输入到有关脏器，对失常的生物信息加以调整，从而起到对病变脏器的调整作用。

2. 改变有关系统的内能

当某一系统的内能失调，可导致该系统出现病变，而某一系统的病变也必然引起该系统内能的异常。通过按摩的各种手法对失调的系统内能进行适当的调整，使其恢复正常，就可起到积极的治疗作用。如肌肉酸痛、痉挛等，通过手法操作，使有关肌肉系统内能得到调整，则肌肉酸痛、痉挛就得到解除；气滞血瘀者，通过手法操作，使气血系统内能增大，加速气血循行，从而起到行气活血的作用，预防和解除因气滞血瘀引起的各种病证。

（二）保健按摩作用的中医学认识

中医学特别强调经络、穴位的重要性。经络是人体气血的流行通道，它内连于脏腑，外达于四肢，是内在脏腑与外在四肢的联系通道。人体不适多由经络气血不畅或气血不足引起。按揉穴位时，可激发经络的经气，并通过经气运行将这种信息传达到内脏，从而对内脏产生调整作用。按摩穴位时的酸、麻、胀、痛感觉可沿经络传导到病变的部位，传统称为"得气"，现在称为"循经感传"。按压穴位时若出现循经感传，将会有良好的治疗效果。当然没有循经感传并不意味着没有效果，这要看各人的体质情况。身体敏感程度不同，其"得气"的感觉是不同的。但只要刺激经络穴位，都会产生一定的调整作用。保健按摩通过手法以疏通经络、行气活血、祛瘀止痛、滑利关节、调整脏腑功能、增强防病抗病能力，起到强壮身体、预防疾病、增强体质的作用。

（三）保健按摩手法操作的注意事项

保健按摩的手法与治疗手法在本质上是一致的，但又具有自身的一些特点，在操作时要注意：

（1）按摩手法要轻巧柔和，用力要适度，不可忽轻忽重或突用猛力，否则易使局部组织产生应激性反应，不利于保健效果的产生。

（2）要根据保健目的，选择适当的体位和穴位，尽量使受术者保持持久而放松的体位，有利于疲劳的消除。

（3）宜长期坚持，做到持之以恒，避免急于求成，不要在短期内追求明显效果。

三、流派技法

（一）自我保健按摩

包括面部、眼部、头部、颈项部、胸部、腹部、腰部、上肢、下肢保健按摩。现从操作方法、手法作用两方面介绍如下：

1. 面部保健按摩

颜面是五官分布的地方，喜、怒、忧、思、悲、恐、惊七情表现的场所，也是人类追求外表美的一个重要部分。长期的面部保健按摩，可以增加颜面部的血液循环和新陈代谢，从而使面色红润光泽，防止衰老和减少皱纹。

【操作方法】

（1）浴面：将两手伸直绷紧，使双掌摩擦发热，然后分别贴于两侧面部，顺面部肌肉的走向，作曲线旋转摩擦动作和手法，反复操作约30～40次（图6-2）。

（2）弹面：将手指微屈，用十指指腹由上而下轻弹面部，每当弹到太阳、阳白、四白、瞳子髎、地仓、颊车、下关、颧髎等穴位的时候，力量适当重一些，反复弹2～3

下。每次弹 2 ~ 3 分钟（图 6 - 3）。

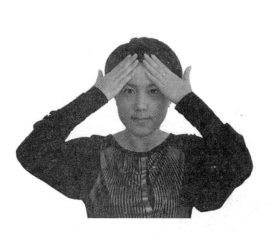

图 6 - 2 浴面

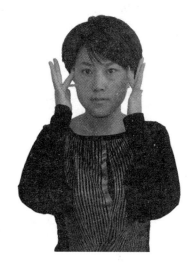

图 6 - 3 弹面

（3）揉鼻旁穴位：用双手食指螺纹面，按压鼻旁的穴位，作顺时针和逆时针方向揉动各 18 次。依次揉迎香、鼻通、山根等穴（图 6 - 4）。

（4）擦鼻：将两手中指螺纹面分别放在鼻子两侧，上达鼻根，下抵鼻翼，由上而下，轻轻按揉摩擦，反复进行，自觉鼻根发热，鼻腔舒适。每次按摩 2 ~ 3 分钟，每日 1 ~ 2 次（图 6 - 5）。

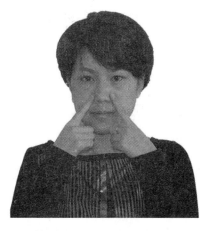

图 6 - 4 揉鼻旁穴位

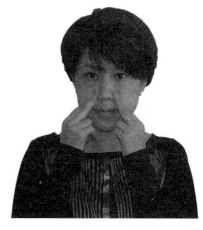

图 6 - 5 擦鼻

（5）按摩唇旁穴位：用食指或中指螺纹面，按压唇部周围的穴位，作顺时针和逆时针方向揉动，各18次。依次揉地仓、人中、承浆、颊车等穴（图6-6）。

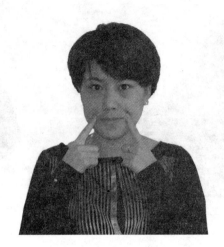

图6-6　按摩唇旁穴位

（6）漱口：含半口水，作漱口动作，待清洁口腔后，将水吐出。可重复10次。

（7）叩齿：将口微闭，不要闭得太紧，上牙齿与下牙齿有节奏地相互轻轻叩击。每天在漱口刷牙后叩击30～40次。

（8）搅舌：将口微闭，先将舌尖抵上腭，反复进行10次，然后向左右转动30～40次，待口中唾液增多时，可把这些津液用力咽下。

（9）按摩耳部周围穴位：用食指或中指螺纹面，按压耳部周围的穴位，作顺时针和逆时针方向揉动，各18次。可揉耳门、听宫、听会、翳风等穴（图6-7）。

（10）摩耳：将左右手半握拳，拇指放于耳背，食指的桡侧面放于耳郭，由轻到重摩擦耳朵，反复操作10～20次，待耳部发热，用手掌紧掩耳孔，骤然放开，连续开闭

10 次，再紧掩两耳，用两手食指、中指弹击枕部 20～30 次。每日 1 次（图 6-8）。

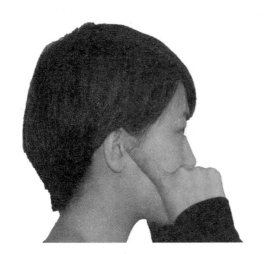
图 6-7 按摩耳部周围穴位

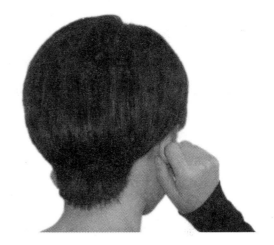
图 6-8 摩耳

（11）振耳：以两掌心紧按两耳，然后作快速有节律的鼓动 10～20 次（图 6-9）。

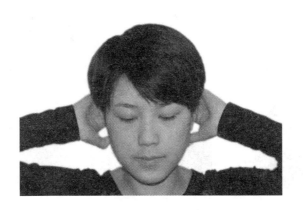
图 6-9 振耳

【手法作用】

可以促进颜面部的血液循环和新陈代谢，从而使面色红润光泽，减少皱纹，也可以预防皱纹的出现。同时还可以预防感冒，振奋精神，减少疲劳，使心情愉快。鼻部、唇部、口腔及耳部保健按摩，能防治五官的疾患。

2. 眼部保健按摩

眼睛是心灵的窗口，为人体的视觉器官。眼睛通过经络与脏腑及其他组织器官保持着密切的联系。眼病的发生一般与卫生、职业和学习环境有密切的关系。因此，保护眼睛的正常功能是十分重要的，必须避免眼睛的过度疲劳，适当注意眼睛的休息和卫生，同时应大力提倡和推广眼睛保健按摩。

【操作方法】

（1）摩眼睑：先将两手掌心相互摩擦，使掌心渐渐发热，然后两眼紧紧闭合，双手分别放在左右眼睑上，轻轻摩擦，力量不宜太大，以眼部有舒适感为宜。每日早、晚各1次（图6-10a）。

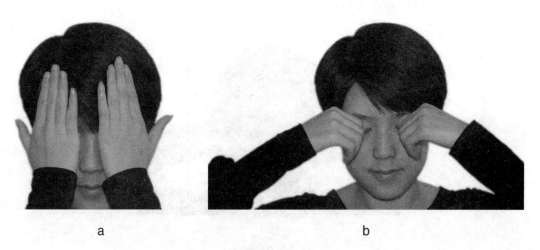

a   b

图6-10 摩眼睑、刮眼眶

（2）刮眼眶：将两手食指屈成弓状，以第2指节的内侧面分别贴于两侧上眼眶，自内而外，先上后下，轻轻刮眼眶，重复进行，以酸胀为宜，连续操作2~3分钟。每日 1~2 次（图 6－10b）。

（3）推眉：用两手食指、中指从两眉间印堂穴开始，向额部至发际处轻轻推摩，力量由轻到重，自觉局部舒适为宜，一般推摩 20~30 遍。每日 1~2 次（图 6－11）。

（4）揉眉头：用两手食指螺纹面，分别按于内侧眉头的凹陷处，腕部放松，以指力轻揉，动作要协调而有节律，以局部酸胀为宜，一般按揉 1~2 分钟，每日早、晚各 1 次（图 6－12）。

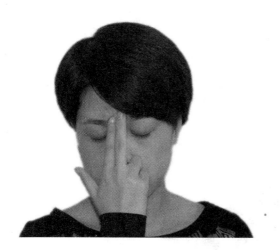

图 6－11　推眉

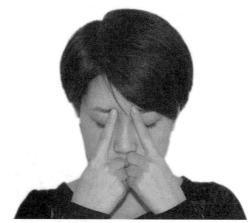

图 6－12　揉眉头

（5）按睛明：用两手的食指指端，分别按在两侧内眼角旁约 1 分许凹陷中的睛明穴处，施轻按手法，先向下按，然后向上挤，一按一挤，重复进行 10~20 次。每日早、晚各 1 次（图 6－13）。

（6）按揉四白：用两手食指或拇指的螺纹面，分别按在瞳孔直下、目眶缘下方约 1 寸许的凹陷处四白穴上，轻轻按揉，由轻渐重，持续操作 1~3 分钟，以局部出现酸胀感为佳。每日 2~3 次为宜（图 6－14）。

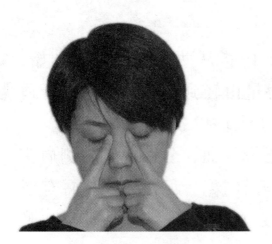

图6-13　按睛明

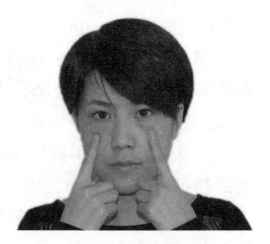

图6-14　按揉四白

（7）按揉太阳：用两手拇指或中指螺纹面，分别紧贴于两侧眉梢与外眼角交叉后方约1寸许凹陷中的太阳穴处，轻轻按揉，指力逐渐加大，使局部有明显酸胀感为宜。每日2~3次（图6-15）。

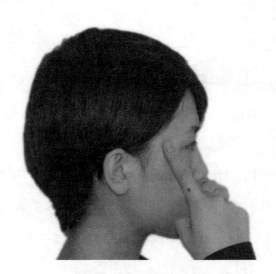

图6-15　按揉太阳

【手法作用】

上述方法可早、晚各做1次，也可在视物过久（比如在连续看书后）导致眼睛疲劳、视物不清、视力减退或老人眼花时运用。本法可防治青少年近视，对眼睑下垂、斜视、目赤肿痛、迎风流泪、视物不清、目翳等多种眼部疾患也有防治作用。

3. 头部保健按摩

头部按摩直接作用于头皮。头为神明之府，故常常按摩之，可提神益智、清醒头目、延年益寿。

【操作方法】

（1）抹前额：坐位，以两手食指微屈成弓状，第二指节的内侧面紧贴印堂，自眉间向前额两侧分向推抹 30 ~ 50 次（图 6 – 16）。

（2）抹颞两侧：用两手拇指螺纹面紧按两侧鬓发处，由前向后往返用力推抹，约 30 ~ 50 次，以酸胀为宜（图 6 – 17）。

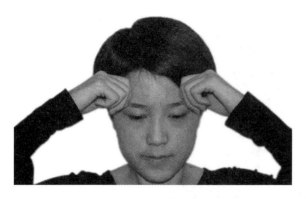

图 6 –16　抹前额

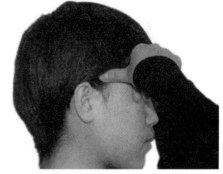

图 6 –17　抹颞两侧

（3）按揉脑后：以两手拇指螺纹面紧按两侧风池，用力旋转按揉 30 ~ 50 次，以酸胀为宜（图 6 – 18）。

（4）揉穴位：用双手拇指螺纹面按压在头部的穴位上，作顺时针和逆时针方向揉动，各 18 次。可揉太阳、百会、头维、率谷等穴（图 6 – 19）。

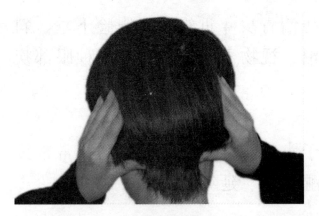

图6-18　按揉脑后

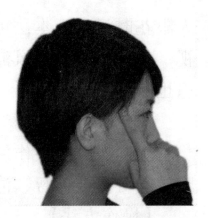

图6-19　揉穴位

（5）拍百会：端坐位，目视正前方。将牙齿咬紧，用右手或左手掌心在头顶百会穴处，作有节律的拍击动作，约10次左右；然后向前拍至囟门，向后拍至枕骨粗隆，约10~20次。每日1次（图6-20）。

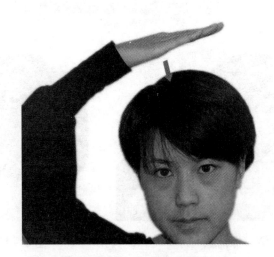

图6-20　拍百会

（6）梳头皮：每天早晨起床后用木制的梳子，或用十指指腹，反复梳理头发，时间为2~3分钟（图6-21）。

（7）推头顶：将两手食指、中指、无名指并拢，由眉间印堂穴开始，经前额、前顶、后顶至枕部，往返推摩

20～30遍，操作时将指腹紧贴头皮，用力要稳，速度要缓慢均匀，每日1次（图6-22）。

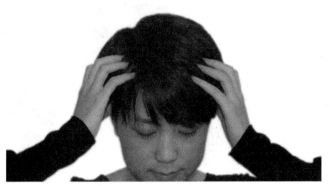

图6-21 梳头皮

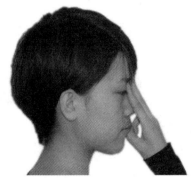

图6-22 推头顶

（8）叩头：双手十指自然张开并弯曲，用一定的力量，以指尖叩击两侧膀胱经、胆经，每条经脉拍打10～20次（图6-23）。

【手法作用】

上述手法可以促使头皮毛细血管扩张，增加局部头皮、肌肉的营养，对白发、脱发有很好的预防和治疗作用。另外，长期头部按摩还可以安神定志、增强记忆力，防治头痛头晕、失眠多梦、稀发脱发、须发早白、健忘耳鸣等病证。

4. 颈项部保健按摩

颈项部是人体活动范围最大的部位，很多重要组织、器官位居于此，或从这里通过。因此，长期进行颈项部保健按摩还是很有必要的。

【操作方法】

（1）擦颈项：将两手五指并拢，指面分别贴于枕骨两侧，向下擦摩至高骨大椎穴处，指力由轻渐重，反复擦摩

30~40 次，然后将头颈向前后、左右转动 20~30 次（图6－24）。

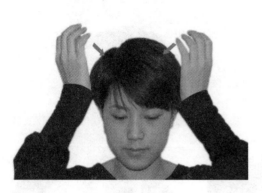

图 6－23　叩头

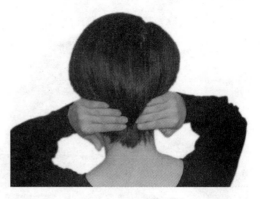

图 6－24　擦颈项

（2）揉风池：用两手拇指指腹紧紧按于颈项部明显凹陷处风池穴上，其他四指放置头顶和侧部，拇指用力作顺时针和逆时针方向揉按，以局部出现酸胀感为宜，持续按摩 2~3 分钟。还可拿揉颈夹脊穴，揉大椎、扶突、天窗、天容、人迎等穴。每日 1 次（图 6－25）。

（3）推天柱骨：用双手拇指螺纹面按住风池穴，以中等力度沿颈椎两旁向下推揉至大椎穴，重复 10~20 次（图 6－26）。

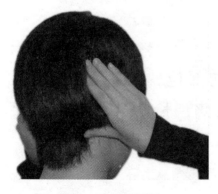

图 6－25　揉风池

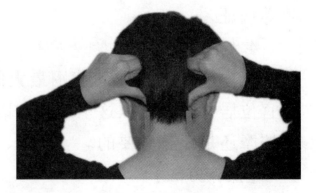

图 6－26　推天柱骨

（4）抹耳后：将两手食指、中指、无名指并拢，由太阳穴开始经耳后抹至肩井穴处，指力由轻到重，往返抹擦10～30次。每日1次（图6-27）。

（5）按翳风：将两手拇指指腹按于两侧耳垂后方凹陷处的翳风穴上进行按揉，先轻后重，缓缓加压，自觉有酸胀感为宜，每次按压2～3分钟，每日1次（图6-28）。

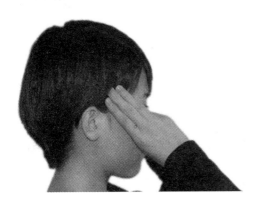
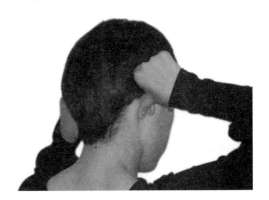

图6-27　抹耳后　　　　　　　　　　图6-28　按翳风

（6）压颈部：用拇指指腹按压在颈部侧面，由耳后开始，慢慢向下按压到锁骨上窝缺盆穴处，手法宜轻，如此反复操作3～5遍，使颈部有舒适感。一般先按一侧，然后再按另一侧，不要同时按压两侧（图6-29）。

（7）拿咽喉：将右手的拇指放于喉结右侧，食指、中指放于喉结左侧，在咽喉部进行有节律的拿捏，用力由轻而重。不可突然用力，动作要缓和而有连贯性，时间为2～3分钟。每日1次（图6-30）。

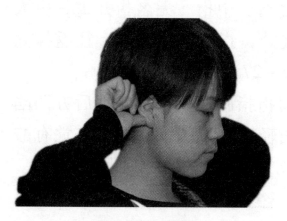

图6-29 压颈部

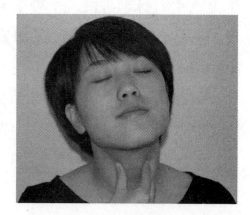

图6-30 拿咽喉

（8）摇颈部：使颈部作前屈→正中位、左侧屈→正中位、右侧屈→正中位、后仰→正中位的动作各1次；再使头部沿水平方向从左到右、从右到左慢慢地各摇转一圈。以上动作可重复2次（图6-31）。

（9）后伸颈部：双手十指交叉后，抱住后头部，使头部尽量后仰，可重复10次（图6-32）。

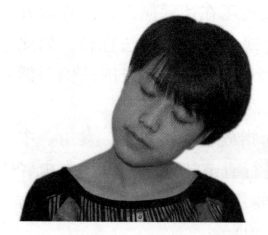

图6-31 摇颈部

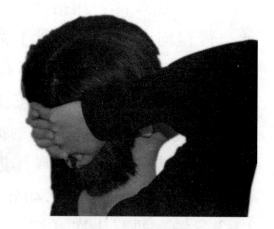

图6-32 后伸颈部

【手法作用】

长期的颈项部保健按摩，可使僵硬挛缩、粘连的软组织松解，增强韧带、关节囊的弹性，促进关节滑液分泌，从而解除对神经根的压迫和刺激；此法可以疏经活络，缓解因长期低头工作引起的颈部僵硬和颈椎间盘的压力等，预防颈椎病的发生。

5. 上肢保健按摩

上肢要灵活、轻巧、有力，就需要经常活动上肢的肩关节、肘关节、腕关节和指关节，加强锻炼。

【操作方法】

（1）揉肩髃穴：用一手中指指腹，紧贴肩端前面的凹陷处肩髃穴上进行揉按，力量由轻到重；以局部酸胀为宜，一般持续揉按 3～4 分钟。每日早、晚各 1 次（图 6-33）。

（2）拿肩井：用一手拇指、食指、中指和无名指拿住肩井穴处，进行节律性提捏，用力由轻到重，以局部酸胀发热为宜，持续操作 1～2 分钟。每日 1 次（图 6-34）。

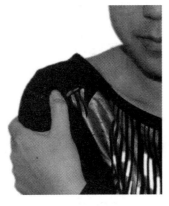

图 6-33 揉肩髃穴

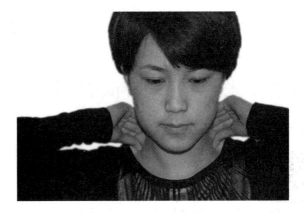

图 6-34 拿肩井

（3）擦肩胛：用一手掌心紧贴于肩胛部的表面，作前后或上下往返的擦动，压力不宜太大，动作要均匀连续，擦至局部发热为宜。每日 1 次（图 6 - 35）。

（4）摇关节：将上肢抬高，肩部关节作环转性的摇动，由慢到快，幅度由小至大，一般摇 20～30 次为宜。每日早、晚各 1 次（图 6 - 36）。

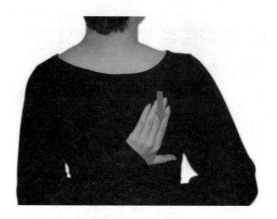

图 6 - 35　擦肩胛

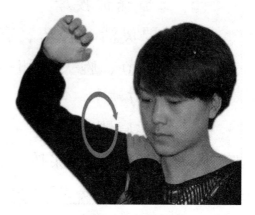

图 6 - 36　摇关节

（5）按曲池：用一手拇指指腹按于肘关节曲池穴处，用力按揉，以关节周围酸胀为宜，可持续按揉 3～4 分钟。每日 1 次（图 6 - 37）。

（6）揉少海：用一手拇指指端按于肘横纹的尺侧端与肱骨内上髁之间中点的少海穴处，用力进行揉按，以肘关节酸胀为宜，可持续揉按 2～3 分钟。每日 1 次（图 6 - 38）。

（7）拨小海：将一手拇指指尖放在尺骨鹰嘴与肱骨内上髁之间凹陷中小海穴上，用力弹拨，持续进行 10～20 次，以酸麻感放射至手指为宜。每日 1 次（图 6 - 39）。

（8）擦肘部：将一手掌心紧贴于肘关节表面皮肤上，上下前后及周围进行摩擦，以肘关节局部发热为宜。每日 1 次（图 6 - 40）。

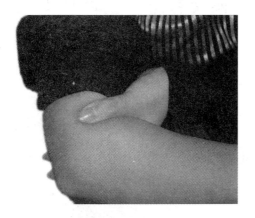

图6-37　按曲池

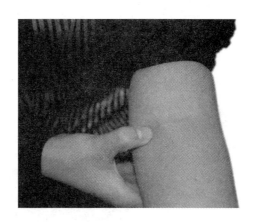

图6-38　揉少海

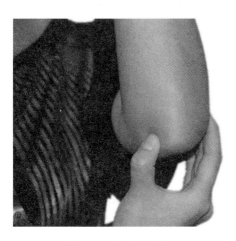

图6-39　拨小海

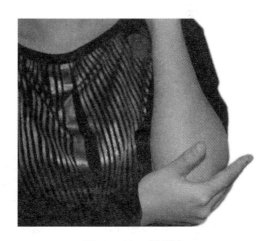

图6-40　擦肘部

（9）转手腕：将手腕作前后、上下、左右转动，由慢而快，持续转动50～100次。每日1次（图6-41）。

（10）擦手背：将一手手掌放于另一手手背，互相用力，由慢而快，擦热为止，交替进行。每日1次（图6-42）。

（11）搓手心：用两手掌心相对，上下用力搓动，由慢而快，搓热为止，交替进行。每日1次（图6-43）。

（12）捻指节：用一手拇指与食指捏住另一手之手指，

自上而下，轻轻捻动，各手指轮换交替进行。每日 1 次
（图 6 - 44）。

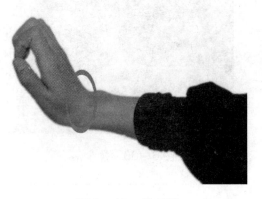

图 6 - 41　转手腕

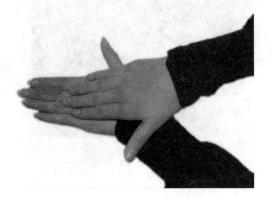

图 6 - 42　擦手背

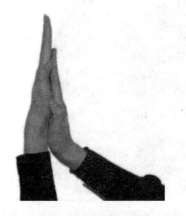

图 6 - 43　搓手心

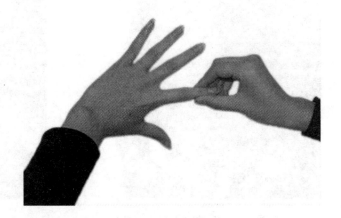

图 6 - 44　捻指节

（13）双手抓空：两足分开，距离约肩宽，身体直立，
两臂由身前抬起，沉肩、垂肘，腕略背屈，五指如握球
状，十指同时作幅度较小的屈伸动作（图 6 - 45）。

（14）对指法：两手各指——以指端对立，各手指伸
直，相对用力，然后放松，重复 10 ~ 15 次（图 6 - 46）。

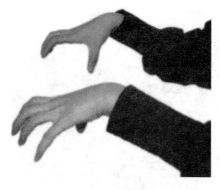

图6-45　双手抓空

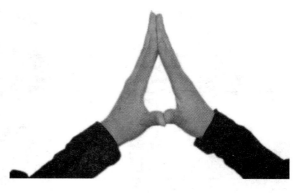

图6-46　对指法

【手法作用】

长期按摩上肢各关节，有利于关节囊、韧带的滑利和气血的流通，可防止扭伤和关节炎的发生。上肢保健按摩，可防治肩臂酸痛、手指麻木、肩周炎、颈肩综合征、头痛、目眩、胸闷、心慌等病证。

6. 胸部保健按摩

胸部是人体非常重要的部位，胸腔内有心、肺等主要脏器，长期进行胸部自我保健按摩非常必要。

【操作方法】

（1）揉胸胁：用一手手掌紧贴于胸部，沿锁骨下方胸大肌走行由内向外揉按，顺序由上而下，一直到胁下肋间隙，力量适当均匀，如此往返持续10～20遍，以局部有酸胀感为宜。可在晚上临睡前进行1次（图6-47）。

（2）拿胸肌：用一手拇指紧贴胸前，食指、中指紧贴腋下，相对用力提拿，在提拿操作过程中配合呼吸，一呼一吸，一提一拿，手法缓慢而有节律，由内向外，持续操作10～20次为宜。每日1次（图6-48）。

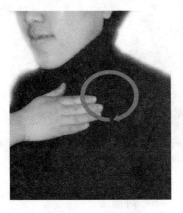

图 6 - 47　揉胸胁

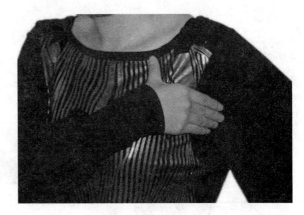

图 6 - 48　拿胸肌

（3）擦胸胁：用一手大鱼际和小鱼际，紧贴胸部表面皮肤，从内向外，沿肋间隙稍用力往返摩擦（注意用力不宜过猛，防止擦破皮肤），擦至局部发热为度。每日 1 次（图 6 - 49）。

（4）拍前胸：用一手虚掌，五指微屈，以掌心拍击胸部，拍击时呼吸要均匀，切勿屏气，且拍击时要平稳有节奏，力量适度，不宜太重，由上而下，连续拍击 10 ~ 20 次。每日 1 次（图 6 - 50）。

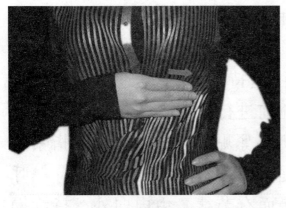

图 6 - 49　擦胸胁

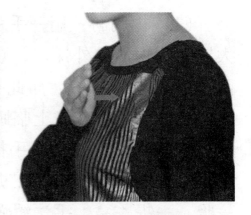

图 6 - 50　拍前胸

【手法作用】

长期进行胸部保健按摩可宽胸理气、舒畅气机，对吐故纳新、气血调和非常有益。胸闷、岔气、胸痛、咳嗽、哮喘、肺气肿等病证均可选择应用。

7. 腹部保健按摩

腹部脏器主要有肝、胆、胰、脾、胃、大肠、小肠、膀胱等，这些器官活动正常，人体机能才能旺盛。自我腹部保健按摩，可疏通、调理气机，增进食欲，帮助消化吸收，对人体的生命活动非常重要。

【操作方法】

（1）揉中脘：用一手之大鱼际，紧贴于脐上4寸中脘穴处，作顺时针方向旋转揉动，用力要均匀柔和，不宜太重，持续揉按3~5分钟。每日1~2次（图6-51）。

（2）揉神阙：用一手之掌心紧贴于肚脐神阙穴处，作顺时针方向旋转揉动，动作由慢而快，力度要均匀柔和，持续揉按3~5分钟。每日1次（图6-52）。

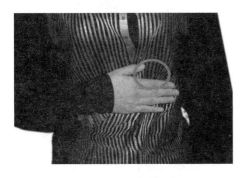
图6-51　揉中脘

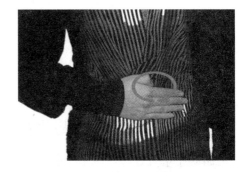
图6-52　揉神阙

（3）擦少腹：将两手大鱼际和小鱼际紧贴于脐旁两侧天枢穴皮肤表面，由上而下往返擦动，连续操作30~50次。以局部皮肤及腹内舒适，有透热感为宜。每日1次，一般在早晨起床后进行按摩最好（图6-53）。

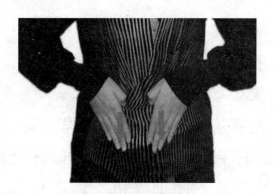

图6-53　擦少腹

【手法作用】

腹部保健按摩能健脾和胃，疏通腑气，辅助运化。可治疗胃脘部不适、消化不良、大便秘结、腹胀腹痛、腹泻，以及女子痛经等病证。

8. 腰部保健按摩

腰部是带脉所过之处，也是肾脏所居之府，腰部喜暖而恶寒。自我揉擦，活动腰部，可以增强肾脏机能，疏通带脉。若持之以恒，可强腰壮肾，预防腰椎骨质增生、腰肌劳损等病证。同时对阳痿、早泄、遗精和性功能障碍也有很好的治疗作用。

【操作方法】

（1）揉腰眼：两手握拳，用拇指指掌关节，紧紧按于腰部明显凹陷的腰眼穴处，用力作旋转式揉按，边揉边按，操作3～5分钟，以腰部有酸胀舒适感为宜。可在每天晚上睡觉前按摩1次（图6-54）。

（2）擦腰骶：先将两手掌搓热，然后用掌根紧按腰部，用力上下擦摩，动作要快速有力，力度要均匀适当，使腰部有发热舒适感为宜。每日1～2次（图6-55）。

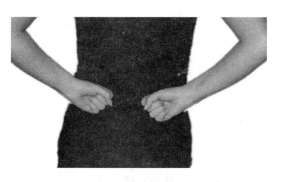

图6-54　揉腰眼

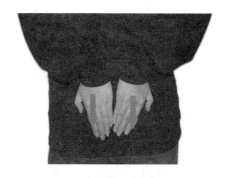

图6-55　擦腰骶

（3）搓尾闾：将手伸直，一拇指置于食指第一横纹之上协助，以食指端置于尾骨上，作上下搓摩动作。年老及体弱者由下向上搓摩，青年及体壮者由上向下搓摩。如此操作50~100次为宜。每日1次（图6-56）。

（4）推腰肾：将两手五指并拢，分别放于两侧腰背部，拇指向前，紧贴于肋弓下，以掌面用力向前内方向轻轻推按，使腹部向前稍凸起，然后随即两掌向后松开，使腹壁回弹，恢复原状，如此操作，共推按18次。每日1次（图6-57）。

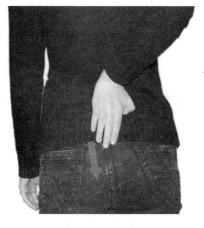

图6-56　搓尾闾

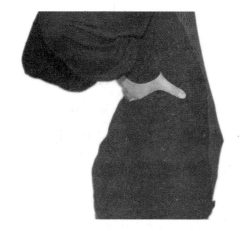

图6-57　推腰肾

（5）活动腰：两足分开，距离与肩同宽，身体直立，两手叉腰，先做前俯后仰 20～30 次，然后左右旋转腰部，首先向左转，然后向右转，转动 20～30 次为宜。每日 1 次（图 6－58）。

（6）和腰腹：正坐盘膝，两手置于膝关节上，上身先伏于左膝上，从左向右旋转 36 次；然后再将上身伏于右膝上，从右向左旋转 36 次；操作时呼吸要均匀，旋转幅度要适当。每日 1 次（图 6－59）。

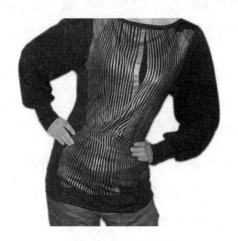
图 6－58　活动腰

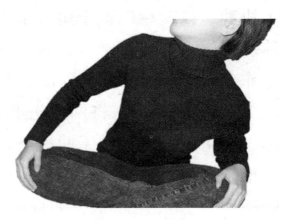
图 6－59　和腰腹

【手法作用】

腰部保健按摩具有和腰腹，强腰健肾的作用。对腰痛和妇女月经不调有预防和治疗作用，对肾、肝、脾、肠等器官有较好的保健作用。此法可预防和治疗痔疮、便秘、脱肛及常见的妇科疾病。同时对慢性腰肌劳损、增生性腰椎炎、胃肠道疾病等均有治疗作用。

9. 下肢保健按摩

若要步履稳健，活动自如，就需要经常活动下肢髋关节、膝关节、踝关节、趾关节，加强锻炼。采用拍、揉、拿、按等自我按摩手法，可消除疲劳，增强体力，提高下肢肌肉的耐力和韧带的柔韧性，加大关节的活动范围，防止劳损和扭伤。

【操作方法】

（1）按揉大腿：用两手掌根紧贴大腿外侧根部，自上而下，用力按揉，以酸胀为宜。再分别自上而下按揉大腿内侧和前侧（图6-60）。

（2）拍下肢：用两手掌心或掌根紧贴下肢上部外侧，相对用力，由大腿拍向小腿，如此手法自上而下拍击约20~30次。再分别自上而下拍大腿内侧和前侧。每日1次（图6-61）。

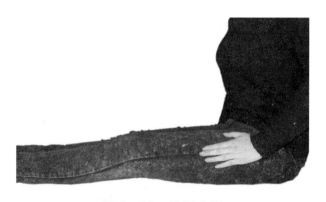

图6-60 按揉大腿

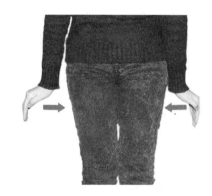

图6-61 拍下肢

（3）拿揉髌骨：下肢放松，用一手拇指指腹和食指屈成弓状，轻轻揉摩、拿捏髌骨，以酸胀为宜。每日1次（图6-62）。

（4）拿小腿部：用一手拇指、食指、中指指端提拿腓肠肌，自上而下，由轻到重，用力均匀，力度柔和，以酸胀为宜。每日1次（图6-63）。

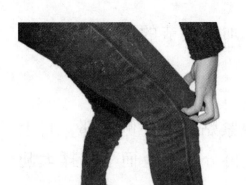

图6-62　拿揉髌骨

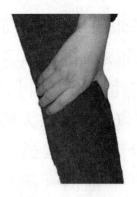

图6-63　拿小腿

（5）按揉穴位：用一手拇指指端紧贴于穴位处的皮肤表面，用力按揉，以酸胀为宜。一般每穴按揉3~5分钟，每日1~2次。可以按揉风市、阳陵泉、足三里、膝阳关、阴陵泉、血海、三阴交、承山、解溪、昆仑、太冲等穴（图6-64）。

（6）拨阳陵泉：用一手拇指尖端或食指尖端，紧按腓骨小头下缘阳陵泉穴处，用力推按弹拨，以酸胀或电麻感放射到足趾为宜，每日1次（图6-65）。

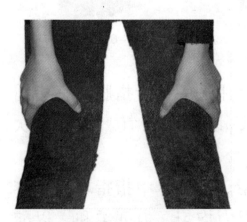

图6-64　按揉穴位

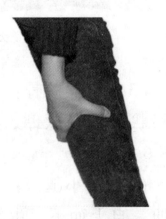

图6-65　拨阳陵泉

（7）擦涌泉：正坐盘膝，一脚在上，一脚在下。用一手小鱼际紧贴足心涌泉穴处，快速用力擦摩，以舒适发热为宜，两足交替进行。每晚临睡前操作 1 次（图 6 - 66）。

（8）搁腿摇踝：正坐于垫子上，一腿搁于另一腿上，一手抓小腿，一手抓脚，作旋转动作，转摇 20 ~ 30 次为宜。每日 1 次（图 6 - 67）。

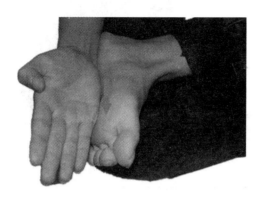 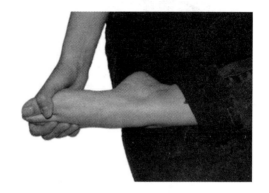

图 6 - 66　擦涌泉　　　　　　图 6 - 67　搁腿摇踝

（9）搁腿弯腰：取正立位，一脚搁于椅子上，双手按于膝关节上，弯腰伸腿，反复数次，两下肢交替进行。每日 1 次（图 6 - 68）。

（10）伸足仰俯：正坐，将两腿伸直，两足并拢，使脚跟尽量向前伸，脚尖尽量向后仰，弯腰俯身，停顿 3 ~ 5 秒坐起，如此反复进行。操作时头不要向下低，双目平视，两膝不可上弓，呼吸要均匀，不要闭气，3 ~ 5 分钟为宜。每日临睡前在床上操作 1 次（图 6 - 69）。

【手法作用】

下肢保健按摩能疏通经络，舒展脚、腿及背部肌肉，使气血上下通畅，从而调整了气血在经络中的运行，对劳动后疲乏、下肢酸痛、腓肠肌痉挛等病证都有防治作用。并可治疗腰腿痛、坐骨神经痛、下肢瘫痪、风湿痹痛、行走无力、下肢麻木等。

按揉脾经和胃经的穴位可增进食欲，帮助消化，促进吸收，增强机体抗病能力，防病保健，延年益寿。

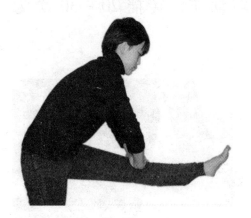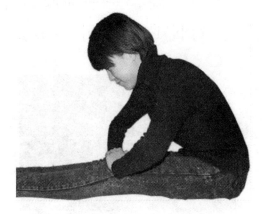

图6-68　搁腿弯腰　　　　　　　图6-69　伸足仰俯

拨阳陵泉可强健筋骨，疏利肝胆，促进运化；擦涌泉能清脑明目，降低血压，补益肾气；搁腿摇踝可预防和治疗踝关节劳损及扭伤等病证；搁腿弯腰能强健腰腿，增强下肢耐力，解除肌肉痉挛。

（二）他人保健按摩

包括头面部、头颈部、胸部、腹部、背部、腰部、上肢、下肢保健按摩。以下介绍上述部位的保健按摩手法，手法作用从略，其相关内容可参阅"自我保健按摩"。

1. 头面部保健按摩

受术者取仰卧位，施术者坐于受术者头前。头面部保健按摩的施术方法与程序如下。

【操作方法】

（1）开天门：施术者以两手拇指指腹分别置于受术者两眉间的印堂穴处，自印堂向上直抹至前发际处的神庭穴止。两手拇指交替进行，反复推抹20～30次。施术时，两拇指指腹用力均匀一致，和缓有力，以局部微红为度；施术时局部有酸胀感、术后局部有微热感及头目清爽感（图6－70）。

（2）抹双柳法：施术者先以两拇指指端掐双侧攒竹穴30秒左右，再以指腹自攒竹穴沿眉弓自内向外，经鱼腰穴至眉梢丝竹空穴止，推而抹之，往返数次。此手法由内向外推抹，不可逆行，速度宜缓慢。推抹时两拇指对称均匀着力，术后眼前豁亮，头脑清爽（图6－71）。

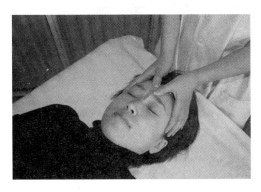

图6-70 开天门

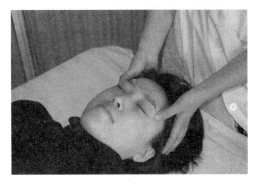

图6-71 抹双柳法

（3）头部流线点揉法：施术者用两手拇指指腹点揉前额至头顶部的6条线，第1、第2条线以双侧的攒竹穴为起点，由下向上点揉至头顶部的百会穴；第3、第4条线以双侧的鱼腰穴为起点，由下向上点揉至头顶部的百会穴；第5、第6条线以双侧的丝竹空为起点，由下向上点揉至头顶部的百会穴。反复点揉2~3遍。施术时，点揉的力量均匀，其力量的大小以受术者感到舒适为度。每次按摩到百会穴时，都在此稍停留，并加重压力点揉半分钟（图6－72）。

（4）掐鱼腰：施术者以两手拇指指甲掐两眉弓中点的

鱼腰穴 1~2 分钟，然后用拇指指腹自攒竹穴经鱼腰穴、丝竹空穴摩到上关穴止。反复摩动 2~3 分钟。摩动时应循行眼眶上缘，用力宜缓慢、均匀、有力。掐鱼腰后局部有不适感，可配合轻微的指揉来消除。施术时有酸、麻、胀感，有时放射到眼窝内，术后有视力改善的感觉（图6-73）。

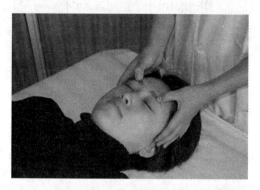

图6-72　头部流线点揉法

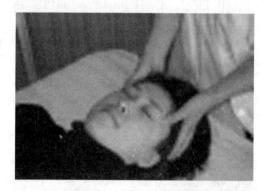

图6-73　掐鱼腰

（5）分推前额法：施术者以两手拇指桡侧偏峰置于前额正中线，向两侧分推到太阳穴和头维穴处。反复分推，可往返 3~5 次。施术时用力均匀且有力，如受术者皮肤干燥，可用油性介质；如受术者汗多，可用滑石粉。施术时可配合指腹搓法，向前额左右方向推搓（图6-74）。

（6）揉太阳法：施术者用两手拇指桡侧分别置于头部两侧的太阳穴处，作上下、左右、前后环转揉动 2~5 分钟。指揉时用力宜轻，摩动时稍减力。施术时局部有酸胀感，放射至前额（图6-75）。

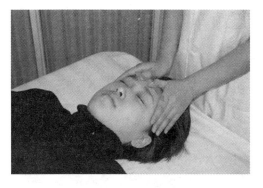

图6-74　分推前额法

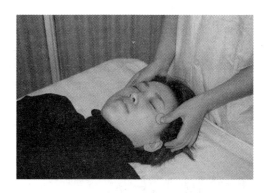

图6-75　揉太阳法

（7）掐四白：施术者以两手拇指指甲分别掐四白穴，再以指腹自四白穴分推到瞳子髎穴处。反复3次。施术时用力均匀（图6-76）。

（8）掐睛明：施术者以两手拇指指甲分别掐睛明穴，再以指腹自睛明穴起经过四白穴、颧髎穴到耳门穴处进行推摩。反复推摩3次。施术时用力要轻、缓（图6-77）。

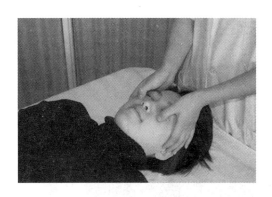

图6-76　掐四白

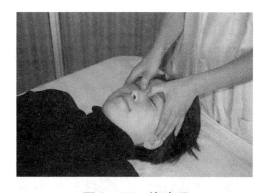

图6-77　掐睛明

（9）点巨髎穴：施术者以两手拇指指腹点按巨髎穴，自迎香穴经巨髎穴到颧髎穴处进行推摩。反复推摩3次。施术时用力由轻至重，以受术者能耐受为度（图6-78）。

（10）推揉颊车法：施术者以两手拇指指腹分别置于两侧颊车穴处，按揉1~2分钟；然后以拇指置于两耳前下方听会穴处，沿下颌外缘，经颊车至大迎穴进行推摩，反复推摩 5~7 次。推摩时手法宜轻，按揉时用力宜稍重。施术时局部有酸胀感，术后面部与下颌部有温热感（图 6-79）。

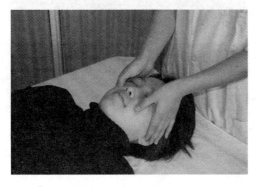　　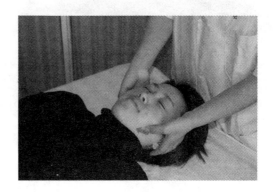

图 6-78　点巨髎穴　　　　　　　　图 6-79　推揉颊车法

（11）搓掌浴面法：施术者将两手掌搓热后，迅速置于面颊部，由额面部向下，经眉、目、鼻、颧、口等，掌摩面部 10~20 次。手法不宜过重，注意保护皮肤。术后面部温热，头脑清爽（图 6-80）。

（12）双揪铃铛法：施术者以两手拇指与食指由上向下揉捏两侧耳郭，并向下方揪耳垂 3~5 次（图 6-81）。

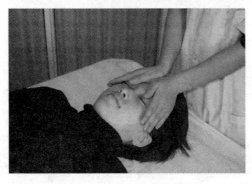　　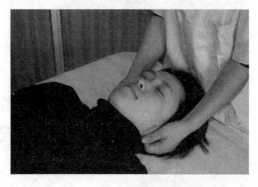

图 6-80　搓掌浴面法　　　　　　　图 6-81　双揪铃铛法

2. 头颈部保健按摩

【操作方法】

（1）推正顶：受术者取坐位，施术者取站位。施术者一手扶受术者的头部，另一手以拇指指腹自其鼻尖的素髎穴向上沿头部中线推摩，经印堂穴、百会穴等到枕部风府穴处。反复操作 3～5 次。往上推摩时，沿经各穴应配合点按（图 6-82）。

（2）扫散法：施术者一手扶受术者头部，另一手五指分开，自太阳穴、头维穴至风池穴处施扫散法。反复操作 3～5 次。操作时避免受术者头部晃动（图 6-83）。

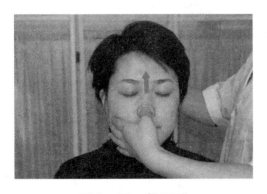

图 6-82　推正顶

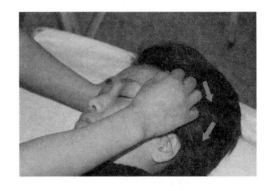

图 6-83　扫散法

（3）点按百会穴：施术者以拇指指腹点按受术者百会穴 1 分钟，再以拇指、食指、无名指指端掐四神聪穴 30 秒。手法由轻到重，按压方向应垂直（图 6-84）。

（4）干洗头：受术者取坐位，施术者取站位。施术者双手十指略分开，自然屈曲，以指端或指腹着力于受术者头部两侧耳上的头发处，对称抓挠搓动，如洗头状。反复操作数次。施术时双手用力均匀、和缓，抓挠搓动有序，移动缓慢。手法要灵活自如，搓而不滞，动而不浮，主要作用于头皮部，不要损伤头皮。术后受术者感轻松舒适，精神焕发（图6-85）。

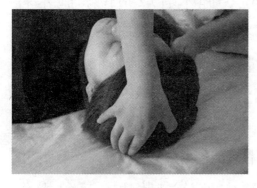

图6-84　点按百会穴

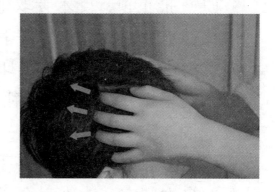

图6-85　干洗头

（5）指尖叩击：受术者取坐位，施术者取站位。施术者以两手五指指端有节奏地叩击头部，保持垂直方向。施术时动作要灵活，用力要均匀。镇静安神，手法要轻；清脑益智，手法要重（图6-86）。

（6）干梳头：受术者取坐位，施术者取站位。施术者一手托住受术者的头枕部，另一手的五指分开，略屈曲，中指置神庭穴处，以五指端着力，从头前部向头顶百会穴、头后风府穴方向梳理5~7遍。在头皮上操作时，移动的速度要稍慢（图6-87）。

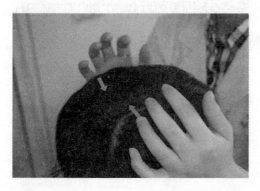

图6-86　指尖叩击

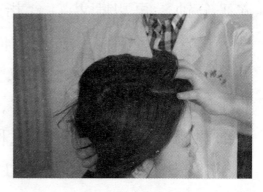

图6-87　干梳头

（7）点揉风池：受术者取坐位，施术者取站位。施术者一手扶受术者头部，另一手以拇指和食指点揉风府穴。用力方向应向前，并稍微向上，点揉 1~2 分钟。体弱者手法不宜重（图 6-88）。

（8）颈部理筋：受术者取坐位，施术者取站位。施术者以一手扶住受术者的头枕部，另一手的拇指与其余四指相对，分别置于颈椎棘突两旁，进行自下而上按揉，再自上而下捏拿颈部肌肉。如此反复操作 10 次，使颈部肌肉得到放松。施术者动作要轻柔，用力要均匀，上下移动速度要稍慢（图 6-89）。

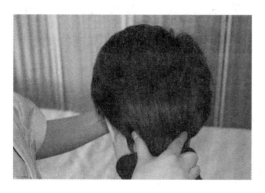

图 6-88　点揉风池

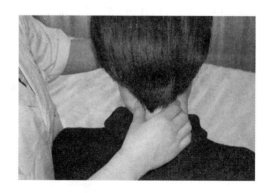

图 6-89　颈部理筋

（9）合掌叨颈：受术者取坐位，施术者取站位。施术者双手合掌，十指交叉，置于受术者颈项两侧，以掌根夹提项肌数次。双手用力一致，均匀对称（图 6-90）。

（10）四指归提：受术者取坐位，施术者取站位。施术者以两手虎口对准受术者耳垂，拇指指腹置于风池穴，其余四指置于下颌部，四指同时向内、向上归提数次。动作要轻巧，十指同时用力，由轻至重，取穴要准确。禁用暴力（图 6-91）。

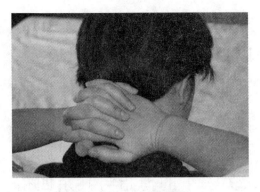

图6-90　合掌叩颈

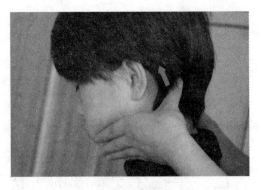

图6-91　四指归提

（11）揉捏颈项：受术者取坐位，施术者取站位。施术者一手扶受术者的头，另一手拇指与食指、中指分别置于颈部棘突两侧的颈肌部位，从上向下揉捏颈肌到大椎穴，再在一侧颈肌经肩中俞穴进行局部揉捏。手法要轻柔、平稳，用力要均匀。受术者头部不可偏斜（图6-92）。

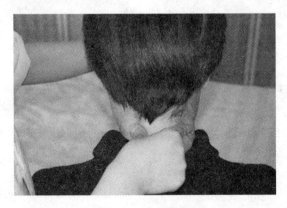

图6-92　揉捏颈项

3. 上肢保健按摩

【操作方法】

（1）肩周摩按法：施术者以一手掌侧自受术者颈根部经肩井、肩峰摩按至肩胛区，反复操作3~5分钟，再由肩峰沿上肢三角肌按摩到肘部、腕部，反复操作3~5分钟。摩按肩部时，应摩中有按，用力稍重，均匀而有节律。摩按要带动肌肉，不要仅限于表皮。施术时局部有轻微酸胀及牵拉感，术后颈、肩、臂部有温热及轻松感（图6-93）。

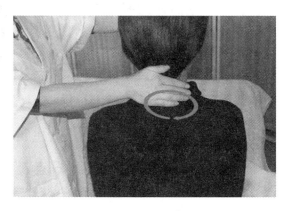

图6-93 肩周摩按法

（2）捏揉腋前线：施术者以单手拇指和其余四指相对，捏揉腋前线的胸大肌外侧缘。施术时用力要均匀（图6-94）。

（3）捏揉腋后线：施术者以单手拇指和其余四指相对，捏揉腋后线的背阔肌、大圆肌、小圆肌处。捏揉腋后线要比捏揉腋前线用力稍大，用力需均匀（图6-95）。

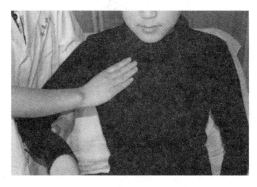

图6-94 捏揉腋前线

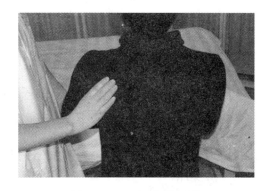

图6-95 捏揉腋后线

（4）双手揉肩法：施术者以两手掌分别置于肩关节前后，对合用力握持，一前一后、一上一下相对旋转揉动肩部，如球在手中，持续 3～5 分钟；然后揉捏三角肌，最后以两手小鱼际对置肩窝前后，施力挤合肩关节而结束手法。揉动时用力均匀、协调、持续，力达肌膜，以局部温热、皮肤微红为宜（图 6-96）。

（5）双手搓臂法：施术者一手置于三角肌后，另一手置于腋前，夹持肩部，双手同时用力，由肩至腕往返搓揉，反复操作数次。再以一手置于臂内侧，另一手置于臂外侧，再往返操作数次。施术时用力要适度，做到搓而不涩，揉而不滞，刚柔相济。施术后整个上臂会有发热感（图 6-97）。

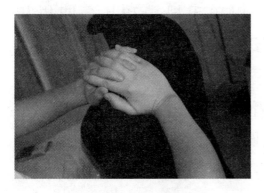

图 6-96　双手揉肩法

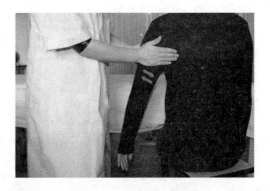

图 6-97　双手搓臂法

（6）双龙点肩法：施术者两手拇指伸直，屈曲食指以夹持，两拇指指端分别置于肩前窝的抬肩穴和肩后窝的臑俞穴，同时着力，相对点按。点按前受术者应放松肩部肌肉。取穴要准确，点按由轻至重，以受术者能耐受为度（图 6-98）。

（7）摇臂抻抖法：受术者取坐位，施术者站于其侧后方。施术者一手扶受术者肩部，另一手握腕关节，将臂伸直并牵引腕部，先向后下方旋转、再向反方向旋转后，使其屈肘、上臂内收，再引腕水平向外抻抖。捏腕不能过紧。在正常生理范围内，摇臂幅度由小到大，速度不宜过快，用力要和缓、平稳（图6-99）。

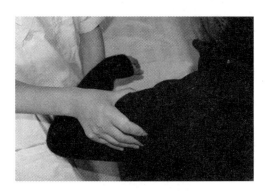

图6-98　双龙点肩法

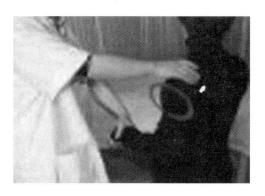

图6-99　摇臂抻抖法

（8）大鹏展翅法：施术者用两手夹托受术者前臂，导引其双臂上举并外展，经侧下后，前臂在胸前交叉。反复操作数次。用力均匀、沉稳，以受术者能耐受为度（图6-100）。

（9）推手三阳、手三阴法：受术者取仰卧位，施术者站于其侧面。施术者以两手拇指并列置于受术者肩部，余指扶定两侧臂部，分别依太阳、少阳、阳明经脉的顺序由肩部沿经推到腕部，然后分别依太阴、厥阴、少阴的经脉顺序由腋部沿经推到腕部。每经各推5~7遍。两拇指均匀用力推动，推三阴经用力轻于推三阳经。沿经穴位可配合按法，点按上肢穴位，以皮肤微红为度。施术后局部有酸胀感（图6-101）。

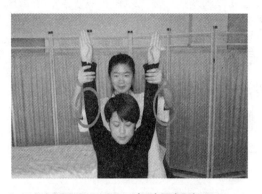
图 6－100　大鹏展翅法

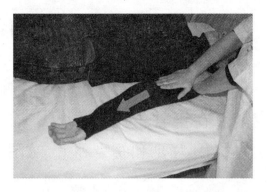
图 6－101　推手三阳、手三阴法

（10）按神门法：施术者以拇指置于肘窝正中的曲泽穴处，自上向下推摩，经内关穴到劳宫穴止，反复数次。再以一手拇指置于内关穴处，另一手拇指置于神门穴处，反复按揉数次。手法宜轻缓，用力以受术者能耐受为度。神门穴可配合掐法（图 6－102）。

（11）揉劳宫法：施术者以拇指指腹置于大陵穴处，自上向下经劳宫推摩到中指掌指关节处，反复进行数次。再以拇指置掌心的内劳宫、食指置掌背的外劳宫合揉，操作 2~3 分钟。用力要有节律，揉内劳宫用力重于揉外劳宫。施术时以局部有温热感为宜（图 6－103）。

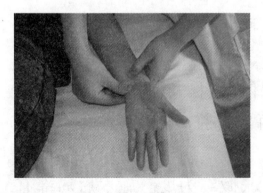
图 6－102　按神门法

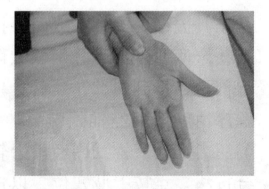
图 6－103　揉劳宫法

（12）捋抖十指法：施术者以拇指指腹与食指指腹夹合

推捏受术者的各指骨关节，再以食指与中指的第二指节夹持各指，自上而下捋到指端。施术时，持续疾速，抖以寸劲而有响声。捋抖要连贯自如，依拇指至小指的顺序逐指进行。手法要灵活。施术后指节温热，皮肤潮红（图6－104）。

（13）抖动上肢法：施术者一手扶于受术者的肩部，另一手握住其手部左右抖动，然后再以双手握住其手腕部，上下抖动，交替进行，反复操作数次。抖动幅度要小，频率要快，每分钟应达300次左右。抖动时嘱受术者上肢自然伸直，肌肉放松（图6－105）。

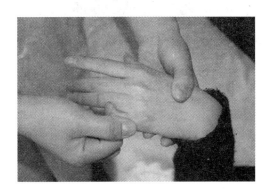

图6－104　捋抖十指法

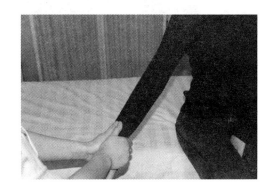

图6－105　抖动上肢法

4. 胸部保健按摩

受术者取仰卧位，施术者站于受术者一侧。胸部保健按摩的施术方法与程序如下：

【操作方法】

（1）按揉胸大肌法：施术者以两手拇指分置于受术者两侧的胸大肌处，其余四指贴于胸部，从上到下推揉或擦摩胸大肌外侧2～3分钟；再用并拢的四指从内到外摩揉胸大肌2～3分钟。可改善胸大肌的血液循环，增加其弹性。两手用力应均匀一致，轻柔缓慢。施术时患者有心胸舒适及清爽感（图6-106）。

（2）推揉肋间肌法：施术者用单手四指指腹（除拇指外）分别推揉受术者一侧肋骨间隙，反复进行5遍，然后再推揉另一侧。推揉时，自上而下，均匀用力（图6-107）。

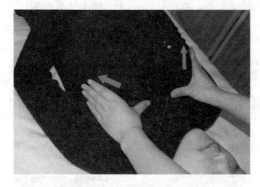

图6-106　按揉胸大肌法

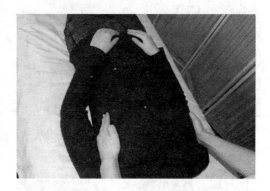

图6-107　推揉肋间肌法

（3）膻中揉摩法：施术者以单手食指指腹置于受术者膻中穴处，顺时针揉摩30次。用力要均匀、缓慢，而且要迎随受术者的呼吸起伏（图6-108）。

（4）胸部振颤法：施术者以单手手掌的尺侧缘贴于受术者的胸前膻中穴处施颤法。施颤法时，以腕力连同臂部做快速而细微的摆动。术时局部有温热、颤动、松弛感（图6-109）。

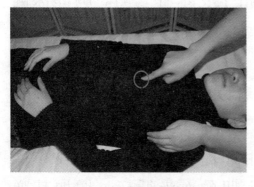

图6-108　膻中揉摩法

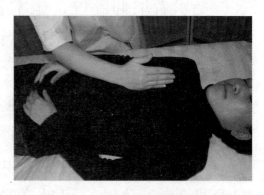

图6-109　胸部振颤法

（5）按压中府、云门法：施术者以两手四指并拢置于受术者一侧胸大肌、胸骨缘处，沿肋间隙向外梳摩至中府、云门穴，反复数次。再以两手四指置中府、云门穴着力长按3~5分钟。以皮肤微红为度。按压由轻至重，忌用蛮力，使受术者上肢有温热感（图6-110）。

（6）点按胸骨法：在受术者呼气时，施术者以拇指或四指端点按璇玑至中庭穴上所有的穴位，反复数次。点按时，要迎随受术者的呼吸，呼气时点，吸气时抬。用力缓慢、均匀、有力（图6-111）。

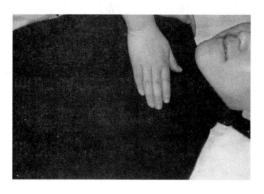

图6-110　按压中府、云门法

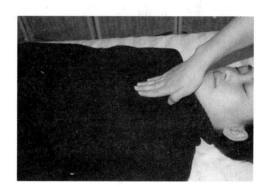

图6-111　点按胸骨法

（7）开胸顺气法：施术者以两手掌心分别置于受术者胸部和背部的璇玑穴、大椎穴处，自上而下沿胸背正中线抚摩到中庭、至阳穴止，反复操作数次。双手掌用力要均匀，着力缓慢。摩动时手掌要紧贴皮肤，避免搓擦动作。仰卧位操作时，可仅用单手掌心置于胸部操作。术后胸背部有舒适感（图6-112）。

（8）龙凤呈祥法：施术者两手手指自然屈曲，以掌背及高骨处着力于受术者的两侧肋缘，自上而下，推而滚运，边滚边移。反复数次。动作协调灵活，用力均匀一致

（图 6 – 113）。

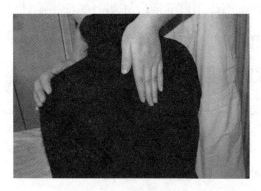

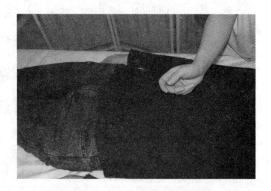

图 6 – 112　开胸顺气法　　　　　图 6 – 113　龙凤呈祥法

（9）晨笼解罩法：施术者以双手掌根分置于受术者胸骨柄两侧的俞府穴处，与其余四指抱定胸部两侧，沿肋骨由内向外分推至腋中线止；由上而下，依次分推各肋至乳根穴高处止。反复分推 3～5 分钟。受术者应自然呼吸，施术者在受术者呼气时分推。分推时两手用力应均匀一致，轻柔缓慢。女子可分推至灵墟穴处止。施术时患者有心胸舒适及清爽感（图 6 – 114）。

（10）宽胸法：施术者以手掌掌根自受术者渊腋穴推摩至大包穴处，迎随受术者呼吸及胸部起伏，在呼气时，点揉天池穴和食窦穴。施术时，用力要均匀，手法不能浮，切勿使用暴力（图 6 – 115）。

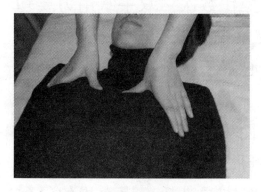

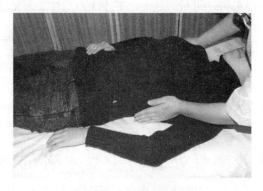

图 6 – 114　晨笼解罩法　　　　　图 6 – 115　宽胸法

5. 腹部保健按摩

受术者取仰卧位，施术者站于受术者一侧。腹部保健按摩的施术方法与程序如下：

【操作方法】

（1）腹部横摩法：施术者以单手或双手四指的掌侧置于受术者腹部一侧的腹哀、章门穴处，经关门、太乙、商曲穴横摩至另一侧的腹哀、章门穴处止，来回横摩上腹部5~8分钟。然后，以单手掌指置于受术者下腹部一侧髋骨内缘的五枢、府舍穴处，经水道、气海、关元穴横摩到另一侧的五枢、府舍穴处止，反复横摩下腹部5~8分钟。横摩上腹部的腹哀、章门穴处和下腹部的水道、气海穴处时，手法宜稍重，其余部位宜稍轻。横摩下腹部较上腹部用力稍轻。施术时肌肉有牵拉、微胀感，术后全腹部有温热感（图6-116）。

（2）腹部斜摩法：施术者以双手的四指掌侧分置于受术者左、右季肋下的腹哀穴处，自上向外下方斜摩，经太乙、水分、神阙、四满、水道至归来穴止。双手交替，反复斜摩5~10分钟。斜摩前先在腹哀穴处摩动5~10次。上腹部摩动用力稍重，下腹部用力稍轻。施术时腹部肌肉有牵拉及微胀感，术后全腹部感到舒适温热（图6-117）。

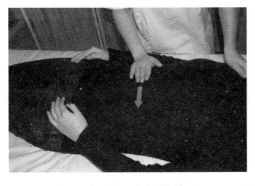

图6-116　腹部横摩法

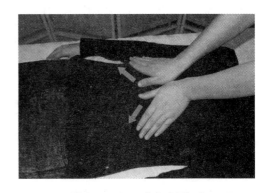

图6-117　腹部斜摩法

（3）提拿腹肌法：施术者以双手四指分别置于受术者两侧章门穴处，向内将腹肌挤起；两手交叉，以双掌归拢扣合腹部肌肉，双手拇指置于腹肌一侧，余指置于腹肌另一侧，提拿腹肌，自章门穴的部位向下移动，顺序提拿至归来穴处。施术时，受术者腹肌要放松，每次提拿时均须先挤拢腹肌后再提拿。施术时有牵拉及微胀感，施术后肌肉温热，局部有轻松感（图6-118）。

（4）按上腹法：施术者以单手或双手四指并拢置于受术者季肋下缘，自上而下逐步点按幽门穴、阴都穴至肓俞穴，反复数次（图6-119）。

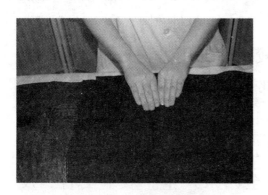
图6-118　提拿腹肌法

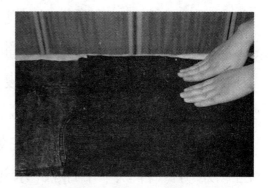
图6-119　按上腹法

（5）狮子滚绣球法：施术者双手拇指自然伸直，其余四指并拢略屈曲，呈半圆形，以尺侧小鱼际及掌根部着力于受术者腹部正中央，进行顺时针或逆时针旋转滚揉，逐渐扩大范围，形似狮子双掌滚球之状。连续操作3~5分钟。施术时，双手用力要均匀一致、有节奏。施术时手法要轻柔，不可挤压、按扣或暴力施术。左旋为补，右旋为泻，保健按摩常用平补平泻手法（图6-120）。

（6）脐周团摩法：施术者以掌心置于受术者神阙穴，以脐为中心，先顺时针、后逆时针各旋转团摩30次。手法宜轻柔，频率要慢。每一方向团摩均以微出汗为度，局部有温热感（图6－121）。

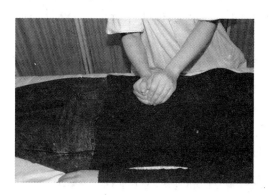

图6－120　狮子滚绣球法

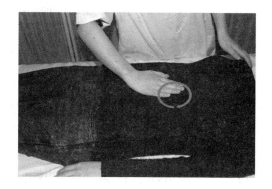

图6－121　脐周团摩法

（7）脐旁横摩法：施术者以单手掌（或两手掌）置于受术者一侧大横穴、腹结穴处，经过天枢穴、外陵穴到对侧大横穴、腹结穴进行横摩，反复数次。施术时，腹侧用力稍大，腹中用力稍轻缓。施术时有牵拉、微胀感（图6－122）。

（8）按腹中法：施术者以拇指指腹点按受术者上脘穴，沿腹正中线向下点按，经中脘、下脘、水分、气海、关元穴到曲骨穴止。上腹不适以点按中脘穴为主，下腹不适以点按水分、气海、关元穴为主，生殖器官不适以点按曲骨穴为主。点按上腹穴位时有酸胀感，点按水分穴及下腹穴位时有酸胀及温热感（图6－123）。

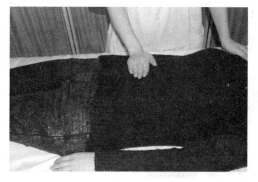

图6－122　脐旁横摩法

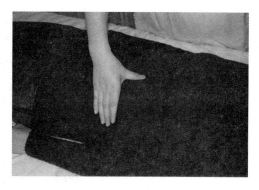

图6－123　按腹中法

（9）按下腹法：施术者以单手或双手四指分置于受术者脐旁之肓俞穴，自上向下点四满、大赫穴到横骨穴处。点按下腹部要较点按上腹部用力小。应缓慢下移，着力长按1～2分钟（图6－124）。

（10）点按天枢、气冲法：施术者以双手拇指指腹置于受术者两侧天枢、气冲穴处，着力长按1～2分钟。两指用力均匀一致，长按时用力由轻至重，以受术者能耐受为度。施术时下腹及下肢有温热及放射感（图6－125）。

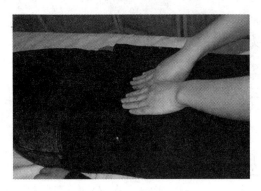
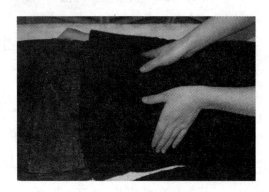

图6－124　按下腹法　　　　图6－125　点按天枢、气冲法

（11）消气法：施术者以双手的四指沿髂骨内缘推到气冲穴，再点按归来、气冲穴，反复操作3～5次。用力先轻后重再轻。施术时局部有压迫感及温热感（图6－126）。

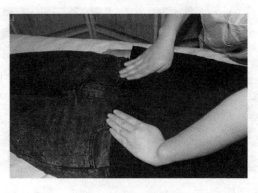

图6－126　消气法

（12）搓摩腹部法：施术者用双手掌按住受术者的腹直肌，来回搓摩 3～5 分钟，再用双手掌自剑突下方沿肋弓下缘向两侧分推 10 次。搓摩手法不宜过重，分推时用力均匀，频率要慢（图 6－127）。

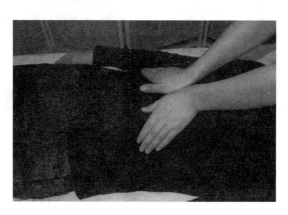

图 6－127　搓摩腹部法

6. 背部保健按摩

受术者取俯卧位，施术者站于受术者一侧。背部保健按摩的施术方法与程序如下：

【操作方法】

（1）拿捏项背斜方肌法：施术者用双手拇指与其余四指相对，拿住受术者斜方肌上部并沿两侧颈部斜向外下部的肩侧，作捏合、放松的手法，反复拿捏 10 遍。再以拇指指腹点按肩井穴 1～3 分钟。捏拿时双手用力需均匀一致，由轻渐重，再由重渐轻，不可突施暴力。点按后，应轻揉或抚摩两肩，以消除刺激后的不适感（图 6－128）。

（2）分推背部法：施术者以双手拇指指腹或掌根分置于受术者脊椎两旁的大杼穴处，其余手指置其两侧，自内向外沿背部肋间隙分推至左右腋中线止，自上而下依次分推至胃俞穴处止。反复操作 5～10 次。施术时嘱受术者自然呼吸，呼气时分推，分推用力均匀，至腋中线时，手法稍轻柔，手指要伸直（图 6 - 129）。

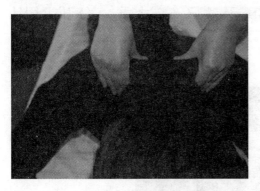

图 6 - 128　拿捏项背斜方肌法

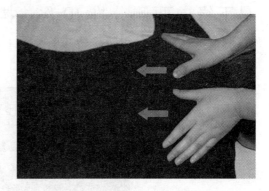

图 6 - 129　分推背部法

（3）掌推肩胛法：嘱受术者手置腰后，上臂后伸。施术者以一手上托受术者肩部，另一手用小鱼际自肩中俞穴，沿肩胛骨的脊柱缘，经膏肓穴向外下方斜推至腋中线止。反复操作 5 ~ 10 次。掌推时受术者的肩胛部要充分放松，推至膏肓穴处时用力稍重（图 6 - 130）。

（4）按肩胛内缘法：施术者以拇指指端置于肩胛骨内上缘肩中俞穴，着力点按，沿肩胛骨内缘逐步下移，经魄户、膏肓穴，点按至肩胛下角，反复操作数次。点按时要迎随呼吸，呼气时点按；也可嘱受术者咳嗽，在其咳嗽时点按，并可配合局部揉摩（图 6 - 131）。

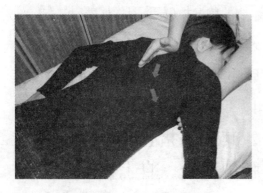

图 6 - 130　掌推肩胛法

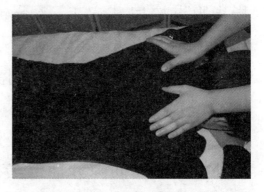

图 6 - 131　按肩胛内缘法

（5）双㨰肩背法：施术者要沉肩、屈肘、悬腕，手握空拳，以小鱼际及掌背侧着力于受术者背部，肘一屈一伸，腕部带动双手进行前后的旋、㨰。施术时双手用力均匀一致而有节律。手法灵活自如，动而不滞，摇而不浮，边㨰边移（图6－132）。

（6）弹拨骶棘肌法：施术者以两手拇指的指腹置于受术者胸腰段一侧的骶棘肌旁，其余手指于远侧支撑，运用手臂的推送及拇指向其余四指的对合用力弹拨骶棘肌，逐次向下移动，反复弹拨10遍，之后再拨另一侧骶棘肌10遍。弹拨后作局部按、揉，使之放松，弹拨时沉肩、垂肘、腕部放松。拇指横向推拨时须保持一定的垂直压力（图6－133）。

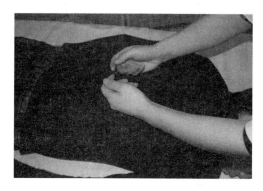

图6－132　双㨰肩背法

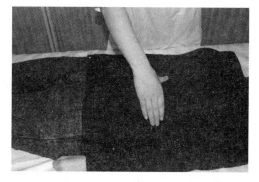

图6－133　弹拨骶棘肌法

（7）顺藤摸瓜法：施术者一手扶受术者肩部，另一手以掌根自肩部直推到受术者足跟部，并用力握足跟部，反复操作数次。施术时用力应均匀一致，穴位处用力稍重，以受术者能耐受为度（图6－134）。

（8）提拿夹脊法：施术者以两手的拇指与四指对合，夹挤并提拿脊柱两侧肌肉，自上而下运行3～5遍。动作连贯而不间断。注意保护皮肤，避免抓、掐、拧等（图6－135）。

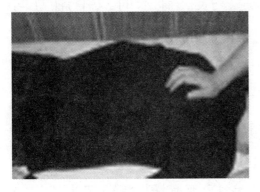

图6－134　顺藤摸瓜

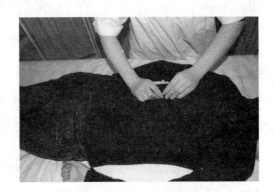

图6－135　提拿夹脊

（9）按脊中法：施术者以单手拇指指端，自受术者风府穴沿棘突间隙逐个点按到腰阳关穴止，反复3~5遍。指端应与皮肤保持垂直（图6－136）。

（10）按揉斜方肌、冈上肌和肩胛提肌：施术者以单手掌根着力，分别按揉受术者两侧肩胛提肌和斜方肌在肩胛骨内侧缘的附着处，持续2~3分钟；再分别拿揉两侧冈上肌和肩胛提肌2~3分钟。施术者手要紧贴皮肤，着力均匀，推进速度宜缓慢，带动皮下组织（图6－137）。

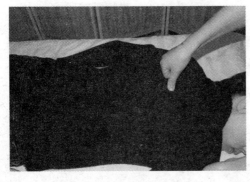

图6－136　按脊中法

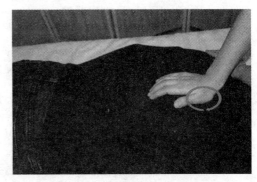

图6－137　按揉斜方肌等肌肉

（11）推按背三经法：施术者以单手掌根着力，从大椎穴开始，沿督脉推按至腰阳关穴，反复10遍。再分别从两侧的大杼穴开始，沿足太阳膀胱经推按至关元俞穴，每侧反复推按10遍。施术者手要紧贴皮肤，着力均匀，推进速度宜缓慢，带动皮下组织（图6－138）。

（12）吉庆有余法：施术者双手握成空拳，以腕关节的一起一落带动双拳，交替着力叩打肩背及后夹脊部位1~2分钟。手法要轻巧，富有弹性。用力由小到大，叩击有节奏，如庆贺丰收（图6－139）。

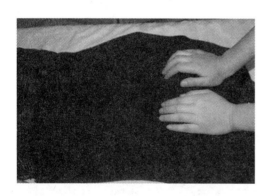 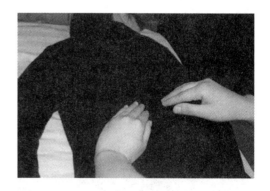

图6－138　推按背三经法　　　　图6－139　吉庆有余法

【手法作用】

背部有诸阳之会的督脉循行，以及足太阳膀胱经循行，且诸脏之背俞穴均在其上。因此，经常进行肩背部保健按摩，能保健强身，也能防治肩背酸痛、脊柱畸形、颈肩综合征、肩周炎及慢性支气管炎等多种病证。

7. 腰部保健按摩

受术者取俯卧位，施术者站于受术者一侧。腰部保健按摩的施术方法如下：

【操作方法】

（1）横摩腰部法：施术者五指并拢，将手掌置于受术者一侧肾俞、气海俞、大肠俞穴处，先向同侧横摩到带脉穴处，再通过两侧的肾俞穴摩动到对侧的带脉穴处。往返进行，反复摩动数次，施术时宜用力均匀。摩动时随体形改变手形，保持全掌着力于施术部位（图6-140）。

（2）推按腰背肌法：施术者沉肩伸臂，前臂交叉，将双手横置于受术者脊柱两侧（左手横置于右侧，右手横置于左侧，手指向外），同时向腰背外侧推按，由上而下，逐步按顺序移动，反复推按2~5分钟。推按时着力平稳连贯，双手用力均匀一致。施术时有重压感，术后呼吸畅通（图6-141）。

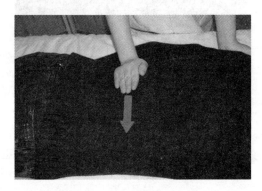

图6-140　横摩腰部法

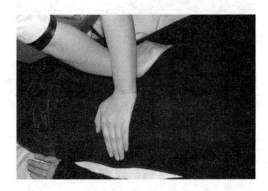

图6-141　推按腰背肌法

（3）拿揉腰肌法：施术者以单手或双手拇指与其余手指相对置于受术者两侧腰背肌部位，着力于两侧背俞穴进行拿揉。对合着力，一紧一松，一拿一揉。反复操作数次。用力保持对称，动作连贯不间断（图6-142）。

（4）叠掌按腰法：施术者双手重叠置于受术者腰部，以正中线命门穴为中心，垂直用力，有节律按压3~5分钟。按压要迎随受术者的呼吸进行。按压时要用巧劲，以受术者能耐受为度，力要贯足，但不可以用暴力（图6-143）。

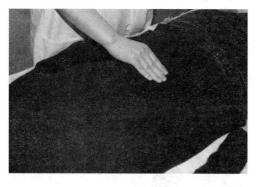

图 6 - 142　拿揉腰肌法

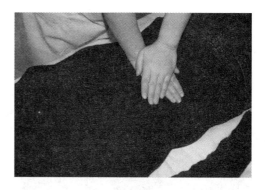

图 6 - 143　叠掌按腰法

（5）双龙点肾法：施术者以双手拇指指端（拇指伸直位）分别置于受术者两侧肾俞穴，同时用力，并略向上斜点而合之，以连续点 3 次为宜。施术时双手同时着力，由浅入深，戳点对合。点按方向是由内略向上斜点，相对用力（图 6 - 144）。

（6）温肾补气法：施术者双手搓热，迅速以双掌心置于受术者两侧肾俞、气海俞穴处，作快速振颤法，约 1 分钟。施术者腕部要放松，全掌紧贴皮肤，掌心对准肾俞穴，动作要连贯，用力要均匀（图 6 - 145）。

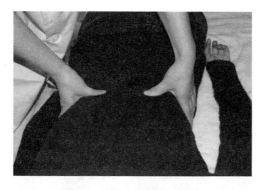

图 6 - 144　双龙点肾法

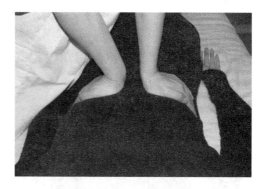

图 6 - 145　温肾补气法

（7）搓髎点强法：施术者以四指指腹或掌面着力于受术者八髎穴进行揉搓，以皮肤微红为度（图 6 - 146）。

（8）按压环跳法：施术者以双手拇指或肘尖点按受术者环跳穴，长按3～5分钟。受术者臀部肌肉要放松，施术者用力沉稳，逐渐加压，以受术者能耐受为度。施术时有酸、麻、胀感（图6－147）。

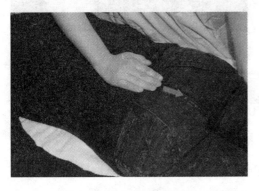

图6－146　搓髎点强法

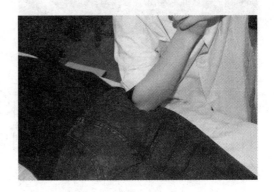

图6－147　按压环跳法

（9）腰骶拳揉法：沿骶髂关节走向，施术者以手握拳在受术者腰骶部进行按揉。体壮者用实拳揉，体弱者用空拳揉。移动要缓慢，以皮肤微红为度（图6－148）。

（10）揉臀部法：施术者以手握拳，以受术者臀部秩边穴为中心拳揉1～3分钟，再沿骶髂关节上缘向下经臀部拳揉至承扶穴处，反复操作数次。体壮者用实拳揉，体弱者用空拳揉。施术时局部有酸胀、沉重感（图6－149）。

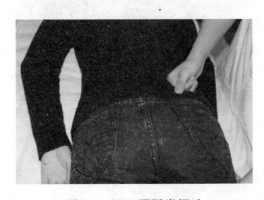

图6－148　腰骶拳揉法

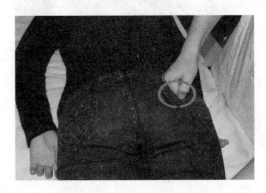

图6－149　揉臀部法

（11）叩击腰部：施术者以双手空拳或掌叩击、拍打受术者腰部。施术时用力均匀，叩击动作轻快，切勿使用暴力（图6－150）。

8. 下肢前、侧部保健按摩

【操作方法】

（1）直推下肢：受术者取仰卧位，施术者站在其体侧。施术者先以双手小鱼际按压其气冲穴，再以单手掌根分别直推腿部前、内、外侧。推腿部内侧时应直推至涌泉穴处。施术时用力缓慢而有力，均匀一致（图6－151）。

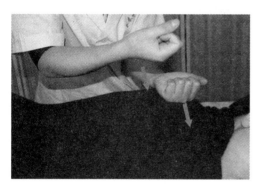
图6－150　叩击腰部

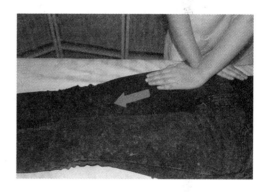
图6－151　直推下肢

（2）捶涌泉：受术者取仰卧位，施术者站在其体侧。施术者以一手托起受术者一脚背部，另一手按揉脚掌的内侧和外侧，然后手握空拳捶受术者涌泉穴。施术时手法要灵活，有节奏感（图6－152）。

（3）对掌揉：受术者取仰卧位，施术者站在其体侧。施术者以双手手掌放于受术者一条腿的内外两侧，从上至下对掌揉，施术时用力均匀一致（图6－153）。

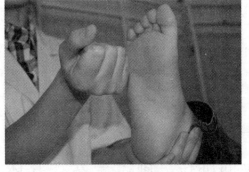

图6-152　捶涌泉

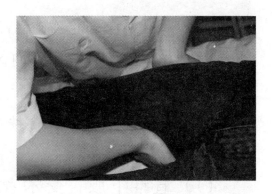

图6-153　对掌揉

（4）点按下肢穴位：受术者取仰卧位，施术者站在其体侧。点按风市、血海、阳陵泉、阴陵泉、足三里、膝眼、承山、委中、三阴交、绝骨等穴。手法由轻到重，以局部有酸、麻、胀感为宜（图6-154）。

（5）摇髋关节：受术者取仰卧位，施术者站在其体侧。施术者一手握住受术者小腿，另一手固定膝关节，使髋关节、膝关节屈曲，并带动髋关节从外向内摇转。施术时，勿用力过大，以受术者能耐受为度（图6-155）。

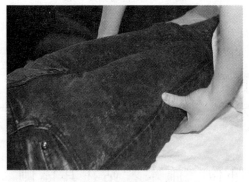

图6-154　点按下肢穴位

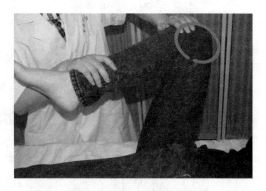

图6-155　摇髋关节

四、技法应用

（一）保健美容按摩

1. 消除黑眼圈、眼袋

眼袋是由于眼部的营养、代谢失调而引起的。黑眼圈是因为眼部周围血液循环不畅、缺氧导致的。眼袋主要表现为下眼睑组织臃肿膨隆或下垂，形如袋状。黑眼圈主要表现为眼眶周围呈现暗黑色，形成黑色环状。

（1）按揉穴位：按揉睛明穴，用拇指指尖和食指指尖按于睛明穴，由轻渐重，边按边揉约2分钟；按揉承泣穴，双手食指指端分别按于两侧承泣穴上，沿眼下眶按揉，注意不要过度触压眼球，手法用力宜适中；按揉四白穴，将双手食指指腹分别按于两侧四白穴处，由轻渐重，边按边揉约2分钟。也可按揉瞳子髎、鱼腰、太阳穴等穴位。

（2）按压眼球：取坐位，双眼闭合，用双手拇指背侧末节轻轻按压眼球，使眼球稍有胀感后，快速离开，反复按压10~20次。

（3）轮刮眼眶：双手拇指点按在太阳穴上，用食指的侧边轮刮上、下眼眶，反复刮2分钟。

2. 祛痘

青春痘是青春期常见的皮肤病，多见于青年人，特点是其额面可见散在性针头或米粒大小皮疹。其主要分布在颜面、胸、背等处。形成粉刺、丘疹、脓疱结节或囊肿，常伴有皮脂溢出，一般对称分布。

（1）按揉穴位：按揉颧髎穴，用中指或食指点按两侧颧髎穴约半分钟，再顺时针方向按揉 2 分钟，以局部感到酸胀为度；按揉迎香穴，先用食指顺时针方向按揉迎香穴 2 分钟，然后再点按半分钟，以局部有酸胀感为度；按揉太阳穴，双手食指螺纹面分别按于两侧太阳穴，顺时针方向按揉 2 分钟，以局部有酸胀感为度；手法宜轻柔，意念集中于太阳穴；点按大椎穴，用中指点按大椎穴 20 ~ 30 次；按揉肺俞穴，先用左手掌根搭于右肩井穴，中指指尖按于右肺俞穴，按揉 2 分钟，然后换右手照上法按揉左肺俞穴，揉至局部发热为度；掐揉曲池穴，手臂半屈，用对侧拇指指尖掐按曲池穴 1 分钟，再顺时针方向按揉 2 分钟，以局部有酸胀感为度。

（2）推擦大肠经：用大鱼际由上而下，沿手阳明大肠经在手臂外侧经过的路线，推擦 60 次。

（3）按摩面部：将护肤油在手掌心调匀，以腮部为界涂于下颌、口唇周围及面颊、额部，然后用食指和中指的指腹从下向上轻柔均匀地做螺旋按揉，直至护肤油被皮肤全部吸收，面部出现温热的感觉为宜。每天按摩，促进血液循环。

3. 淡化雀斑

雀斑又叫夏日斑，为针尖或蚕豆大小的黄褐色或灰褐色斑点，好发于日光曝晒的部位，如额面、颈侧、手背，少数也可见于胸部及四肢，夏、秋季颜色加深，冬季减轻。本病无自觉症状，有遗传倾向。

（1）按揉穴位：按揉太阳穴，双手食指螺纹面分别按于两侧太阳穴，顺时针方向按揉 2 分钟，以局部有酸胀感为佳；按揉四白穴，将食指指腹按于四白穴处，出现酸胀感时，由轻渐重，边按边揉，使酸胀感传导扩散到眼区，时间约 2 分钟；按揉颧髎穴，用食指点按患侧颧髎穴半分钟，再顺时针方向按揉 2 分钟，以局部感到酸胀并向整个面部放射为佳；按揉迎香穴，用食指指端点按迎香穴半分钟，然后顺时针方向按揉 2 分钟，以局部有酸胀感为佳；亦可按揉颊车、地仓等穴位。

（2）干洗面：双手掌搓热后，贴在面部一会儿，然后用手掌干洗脸 50 次，每天 3 遍，促进面部血液循环，促进组织新陈代谢，消除雀斑。

（3）按摩下腹部：双手虎口交叉，掌心对准小腹，紧贴腹部皮肤，顺时针方向按揉腹部 3 ~ 5 分钟，以腹部微微发热为佳。

4. 消除皮肤粗糙晦暗

导致皮肤粗糙的原因是多方面的，除了遗传因素外，常常是由于表皮的角质层无法正常代谢而导致的。皮肤粗糙主要表现在暴露在外的地方，比如脸部和手背部，可伴有皮肤脱皮屑的症状，严重时皮肤还会出现鱼鳞纹样改变。

（1）按揉穴位：推摩印堂穴，以一手拇指放于印堂穴，其余四指附着于同侧目外，以拇指内侧螺纹面按压于印堂，向上直推至发际止，反复 20 ~ 30 次；按揉颧髎穴，用中指或食指点按两侧颧髎穴约半分钟，再顺时针方向按揉 2 分钟，以局部感到酸胀并向整个面部放射为佳；按揉中脘穴，用食指或中指向下按压中脘穴半分钟，然后顺时针方向按揉约 2 分钟，以局部有酸胀感为佳；按揉肺俞穴，先用左手掌根搭于右侧肩井穴，中指指尖按于右肺俞穴，按揉2分钟，然后换右手照上法按揉左肺俞穴，揉至局部发热为度；按揉血海穴，将双手拇指指腹分别放在两侧血海穴上，用力按揉2分钟，以局部有酸胀感为度；按揉足三里，双手拇指按于两侧足三里穴，其余四指附着于小腿后侧，向外按揉20～40次，以局部有酸胀感为度。辅助穴位：背部：膈俞、肝俞、脾俞、胃俞；上肢：曲池；下肢：三阴交。

（2）揉下腹部：双手掌心相对于小腹，紧贴腹部皮肤，顺时针方向按摩。按揉下腹部3～5分钟，直至腹部微微发热为佳。

（3）叩击背俞穴：患者取俯卧位，医者两手握拳，以虎口着力于肺俞穴，轻轻从肺俞叩至肾俞，发力在腕，力量逐渐加重，每叩至穴位处适当用力，操作2～3分钟。

5. 美手

秋冬季节，不少人的双手容易出现皲裂、干燥、冻疮、指甲干瘪等症状。手作为人的"第二张脸"，需要精心呵护及美化。除了必要的护肤品，穴位按摩能够改善血液循环及新陈代谢，防止皮肤过度角化，保持手部皮肤光滑、细腻、柔嫩。

（1）按揉穴位：可按揉合谷、劳宫、大陵、阳池、阳溪等穴位。

（2）搓擦手背：用食指、中指、无名指、小指沿另一手背自上而下反复搓擦64次，两手交替。

6. 美肩

圆隆、皮肤细腻的肩部是身体健美不可缺少的组成部分。但是长期保持一个姿势工作后容易肩膀酸痛，随后肩膀活动困难，不能伸手摸到耳朵等。日子长了，肩膀上的肌肉就萎缩了，形成"方肩"，骨头突起。爱美的女士可以通过按摩肩部各个穴位，消除肩关节的疼痛，使肩膀活动自如、肩部肌肉圆隆、皮肤柔滑细腻。

（1）按揉穴位：拿揉肩井穴，双手中指分别按于两侧肩井穴，用指力由轻渐重地边拿边提捏肌肉，拿揉次数和时间，以肩、项部肌肉放松为度。也可先拿揉一侧，然后再拿揉另一侧。按揉天宗穴，先放松颈部肌肉，再用中指在对侧天宗穴上用力按揉2分钟，两侧交替进行，以肩背有酸胀感为度；按揉秉风穴，用食、中、无名三指按揉秉风穴2分钟，以肩背有酸胀感为度；拿按肩髃穴，用食指按于肩髃穴，拇指按在肩前，边拿边按30～50次；按揉肩贞穴，中指指端按于肩贞穴，顺时针方向按揉2分钟，力度适中，以肩后部有明显酸胀或酸痛感为度；按揉臂臑穴，食、中指按于臂臑穴，顺时针方向按揉2～3分钟，以局部酸胀为度。

（2）捏肩周：用拇指和其余四指相对，由上而下捏拿对侧肩部周围，两手交替进行，反复操作3～5分钟，至上肢有麻胀感为佳。

（3）推揉上肢：先用右手放在左侧胸前，从胸部到肩前，再沿着上臂、前臂的内侧面至指尖，从指尖转到手背，沿下臂、上臂外侧推揉至肩部，反复操作10～15遍，以同样的手法推揉右侧手臂。推揉上肢时，动作要缓慢，力量要均匀，使力量能够透达深层组织。

7. 美足

随着时代的发展，女性朋友对足部审美的重视程度也在不断提高。由于足部承受的重量较大，不少人的双足容易出现死皮、粗糙、冻疮、香港脚、足背和脚踝肿胀等症状。足部是距离心脏最远的部位，血液循环较差，通过足部的按摩，可以促进血液循环和新陈代谢。

（1）按揉穴位：三阴交、绝骨联动，取坐位，小腿放于对侧大腿上，中指按于对侧绝骨穴，拇指按于三阴交穴，同时用力按揉 20～30 次，以出现酸胀感为度；昆仑、太溪联动，取坐位，拇指按于昆仑穴，食指按于太溪穴，用力对按 20～30 次，力度以能耐受为度，孕妇禁用；按揉解溪穴，取坐位，将小腿放于对侧大腿上，用拇指用力揉按解溪穴 20～30 次，两足交替进行，以出现酸胀感为度；按揉丘墟穴，取蹲位，用中指按于丘墟穴（拇指附于内踝后），向外揉按 2 分钟，力度以能耐受为度。

（2）推擦足心足背：温水泡脚后，用除拇指以外的其余四指指面着力，从足跟向足趾方向推擦足心约 2 分钟，然后从足跟向足趾方向推擦足背约 2 分钟。

（3）掐趾：用拇、食指紧握对侧足趾末节，向内、外做环形摇动 2～3 分钟。

8. 美发

古往今来，人们都十分重视头发的保养。中国古代的女性，讲究"发黑如漆，其光可鉴"，一头浓密漂亮的秀发会吸引众多羡慕的眼光。但是当身体机能状态下降时，头发会出现很多令人懊恼不已的状况。通过头部穴位按摩，可以刺激头皮、促进血液循环、改善头发的营养状态，使头发更秀美。

（1）按揉穴位：按揉上星穴，用拇指或中指按于上星穴，顺时针方向按揉约2分钟，以出现酸胀感向整个前头部放射为佳；按揉头维穴，用食指按于两侧头维穴，顺时针方向按揉约2分钟，以出现酸胀感向整个前头部放射为佳；掐按百会穴，找准穴位，以中指或食指掐按之，由轻渐重地连做20～30次；点揉四神聪，用双手的食、中指同时点揉四神聪，每穴点揉2分钟，以局部有酸胀感为佳；按揉率谷穴，用食指或中指顺时针方向按揉两侧率谷穴约2分钟，以局部出现酸胀感为佳；按揉风池穴，双手拇指指腹放于两侧风池穴处，其余四指抱头，由轻渐重按揉2分钟，以局部出现酸胀感为佳。

（2）梳头：十指张开，微屈手指，用指腹紧贴头皮，从前向后干梳头部64遍，每天3次。

（3）摩擦头皮：双手掌贴于头皮，从前额开始，慢慢向后移动，摩擦整个头部，反复做15～30次。

9. 丰胸

胸部健美是女性形体美、曲线美的重要条件，丰满而富有曲线的胸部，是女性对胸部完美的追求。除了平时加强形体训练、适当增加营养、穿戴合适的乳罩外，适当的穴位按摩对乳房的发育和健美也是很有好处的。

（1）按揉穴位：掌揉膻中穴，以左手大鱼际或掌根紧贴于穴位，逆时针方向揉30～40次，再换右手顺时针方向揉30～40次，以胀麻感向胸部放射为佳；按揉屋翳穴，中指指腹按于屋翳穴，做顺时针方向的按揉，时间约2分钟，力度适中，以局部有酸胀感为佳；点揉乳根穴，用拇指指腹紧按于乳根穴处，拇指来回揉动，边揉边按，操作持续2～3分钟；点揉乳四穴，患者用拇指顺时针点揉乳四穴，持续约 2 分钟，以局部有酸胀感为佳；辅助穴位：胸部：膺窗；腹部：中脘、气海；下肢：血海、三阴交。

（2）推挤乳房：取正坐或仰卧位，用手掌的内侧缘分别从上、下、内、外四个方向朝乳头中间推挤乳房，力量适中，缓慢推挤，每个方向各推 15 次，两侧交替进行。

10. 瘦脸

（1）按揉穴位：按揉颧髎穴，取仰卧位或坐位，用中指或食指点按两侧颧髎穴半分钟，再顺时针方向按揉约 2 分钟，以局部感到酸胀并向整个面部放射为好；亦可按揉下关、巨髎、颊车、地仓等穴位。

（2）浴面：将两手伸直绷紧，使双掌摩擦发热，贴于左右两侧面颊，顺面部肌肉的走向，作曲线旋转摩擦动作和手法，反复操作约 30~40 次。

（3）弹面：将手指微屈，用十指指腹由上而下轻弹面部，当弹到太阳、阳白、四白、瞳子髎、地仓、颊车、下关、颧髎等穴位的时候，力量适当重一些，反复弹 2~3 下。每次可弹 2~3 分钟。

11. 瘦小腹

（1）按揉穴位：按揉中脘穴，取坐位或仰卧位，用食指或中指向下按压中脘穴半分钟，再顺时针方向按揉约 2 分钟，以局部有酸胀感为佳；亦可按揉天枢、大横、带脉、滑肉门、气海、关元、阴陵泉、丰隆等穴位。

（2）揉摩小腹：先在小腹部涂好紧肤霜，双手虎口交叉，掌心对准小腹，紧贴腹部皮肤，先顺时针方向揉摩小腹部 120 次，然后逆时针方向揉摩 120 次，以小腹部微微发热为度。

（3）推按小腹：取仰卧位，两手手指并拢，自然伸直，左手掌置于右手背上，右手掌平贴于腹部上方，用力向前下方推按，由上而下慢慢移动，反复推按 30~50 次。

（4）抓捏法：取仰卧位，拇指在后，四指向前，双手抓捏腹部赘肉，一边捏一边换位置，反复抓捏 30~50 次。

（5）波浪推压法：两手手指并拢，自然伸直，一只手放在另一只手背上，右手在下，左手在上。右手平贴腹部，用力向前推按，然后在上的手掌用力向后压，一推一回，由上而下慢慢移动。

12. 瘦腰

（1）按揉穴位：按揉中脘穴，取坐位或仰卧位，用食指或中指向下按压中脘穴半分钟，再顺时针方向按揉约 2 分钟，以局部有酸胀感为佳；亦可按揉天枢、带脉、三焦俞、肾俞、命门等穴位。

（2）拍打腰部：双手掌交替拍打腰部脂肪最明显的部位 12 次，然后自上而下搓腰部两侧肌肉丰厚的地方 12 次，使局部产生热量，燃烧多余脂肪。

（3）收腰法：取立位，双手叉腰，吸气收腰，双手向内掐腰部 2~3 分钟。

（4）擦腰：搓手令热，以两手掌面紧贴腰部脊柱两旁，直线摩擦腰部两侧，一上一下为 1 遍，连做 100~180 遍。以局部热感越来越强而达到整个腰部为佳。

13. 美臀

（1）按揉穴位：按揉腰眼穴，取坐位或立位，握拳，用双手中指掌指关节突起部按揉腰眼穴，力度适中，揉至局部有热感或酸胀感为度；按揉八髎穴，取坐位，用掌揉法或擦法自上而下揉擦至尾骨两旁约 2 分钟，以局部有酸胀感为度；按揉环跳穴，取侧卧位，将同侧拇指按于环跳穴，用力按揉 20 ~ 30 次，可感到酸胀或电麻感向下肢放射；按揉居髎穴，取坐位，用拇指指峰用力按揉居髎穴，指力逐步加重，持续 2 ~ 3 分钟；按揉承扶穴，取立位，食、中、无名三指按于承扶穴，由内向外弹拨 2 分钟左右，以局部有酸胀感为度；按揉殷门穴，两腿微张开，用中指点按殷门穴约 1 分钟，再顺时针方向按揉 2 分钟，以局部感到酸胀为佳。

（2）提拿臀部：双手十指自下而上，边抓捏边提拿臀部肌肉，以局部发热为度，可预防臀部下垂。

（3）推擦臀部：将双手掌放于臀下部，从臀下部向上推擦，反复推擦 30 次。

14. 瘦腿

（1）按揉穴位：可按揉承扶、殷门、风市、伏兔、血海、阴陵泉、丰隆等穴位。

（2）全身放松，赤脚站立，两手抱紧大腿根的前部，用力向下擦，经膝盖擦至足踝处；反转到小腿后面，向上擦，回到大腿根的后部。如此往返 36 次。

（3）双手握拳，由上而下敲击大腿内外两侧，至足踝处后，再由下而上返回大腿根部。如此往返叩击 36 次。换腿再叩击 36 次。

（二）常见病证调理

1. 便秘

引起便秘的原因很多，常发生于缺乏运动、粗纤维食物摄入过少的人群中。其主要症状为大便秘结不通、粪便干燥、坚涩难解，可伴有食欲减退、口苦、腹胀、焦虑等表现。另外，女性便秘有可能是由于减肥不当而造成的。

（1）按揉穴位：可按揉天枢、中脘、支沟、大肠俞等穴位。

（2）将两手大鱼际和小鱼际紧贴于脐旁天枢穴周围皮肤表面，作由上而下往返的擦动，连续操作 30～50 次。以局部皮肤及腹内舒适，有透热感为宜。每日 1 次，一般在早晨起床后进行按摩最好。

（3）先将两手掌搓热，然后用掌根紧按腰部，用力上下擦摩，动作要快速有力，力度要均匀适当，使腰部有发热舒适感为宜。每日 1～2 次。

2. 失眠

失眠又称"不寐"或"不得寐"，指经常不能获得正常睡眠。其主要症状为不易入睡或睡眠不深，容易惊醒，时睡时醒，醒后不易再入睡，严重的彻夜不得眠。失眠影响日常精神状态。老年人和长期工作紧张、焦虑的人容易失眠。

（1）按揉穴位：推摩印堂穴，取坐位或仰卧位，以一手拇指放于印堂穴，其余四指附于同侧目外，以拇指内侧螺纹面自印堂向上直推至发际止，反复推 20～30 次；按揉太阳穴，双手食指螺纹面分别按于两侧太阳穴，顺时针方向按揉 2 分钟，以局部有酸胀感为佳；点揉四神聪，取坐位，用双手的食、中指同时点揉四神聪，每穴点揉 2 分钟，以局部有酸胀感为佳；按揉安眠穴，取坐位，首先要求全身放松，先做 3 次深呼吸，然后呼吸保持均匀，用双手拇指按于安眠穴，顺时针方向按揉约 2 分钟，手法要求柔和，以局部有酸胀感为佳；点按神门穴，一手拇指尖点按对侧神门穴1分钟，两手交替进行，以局部有酸胀感为佳；按揉三阴交，取坐位，小腿放于对侧大腿上，用拇指按于三阴交穴，顺时针方向按揉约2分钟，左右交替进行，以局部出现酸胀感为度。

（2）梳头：用梳子梳头60次并轻按头顶的百会穴，可缓解疲劳和减轻压力，治疗头胀、头痛，预防失眠。

（3）摩胃脘部：手掌面紧贴胃脘部，顺时针方向摩动，用力宜轻，一般不带动皮下组织，至局部有温热感，并层层透入至腹腔内部为佳。

3. 低血压

低血压指血压低于90/60mmHg，如果老年人血压低于100/70mmHg也认为是低血压。低血压的原因很多，有体质性低血压、体位性低血压、餐后低血压、排尿时低血压、药物性低血压等。低血压相对于高血压来说更容易治疗，除了用药以外，辅助疗法也能达到很好的效果。穴位按摩即是一种较好的辅助疗法。

（1）按揉穴位：点掐人中穴，取仰卧位，用拇指指尖掐住人中穴1分钟，力量适当要重一些，以有酸胀感为度；掐按百会穴，取端坐或仰卧位，找准穴位，以中指或食指掐按百会穴，由轻渐重地连做20~30次；亦可按揉中脘、气海、内关、外关、涌泉等穴位。

（2）按摩腹部：双手虎口交叉，掌心对准肚脐，紧贴肚皮，顺时针方向按摩腹部100次，以腹部微微发热为佳。

（3）按摩足部：用空可乐瓶或拳头轻轻敲打足底

15～20分钟，每日 1 次；用发卡或牙签刺激足跟 15～20分钟，每日 2 次；旋转足踝 15～20分钟，每日 2 次。

（4）按摩血压反应区：用圆珠笔杆点按双手手背食指根部下面的"血压反应区"3～5分钟，每天 1～3 次。

4. 血管神经性头痛

血管神经性头痛女性多发，有遗传倾向。发作前常有一定诱因，如月经来潮、情绪波动较大等。其主要症状表现为头部一侧或双侧胀痛，呈搏动样，多持续性频繁发作。

（1）按揉穴位：按揉百会穴，取端坐或仰卧位，选准百会穴，用中指或食指做顺时针方向按揉 2 分钟，再点按半分钟，有酸胀感向头部四周放射为佳；亦可按揉头维、太阳、率谷、风池等穴位。

（2）推按痛点：双手食指、中指、无名指、小指张开，指腹同时按在头侧面，自前而后按头痛部位 64 次。

（3）屈指按头：一手五指指间关节屈曲成"鹰爪状"，用五指指尖附着在患侧前发际边缘。然后五指指尖同时用力向下按压，再向后缓慢移动，按压至枕部，反复做 20 次。

（4）捏头皮：用双手或单手的拇指或食指，捏紧病侧头皮，提起、放松，反复操作 3 分钟。

5. 神经衰弱

神经衰弱是指由于某些长期存在的精神因素引起脑功能活动过度紧张，从而造成了精神活动能力的减弱。其主要特点是易于兴奋、又易于疲劳，常伴有各种躯体不适感。临床表现为失眠、头晕、食欲减退、注意力不集中、心悸、面红、汗出、胸闷气促等症状。

（1）按揉穴位：按揉百会穴，取端坐或仰卧位，选准百会穴，中指或食指顺时针方向按揉 2 分钟，以局部有酸胀感为度；指推印堂穴，取坐位或仰卧位，用中指指腹按住印堂穴，做上下推摩活动，先向上推至发际 10～20 次后，再向下推至鼻梁 10～20 次；亦可按揉太阳、心俞、肾俞、命门等穴位。

（2）分抹前额：微闭双眼，手指并拢，两手指螺纹面分别置于上眼睑、眉棱骨及前额处，向太阳穴处分抹。动作要轻柔，分抹至双目有干涩感时为止。

（3）摩揉腹部：取仰卧位，将右手掌心置于腹部中脘穴处，左手掌心放在右手背上，自上而下做顺时针方向环形揉动，至中极穴止，动作宜柔和缓慢。

（三）疾病后期康复

1. 面瘫

面瘫，俗称"歪嘴巴"、"歪歪嘴"、"吊线风"，是以面部表情肌群运动功能障碍为主要特征的一种常见病。祖国医学认为此病多由风邪侵犯经络所致。

（1）按揉穴位：按揉鱼腰穴，双手食指或中指螺纹面分别按于两侧鱼腰穴，顺时针方向按揉 2 分钟，手法宜轻柔，以局部有酸胀感为度；按揉睛明穴，取仰卧位或坐位，用拇指、食指或中指指尖按于患侧睛明穴，向内上方方向顺时针按揉 2 分钟，以局部有酸胀感为度；按揉承泣穴，患者取仰卧位或坐位，用食指螺纹面按于患侧下眼眶中点的边缘，顺时针方向按揉 2 分钟，以局部有酸胀感为度；按揉颧髎穴，取仰卧位或坐位，用中指或食指点按患侧颧髎穴约半分钟，再顺时针方向按揉2分钟；按揉迎香穴，取坐位，先用食指指端顺时针方向按揉患侧迎香穴2分钟，再点按半分钟，以局部有酸胀感为度；按揉颊车穴，取仰卧位或坐位，用食指顺时针方向按揉患侧颊车穴2分钟；按揉地仓穴，取坐位或仰卧位，食指按于患侧地仓穴，顺时针方向按揉约2分钟，手法宜轻柔，以局部有酸胀感为度；推揉承浆穴，中指指尖按于承浆穴，顺时针方向按揉2分钟，然后再从承浆穴向口角推至患侧地仓穴，略揉按后再从地仓穴沿上唇抹至人中穴，重复15～20次，以局部有酸胀感为度。

（2）分推前额：取坐位或仰卧位，用双手食、中、无名指的指腹部，由前额的正中线，向两侧分别推到发际，反复20次。可增强额部血液运行，促进表皮细胞的新陈代谢。

（3）捏拿患部肌肉：用拇、食、中三指捏拿患侧面部肌肉10次。

2. 面肌痉挛

面肌痉挛是以阵发性、不规则的一侧面部肌肉不自主抽搐为特点的疾病。本病主要表现为一侧面部肌肉阵发性抽搐，从眼眶周围细小的间歇性肌肉抽搐开始，逐渐扩散至口角及面部，引起同一侧的口角及面部抽搐。面肌痉挛属于面部肌肉功能障碍的一种，可以通过指压经络、按揉穴位来进行治疗。

（1）按揉穴位：按揉印堂穴，取仰卧位或坐位，用中指螺纹面按于印堂穴，先顺时针方向按揉2分钟，再点按半分钟，以局部有酸胀感为佳；按揉太阳穴，双手食指螺纹面分别按于两侧太阳穴，顺时针方向按揉2分钟，以局部有酸胀感为佳，如需要较大范围或力量较重的按揉，可以用两手的鱼际部代替食指；按揉承泣穴，取仰卧位或坐位，用食指螺纹面按于患侧下眼眶中点的边缘，顺时针按揉2分钟，以局部有酸胀感为佳；按揉下关穴，取仰卧位或坐位，用中指螺纹面顺时针方向按揉患侧下关穴2分钟，再点按半分钟，以局部感到酸胀并向整个面部放射为好；掐揉人中穴，取仰卧位或坐位，用拇指螺纹面按于人中穴半分钟，然后顺时针方向按揉2分钟，以局部有酸胀感为佳；按揉地仓穴，取坐位或仰卧位，中指指腹按于患侧地仓穴，顺时针方向按揉2分钟，手法宜轻柔，以局部有酸胀感为佳；按揉风池穴，将双手拇指指腹放于两侧风池穴处，其余四指抱头，由轻而重顺时针方向按揉2分钟，以局部有酸胀感为佳；掐揉合谷穴，一手拇指按于对侧合谷，其食指按于掌面相应部位，由轻到重地掐揉10～20次，两手交替。左侧面肌痉挛掐揉右侧合谷穴，右侧面肌痉挛掐揉左侧合谷穴。

（2）横推太阳：取坐位，用双手食、中、无名、小指的指腹，由太阳穴经耳上推向头后，连推20次。要稍用力，不宜太快。

（3）摩面：取坐位或仰卧位，双手掌面分别贴附在鼻翼两侧，用掌摩法向上直摩至前发际，然后向两侧发角分摩，经鬓角、耳前，到下颌角，再摩向嘴及鼻翼旁，循环反复摩15次，然后再反向按摩。继则用拇指指腹沿着枕颌肌肌腹的方向，从眉弓向头顶及从头顶向眉弓方向反复、轻轻地按摩。按摩时可以轻轻地从眉弓处向头顶发际处推拉，或缓慢地揉搓。

3. 落枕

落枕是急性单纯性颈项强痛、运动受限的病证，系颈部伤筋。其主要症状表现为颈项疼痛、僵硬、不能自由旋转，头常向患侧歪斜，有的患者可伴有肩胛骨内上角处疼痛。

（1）按揉穴位：按揉风池穴，取端坐位，将两手拇指或中指指腹放于两侧风池穴处，由轻至重地点压，然后做顺时针方向轻揉，直至穴位局部有酸胀感为度。在按揉过程中，轻轻转动颈部，一般操作 2 分钟左右；按揉天宗穴，受术者取坐位，主动放松颈部肌肉，施术者用中指指腹在患侧天宗穴上用力按揉 2 分钟，以肩背有酸胀感，上肢感发软无力为度，按揉时缓缓转动颈项，转动幅度由小到大；拿揉肩井穴，取坐位，两手中指指腹分别按于两侧肩井穴，用掌力和指力由轻而重地边拿、边提拨肌肉，同时按揉肩井穴。拿揉次数和时间，以肩、项部肌肉放松为度；按揉后溪穴，取坐位，两手中指指腹分别按于两侧肩井穴，用掌力和指力由轻而重地边按、边提拨肌肉，同时按揉肩井穴，按揉次数和时间，以肩、项部肌肉放松为度；揉按落枕穴，左侧落枕则用右手拇指指尖点按左侧落枕穴 2 分钟（右侧落枕则相反），以局部有酸胀感为度，同时颈部做各方向稍大幅度活动，力量由轻渐重，使酸麻胀痛的感觉向上扩散，如感应放射到颈项部则疗效更佳。

（2）捏挤颈部：双手手指交叉，掌根抱住颈部，双掌根相对用力，捏挤颈部，反复 10 次，再用手掌在患部用掌擦法操作 20 次。

（3）拿颈肌：用四指反拿颈肌，约3～5分钟，使指力逐渐深透，以颈部胀、热、舒适为度。

（4）转动颈部：用手指按住患侧的肌肉，头部先做左右转动，再做抬头、低头运动，最后再做颈部环转运动。当转到某个角度出现疼痛时，手指立即按揉局部，头部继续转动。

（5）拿捏斜方肌：将一手放在对侧肩部，用拇指与其余四指对合用力，拿捏斜方肌0.5～1分钟。双肩交替进行。

4. 颈椎病

颈椎病是长期低头工作人群的多发病，由于长期低头，颈部肌肉疲劳，颈椎逐渐开始退变，出现各种症状。其主要症状是颈部疼痛、感觉发木，有的人会伴有头晕、恶心。中医学认为，筋骨衰退是颈椎病发病主要原因，不良习惯也会使颈部气血不畅而产生酸痛，按摩是治疗颈椎病最为有效的方法之一。

（1）按揉穴位：按揉风池穴，取端坐位，将两手拇指或中指指腹放在两侧风池穴处，由轻渐重点按，然后用揉法做顺时针方向轻揉，直至穴位局部感觉酸胀舒适为度，一般操作2分钟；按揉天牖穴，患者取正坐位，用拇指螺纹面按揉3分钟，可两侧同时进行，手法用力适中，局部有明显酸胀或酸痛感，此穴相当于第3颈椎横突处，因第3颈椎横突较长，常为颈部酸痛处；拿揉肩井穴，取坐位，双手中指分别按于两侧肩井穴，用掌力和指力由轻而重地边拿、边提捏肌肉，同时揉按肩井穴，拿揉次数和时间，以肩、项部肌肉放松为度；按揉天宗穴，取坐位，主动放松颈部肌肉，用中指在患侧天宗穴上用力按揉2分钟，以肩背有酸胀感，上肢有发软无力感为度；按揉肩贞穴，中指指端按于肩贞穴上，顺时针方向按揉2分钟，力度适中，以局部有明显酸胀或酸痛感为度；按揉极泉穴，取坐位，上肢略外展，用左手或右手中指螺纹面按于对侧极泉穴，用力按揉2分钟，以局部有酸胀感或电麻感向指端放射为佳；掐揉曲池穴，取坐位，手臂半屈，用对侧拇指指尖掐按曲池穴约1分钟，再顺时针方向按揉2分钟，以局部有酸胀感为度；按揉外关穴，前臂半屈，用一手的拇指尖按于另一手的外关穴，其食指或中指则按于内关穴，向内对按20～30次，以局部有酸胀感为度；掐揉合谷穴，一手拇指按于对侧合谷，其食指按于掌面相应部位，由轻渐重地掐揉10～20次。

（2）按揉椎旁线（风池穴直下至颈根穴）：用食指、中指、无名指、小指指端按揉左右椎旁线，上下5次（此线相当于椎间孔神经根出口处）。为方便按揉，用左手按右侧，右手按左侧，沿此线按揉。边按揉边移动，手法用力适中，局部有明显酸胀或酸痛感。

（3）提拿颈旁线（自耳后乳突向下至颈臂穴）：手掌心置于颈后部，用四指与拇指相对用力提拿，边提拿边移动，手法用力适中。若颈椎旁发现痉挛和粘连之结节，应用拇指指尖轻轻点拨，使之分离。

（4）拿捏颈肌：将左（右）手上举置于颈后，拇指放置于同侧颈外侧，其余四指放在颈肌对侧，双手用力对合，将颈肌向上提起后放松。

5. 肩周炎

肩周炎全称为肩关节周围炎，是关节囊和关节周围软组织的一种退行性、炎症性疾病，其炎症属无菌性炎症。肩周炎是中老年人常见病，常常由于劳累或肩部受凉后诱发。症状主要表现为：劳累后出现肩关节周围疼痛，逐渐出现不能后展、无法上举等症状。

（1）按揉穴位：拿按肩髃穴，取坐位，用食指按于肩髃穴，拇指按在肩前，按 30～50 次；按揉肩前穴，用拇指螺纹面按揉患侧肩前穴 2 分钟，指力要实，力度适中，不可用蛮劲，以局部有酸胀感或酸痛感为度；按揉肩贞穴，取坐位，中指指腹按于肩贞穴，顺时针方向按揉 2 分钟，力度适中，以局部有明显酸胀或酸痛感为度；掐揉曲池穴，取坐位，手臂半屈，用拇指指尖掐按对侧曲池穴约 1 分钟，再顺时针方向揉按 2 分钟，以局部有酸胀感为度；按揉外关穴，前臂半屈，用健侧手拇指螺纹面按在患侧外关穴，顺时针方向按揉 2 分钟，手法宜深沉用力，以局部有酸胀感，并向手掌和手指放射为佳；掐揉合谷穴，一手拇指按于对侧合谷穴，其食指按于掌面相应部位，由轻至重地掐揉 10～20 次。

（2）梳头：患者用患肢梳理自己的头发，先从患侧梳起，从前到后，由患侧到健侧，反复操作 2～3 分钟。

（3）爬墙：患者面对墙壁站立，用双手或单手沿墙壁缓缓向上爬动，使上肢尽量上举，然后再缓缓放下，回到原位，.反复进行，并标明爬的高度，借此提示经治疗和练功后的恢复程度。

（4）用健侧的拇指或手掌自上而下按揉患侧肩关节的

前部及外侧，时间大约 1~2 分钟，在局部痛点处可以用拇指点压片刻；用健侧手的食、中、无名指指腹按揉肩关节后部的各个部位，时间大约 1~2 分钟，按揉过程中若发现有局部痛点，亦可用手指点按片刻；用健侧拇指及其余手指的联合动作提捏患侧上肢的上臂肌肉，由下而上揉捏至肩部，时间大约 1~2 分钟。

6. 腰背痛

腰部是人体最重要的枢纽，腰部姿势不正确或过度疲劳，都会引发腰背痛。其主要症状是久坐或者久站后会有明显疼痛感，疼痛严重的不能弯腰捡东西，甚至不敢深呼吸。

（1）按揉穴位：按揉心俞穴，取坐位，用双手中指指腹点按两侧心俞穴，约 2 分钟，以局部有酸胀感为度；按揉肝俞穴，取坐位，两手握拳，用四指的掌指关节突起部点揉肝俞穴，约 2 分钟，以局部有酸胀感为佳；按揉胃俞穴，取坐位或立位，双手中指按于两侧胃俞穴，用力按揉 2 分钟，或握空拳揉擦穴位 2 分钟，以局部有酸胀感为佳；按揉肾俞穴，取坐位或立位，双手中指按于两侧肾俞穴，用力按揉 30~50 次，或握空拳揉擦穴位 30~50 次，擦至局部有热感为佳；按揉八髎穴，取坐位，用掌揉法或擦法作用其上，向下揉擦至骶骨两旁约 2 分钟，以局部按压有酸胀感为度；按揉委中穴，取坐位，用拇指指腹按于患侧委中穴（中指或食指附着于股骨外侧或膝眼），由轻至重地按揉 20~40 次。

（2）按摩踝关节反射区：在双脚内侧踝关节凸出处下方，用手触摸时有一半圆形浮起的筋。按摩方向是从脚内侧踝关节下方推向后脚筋的地方。

（3）擦足太阳膀胱经：从上向下推擦脊柱两边足太阳膀胱经循行路线 30～50 次，以腰背部感到微热为佳。

（四）女性病证调理

1. 月经不调

月经不调又称"月经紊乱"，是指月经的周期、颜色、量等出现不正常的改变，主要有下列病证：月经周期不正常、提前或错后；月经时多时少，甚至有时淋漓不尽，经质稀稠、经色不正常；并伴有小腹胀满、腰酸痛、心烦易怒、头晕、心悸、失眠等症状。

（1）按揉穴位：按揉关元穴，取仰卧位或坐位，先用食指或中指指腹顺时针方向按揉关元穴 2 分钟，再点按半分钟，以局部有酸胀感为宜；按揉中极穴，取仰卧位或坐位，先用食指或中指指腹顺时针方向按揉中极穴 2 分钟，再点按半分钟，以局部有酸胀感为宜；按揉肾俞穴，取坐位或立位，双手中指分别按于两侧肾俞穴上，用力按揉 30～50 次，或握拳用食指掌指关节突起部按揉穴位，或握空拳揉擦穴位 30～50 次，擦至局部有热感为佳；按揉八髎穴，取坐位，用掌揉法或擦法自上而下揉擦至尾骨两旁约 2 分钟，使局部有酸胀感；按揉血海穴，取坐位，将双手拇指指腹分别放在两侧血海穴上，用力按揉 2 分钟，以局部有酸胀感为佳；按揉三阴交，取坐位，小腿放于对侧大腿上，用拇指按于三阴交穴，顺时针方向按揉约 2 分钟，以局部有酸胀感为佳。

（2）揉下腹部：双手虎口交叉，掌心对准小腹，紧贴腹部皮肤，顺时针方向按摩腹部 3～5 分钟，至腹部微微发热为佳。

（3）按摩腰背部：取坐位，上体稍后仰，两手在腰部脊柱两侧做上下推擦 1~2 分钟，然后在腰背部做圆形揉按约 2~3 分钟。

（4）摩脐周：左手掌叠放在右手背上，将右手掌心放在肚脐上，适当用力按顺时针绕脐周摩腹部 1~3 分钟，至腹部发热为宜。

2. 痛经

妇女在月经期前后或月经期中发生小腹及腰部疼痛，甚至难以忍受，影响工作及日常生活者，称为痛经。痛经多发生在经前一二天，或在月经来潮的第一天，而后逐渐减轻。

（1）按揉穴位：掌揉气海穴，双掌交叠，置于气海穴，顺时针方向按揉 2 分钟，揉至发热为佳；按揉关元穴，取仰卧位或坐位，先用食指或中指指腹顺时针方向按揉关元穴 2 分钟，再点按半分钟，以局部有酸胀感为宜；按揉中极穴，取坐位或仰卧位，先用中指指腹顺时针方向按揉 2~3 分钟，以局部有酸胀感为度；按揉八髎穴，取坐位，用掌揉法或擦法自上而下揉擦至尾骨两旁约 2 分钟，以局部有酸胀感为度；按揉地机穴，将双手拇指指端分别按于两侧地机穴，由轻到重，每穴按揉 2 分钟，然后用力按住穴位不动，持续半分钟；按揉足三里穴，取坐位，用双手拇指按于两侧足三里穴，其余四指附于小腿后侧，顺时针方向按揉 2 分钟。

（2）揉下腹部：参见"月经不调"（2）。

（3）推腹：取仰卧位，用右手掌由脐部向耻骨联合推摩，约 20～30 次。

（4）摩少腹：将两手掌心分别置于脐下两侧少腹部，用掌面和大、小鱼际，按至少腹部，喜按者手法宜轻，拒按者手法宜重，轻轻地上下摩擦，以局部发热、皮肤发红为度。

（5）斜擦小腹两侧：双手置于小腹两侧，从后向前斜擦，不要来回擦动，方向要与腹股沟平行。以摩热为度，操作 5 分钟。

3. 经前期紧张综合征

经前期紧张综合征是指女性每次在月经来潮前 1～2 周出现的精神紧张、情绪压抑、烦躁、失眠、头痛、胸胁胀痛、乳房胀痛不适以及腹泻等症候群。月经来潮前 7～14 天出现症状，在经前 2～3 天症状加重，月经来潮后症状逐渐减轻，经后症状消失。

（1）按揉穴位：掌揉膻中穴，以左手大鱼际或掌根紧贴于穴位，逆时针方向揉 30～40 次，再换右手顺时针方向揉 30～40 次，以胀麻感向胸部放射为佳；按揉关元穴，取仰卧位或坐位，先用食指或中指指腹顺时针方向按揉关元穴 2 分钟，再点按半分钟，以局部有酸胀感为佳；按揉心俞穴，取坐位，用中指指腹按于心俞穴，顺时针方向按揉 2 分钟，两手交替，以局部产生酸胀感为佳；按揉肝俞穴，取坐位，两手握拳，用中指的掌指关节突起部顺时针方向按揉肝俞穴 2 分钟，以局部产生酸胀感为佳；按揉肾俞穴，取坐位或立位，两手中指按在穴位上（拇指附着在肋弓上），用力按揉 30～50 次，或握拳用食指掌指关节突起部按揉穴位，或握空拳揉擦穴位 30～50 次；按揉三阴交，取坐位，小腿放于对侧大腿上，用拇指按于三阴交穴，顺时针方向按揉约 2 分钟，以局部有酸胀感为佳。

（2）揉小腹部：参见"月经不调"（2）。

（3）叩击背俞穴：取俯卧位，两手握拳，以虎口着力于肺俞穴，轻轻从肺俞叩至肾俞，发力在腕，力量逐渐加重，每叩至穴位处适当用力，操作 2~3 分钟。

4. 产后缺乳

产后缺乳指女性在产后乳汁分泌甚少，不能满足婴儿需要，亦称乳少。产后缺乳可以通过适度的按摩来缓解。

（1）按揉穴位：掌揉膻中穴，以左手大鱼际或手掌紧贴于穴位，逆时针方向揉 30~40 次；再换右手顺时针方向揉 30~40 次，以胀麻感向胸部放射为佳；按揉乳根穴，仰卧位，用拇指指腹按于乳根穴处，其余四指帮助固定，拇指来回揉动，边揉边按，使局部有明显酸胀感，胸胁乳房部有舒适感，操作持续 2~3 分钟；按揉中脘穴，取坐位或仰卧位，食指或中指放在中脘穴，先顺时针方向按揉约 2 分钟，再点按半分钟，以局部有酸胀感为佳；掐按少泽穴，用拇指指甲掐按少泽穴约 20 秒，然后松开 3 秒，反复操作 10 次即可；按揉足三里穴，取坐位，双手拇指按于两侧足三里穴，其余四指附于小腿后侧，顺时针方向揉按 20~40 次，以局部感到酸胀为佳；按揉太冲穴，取坐位，用拇指或食指点按太冲穴半分钟，再顺时针方向按揉 2 分钟，以局部感到酸胀为佳。

（2）揉按乳房：取坐位，右手按摩左胸，左手按摩右胸，做顺时针方向揉按，每侧各揉按 36 次，以乳房发热、发胀为度。

（3）摩胸：取坐位或仰卧位，用掌摩法，先用左手做逆时针方向的旋摩。摩的路线，由左胸上部到右胸上部，再到右胸下部，到左胸下部，再回到左胸上部，摩 20 次。再用右手做顺时针方向摩 20 次，摩的路线和左手相反。

（4）叩击足太阳膀胱经：俯卧位，充分暴露背部，握拳，用拳背叩击足太阳膀胱经第 1 侧线，叩击时用力要稳，由轻到重，速度均匀连续，每分钟 50～100 次，操作 2～3 分钟。

5. 产后腰腹痛

产后腰腹痛是指产妇分娩后出现的小腹和腰背部疼痛，又叫做"儿枕痛"。多数是由于产妇身体素质较差或分娩时大出血及分娩后子宫恢复不良所造成。分娩后小腹或下腰部隐隐作痛，时痛时止，恶露不尽，严重的小腹疼痛剧烈、拒按，受凉后疼痛加重。患者可以通过按压神阙、关元等穴位来缓解，但疼痛剧烈者应马上入院治疗，以免耽误病情。

（1）按揉穴位：按摩神阙穴，以右手掌心置于神阙穴上，以脐为中心，做顺时针方向旋转按摩 2～3 分钟，手法宜轻柔而缓慢，以腹部有热感为度，在饭后 1 小时施行按摩为佳；按揉关元穴，取仰卧位或坐位，右手掌掌根放于关元穴，左手掌叠放于右手背上，顺时针方向按揉 2～3 分钟，揉至发热时疗效佳；按揉子宫穴，取坐位或仰卧位，用拇指按在两侧子宫穴处，先顺时针方向按揉 2 分钟，再点按半分钟，以局部感到酸胀并向整个腹部放射为佳；按揉肾俞穴，取坐位或立位，双手中指按于两侧肾俞穴，用力按揉 30～50 次，或握空拳揉擦穴位 30～50 次，擦至局部有热感为佳；按揉命门穴，取立位或坐位，腰微挺，用手的掌背或掌指关节有节奏地点按命门穴，用力要大些，操作2分钟；揉擦八髎穴，取坐位，用掌揉法或擦法自上而下揉擦至尾骨两旁约2分钟，以局部有酸胀感为佳；按揉三阴交，取坐位，小腿放于对侧大腿上，用拇指按于三阴交穴，顺时针方向按揉约2分钟，以局部有酸胀感为佳。

（2）揉小腹：参见"月经不调"（2）。

（3）擦腰背：俯卧位，将两手掌掌面相对搓热，用两手掌掌根及掌面紧贴在脊柱两侧，自下而上做往返推擦，至局部有温热感为度。

第二节　全息按摩流派

"全息"就是"全部信息"的简称，它源于物理学，指的是一种"激光全息摄影技术"，这种激光照相技术，不仅能拍摄到物体的全方位立体影像，而且底片的任何碎片，仍能复原整体的原像。这种现象就叫全息现象。

整体包含着局部，局部也反映着整体，这是存在于自然界中的一个普遍规律，即全息律。人体也不例外，利用这种生物全息律来指导疾病的诊断治疗、预防保健的学科，就是全息医学。全息按摩疗法就是依据全息医学基本理论和中医学基本理论，在人体特定部位（全息元）进行一定手法操作，以达到治疗全身疾病或局部疾病目的的方法。

一、流派渊源及理论

(一) 古代医籍中的相关记载

中医学经典著作《黄帝内经》中，在易经全息思想和整体观念的指导下，论述了阴阳学说、脏腑学说、经络学说，阐明了人体脏腑之间、脏腑与体表之间、局部与整体之间及人体与环境之间在生理、病理、诊断及治疗诸方面的全息对应关系。《灵枢·五色》篇中对面部与身体脏腑肢节的对应关系的精彩描述，蕴含着全息思想。面部的各个部位与人体脏腑肢节都有一一对应关系，通过观察面部各个部位的色泽变化，可以获得人体内脏生理和病理信息，诊断疾病。实际上这是一种古老的全息望诊法，至今在临床上仍有实用价值。据《素问·脉要精微论》记载，古人通过观察前臂尺侧皮肤的色泽变化，诊断机体不同部位的疾病，视前臂为整体的缩影。这种方法也同样闪烁着全息思想的火花。

在中国的传统医学中，用耳部来诊治全身不同部位的疾病亦早有记载。在长沙马王堆三号汉墓出土的2100多年前的帛书《阴阳十一脉灸经》中，就有与上肢、眼、颊、咽喉相联系的耳脉之称。《灵枢·口问》篇指出："耳者，宗脉之所聚也"。说明先贤们在2000多年前已经发现耳与全身各部位存在着生理学上的联系。

(二) 全息胚理论及生物全息律的提出

20世纪70年代，山东大学全息生物学研究所所长张颖清教授，经过长期观察和深入研究，提出了全息胚学说，创立了全息生物学。全息胚学说既看到全息胚实体的独立性，更强调这些实体之间联系的内在性和联系形式的多样性。生物整体决不是全息胚的简单相加，整体与部分之间存在着全息对应的关系。整体的功能不是等于而是大于各全息胚功能之和。由此可见，全息胚学说所表达的是系统论的整体观，是辩证的生物统一观。而全息按摩疗法就是建立在全息胚理论的基础上，结合中医按摩疗法而产生的一种新兴的治疗方法。在运用过程中，最为常见和相对较为成熟的全息按摩疗法主要有耳部全息按摩、手部全息按摩和足部全息按摩，它们都源于生物的全息理论，在相应部位的反射区进行按摩手法的操作来达到防治疾病的目的。

（三）全息按摩疗法的适应证

1. 耳部全息按摩疗法

耳部全息按摩疗法是运用按摩手法刺激耳部的阳性反应点来防病治病的方法。

耳部是体表与人体脏腑、经络、组织、器官、四肢百骸相互沟通的部位，可以反应相应脏腑器官的生理、病理状态，即所谓"有诸内必形诸外"。耳郭皮肤不仅是全身体表的一部分，而且被认为是一个具有独特的局部反映整体信息的全息元。

耳部全息按摩疗法适应证极为广泛，对很多疾病都有治疗作用，主要包括以下几个方面：

（1）疼痛性疾病

1）外伤性疼痛：如扭伤、挫伤、刺伤、切割伤、骨折、脱臼、落枕、烫伤等所导致的疼痛。

2）手术后疼痛：如头、胸、腹、四肢各种手术后所产生的伤口痛、瘢痕痛、四肢痛等。

3）神经性疼痛：如头痛、偏头痛、三叉神经痛、肋间神经痛、带状疱疹痛、坐骨神经痛。

4）炎症性疼痛：如乳腺炎、脉管炎、静脉炎、丹毒、前列腺炎、膀胱炎、扁桃体炎、咽炎等。

5）肿瘤性疼痛。

（2）炎症性疾病：如急性结膜炎、疱疹性角膜炎、电光性眼炎、牙周炎、化脓性牙髓炎、中耳炎、咽喉炎、扁桃体炎、腮腺炎、乳腺炎、大叶性肺炎、气管炎、胸膜炎、胃炎、肠炎、胆囊炎、阑尾炎、盆腔炎、子宫颈炎、前列腺炎、睾丸炎、膀胱炎、附件炎、各种脓疡、痈疽、丹毒、风湿性关节炎、末梢神经炎等。

（3）变态反应性疾病：如过敏性鼻炎、过敏性哮喘、过敏性紫癜、过敏性休克、过敏性结肠炎、结节性红斑、红斑狼疮、风湿热、血清病、荨麻疹等。

（4）内分泌及泌尿生殖系统疾病：如单纯性甲状腺肿、急性亚急性甲状腺炎、甲状腺功能亢进、糖尿病、肥胖病、更年期综合征、尿崩症、垂体瘤等。

（5）功能紊乱性疾病：如眩晕综合征、心律不齐、高血压、多汗症、胃肠功能紊乱、腹肌痉挛、面肌痉挛、神经衰弱、植物神经功能紊乱、月经不调、功能性子宫出血、遗尿等。

（6）部分传染性疾病：如流行性感冒、百日咳、猩红热、疟疾、肺结核、菌痢、肝炎、乙型脑炎、流行性脑膜炎、扁平疣等。

（7）各种慢性疾病：如腿痛、腰痛、肩周炎、腹胀、消化不良、慢性胆囊炎、慢性胃炎、十二指肠溃疡、肢体麻木等。

（8）其他：除治疗上述诸病外，还可用于竞技综合征、小儿多动症、预防输液反应、晕车、晕船、感冒，还有排石、催产、催乳、预防食物中毒及解酒、解毒功效，还可用于戒毒、戒烟、减肥、美容保健等。

本疗法在临床上可单独应用，也可以作为辅助治疗手段。

2. 手部全息按摩疗法

手部全息按摩疗法，是通过对手部的脏腑器官全息穴区，施以特定、有效的按摩刺激以疏通局部气血，调整脏腑虚实，达到治病防病、养生健体目的的方法。

手部是独立的全息胚，为整体的缩影，包含着整体的全部信息。人体的各脏腑器官、四肢孔窍在手部均有其对应的部位，这就是手部各脏腑器官的全息穴区。当脏腑器官出现病变时，手部的同名全息穴区也会出现气色形态的相应改变。在病变脏腑器官好转、康复后，该全息穴区也会出现同步反应。

手部全息按摩疗法适应证较多，可治疗内科、外科、妇科、儿科及五官科疾病。

（1）呼吸系统疾病：如感冒、咳嗽、哮喘、肺炎、支气管炎等。

（2）消化系统疾病：如胃痛、反胃、呃逆、吐酸、呕吐、急性胃炎、胃肠神经官能症、胆道感染、肠道易激综合征、便秘、腹泻、腹痛等。

（3）泌尿系统疾病：如泌尿系统感染、尿失禁、膀胱炎等。

（4）神经系统疾病：如眩晕、失眠、头痛、多汗症、神经衰弱、抑郁症、坐骨神经痛等。

（5）心血管系统疾病：如心悸、高血压等。

（6）运动系统疾病：如腱鞘炎、腕管综合征、网球肘、落枕、肩痛、肋间神经痛、腰痛、肥大性脊柱炎、急性腰扭伤、慢性腰肌纤维炎、梨状肌综合征等。

（7）妇科疾病：如月经不调、痛经、闭经、经期发热、经期头痛、经前期紧张综合征、更年期综合征、产后缺乳、急性乳腺炎等。

（8）五官科疾病：如中耳炎、牙痛、咽喉肿痛、急性鼻炎、鼻衄、耳鸣、失音等。

（9）内分泌系统疾病：如糖尿病等。

（10）其他：如中暑、水肿，以及养生保健等。

3. 足部全息按摩疗法

足部全息按摩疗法是运用按摩手法刺激人体各器官在足部的反射区，以调节人体各部分的机能，取得防病治病效果的一种按摩疗法。

人类的脚掌是动物中最发达的，它有丰富的血管、神经与指挥中枢（大脑）和各个内脏器官相连接。在人的足部可以找到与身体各部分相对应的敏感位置。当人体发生疾患时，在这些敏感位置上可出现压痛、酸楚、麻痹、肿胀、硬结、瘀血、变形等异常现象，而易被人所感知。由原始、感性、偶然的发现开始，经过千百万年的多次反复验证，人类终于逐渐认识到其中的规律性。当某一器官发生病变时，在相对应的敏感位置（或区域）上将出现某种异常现象，而当刺激这些敏感位置（或区域）时，疾病也将得到缓解或痊愈。这就是足部全息按摩疗法治病的基本原理。

足部全息按摩疗法的适应证很多，对全身各系统的功能都有较好的调整作用。主要包括以下几个方面：

（1）对神经官能症和各种神经痛有明显疗效，说明足部按摩疗法对中枢神经系统兴奋与抑制平衡有调节作用，对痛觉有明显的阻断作用。

（2）对慢性胃肠道疾病和小儿厌食、小儿消化不良有明显疗效，说明足部按摩疗法对消化系统的消化吸收功能有很好的促进作用。

（3）对各种变态反应性疾病，如过敏性哮喘、过敏性鼻炎、过敏性皮炎有明显疗效。因为足部按摩疗法对神经内分泌系统的平衡有较好的调整作用，明显提高了肾上腺皮质功能，产生了类皮质激素样作用。

（4）对各种炎症，如乳腺炎、淋巴结及淋巴管炎、上呼吸道感染、喘息性气管炎等有明显疗效，说明足部按摩疗法对机体免疫系统的功能有明显的促进作用。

（5）对下肢静脉脉管炎、瘀积性皮炎有明显疗效，说明足部按摩疗法对血液循环有很好的促进作用。

二、流派技法

本流派常用的手法包括：揉法、擦法、摩法、推法、搓法、点法、捏法、捻法、拍法、叩法、按揉法、揉捏法等。现将按揉法、揉捏法简要介绍如下，其他手法可参阅相关章节。

（一）按揉法

按揉法是由按法和揉法复合而成，包括拇指按揉法和掌按揉法，临床应用频度较高。

【操作方法】

以拇指按揉法为例。

拇指按揉法：分为单拇指按揉法和双拇指按揉法两种。

（1）单拇指按揉法：以拇指螺纹面置于施术部位，其余四指置于其对侧或相应的位置上以助力。拇指主动施力，进行节律性按压揉动。单拇指按揉法在四肢及颈项部操作时，外形酷似拿法，但拿法是拇指与其他四指两侧对称用力，而拇指按揉法的着力点是在拇指侧，其余四指仅起到助力、助动的作用。

（2）双拇指按揉法：与（1）类似，只是双手拇指同时施力。

【动作要领】

（1）拇指按揉法腕宜悬：拇指按揉法可以直腕操作，但多数情况下应悬腕操作。当悬腕角度在60°左右时，前臂和拇指易于发力，其余四指也易于助力。

（2）按中含揉、揉中寓按：按揉法宜按揉并重，将按法和揉法有机结合，做到按中含揉，揉中寓按，刚柔并济，缠绵不绝。

【手法作用】

本法具有活血散瘀、行气止痛等作用。常用于治疗各种外伤肿痛和疑难杂证。

（二）揉捏法

揉捏法由揉法和捏法复合而成，可单手揉捏，亦可双手揉捏。

【操作方法】

拇指自然外展，其余四指并拢，以拇指与其余四指指腹部对捏于施术部位。指、掌与前臂部主动运动，带动腕关节做轻度旋转运动，使拇指与其余四指对合施力，捏而揉之，揉而捏之，从而产生节律性的揉捏动作。在揉捏动作中，揉以拇指为主，其余四指为辅；而捏则以拇指为辅，其余四指为主。

【动作要领】

（1）要以拇指与其余四指指腹为着力面，不可用指端着力，否则即变为他法。

（2）指掌部为揉捏法的主要发力部位，腕关节为揉捏法的第一支点，肘关节为第二支点。前臂宜轻度发力，前臂部之所以要成为一个次要发力部位，目的是要使腕关节产生一个旋动，只有腕关节产生了旋动，拇指与其余四指才会产生协调的揉捏复合动作。

【手法作用】

本法具有疏通经络、调和气血、止痛等作用。常用于治疗四肢麻木、瘫痪及腰背软组织损伤等病证。

三、技法应用

全息疗法的选穴与配穴，基本上遵循中西医结合的原则，常用的配穴方法有如下几种。

第一，按现代医学理论选取反射区。有许多反射区是根据现代医学理论命名的，如交感、丘脑、皮质下、内分泌、肾上腺等，其作用也与现代医学理论相一致。因此在选穴组方时，可以根据其相应的部位和特殊的治疗作用选取反射区，对疾病进行有针对性的治疗。如在实践中证明，全息疗法中肾上腺穴有类似激素的功能，具有抗过敏、抗炎、抗风湿的作用，施术于该穴能调整和提高内源性肾上腺皮质激素的水平，增强机体的应激能力；又如交感穴有类似交感、副交感神经的作用，胃肠疾病与植物神经功能紊乱，可取交感穴等。

第二，按中医学理论选取反射区。根据中医经络、脏腑等理论选取反射区，是取得疗效的关键。如"肺开窍于鼻"，取肺反射区治疗鼻炎；"肝开窍于目"，取肝反射区治疗眼疾等。又如腰背痛取膀胱反射区，因膀胱经循行于背部；偏头痛，其循行部位属足少阳胆经，所以取胆反射区为主。治疗咳喘，除取肺、气管之外，还取与之相表里的大肠反射区，因肺与大肠相表里等。

第三，按相应部位选取反射区。根据病变的部位选择相应反射区治疗，也是选穴组方的方法之一。如腰痛取腰骶椎、胃痛取胃、偏头痛取颞等。

第四，按临床经验选取反射区。全息疗法与其他医学疗法一样，是实践医学。其诊断、治疗方法在实践中不断得到发展和完善。所以，可以根据临床经验选取反射区。例如，胆穴能治疗多梦，腹穴能诊断胆结石等。

以上几种方法，既各具特点、又互相联系，在配穴组方时应从整体出发，灵活选用。

（一）感冒

1. 耳部全息按摩治疗

反射区：肺、内鼻、外鼻、耳尖、咽喉、肾上腺。

操作：

（1）清洗捏揉：先用温水清洗耳部数次，由上向下慢慢揉洗，用力均匀轻柔，清洗至耳见红润后，改用拇、食指指腹相对，轻捏耳周和耳郭部，由上至下4~5次，在相应反射区部位加重手法，缓慢放松。

（2）提拉点按：先在耳尖部施重提轻放手法，反复10次，以患者能耐受为度，双耳交替施术。在肺、肾上腺部施向上重提、向外轻拉的手法，手不离开皮肤，持续5~6分钟，反复3~4次。在内鼻、外鼻、耳尖、咽喉施点按法，持续按2~3分钟，力度适中，反复3~4次，至红润为止。

（3）结束按揉：在提拉点按法结束后，每穴用拇指和食指指腹反复轻揉5~6次，力度由轻到重，再由重到轻，均匀施术，一般持续2~3分钟，双耳交替放松。

2. 手部全息按摩治疗

反射区：肺、支气管、鼻、肾上腺。

操作：

（1）患者取坐位或仰卧位，掌心向上，在手部均匀涂抹按摩介质，如按摩膏、凡士林等。

（2）首先对全掌进行放松手法，分别从大鱼际、小鱼际开始向指根方向揉捏手掌，频率为每分钟60~100次，然后分别揉捏每根手指，使整个手掌柔软，手指放松。

（3）然后在肺反射区施以推法，反复推20~30次，术者再用拇指和食指分别置于肾上腺反射区，施以点法，以局部产生酸痛感为度。

（4）在支气管、鼻、肺反射区施以推法，支气管、鼻反射区由指尖向指根方向推，肺反射区由手掌尺侧向桡侧推，以局部产生热感为度。再施以拇指按揉法，频率为每分钟 60～100 次，按揉 2～3 分钟。

3. 足部全息按摩治疗

反射区：肾上腺、脾、额窦、鼻、气管、肺、咽喉、上下身淋巴腺。

操作：

（1）在全足均匀地涂抹上按摩介质，如凡士林油膏等。

（2）全足放松操作：双手轻握足内侧、足外侧，从踝部至脚趾 3～5 次；两手握足，两拇指相对于足底，其余四指握足背，两拇指相对由足跟推向脚趾，手法轻柔，操作 3～5 次，两手交替轻轻拍打足背，以足背微微发红为度。

（3）检查心脏反射区，随时了解心脏的状态。

（4）按摩肾、输尿管和膀胱反射区，此三区被称为"基本反射区"。可促进排泄系统的机能，将体内有毒物质和代谢产物排出体外。

（5）取肾上腺、脾、额窦、鼻、气管、肺、咽喉、上下身淋巴腺反射区进行重点刺激。肾上腺、脾、鼻、气管、咽喉、上下身淋巴腺反射区用拇指点按 30～40 次，按揉 1 分钟左右，以酸胀或微微疼痛为度。肺反射区用拇指推法，由外向内，推 10～20 次。

（6）按上述第4步方法，再次刺激基本反射区，促进治疗后机体产生的代谢产物尽快排出体外。

（7）按上述第2步方法再次进行全足放松操作，结束治疗。

（二）慢性支气管炎

1. 耳部全息按摩治疗

反射区：肺、内鼻、外鼻、耳尖、交感。

操作：

（1）清洗摩揉：先用温水清洗耳部数次，以耳郭和耳舟部为主，也可用75%的酒精均匀涂擦，方向由上至下，由外至内。用力均匀，力度适中。然后用四指指腹以中度手法摩上述穴位，每穴1～2分钟；至耳见红润后，改用四指与拇指指腹相对，轻揉耳舟和耳郭部，由下至上4～5次，在相应反射区部加中、重度手法，缓慢放松，共操作10分钟左右。

（2）点按掐：先在肺、交感部施中度点掐手法，反复10次，以患者能耐受为度，双耳交替施术。在内鼻、外鼻、耳尖部施中度点按法，可持续按5～6分钟，反复3～5次，至红润为止。

（3）结束搓揉：在点按掐法结束后，每穴用拇指和食指指腹反复轻揉3～5次，力度由重到轻，再由轻至重，一般持续4～5分钟，双耳交替放松。

2. 手部全息按摩治疗

反射区：肺、支气管、肾上腺、息喘点。

操作：

（1）、（2）参见"感冒"的手部全息按摩治疗。

（3）在肺反射区施以按揉法，操作 2～3 分钟，再用力点按此反射区，以局部产生酸痛感为度，但注意手法要柔和，逐渐加力。在支气管反射区施以推法，用拇指指腹从指尖向指根方向推，至局部产生热感为度；再施以拇指按揉法，频率为每分钟 60～100 次，按揉 2～3 分钟。在肾上腺反射区，施以点法，手法由轻到重，点按 2～3 分钟。

（4）使患者手心向下，在息喘点进行点按，力度由轻到重，点按 2～3 分钟，使局部产生酸痛感。

3. 足部全息按摩治疗

反射区：肾上腺、脾、肾、气管、肺、胸部淋巴腺、甲状旁腺。

操作：

（1）、（2）、（3）、（4）参见"感冒"的足部全息按摩治疗。

（5）取肾上腺、脾、肾、支气管、肺、胸部淋巴腺、甲状旁腺反射区进行重点刺激。肾上腺、脾、支气管、胸部淋巴腺、甲状旁腺反射区用拇指点按 30～40 次，按揉 1 分钟左右，以酸胀或微微疼痛为度。肺反射区用拇指推法，由外向内，推 10～20 次；肾反射区用拇指推法，由上至下，推 10～20 次。

（6）、（7）参见"感冒"的足部全息按摩治疗。

（三）缺血性心脏病

1. 耳部全息按摩治疗

反射区：心、神门、耳尖、内分泌。

操作：

参见"慢性气管炎"的耳部全息按摩治疗。

2. 手部全息按摩治疗

反射区：心脏、脾、肝、肾、胸腺淋巴结。

操作：

（1）、（2）参见"感冒"的手部全息按摩治疗。

（3）在肝反射区施以拇指按揉法，频率为每分钟60~100次，按揉3~5分钟，以反射区局部产生酸、热、痛的感觉为度。

（4）点揉脾、肾、胸腺淋巴结反射区，反复操作2~3分钟，再施以拇指按揉法，频率为每分钟60~100次，按揉2~3分钟，以局部产生酸痛感为度。但注意手法要柔和，逐渐加力。

3. 足部全息按摩治疗

反射区：心、肺、胸部淋巴腺、内肋骨、肾、肝、上身淋巴腺。

操作：

（1）、（2）、（3）、（4）参见"感冒"的足部全息按摩治疗。

（5）取心、肺、胸部淋巴腺、内肋骨、肾、肝、上身淋巴腺反射区进行重点刺激。心、胸部淋巴腺、内肋骨、上身淋巴腺反射区用拇指点按30~40次，按揉1分钟左右，以酸胀或微微疼痛为度。肺、肝反射区用拇指推法，由外向内，推10~20次；肾反射区用拇指推法，由上至下，推10~20次。

（6）、（7）参见"感冒"的足部全息按摩治疗。

（四）高血压

1. 耳部全息按摩治疗

反射区：肝、心、耳尖、神门穴、降压沟。

操作：

参见"慢性支气管炎"的耳部全息按摩治疗。

2. 手部全息按摩治疗

反射区：肝、脾、肾、大脑、心、血压区。

操作：

（1）、（2）参见"感冒"的手部全息按摩治疗。

（3）在肝、脾、肾、脑、心反射区施以按揉法，频率为每分钟100～200次，按揉3～5分钟；然后再用点按法，频率为每分钟60～100次，点按2～3分钟；手法柔和深透，用力由轻到重，以局部产生酸痛感为度。

（4）在双手血压区，以拇指做环状柔和的按揉法，以局部有轻微酸胀感为度。

3. 足部全息按摩治疗

反射区：肾上腺、大脑、脾、心、肝、脑垂体。

操作：

（1）、（2）、（3）、（4）参见"感冒"的足部全息按摩治疗。

（5）取肾上腺、大脑、脾、心、肝反射区进行重点刺激。肾上腺、脾、脑垂体反射区用拇指点按30～40次，按揉1分钟左右，以酸胀或微微疼痛为度；肝反射区用拇指推法，由外向内，推10～20次；大脑反射区用拇指按揉法由外向内，持续3～5分钟。

（6）、（7）参见"感冒"的足部全息按摩治疗。

（五）慢性胃炎

1. 耳部全息按摩治疗

反射区：胃、脾、十二指肠、腹、神门、交感。

操作：

（1）清洗捏揉：参见"感冒"的耳部全息按摩治疗。

（2）点按提揉掐：先在胃、脾施中、重度点掐手法，反复10次，以患者能耐受为度，双耳交替施术。在十二指肠、腹部施中度点按法，可持续按5~6分钟，反复3~4次，至红润为止。在交感部施提捏法，力度适中，在患者耐受范围内逐渐加力，持续1分钟，反复5~6次。在神门部施以中、重度点按法数次，至耳部有热感即止。

（3）结束搓揉：参见"慢性支气管"的耳部全息按摩治疗。

2. 手部全息按摩治疗

反射区：胃、肝、脾、大肠区。

操作：

（1）、（2）参见"感冒"的手部全息按摩治疗。

（3）先点按胃反射区，手法由轻到重，至局部出现酸、胀、痛的感觉为度，操作2~3分钟；再施以按揉法，频率为每分钟60~100次，按揉2~3分钟。

（4）分别在肝反射区、脾反射区施以拇指按揉法，操作2~3分钟，再施以点法，反复操作3~5分钟，以局部产生酸痛感为度。但注意手法要深透柔和，逐渐加力。

（5）在双手胃、脾、大肠区，以拇指做环状柔和的按揉法，以局部有轻微酸胀感为度。

3. 足部全息按摩治疗

反射区：胃、十二指肠、脾、下身淋巴腺、腹腔神经丛、肝。

操作：

（1）、（2）、（3）、（4）参见"感冒"的足部全息按摩治疗。

（5）取胃、十二指肠、脾、下身淋巴腺、腹腔神经丛、肝反射区进行重点刺激。脾、下身淋巴腺反射区用拇指点按 30～40 次，按揉 1 分钟左右，以酸胀或微微疼痛为度；胃、十二指肠、肝反射区用拇指推法，由外向内，推 10～20 次；腹腔神经丛用拇指按揉法，由外向内，持续 3～5 分钟。

（6）、（7）参见"感冒"的足部全息按摩治疗。

（六）消化性溃疡

1. 耳部全息按摩治疗

反射区：腹、胃、小肠、十二指肠。

操作：

参见"感冒"的耳部全息按摩治疗。

2. 手部全息按摩治疗

反射区：胃、脾、十二指肠、肾上腺、腹腔神经丛、下身淋巴结。

操作：

（1）、（2）参见"感冒"的手部全息按摩治疗。

（3）用拇指指腹分别按揉胃、脾、十二指肠、肾上腺、下身淋巴结反射区，每个反射区操作 1～2 分钟。再施以点按法，反复操作 5～10 遍，注意用力柔和深透，以反射区局部产生酸痛感为度。

（4）腹腔神经丛用拇指按揉法，由外向内，持续3～5分钟。

3. 足部全息按摩治疗

反射区：胃、脾、十二指肠、肾、小肠、肾上腺、腹腔神经丛。

操作：

（1）、（2）、（3）、（4）参见"感冒"的足部全息按摩治疗。

（5）取胃、脾、十二指肠、肾、小肠、肾上腺、腹腔神经丛反射区进行重点刺激。肾上腺、脾、肾反射区用拇指点按30～40次，按揉1分钟左右，以酸胀或微微疼痛为度。胃、十二指肠反射区用拇指推法，由外向内，推10～20次。

（6）、（7）参见"感冒"的足部全息按摩治疗。

（七）胃下垂

1. 耳部全息按摩治疗

反射区：神门、脾、胃、耳尖。

操作：

（1）清洗捏揉：参见"感冒"的耳部全息按摩治疗。

（2）点按提揉掐：在脾、胃、神门部施中度点按法，可持续按5～6分钟，反复3～4次，至红润为止。在神门部施提捏法，力度适中，在患者耐受范围内逐渐加力，持续1分钟，反复5～6次。在耳尖部施以中、重度点按法数次，至耳部有热感即止。

（3）结束搓揉：参见"慢性支气管炎"的耳部全息

按摩治疗。

2. 手部全息按摩治疗

反射区：肝、脾、胃、肾、腹腔神经丛。

操作：

（1）、（2）参见"感冒"的手部全息按摩治疗。

（3）分别在肝、脾、胃、肾反射区上施以拇指按揉法，频率为每分钟 60～100 次，反复操作 2～3 分钟；再施以点法，反复操作 3～5 分钟，以局部产生酸痛感为度。但注意手法要柔和，逐渐加力。

（4）腹腔神经丛用拇指按揉法，由外向内，持续 3～5 分钟。

3. 足部全息按摩治疗

反射区：肾上腺、脾、肾、胃、腹腔神经丛。

操作：

（1）、（2）、（3）、（4）参见"感冒"的足部全息按摩治疗。

（5）取肾上腺、脾、肾、胃、腹腔神经丛反射区进行重点刺激。肾上腺、脾、肾、胃反射区用拇指点按 30～40 次，按揉 1 分钟左右，以酸胀或微微疼痛为度。腹腔神经丛用拇指按揉法，由外向内，持续 3～5 分钟。

（6）、（7）参见"感冒"的足部全息按摩治疗。

（八）慢性腹泻

1. 耳部全息按摩治疗

反射区：直肠、大肠、脾、胃、耳尖。

操作：

（1）清洗摩揉：参见"慢性支气管炎"的耳部全息

按摩治疗。

（2）点按提揉掐：先在大肠、直肠部施中、重度点掐手法，反复10次，以患者能耐受为度，双耳交替施术。在脾、胃腹部施中度点按法，可持续按5~6分钟，反复3~4次，至红润为止。在神门部施提捏法，力度适中，在患者耐受范围内逐渐加力，持续1分钟，反复5~6次。在耳尖部施以中、重度点按法数次，至耳部有热感即止。

（3）结束搓揉：参见"慢性支气管炎"的耳部全息按摩治疗。

2. 手部全息按摩治疗

反射区：腹腔神经丛、胃、十二指肠、小肠、升结肠、横结肠、降结肠、乙状结肠和直肠、下身淋巴腺。

操作：

（1）、（2）参见"感冒"的手部全息按摩治疗。

（3）取腹腔神经丛、胃、十二指肠、小肠、升结肠、横结肠、降结肠、乙状结肠和直肠、下身淋巴腺反射区进行重点刺激。下身淋巴腺反射区用拇指点按30~40次，按揉1分钟左右，以酸胀或微微疼痛为度；胃、十二指肠、小肠、升结肠、横结肠、降结肠、乙状结肠和直肠反射区用拇指推法，由外向内，推10~20次；腹腔神经丛用拇指按揉法由外向内，持续3~5分钟。

3. 足部全息按摩治疗

反射区：腹腔神经丛、胃、十二指肠、小肠、升结肠、横结肠、降结肠、乙状结肠和直肠、下身淋巴腺。

操作：

（1）、（2）、（3）、（4）参见"感冒"的足部全息按摩治疗。

（5）取腹腔神经丛、胃、十二指肠、小肠、升结肠、横结肠、降结肠、乙状结肠和直肠、下身淋巴腺反射区进行重点刺激。下身淋巴腺反射区用拇指点按 30～40 次，按揉 1 分钟左右，以酸胀或微微疼痛为度；胃、十二指肠、小肠、升结肠、横结肠、降结肠、乙状结肠和直肠反射区用拇指推法，由外向内，推 10～20 次；腹腔神经丛用拇指按揉法，由外向内，持续 3～5 分钟。

（6）、（7）参见"感冒"的足部全息按摩治疗。

（九）便秘

1. 耳部全息按摩治疗

反射区：便秘点、大肠、直肠下段、腹、三焦。

操作：

（1）清洗捏揉：参见"感冒"的耳部全息按摩治疗。

（2）点按法：在便秘点、大肠、直肠下段部施重按快放手法，反复 10 次，以患者能耐受为度，双耳交替施术。在腹、三焦部施点压法，不离开皮肤，持续按压 2～3 分钟，力度适中，反复 3～4 次。

（3）结束按揉：参见"感冒"的耳部全息按摩治疗。

2. 手部全息按摩治疗

反射区：直肠、大肠、脾、肝。

操作：

（1）、（2）参见"感冒"的手部全息按摩治疗。

（3）先点按大肠反射区，手法由轻到重，以局部出现酸、胀、痛的感觉为度，操作 2～3 分钟。再施以按揉法，频率为每分钟 60～100 次，按揉 2～3 分钟。

（4）分别在肝反射区、脾反射区施以拇指按揉法，操作2~3分钟；再施以点法，反复操作3~5分钟，以局部产生酸痛感为度。但注意手法要深透柔和，逐渐加力。

（5）以拇指指端推直肠反射区，手法可稍重，持续时间可稍长。

3. 足部全息按摩治疗

反射区：乙状结肠和直肠、肛门、升结肠、降结肠、横结肠。

操作：

（1）、（2）、（3）、（4）参见"感冒"的足部全息按摩治疗。

（5）取直肠、肛门、升结肠、降结肠、横结肠反射区进行重点刺激。肛门用拇指点按30~40次，按揉1分钟左右，以酸胀或微微疼痛为度。乙状结肠和直肠、升结肠、降结肠、横结肠反射区用拇指推法，由外向内，推10~20次。

（6）、（7）参见"感冒"的足部全息按摩治疗。

（十）失眠

1. 耳部全息按摩治疗

反射区：神门、心、肾、耳背心、耳背肾。

操作：

（1）清洗捏揉：参见"感冒"的耳部全息按摩治疗。

（2）点按法：在神门、耳背肾、心部施重按快放手法，反复10次，以患者能耐受为度，双耳交替施术。在肾、耳背心部施点压法，不离开皮肤，持续2~3分钟，力度适中，反复3~4次。

（3）结束按揉：参见"感冒"的耳部全息按摩治疗。

2. 手部全息按摩治疗

反射区：心、肝、脾、肾、胆囊、胃。

操作：

（1）、（2）参见"感冒"的手部全息按摩治疗。

（3）按揉心反射区，频率为每分钟 60～100 次，反复操作 3～5 分钟，以反射区局部产生酸、热、痛的感觉为度；再施以点法，点按 2～3 分钟，至局部有痛感为度。

（4）点揉肝、脾、肾、胆囊、胃反射区，反复操作 2～3 分钟；再施以拇指按揉法，频率为每分钟 60～100 次，按揉 2～3 分钟，以局部产生酸痛感为度。但注意手法要深透柔和，逐渐加力。

3. 足部全息按摩治疗

反射区：额窦、甲状旁腺、小脑、甲状腺、脾、肾、大脑。

操作：

（1）、（2）、（3）、（4）参见"感冒"的足部全息按摩治疗。

（5）取额窦、甲状旁腺、小脑、甲状腺、脾、肾反射区进行重点刺激。甲状旁腺、小脑、脾用拇指点按 30～40 次，按揉 1 分钟左右，以酸胀或微微疼痛为度；额窦、肾、甲状腺反射区用拇指推法，由外向内，推 10～20 次；大脑反射区用拇指按揉法由外向内，持续 3～5 分钟。

（6）、（7）参见"感冒"的足部全息按摩治疗。

（十一）慢性肾小球肾炎

1. 耳部全息按摩治疗

反射区：心、肺、脾、三焦、膀胱。

操作：

（1）清洗摩揉：参见"慢性支气管炎"的耳部全息按摩治疗。

（2）点按掐法：先在肺、膀胱部施中度点掐手法，反复 10 次，以患者能耐受为度，双耳交替施术。再在心、脾、三焦部施中度点按法，可持续按 5~6 分钟，反复 3~4 次，至红润为止。

（3）结束搓揉：参见"慢性支气管炎"的耳部全息按摩治疗。

2. 手部全息按摩治疗

反射区：肺、脾、肾、膀胱、输尿管、下身淋巴结。

操作：

（1）、（2）参见"感冒"的手部全息按摩治疗。

（3）在肺、脾、肾、膀胱、下身淋巴结反射区施以按揉法，频率为每分钟 100~200 次，按揉 3~5 分钟；然后再点按法，频率为每分钟 60~100 次，点按 2~3 分钟，手法柔和深透，用力由轻到重，以局部产生酸痛感为度。

（4）在输尿管反射区施行拇指推法，以局部有明显的酸胀感为度。

3. 足部全息按摩治疗

反射区：肾上腺、肾、脾、肺、膀胱、输尿管、尿道、下身淋巴腺。

操作：

（1）、（2）、（3）、（4）参见"感冒"的足部全息按摩治疗。

（5）取肾上腺、肾、脾、肺、膀胱、输尿管、尿道、下身淋巴腺反射区进行重点刺激。肾上腺、脾、膀胱、下身淋巴腺反射区用拇指点按 30～40 次，按揉 1 分钟左右，以酸胀或微微疼痛为度；肾、肺、输尿管、尿道反射区用拇指推法，由外向内，推 10～20 次。

（6）、（7）参见"感冒"的足部全息按摩治疗。

（十二）阳痿

1. 耳部全息按摩治疗

反射区：睾丸、外生殖器、肾、肾上腺、内分泌。

操作：

（1）清洗摩揉：参见"慢性支气管炎"的耳部全息按摩治疗。

（2）点按掐：先在睾丸、外生殖器部施中度点掐手法，反复 10 次，以患者能耐受为度，双耳交替施术。再在肾、肾上腺、内分泌部施中度点按法，可持续按 5～6 分钟，反复 3～4 次，至红润为止。

（3）结束搓揉：参见"慢性支气管炎"的耳部全息按摩治疗。

2. 手部全息按摩治疗

反射区：心、脾、肝、肾、前列腺。

操作：

（1）、（2）参见"感冒"的手部全息按摩治疗。

（3）首先按摩整个手部，使其完全放松并产生热感。

（4）在心、脾、肝、肾反射区施以点按法，频率为每分钟 60～100 次，点按 2～3 分钟，以局部产生酸痛感为度；然后再用按揉法，频率为每分钟 100～200 次，按揉 3～5 分钟；再施用指推法，频率为每分钟 60～90 次，推至局部产生热感为度，手法柔和深透，用力由轻到重。

（5）前列腺反射区由外向内施行拇指推法，至局部有明显酸胀感为度。

3. 足部全息按摩治疗

反射区：生殖腺、阴茎、脑垂体、前列腺、肾上腺、肾。

操作：

（1）、（2）、（3）、（4）参见"感冒"的足部全息按摩治疗。

（5）取生殖器、阴茎、腹股沟、脑垂体、前列腺、肾上腺、肾反射区进行重点刺激。生殖腺、脑垂体、前列腺、肾上腺反射区用拇指点按 30～40 次，按揉 1 分钟左右，以酸胀或微微疼痛为度；阴茎、肾反射区用拇指推法，由外向内，推 10～20 次。

（6）、（7）参见"感冒"的足部全息按摩治疗。

（十三）**糖尿病**

1. 耳部全息按摩治疗

反射区：胰胆、内分泌、三焦、皮质下、肺（上消）、胃（中消）、肾（下消）。

操作：

（1）清洗捏揉：参见"感冒"的耳部全息按摩治疗。

（2）提拉点按：先在胰胆、内分泌部施重提轻放手法，反复10次，以患者能耐受为度，双耳交替施术。在三焦、皮质下部施向上重提、向外轻拉的手法，手不离开皮肤，持续5~6分钟，反复3~4次；在肺、胃或肾施点按法，持续按2~3分钟，力度适中，反复3~4次，至红润为止。

（3）结束按揉：参见"感冒"的耳部全息按摩治疗。

2. 手部全息按摩治疗

反射区：肺、胃、肾、胰腺。

操作：

（1）、（2）参见"感冒"的手部全息按摩治疗。

（3）在肺、胃、肾、胰腺反射区施以点按法，频率为每分钟60~100次，点按2~3分钟，手法柔和深透，用力由轻到重，以局部产生酸痛感为度；然后再用按揉法，频率为每分钟100~200次，按揉3~5分钟。

3. 足部全息按摩治疗

反射区：胰、脑垂体、胃、肾、肾上腺、肺、膀胱。

操作：

（1）、（2）、（3）、（4）参见"感冒"的足部全息按摩治疗。

（5）取胰、脑垂体、胃、肾、肾上腺、肺、膀胱反射区进行重点刺激。脑垂体、肾上腺、膀胱反射区用拇指点按30~40次，按揉1分钟左右，以酸胀或微微疼痛为度；胰、胃、肾、肺反射区用拇指推法，由外向内，推10~20次。

（6）、（7）参见"感冒"的足部全息按摩治疗。

（十四）肥胖症

1. 耳部全息按摩治疗

反射区：肺、肾、交感、内分泌、脾、胃、腹部。

操作：

（1）清洗摩揉：参见"慢性支气管炎"的耳部全息按摩治疗。

（2）点按提揉掐：先在胃、脾、肺反射区施中、重度点掐手法，反复 10 次，以患者能耐受为度，双耳交替施术。在腹部施中度点按法，可持续按 5～6 分钟，反复 3～4 次，至红润为止。在交感部施提捏法，力度适中，在患者耐受范围内逐渐加力，持续 1 分钟，反复 5～6 次。在内分泌部施以中、重度点按法数次，至耳部有热感即止。

（3）结束搓揉：参见"慢性支气管炎"的耳部全息按摩治疗。

2. 手部全息按摩治疗

反射区：肺、脾、肾、胃、小肠、大肠、升结肠、降结肠、横结肠、膀胱。

操作：

（1）、（2）参见"感冒"的手部全息按摩治疗。

（3）在肺反射区施以拇指按揉法，操作 2～3 分钟，再点按此反射区，以局部产生酸痛感为度，但注意手法要深透柔和，逐渐加力。

（4）在胃、小肠、大肠、升结肠、降结肠、横结肠、膀胱反射区施以推法，用拇指指腹从指尖向指根方向推，以局部产生热感为度。再施以拇指按揉法，频率为每分钟 60～100 次，按揉 2～3 分钟。

（5）在脾、肾反射区施以点法，手法由轻到重，点按2～3分钟。

3. 足部全息按摩治疗

反射区：肾上腺、脾、胃、小肠、横结肠、升结肠、降结肠、肺、膀胱、腹腔神经丛。

操作：

（1）、（2）、（3）、（4）参见"感冒"的足部全息按摩治疗。

（5）取肾上腺、脾、胃、小肠、横结肠、升结肠、降结肠、肺、膀胱反射区进行重点刺激。脾、膀胱反射区用拇指点按30～40次，按揉1分钟左右，以酸胀或微微疼痛为度；肾上腺、小肠、横结肠、升结肠、降结肠、肺、胃反射区用拇指推法，由外向内，推10～20次；肾反射区用拇指推按法，由上至下，推按10～20次；腹腔神经丛用拇指按揉法，由外向内，持续3～5分钟。

（6）、（7）参见"感冒"的足部全息按摩治疗。

（十五）前列腺炎

1. 耳部全息按摩治疗

反射区：盆腔、前列腺、耳尖、肾上腺。

操作：

（1）清洗摩揉：参见"慢性支气管炎"的耳部全息按摩治疗。

（2）点按掐：先在盆腔、内生殖器部施中度点掐手法，反复10次，以患者能耐受为度，双耳交替施术。再在前列腺、耳尖、肾上腺部施中度点按法，可持续按5～6分钟，反复3～4次，至红润为止。

（3）结束搓揉：参见"慢性支气管炎"的耳部全息按摩治疗。

2. 手部全息按摩治疗

反射区：前列腺、生殖器、肾脏、膀胱。

操作：

（1）、（2）参见"感冒"的手部全息按摩治疗。

（3）在前列腺生殖器反射区施以拇指推法，频率为每分钟60～100次，反复操作3～5分钟。然后施以拇指点按法，反复操作2～3分钟，以患者手部反射区出现酸、胀、痛的感觉为度。

（4）在肾脏反射区、膀胱反射区施以点按手法，操作3～5分钟，至局部产生热感为度。

3. 足部全息按摩治疗

反射区：肾上腺、脾、肝、肾、前列腺、下身淋巴腺、解溪、尿道。

操作：

（1）、（2）、（3）、（4）参见"感冒"的足部全息按摩治疗。

（5）取肾上腺、脾、肝、肾、前列腺、下身淋巴腺、解溪、尿道反射区进行重点刺激。肾上腺、脾、下身淋巴腺、解溪反射区用拇指点按30～40次，按揉1分钟左右，以酸胀或微微疼痛为度；肝、肾、前列腺、尿道反射区用拇指推法，由外向内，推10～20次。

（6）、（7）参见"感冒"的足部全息按摩治疗。

（十六）肩关节周围炎

1. 耳部全息按摩治疗

反射区：肩、锁骨、神门、肝、耳背相应部位。

操作：

（1）清洗捏揉：参见"感冒"的耳部全息按摩治疗。

（2）点按法：在肩、锁骨部施重按快放手法，反复10次，以患者能耐受为度，双耳交替施术。在神门、肝、耳背相应部位施点压法，持续2～3分钟，力度适中，反复3～4次。

（3）结束按揉：参见"感冒"的耳部全息按摩治疗。

2. 手部全息按摩治疗

反射区：肩关节、颈椎、肝脏。

操作：

（1）、（2）参见"感冒"的手部全息按摩治疗。

（3）先以拇指点按肩部反射区，频率为每分钟60～100次，点按3～5分钟，以局部产生热感为度。再施以按揉法，反复操作2～3分钟，手法可稍重。

（4）在颈椎反射区施以点按手法，频率为每分钟60～100次，点按3～5分钟。再施以拇指按揉法，反复操作2～3分钟，以患者手部反射区出现酸、胀、痛的感觉为度。

（5）点揉肝脏反射区，操作时间可稍长。再采用按揉手法，反复操作3～5分钟。

3. 足部全息按摩治疗

反射区：斜方肌、肩胛骨、肩关节、颈、肝。

操作：

（1）、（2）、（3）、（4）参见"感冒"的足部全息按摩治疗。

（5）取斜方肌、肩胛骨、肩关节、颈、肝反射区进行重点刺激。肩胛骨、肩关节反射区用拇指点按 30~40 次，按揉 1 分钟左右，以酸胀或微微疼痛为度；斜方肌、颈、肝反射区用拇指推法，由外向内，推 10~20 次。

（6）、（7）参见"感冒"的足部全息按摩治疗。

（十七）颈椎病

1. 耳部全息按摩治疗

反射区：颈椎、枕、内分泌、神门、脾。

操作：

（1）清洗捏揉：参见"感冒"的耳部全息按摩治疗。

（2）提点按掐：先在颈椎、枕部施重按轻提手法，反复 10 次，手不离开皮肤，以患者能耐受为度，双耳交替施术。在神门施点按法，持续 2~3 分钟，力度适中，反复 3~4 次；之后在内分泌、脾部施以掐法，至红润为止。

（3）结束按揉：参见"感冒"的手部全息按摩治疗。

2. 手部全息按摩治疗

反射区：颈椎、肩关节。

操作：

（1）、（2）参见"感冒"的手部全息按摩治疗。

（3）先在颈椎反射区施以点按手法，频率为每分钟60~100 次，点按 3~5 分钟。再施以拇指按揉法，反复操作 2~3 分钟，以患者手部反射区出现酸、胀、痛的感觉为度。

（4）以拇指点按肩部反射区，频率为每分钟 60~100

次，点按 3 ~ 5 分钟，以局部产生热感为度。再施以按揉法，反复操作 2 ~ 3 分钟，手法可稍重。

3. 足部全息按摩治疗

反射区：颈椎、颈项、肝、肾。

操作：

（1）、（2）、（3）、（4）参见"感冒"的足部全息按摩治疗。

（5）取颈椎、颈项、肝、肾反射区进行重点刺激。颈椎、颈项、肝、肾反射区用拇指推法，由外向内，推 10 ~ 20 次。

（6）、（7）参见"感冒"的足部全息按摩治疗。

（十八）乳腺增生病

1. 耳部全息按摩治疗

反射区：乳腺、耳尖、神门穴、肾上腺。

操作：

（1）清洗摩揉：参见"慢性支气管炎"的耳部全息按摩治疗。

（2）点按掐：先在乳腺、肾上腺部施中度点掐手法，反复 10 次，以患者能耐受为度，双耳交替施术。再在耳尖、神门穴施中度点按法，可持续按 5 ~ 6 分钟，反复 3 ~ 4 次，至红润为止。

（3）结束搓揉：参见"感冒"的耳部全息按摩治疗。

2. 手部全息按摩治疗

反射区：内分泌、胸、胸部淋巴腺、上身淋巴腺。

操作：

（1）、（2）参见"感冒"的手部全息按摩治疗。

（3）在内分泌反射区施以点按手法，频率为每分钟60～100次，点按3～5分钟。然后施以拇指按揉法，反复操作2～3分钟，以患者手部反射区出现酸、胀、痛的感觉为度。

（4）点按胸部淋巴腺、上身淋巴腺肝反射区，可用力稍重，但应逐渐加力，手法柔和深透，操作2～3分钟。

3. 足部全息按摩治疗

反射区：乳房、胸部淋巴腺、上身淋巴腺、下身淋巴腺、生殖腺、脾、胃。

操作：

（1）、（2）、（3）、（4）参见"感冒"的足部全息按摩治疗。

（5）取乳房、胸部淋巴腺、上身淋巴腺、下身淋巴腺、生殖腺、脾、胃反射区进行重点刺激。胸部淋巴腺、上身淋巴腺、下身淋巴腺、生殖腺、脾反射区用拇指点按30～40次，按揉1分钟左右，以酸胀或微微疼痛为度；乳房、胃反射区用拇指推法，由外向内，推10～20次。

（6）、（7）参见"感冒"的足部全息按摩治疗。

（十九）慢性腰肌劳损

1. 耳部全息按摩治疗

反射区：腰椎、神门、皮质下、肾、膀胱。

操作：

（1）清洗摩揉：参见"慢性支气管炎"的耳部全息按摩治疗。

（2）点按掐法：先在腰椎、神门、皮质下施中度点掐手法，反复10次，以患者能耐受为度，双耳交替施术。

再在肾、膀胱施中度点按法，可持续按 5~6 分钟，反复 3~4 次，至红润为度。

（3）结束搓揉：参见"慢性支气管炎"的耳部全息按摩治疗。

2. 手部全息按摩治疗

反射区：肾脏、腰椎、骶椎。

操作：

（1）、（2）参见"感冒"的手部全息按摩治疗。

（3）在肾脏反射区施以点按手法，频率为每分钟 60~100 次，点按 3~5 分钟；然后施以拇指按揉法，反复操作 2~3 分钟，以患者手部反射区出现酸、胀、痛的感觉为度。

（4）点按腰椎、骶椎反射区，可稍用力，操作时间可稍长；再采用按揉手法，操作要持久有力，频率适中。

3. 足部全息按摩治疗

反射区：肾、肝、脾、腰椎。

操作：

（1）、（2）、（3）、（4）参见"感冒"的足部全息按摩治疗。

（5）取肾、肝、脾、腰椎反射区进行重点刺激。脾反射区用拇指点按 30~40 次，按揉 1 分钟左右，以酸胀或微微疼痛为度；肾、肝、腰椎反射区用拇指推法，由外向内，推 10~20 次。

（6）、（7）参见"感冒"的足部全息按摩治疗。

（二十）月经不调

1. 耳部全息按摩治疗

反射区：子宫、卵巢、内分泌、肝、脾、肾。

操作：

（1）清洗捏揉：参见"感冒"的耳部全息按摩治疗。

（2）点按掐：先在子宫、卵巢部施中度点掐手法，反复10次，以患者能耐受为度，双耳交替施术。再在内分泌、肝、脾、肾部施中度点按法，可持续按5～6分钟，反复3～4次，至红润为止。

（3）结束搓揉：参见"慢性支气管炎"的耳部全息按摩治疗。

2. 手部全息按摩治疗

反射区：子宫、内分泌、肝、肾。

操作：

（1）、（2）参见"感冒"的手部全息按摩治疗。

（3）按揉子宫反射区，频率为每分钟120次，按摩2～3分钟；然后施以点按法，频率为每分钟60～100次，按摩2～3分钟，以手部产生酸、胀、痛感为度。手法要柔和，由轻到重，逐渐加力。

（4）内分泌反射区采用点按法，频率为每分钟60～100次，按摩2～3分钟，以手部反射区出现酸痛感为度。

（5）肝反射区用点按法，频率为每分钟60～100次，按摩2～3分钟。

（6）肾反射区采用推法，反复推60～100次，以反射区局部出现热感为度。

3. 足部全息按摩治疗

反射区：肾上腺、脾、肝、肾、子宫、卵巢、生殖腺、腹腔神经丛、下腹部。

操作：

（1）、（2）、（3）、（4）参见"感冒"的足部全息按摩治疗。

（5）取肾上腺、脾、肝、肾、子宫、卵巢、生殖器、腹腔神经丛、下腹部反射区进行重点刺激。肾上腺、脾、生殖腺反射区用拇指点按 30～40 次，按揉 1 分钟左右，以酸胀或微微疼痛为度；肝、肾、子宫、卵巢、下腹部反射区用拇指推法，由外向内，推 10～20 次；腹腔神经丛用拇指按揉法由外向内，持续 3～5 分钟。

（6）、（7）参见"感冒"的足部全息按摩治疗。

（二十一）痛经

1. 耳部全息按摩治疗

反射区：子宫、内分泌、神门、皮质下、盆腔。

操作：

（1）清洗捏揉：参见"感冒"的耳部全息按摩治疗。

（2）提点按掐：先在子宫、内分泌部施重按轻提手法，反复 10 次，手不离开皮肤，以患者能耐受为度，双耳交替施术。在神门施点按法，持续按 2～3 分钟，力度以中、重度为宜，反复 3～4 次。之后在皮质下、盆腔部施以掐法，至红润为止。

（3）结束搓揉：参见"感冒"的耳部全息按摩治疗。

（4）每日 1 次，每次持续 20 分钟，10 次为 1 疗程，疗程间休息 2 天。

2. 手部全息按摩治疗

反射区：内分泌、子宫、肝、肾。

操作：

（1）、（2）参见"感冒"的手部全息按摩治疗。

（3）首先按揉子宫生殖器反射区，频率为每分钟 120

次，按摩 2~3 分钟；然后在生殖器反射区施以点按法，频率为每分钟 60~100 次，按摩 2~3 分钟，以手部产生酸、胀、痛感为度。手法要由轻到重，逐渐加力。

（4）内分泌反射区采用点按法，频率为每分钟 60~100 次，按摩 2~3 分钟，以手部反射区出现酸痛感为度。

（5）肝、肾反射区施以点揉法，频率为每分钟 60~100 次，操作 3~5 分钟；再采用推法，反复推 60~100 次，至该反射区出现热感为度。

3. 足部全息按摩治疗

反射区：肾上腺、脾、肝、肾、子宫、卵巢、生殖腺、腹腔神经丛、下腹部。

操作：

（1）、（2）、（3）、（4）参见"感冒"的足部全息按摩治疗。

（5）取肾上腺、脾、肝、肾、子宫、卵巢、生殖腺、腹腔神经丛、下腹部反射区进行重点刺激。肾上腺、脾、生殖腺反射区用拇指点按 30~40 次，按揉 1 分钟左右，以酸胀或微微疼痛为度；肝、肾、子宫、卵巢、下腹部反射区用拇指推法，由外向内，推 10~20 次；腹腔神经丛用拇指按揉法，由外向内，持续 3~5 分钟。

（6）、（7）参见"感冒"的足部全息按摩治疗。

（二十二）妊娠呕吐

1. 耳部全息按摩治疗

反射区：食道、贲门。

操作：

（1）清洗捏揉：参见"感冒"的耳部全息按摩治疗。

（2）点按法：在食道、贲门部施重按快放手法，反复10次，以患者能耐受为度，双耳交替施术。在胃、腹部施点压法，不离开皮肤，持续按2~3分钟，力度适中，反复3~4次。

（3）结束搓揉：参见"感冒"的耳部全息按摩治疗。

2. 手部全息按摩治疗

反射区：脾、胃、肝。

操作：

（1）、（2）参见"感冒"的手部全息按摩治疗。

（3）脾反射区先施以按揉法，频率为每分钟60~100次，按揉3~5分钟，手法应柔和深透；然后再施以点法，逐渐加力，点按2~3分钟。

（4）胃反射区采用推法，推至局部产生热感为度。

（5）肝反射区采用点法，力量可稍大，点3~5分钟。

3. 足部全息按摩治疗

反射区：肾上腺、脾、胃、肝、肾、子宫、卵巢。

操作：

（1）、（2）、（3）、（4）参见"感冒"的足部全息按摩治疗。

（5）取肾上腺、脾、胃、肝、肾、子宫、卵巢反射区进行重点刺激。肾上腺、脾反射区用拇指点按30~40次，按揉1分钟左右，以酸胀或微微疼痛为度；胃、肝、肾、子宫、卵巢反射区用拇指推法，由外向内，推10~20次。

（6）、（7）参见"感冒"的足部全息按摩治疗。

附：全息按摩疗法反射区

（一）耳部全息按摩反射区

耳郭就像一个头朝下、臀向上的倒缩在母体子宫中的"胎儿缩影"。其分布规律是头面部相对应全息穴区在耳垂

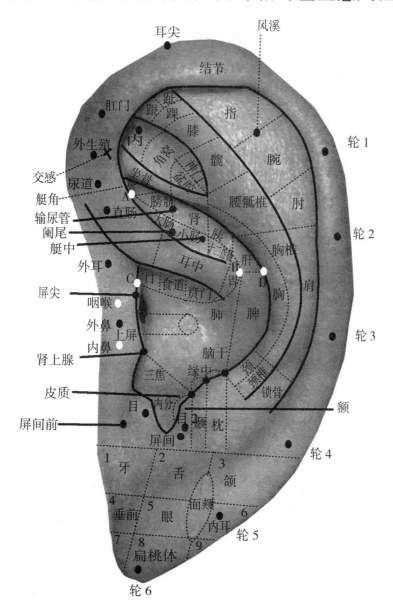

图 6-156 耳部全息反射区（正面）

或耳垂邻近，与上肢对应的全息穴区在耳舟，与躯干或下肢相应的全息穴区在对耳轮和对耳轮上、下脚，与内脏相应的穴位集中在耳甲艇与耳甲腔，消化系统在耳轮脚周围环形排列（图6－156、6－157）。

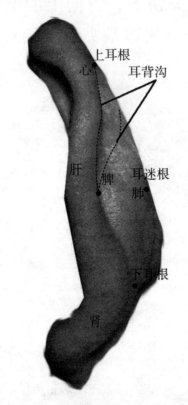

上耳根
心
耳背沟
肝
脾
耳迷根
肺
下耳根
肾

图6－157　耳部全息反射区（背面）

1. 耳轮部分区与耳穴

耳轮分为12区13穴（表6－1）。

耳轮脚为耳轮1区；耳轮脚切迹到对耳轮下脚上缘之间的耳轮分为三等份，自下而上依次为耳轮2区、耳轮3区、耳轮4区；对耳轮下脚上缘到对耳轮上脚前缘之间的耳轮为耳轮5区；对耳轮上脚前缘到耳尖之间的耳轮为耳轮6区；耳尖到耳轮结节上缘为耳轮7区；耳轮结节上缘到耳轮结节下缘为耳轮 8 区；耳轮结节下缘至轮垂切迹之间的耳轮分为 4 等份，自上而下依次为耳轮 9 区、耳轮 10 区、耳轮 11 区和耳轮 12 区。

表 6-1 耳轮穴位

穴 名	定 位	主 治
耳中（HX_1）	在耳轮脚处，即耳轮 1 区	呃逆、荨麻疹、皮肤瘙痒、咯血
直肠（HX_2）	在耳轮脚棘前上方的耳轮处，即耳轮 2 区	便秘、腹泻、脱肛、痔疮
尿道（HX_3）	在直肠上方的耳轮处，即耳轮 3 区	尿频、尿急、尿痛、尿潴留
外生殖器（HX_4）	在对耳轮下脚前方的耳轮处，即耳轮 4 区	睾丸炎、附睾炎、阴道炎、外阴瘙痒
肛门（HX_5）	三角窝前方的耳轮处，即耳轮 5 区	痔疮、肛裂
耳尖前（HX_6）	在耳尖的前部，即耳轮 6 区	发热、结膜炎
耳尖（$HX_{6,7i}$）	在耳郭向前对折的上部尖端处，即耳轮 6、7 区交界处	发热、高血压、急性结膜炎、麦粒肿、痛症、风疹、失眠
耳尖后（HX_7）	在耳尖的后部，即耳轮 7 区	发热、结膜炎
结节（HX_8）	在耳轮结节处，即耳轮 8 区	头晕、头痛、高血压
轮 1（HX_9）	在耳轮结节下方的耳轮处，即耳轮 9 区	扁桃体炎、上呼吸道感染、发热
轮 2（HX_{10}）	在轮 1 区下方的耳轮处，即耳轮 10 区	扁桃体炎、上呼吸道感染、发热
轮 3（HX_{11}）	在轮 2 区下方的耳轮处，即耳轮 11 区	扁桃体炎、上呼吸道感染、发热
轮 4（HX_{12}）	在轮 3 区下方的耳轮处，即耳轮 12 区	扁桃体炎、上呼吸道感染、发热

2. 耳舟部分区与耳穴

耳舟分为6等份，自上而下依次为耳舟1区、2区、3区、4区、5区、6区。总计6区6穴（表6-2）。

表6-2　耳舟穴位

穴　名	定　位	主　治
指（SF_1）	在耳舟上方处，即耳舟1区	甲沟炎、手指疼痛和麻木
腕（SF_2）	在指区的下方处，即耳舟2区	腕部疼痛
风溪（$SF_{1,2i}$）	在耳轮结节前方，指区与腕区之间，即耳舟1、2区交界处	荨麻疹、皮肤瘙痒、过敏性鼻炎、哮喘
肘（SF_3）	在腕区的下方处，即耳舟3区	肱骨外上髁炎、肘部疼痛
肩（$SF_{4,5}$）	在肘区的下方处，即耳舟4、5区	肩关节周围炎、肩部疼痛
锁骨（SF_6）	在肩区的下方处，即耳舟6区	肩关节周围炎

3. 对耳轮部分区与耳穴

对耳轮总计13区14穴（表6-3）。

对耳轮上脚分为上、中、下3等份，下1/3为对耳轮5区，中1/3为对耳轮4区；再将上1/3分为上、下两等份，下1/2为对耳轮3区，再将上1/2分为前后两等份，后1/2为对耳轮2区，前1/2为对耳轮1区；对耳轮下脚分为前、中、后3等份，中、前2/3为对耳轮6区，后1/3为对耳轮7区。将对耳轮体从对耳轮上、下脚分叉处至轮屏切迹分为5等份，再沿对耳轮耳甲缘将对耳轮体分为前1/4和后3/4两部分，前上2/5为对耳轮8区，后上2/5为对耳轮9区，前中2/5为对耳轮10区，后中2/5为对耳轮11区，前下1/5为对耳轮12区，后下1/5为对耳轮13区。

表6-3　对耳轮穴位

穴　名	定　位	主　治
跟（AH$_1$）	在对耳轮上脚前上部，即对耳轮1区	相应部位疾病
趾（AH$_2$）	在耳尖下方的对耳轮上脚后上部，即对耳轮2区	相应部位疾病
踝（AH$_3$）	在趾、跟区下方处，即对耳轮3区	相应部位疾病
膝（AH$_4$）	在对耳轮上脚中1/3处，即对耳轮4区	相应部位疾病
髋（AH$_5$）	在对耳轮上脚的下1/3处，即对耳轮5区	相应部位疾病
坐骨神经（AH$_6$）	在对耳轮下脚的前2/3处，即对耳轮6区	相应部位疾病
交感（AH$_6$a）	在对耳轮下脚前端与耳轮内缘交界处，即对耳轮6区前端	自主神经功能紊乱疾病及胃肠、心、胆、输尿管等疾病
臀（AH$_7$）	在对耳轮下脚的后1/3处，即对耳轮7区	相应部位疾病
腹（AH$_8$）	在对耳轮前部上2/5处，即对耳轮8区	消化系统、盆腔疾病
腰骶椎（AH$_9$）	在腹区后方，即对耳轮9区	相应部位疾病
胸（AH$_{10}$）	在对耳轮体前部中2/5处，即对耳轮10区	胸胁部位疾病
胸椎（AH$_{11}$）	在胸区后方，即对耳轮11区	相应部位疾病
颈（AH$_{12}$）	在对耳轮体前部下1/5处，即对耳轮12区	颈项部疾病
颈椎（AH$_{13}$）	在颈区后方，即对耳轮13区	相应部位疾病

4. 三角窝部分区与耳穴

将三角窝由耳轮内缘至对耳轮上、下脚分叉处分为前、中、后3等份，中1/3为三角窝3区；再将前1/3分为上、中、下3等份，上1/3为三角窝1区，中、下2/3为三角窝2区；再将后1/3分为上、下2等份，上1/2为三角窝4区，下1/2为三角窝5区。总计5区5穴（表6-4）。

表6-4 三角窝穴位

穴　名	定　位	主　治
角窝上（TF₁）	在三角窝前1/3的上部，即三角窝1区	痛经、带下、不孕、阳痿、遗精
内生殖器（TF₂）	在三角窝前1/3的下部，即三角窝2区	妇科、男科病证
角窝中（TF₃）	在三角窝中1/3处，即三角窝3区	肝病等
神门（TF₄）	在三角窝后1/3的上部，即三角窝4区	失眠、多梦、烦躁等
盆腔（TF₅）	在三角窝前1/3的下部，即三角窝5区	盆腔病证

5.耳屏部分区与耳穴

耳屏总计4区9穴（表6-5）。耳屏外侧面分为上、下2等份，上部为耳屏1区，下部为耳屏2区。将耳屏内侧面分为上、下2等份，上部为耳屏3区，下部为耳屏4区。

表6-5 耳屏穴位

穴　名	定　位	主　治
上屏（TG₁）	在耳屏外侧面上1/2处，即耳屏1区	咽炎、单纯性肥胖症
下屏（TG₂）	在耳屏外侧面下1/2处，即耳屏2区	鼻炎、单纯性肥胖症
外耳（TG₁ᵤ）	在屏上切迹前方近耳轮部，即耳屏1区上缘处	各类耳病，如耳鸣、眩晕等
屏尖（TG₁ₚ）	在耳屏游离缘上部尖端，即耳屏1区后缘处	炎症、痛症
外鼻（TG₁,₂ᵢ）	在耳屏外侧面中部，即耳屏1、2区之间	各类鼻病，如鼻渊等
肾上腺（TG₂ₚ）	在耳屏游离缘下部尖端，即耳屏2区后缘处	低血压、昏厥、无脉症等
咽喉（TG₃）	在耳屏内侧面上1/2处，即耳屏3区	咽喉肿痛
内鼻（TG₄）	在耳屏内侧面下1/2处，即耳屏4区	各类鼻病，如鼻渊、鼻塞流涕等
屏间前（TG₂ᵢ）	在屏间切迹前方耳屏最下部，即耳屏2区下缘处	鼻咽炎、口腔炎

6. 对耳屏部分区与耳穴

对耳屏总计4区8穴（表6-6）。由对屏尖及对屏尖至轮屏切迹连线之中点，分别向耳垂上线作两条垂线，将对耳屏外侧面及其后部分成前、中、后3区，前为对耳屏1区、中为对耳屏2区、后为对耳屏3区。对耳屏内侧面为对耳屏4区。

表6-6　对耳屏穴位

穴　名	定　位	主　治
额（AT_1）	在对耳屏外侧面的前部，即对耳屏1区	额窦炎、头痛、头晕、失眠、多梦
屏间后（AT_{1i}）	在屏间切迹后方对耳屏前下部，即对耳屏1区下缘处	眼病
颞（AT_2）	在对耳屏外侧面的中部，即对耳屏2区	偏头痛
枕（AT_3）	在对耳屏外侧面的后部，即对耳屏3区	头痛、眩晕、哮喘、癫痫、神经衰弱
皮质下（AT_4）	在对耳屏内侧面，即对耳屏4区	痛症、间日疟、神经衰弱、假性近视、胃溃疡、腹泻、高血压病、冠心病、心律失常
对屏尖（$AT_{1,2,4i}$）	在对耳屏游离缘的尖端，即对耳屏1、2、4区交点处	哮喘、腮腺炎、皮肤瘙痒、睾丸炎、附睾炎
缘中（$AT_{2,3,4i}$）	在对耳屏游离缘上，对屏尖与轮屏切迹之中点处，即对耳屏2、3、4区交点处	遗尿、内耳眩晕症、功能性子宫出血
脑干（$AT_{3,4i}$）	在轮屏切迹处，即对耳屏3、4区之间	头痛、眩晕、假性近视

7. 耳甲部分区与耳穴

耳甲总计18区21穴（表6-7）。

表6-7 耳甲穴位

穴 名	定 位	主 治
口（CO_1）	在耳轮脚下方前 1/3 处，即耳甲1区	面瘫、口腔炎、胆囊炎、胆石症、戒断综合征、牙周炎、舌炎
食道（CO_2）	在耳轮脚下方中 1/3 处，即耳甲2区	食道炎、食道痉挛
贲门（CO_3）	在耳轮脚下方后 1/3 处，即耳甲3区	贲门痉挛、神经性呕吐
胃（CO_4）	在耳轮脚消失处，即耳甲4区	胃炎、胃溃疡、失眠、牙痛、消化不良、恶心呕吐
十二指肠（CO_5）	在耳轮脚及部分耳轮与AB线之间的后 1/3 处，即耳甲5区	十二指肠球部溃疡、胆囊炎、胆石症、幽门痉挛、腹胀、腹泻、腹痛
小肠（CO_6）	在耳轮脚及部分耳轮与AB线之间的中 1/3 处，即耳甲6区	消化不良、腹痛、心动过速、心律不齐
大肠（CO_7）	在耳轮脚及部分耳轮与AB线之间的前 1/3 处，即耳甲7区	腹泻、便秘、痢疾、咳嗽、痤疮
阑尾（$CO_{6,7i}$）	在小肠区与大肠区之间，即耳甲6、7区交界处	单纯性阑尾炎、腹泻、腹痛
艇角（CO_8）	在对耳轮下脚下方前部，即耳甲8区	前列腺炎、尿道炎
膀胱（CO_9）	在对耳轮下脚下方中部，即耳甲9区	膀胱炎、遗尿、尿潴留、腰痛、坐骨神经痛、后头痛
肾（CO_{10}）	在对耳轮下脚下方后部，即耳甲10区	腰痛、耳鸣、神经衰弱、水肿、哮喘、遗尿症、月经不调、遗精、阳痿、早泄、眼病、五更泻
输尿管（$CO_{9,10i}$）	在肾区与膀胱区之间，即耳甲9、10区交界处	输尿管结石
胰、胆（CO_{11}）	在耳甲艇的后上部，即耳甲11区	胆囊炎、胆石症、胆道蛔虫症、偏头痛、带状疱疹、中耳炎、耳鸣、听力减退、胰腺炎、口苦、胁痛

（续表）

穴　名	定　位	主　治
肝（CO$_{12}$）	在耳甲艇的后下部，即耳甲 12 区	胁痛、眩晕、经前期紧张症、月经不调、更年期综合征、高血压病、假性近视、单纯性青光眼、目赤肿痛
艇中（CO$_{6,10i}$）	在小肠区与肾区之间，即耳甲 6、10 区交界处	腹痛、腹胀、腮腺炎
脾（CO$_{13}$）	在 BD 线下方，耳甲腔的后上部，即耳甲 13 区	腹胀、腹泻、便秘、食欲不振、功能性子宫出血、白带过多、内耳眩晕症、水肿、痿证、内脏下垂
心（CO$_{15}$）	在耳甲腔正中凹陷处，即耳甲 15 区	心动过速、心律不齐、心绞痛、无脉症、自汗盗汗、癔病、口舌生疮、心悸怔忡、失眠、健忘
气管（CO$_{16}$）	在心区与外耳门之间，即耳甲 16 区	咳嗽、气喘、急慢性咽炎
肺（CO$_{14}$）	在心、气管区周围处，即耳甲 14 区	咳喘、胸闷、声音嘶哑、痤疮、皮肤瘙痒、荨麻疹、便秘、戒断综合征、自汗盗汗、鼻炎
三焦（CO$_{17}$）	在外耳门后下，肺与内分泌区之间，即耳甲 17 区	便秘、腹胀、水肿、耳鸣、耳聋、糖尿病
内分泌（CO$_{18}$）	在屏间切迹内，耳甲腔的底部，即耳甲 18 区	痛经、月经不调、更年期综合征、痤疮、间日疟、糖尿病

为了便于取穴，将耳甲用标志点、线分为 18 个区。在耳轮的内缘上，设耳轮脚切迹至对耳轮下脚间中、上 1/3 交界处为 A 点；在耳甲内，由耳轮脚消失处向后作一水平线与对耳轮耳甲缘相交，设交点为 D 点；设耳轮脚消失处至 D 点连线中、后 1/3 交界处为 B 点；设外耳道口后缘上 1/4 与下 3/4 交界处为 C 点；从 A 点向 B 点作一条与对耳轮耳甲艇缘弧度大体相仿的曲线 AB；从 B 点向 C 点作一条与耳轮脚下缘弧度大体相仿的曲线 BC。

将 BC 线前段与耳轮脚下缘间分成 3 等份，前 1/3 为耳甲 1 区，中 1/3 为耳甲 2 区，后 1/3 为耳甲 3 区。ABC线前方，耳轮脚消失处为耳甲 4 区。将 AB 线前段与耳轮脚上缘及部分耳轮内缘间分成 3 等份，后 1/3 为 5 区，中 1/3 为 6 区，前 1/3 为 7 区。

将对耳轮下脚下缘前、中 1/3 交界处与 A 点连线，该线前方的耳甲艇部为耳甲 8 区。将 AB 线前段与对耳轮下脚下缘间耳甲 8 区以后的部分，分为前、后 2 等份，前 1/2 为耳甲 9 区，后 1/2 为耳甲 10 区。在 AB 线后段上方的耳甲艇部，将耳甲 10 区后缘与 BD 线之间分成上、下 2 等份，上 1/2 为耳甲 11 区，下 1/2 为耳甲 12 区。由轮屏切迹至 B 点作连线，该线后方、BD 线下方的耳甲腔部为耳甲 13 区。以耳甲腔中央为圆心，圆心与 BC 线间距离的 1/2 为半径作圆，该圆形区域为耳甲 15 区。过 15区最高点及最低点分别向外耳门后壁作两条切线，切线间为耳甲 16 区。15、16 区周围为耳甲 14 区。将外耳门的最低点与对耳屏耳甲缘中点相连，再将该线下的耳甲腔部分为上、下 2 等份，上 1/2 为耳甲 17 区，下 1/2 为耳甲 18 区。

8. 耳垂部分区与耳穴

耳垂总计 9 区 8 穴（表 6-8）。在耳垂上线至耳垂下缘最低点之间划两条等距离平行线，于该平行线上引两条垂直等分线，将耳垂分为 9 个区，上部由前到后依次为耳垂 1 区、2 区、3 区；中部由前到后依次为耳垂 4 区、5区、6 区；下部由前到后依次为耳垂 7 区、8 区、9 区。

表6-8 耳垂穴位

穴 名	定 位	主 治
牙（LO_1）	在耳垂正面前上部，即耳垂1区	牙痛、牙周炎、低血压
舌（LO_2）	在耳垂正面中上部，即耳垂2区	舌炎、口腔炎
颌（LO_3）	在耳垂正面后上部，即耳垂3区	牙痛、颞颌关节功能紊乱症
垂前（LO_4）	在耳垂正面前中部，即耳垂4区	神经衰弱、牙痛
眼（LO_5）	在耳垂正面中央部，即耳垂5区	假性近视、目赤肿痛、迎风流泪
内耳（LO_6）	在耳垂正面后中部，即耳垂6区	内耳眩晕症、耳鸣、听力减退
面颊（$LO_{5,6i}$）	在耳垂正面，眼区与内耳区之间，即耳垂5、6区交界处	周围性面瘫、三叉神经痛、痤疮、扁平疣
扁桃体（$LO_{7,8,9}$）	在耳垂正面下部，即耳垂7、8、9区	扁桃体炎、咽炎

9. 耳背及耳根部分区与耳穴

耳背及耳根总计5区9穴（表6-9）。分别过对耳轮上、下脚分叉处耳背对应点和轮屏切迹耳背对应点作两条水平线，将耳背分为上、中、下3部，上部为耳背1区，下部为耳背5区；再将中部分为内、中、外3等份，内1/3为耳背2区，中1/3为耳背3区，外1/3为耳背4区。

表6-9 耳背及耳根穴位

穴 名	定 位	主 治
耳背心（P_1）	在耳背上部，即耳背1区	心悸、失眠、多梦
耳背肺（P_2）	在耳背中内部，即耳背2区	咳喘、皮肤瘙痒
耳背脾（P_3）	在耳背中央部，即耳背3区	胃痛、消化不良、食欲不振、腹胀、腹泻
耳背肝（P_4）	在耳背中外部，即耳背4区	胆囊炎、胆石症、胁痛
耳背肾（P_5）	在耳背下部，即耳背5区	头痛、眩晕、神经衰弱

（续表）

穴　名	定　位	主　治
耳背沟（P$_s$）	在对耳轮沟和对耳轮上、下脚沟处	高血压病、皮肤瘙痒
上耳根（R$_1$）	在耳郭与头部相连的最上处	鼻衄、哮喘
耳迷根（R$_2$）	在耳轮脚沟的耳根处	胆囊炎、胆石症、胆道蛔虫症、鼻炎、心动过速、腹痛、腹泻
下耳根（R$_3$）	在耳郭与头部相连的最下处	低血压、下肢瘫痪

注：大写字母标示该穴位所在解剖分区英文缩写；下标数字为该穴位所在分区编号；下标字母代表含义分别为：i—两穴区交界，a—该穴区前端，p—该穴区后缘，l—该穴区下缘，u—该穴区上缘。

（二）手部全息按摩反射区

手部反射区基本上是与人体解剖位置相一致的，是按人体实际位置上下、左右、前后顺序有规律排列的。有广义与狭义之分，广义的手部反射区包括手部人体反应点，狭义的手部反射区专指人体脏腑器官在手部的反射区域（图 6－158、6－159）。下面对后者加以介绍。

1. 大脑（头部）

【定位】双手掌侧，十指末节螺纹面。

【主治】头痛、头晕、头昏、失眠、高血压、中风、脑血管病、神经衰弱等。

2. 额窦

【定位】双手掌面，十指顶端约 1cm 范围。左额窦反射区在右手，右额窦反射区在左手。

【主治】头痛、头晕、失眠，以及眼、耳、鼻、鼻窦疾患。

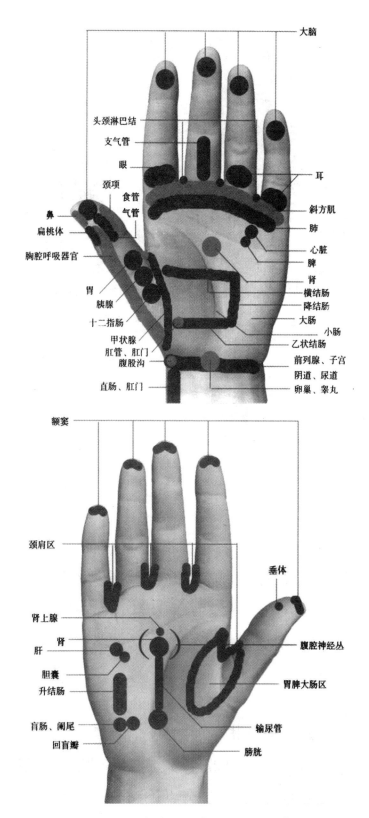

大脑

头颈淋巴结
支气管
眼
颈项
食管
气管

鼻
扁桃体
胸腔呼吸器官
胃
胰腺
十二指肠
甲状腺
肛管、肛门
腹股沟
直肠、肛门

耳
斜方肌
肺
心脏
脾
肾
横结肠
降结肠
大肠
小肠
乙状结肠
前列腺、子宫
阴道、尿道
卵巢、睾丸

额窦

颈肩区

肾上腺
肾
肝
胆囊
升结肠
盲肠、阑尾
回盲瓣

垂体
腹腔神经丛
胃脾大肠区
输尿管
膀胱

图 6-158　手部全息按摩反射区（手掌面）

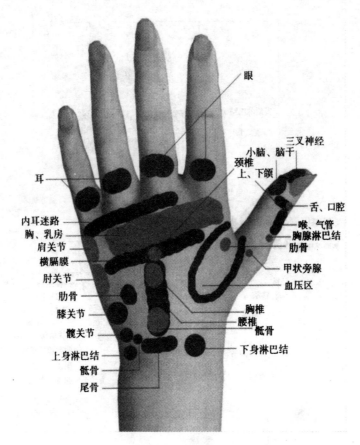

眼

三叉神经

小脑、脑干
颈椎
上、下颌

舌、口腔

喉、气管
胸腺淋巴结
肋骨

甲状旁腺

血压区

耳

内耳迷路
胸、乳房
肩关节
横膈膜

肘关节

肋骨

膝关节

髋关节

胸椎
腰椎
骶骨

下身淋巴结

上身淋巴结
骶骨
尾骨

图6-159　手部全息按摩反射区（手背面）

3. 小脑、脑干

【定位】双手掌侧，拇指指腹尺侧面，即拇指末节指骨体近心端1/2尺侧缘。左小脑、脑干反射区在右手，右小脑、脑干反射区在左手。

【主治】头痛、眩晕、失眠、记忆力减退、震颤麻痹等。

4. 垂体

【定位】双手拇指指腹中央，在大脑反射区深处。

【主治】甲状腺、甲状旁腺、肾上腺、性腺等功能失调，小儿生长发育不良，更年期综合征，骨质疏松，心脏病，高血压，低血压，贫血等。

5. 三叉神经

【定位】双手掌面，拇指指腹尺侧缘远端，即拇指末节指腹远端 1/2 尺侧缘。左三叉神经反射区在右手，右三叉神经反射区在左手。

【主治】偏头痛、牙痛、眼眶痛、面神经麻痹、三叉神经痛。

6. 眼

【定位】双手手掌和手背第 2、3 指指根部。左眼反射区在右手，右眼反射区在左手。

【主治】胃炎、胃神经官能症。

7. 耳

【定位】双手手掌和手背第 4、5 指指根部。左耳反射区在右手，右手反射区在左手。

【主治】中耳炎、耳聋、眩晕、晕车、晕船等。

8. 内耳迷路（平衡器官）

【定位】双手背侧，第 3、4、5 掌指关节之间，第 3、4、5 指根部结合部。

【主治】头晕、晕车、晕船、耳鸣、高血压、低血压、平衡障碍等。

9. 鼻

【定位】双手掌侧拇指末节指腹桡侧面的中部。右鼻反射区在左手，左鼻反射区在右手。

【主治】鼻炎、鼻窦炎、鼻出血、鼻息肉、上呼吸道感染、头痛、头晕。

10. 喉、气管

【定位】双手拇指近节指背侧中央。

【主治】气管炎、咽喉炎、咳嗽、气喘、声音嘶哑等。

11. 舌、口腔

【定位】双手拇指背侧，指间关节横纹的中央处。

【主治】口舌生疮、味觉异常、口腔溃疡、口干唇裂、口唇疱疹等。

12. 扁桃体

【定位】双手拇指近节指背侧正中线肌腱的两侧，也就是喉、气管反射区的两侧。

【主治】扁桃腺炎、上呼吸道感染、发热等。

13. 上、下颌

【定位】双手拇指背侧，拇指指间关节横纹与上、下最近皱纹之间的带状区域。横纹远侧为上颌，横纹近侧为下颌。

【主治】龋齿、牙周炎、牙龈炎、牙痛、口腔溃疡、颞下颌关节炎、打鼾等。

14. 颈项

【定位】双手拇指近节掌侧和背侧。

【主治】颈项酸痛、颈项僵硬、落枕、颈椎病、高血压、消化道疾病等。

15. 斜方肌

【定位】手掌侧面，在眼、耳反射区下方，呈一横带状区域。

【主治】颈、肩、背部疼痛，落枕，颈椎病等。

16. 胸、乳房

【定位】手背第2、3、4掌骨的远端。

【主治】胸部疾患、各种肺病、食管病证、心脏病、乳房疾患、胸闷、乳汁不足、胸部软组织损伤、重症肌无力等。

17. 心脏

【定位】左手尺侧，手掌及手背部第4、5掌骨之间，近掌骨头处。

【主治】心脏疾病、高血压、失眠、盗汗、口舌生疮、肺部疾病等。

18. 肺、支气管

【定位】肺反射区位于双手掌侧，横跨第2、3、4、5掌骨，靠近掌指关节区域。支气管反射区位于中指第3节指骨。中指根部为反射敏感点。

【主治】肺与支气管疾患（如肺炎、支气管炎、肺结核、哮喘、胸闷等）、鼻炎、皮肤病、心脏病、便秘、腹泻等。

19. 膈、横膈膜

【定位】双手背侧，横跨第2、3、4、5掌骨中点的带状区域。

【主治】呃逆、腹痛、恶心、呕吐等。

20. 肝

【定位】右手的掌侧及背侧，第4、5掌骨体中点之间。

【主治】肝脏疾患（如肝区不适、肝炎、肝硬化等）、消化系统疾患（腹胀、腹痛、消化不良等）、血液系统疾患、高脂血症、肾脏疾患、眼病、眩晕、扭伤、指甲疾患等。

21. 胆囊

【定位】右手的掌侧和背侧，第4、5掌骨之间，紧靠肝反射区的腕侧第4掌骨处。

【主治】胆囊炎、胆石症、胆道蛔虫症、厌食、消化不良、高脂血症、胃肠功能紊乱、失眠、皮肤病、痤疮。

22. 头颈淋巴结

【定位】各手指间根部凹陷处，手掌和手背均有头颈淋巴结反射区。

【主治】眼、耳、鼻、舌、口腔、牙齿等疾病，淋巴结肿大，甲状腺肿大及免疫功能低下。

23. 甲状腺

【定位】双手掌侧第1掌骨近心端起至第1、2掌骨之间转向拇指尖方向至虎口边缘连成带状区域。转弯处为反射区敏感点。

【主治】甲状腺功能亢进、心悸、失眠、烦躁、肥胖、小儿生长发育不良等。

24. 甲状旁腺

【定位】在双手桡侧第1掌指关节背部凹陷处。

【主治】甲状旁腺功能低下或亢进、佝偻病、心脏病、各种过敏性疾患、腹胀、白内障、心悸、失眠、癫痫。

25. 胸腺淋巴结

【定位】第1掌指关节尺侧。

【主治】各种炎症、发热、囊肿、癌症、子宫肌瘤、乳腺炎、乳房肿块、胸痛、免疫力低下。

26. 上身淋巴结

【定位】双手背部尺侧，手背腕骨与尺骨之间的凹陷中。

【主治】各种炎症、发热、囊肿、子宫肌瘤、免疫力低下、癌症等。

27. 脾

【定位】左手掌侧第4、5掌骨间（中段远端），膈反射区与横结肠反射区之间。

【主治】发热、贫血、高血压、肌肉酸痛、舌炎、唇炎、食欲不振、消化不良、皮肤病等。

28. 下身淋巴结

【定位】手背桡侧缘，手背腕骨与前臂桡骨之间的凹陷处。

【主治】各种炎症、发热、水肿、囊肿、子宫肌瘤、蜂窝组织炎、免疫力低下。

29. 腹腔神经丛

【定位】双手掌侧第2、3掌骨及第3、4掌骨之间，肾反射区的两侧。

【主治】胃肠功能紊乱、腹胀、腹泻、胸闷、呃逆、烦躁、失眠、头痛、更年期综合征、生殖系统疾患等。

30. 肾上腺

【定位】双手掌侧第2、3掌骨之间，距离第2、3掌骨头1.5~2cm处。

【主治】肾上腺功能亢进或低下、各种感染、过敏性疾患、哮喘、风湿病、心律不齐、昏厥、糖尿病、生殖系统疾患等。

31. 肾

【定位】双手掌中央，相当于劳宫穴处。

【主治】急慢性肾炎、肾结石、肾功能不全、尿路结石、高血压、慢性支气管炎、眩晕、耳鸣、水肿、前列腺炎、前列腺增生等。

32. 输尿管

【定位】双手掌中部，肾反射区与膀胱反射区之间的带状区域。

【主治】输尿管结石、尿路感染、肾积水、高血压、动脉硬化。

33. 膀胱

【定位】掌下方，大、小鱼际交接处的凹陷中，其下为头状骨骨面。

【主治】肾、输尿管、膀胱等泌尿系统疾患。

34. 卵巢、睾丸

【定位】双手掌腕横纹中点处，相当于大陵穴处。

【主治】性功能低下、不孕症、不育症、月经不调、前列腺增生、子宫肌瘤等。

35. 前列腺、子宫、阴道、尿道

【定位】双手掌侧横纹中点两侧的带状区域。

【主治】前列腺炎、前列腺增生、尿路感染、尿道炎、阴道炎。

36. 腹股沟

【定位】双手掌侧腕横纹的桡侧端，桡骨头凹陷处。相当于太渊穴处。

【主治】生殖系统疾患、性功能低下、前列腺增生、年老体弱等。

37. 食管、气管

【定位】双手拇指近节指骨桡侧，赤白肉际处。

【主治】食管肿瘤、食管炎症、气管疾患等。

38. 胃

【定位】双手第1掌骨体远端。

【主治】胃炎、胃溃疡、胃下垂等胃部疾患，消化不良，胰腺炎，糖尿病，胆囊疾患等。

39. 胰腺

【定位】双手胃反射区与十二指肠反射区之间，第1掌骨体中部。

【主治】胰腺炎、胰腺肿瘤、消化不良、糖尿病等。

40. 十二指肠

【定位】双手掌侧，第1掌骨体近端，胰反射区下方。

【主治】十二指肠炎、十二指肠溃疡、食欲不振、腹胀、消化不良等。

41. 小肠

【定位】双手掌心结肠各反射区及直肠反射区所包围的区域。

【主治】小肠炎症、腹泻、肠功能紊乱、消化不良、心律失常、失眠、贫血等。

42. 大肠

【定位】双手掌侧中、下部分。自右手掌尺侧手腕骨前缘起，顺右手掌第4、5掌骨间隙向手指方向上行，至第5掌骨体中段，约与虎口水平位置齐平时转向桡侧，平行通过第4、3、2掌骨体中段；按至左手第2、3、4掌骨体中段，转至手腕方向，沿第4、5掌骨之间至腕掌关节止。包含盲肠、阑尾、回盲瓣、升结肠、横结肠、降结肠、乙状结肠、肛管、肛门各区。

【主治】腹胀、便秘、消化不良、阑尾炎、结肠炎、腹痛、结肠肿瘤、直肠炎、乙状结肠炎、痔疮、肛裂等。

43. 盲肠、阑尾

【定位】右手掌侧，第4、5掌骨底与腕骨结合部近尺侧。

【主治】腹泻、腹胀、便秘、消化不良、阑尾炎及其术后腹痛等。

44. 回盲瓣

【定位】右手掌侧，第4、5掌骨底与腕骨结合部近桡侧，盲肠、阑尾反射区稍上方。

【主治】下腹胀气、腹痛等。

45. 升结肠

【定位】右手掌侧，第4、5掌骨之间，腕掌关节结合部的盲肠阑尾、回盲瓣反射区至第4、5掌骨体中部，约平虎口水平位置之间的带状区域。

【主治】腹泻、腹痛、便秘、结肠炎、结肠肿瘤等。

46. 横结肠

【定位】右手掌侧，升结肠反射区至虎口之间的带状区域；左手掌侧与右手相对应的区域，其尺侧接降结肠反射区。

【主治】腹泻、腹痛、便秘、结肠炎等。

47. 降结肠

【定位】左手掌侧，平虎口水平位置，第4、5掌骨之间至腕骨之间的带状区域。

【主治】腹泻、腹痛、便秘、结肠炎等。

48. 乙状结肠

【定位】左手掌侧，第5掌骨底与钩骨交接的腕掌关节处至第1、2掌骨结合部的带状区域。

【主治】直肠炎、直肠癌、便秘、结肠炎、乙状结肠炎等。

49. 肛管、肛门

【定位】左手掌侧，第2腕掌关节处，乙状结肠反射区的末端。

【主治】肛门周围炎、痔疮、肛裂、便血、便秘、脱肛等。

50. 直肠、肛门

【定位】双上肢前臂桡侧远端约3横指的带状区域。

【主治】痔疮、肛裂、便血、便秘、脱肛等。

51. 脊柱

【定位】手背第1、2、3、4、5掌骨体均为脊柱反射区。

【主治】颈椎病、落枕、背部不适、腰痛、腰肌劳损、腰椎间盘突出症等。

52. 颈椎

【定位】双手各指近节指骨背侧近桡侧，以及各掌骨背侧远端约占整个掌骨体的1/5。

【主治】颈椎病、落枕、颈椎酸痛或僵硬等。

53. 胸椎

【定位】双手背侧，各掌骨远端约占整个掌骨体的1/2。

【主治】颈、肩、背部软组织损伤，循环和呼吸疾病引起的胸痛、胸闷等，胸椎病变。

54. 腰椎

【定位】双手背侧，各掌骨近端约占整个掌骨体的1/2。

【主治】腰酸背痛、急性腰扭伤、慢性腰肌劳损、腰椎骨质增生、腰椎间盘突出症等各种腰椎病变、坐骨神经痛等。

55. 骶骨

【定位】手背侧，各腕骨关节结合处。

【主治】坐骨神经痛、腰骶劳损、便秘等。

56. 尾骨

【定位】手背侧，腕背横纹区域。

【主治】骶尾骨部损伤、疼痛等。

57. 肋骨

【定位】双手背侧，内侧肋骨反射区位于第2掌骨体中部偏远端的桡侧；外侧肋骨反射区位于第4、5掌骨之间，近掌骨底的凹陷中。

【主治】肋骨病变、肋软骨炎、肋膜炎、胸闷、胸痛、胸膜炎、胸肋疼痛等。

58. 肩关节

【定位】第5掌指关节尺侧凹陷处。手背部为肩前反射区，赤白肉际处为肩中部反射区，手掌部为肩后部反射区。

【主治】肩关节周围炎、肩部损伤、肩峰下滑囊炎等肩部疾患。

59. 肘关节

【定位】手背侧，第5掌骨体中部尺侧处。

【主治】网球肘、学生肘、矿工肘等肘部病痛，髌上滑囊炎、半月板损伤、侧副韧带损伤、增生性关节炎等膝部疾患。

60. 髋关节

【定位】双手背侧，尺骨和桡骨茎突骨面的周围。

【主治】髋关节疼痛、坐骨神经痛、肩关节疼痛、腰背痛等。

61. 膝关节

【定位】第5掌骨近端尺侧缘与腕骨所形成的凹陷处。手背部为膝前部，赤白肉际处为膝两侧部，手掌部为膝后部。

【主治】膝关节病变和肘关节病变。

62. 颈肩区

【定位】双手各指根部近节指骨的两侧及各掌指关节结合部。手背面为颈肩后区，手掌面为颈肩前区。

【主治】颈椎病、肩周炎等各种颈肩部病痛。

63. 胸腔呼吸器官区

【定位】手掌侧，拇指指间关节横纹至腕横纹之间的区域。

【主治】胸闷、咳嗽、气喘等呼吸系统病证。

64. 胃脾大肠区

【定位】手掌面，第1、2掌骨之间的椭圆形区域。

【主治】消化不良、食欲不振、腹胀、腹泻、贫血、皮肤病等。

65. 血压区

【定位】手背，由第 1 掌骨、阳溪穴、第 2 掌骨所包围的区域及食指近节指骨近端 1/2 的桡侧。

【主治】高血压、低血压、头痛、眩晕、呕吐、发热、胃痛、便秘等。

（三）足部全息按摩反射区

把双足并拢在一起，可以看成是个屈腿盘坐的人形。足背是人形的正面。人体各部位和器官在对应区的位置，是与人体内实际位置的上下、左右、前后顺序排列相一致的。足趾相当于头部，所以大脑、小脑、延脑、脑垂体的反射区都在拇趾上。5 个足趾端都有额窦的反射区。趾根部相当于人的颈部。足跟部分相当于臀部（盆腔）。生殖器官的反射区就在足跟部。如是把人从鼻尖到肚脐划一条中线，这条线把人分成左右两半，脊柱居中，故占据足内侧。从前到后是颈、胸、腰、骶和尾骨。上下腭、鼻、气管、膀胱、子宫、尿道、肛门等都是中央器官，也在足内侧，人的心和脾在左侧，故反射区也在左足。肝脏和胆囊的反射区在右足。胃、胰脏、十二指肠在足底内侧。小肠、大肠反射区双足都有。凡是成双的脏腑器官，如肺、肾脏、卵巢、睾丸、眼和耳等，在双足是对称的。但是头部相应器官的反射区都在对侧，如左眼、左鼻的反射区在右脚。因足背是人的正面，所以面部的反射区，都分布在拇趾或其余四趾的背面。人体胸部反射区在左右足背占据较大的位置，在足底位于脚掌的前部。从脚的侧面看相当于一个人的侧位像。大拇趾相当于头部，拇趾背侧为面部，拇趾跖面（掌面）为头后部，拇趾根部相当于颈，向下依次是胸、腰、骶、臀等部位，踝关节相当于髋关节等。对人体来说，头部的方向为上，脚的方向为下；对脚部来说，脚背为上，脚底为下；脚趾为前，足跟为后；拇趾一侧为内，小趾一侧为外。

1. 足底反射区（图6－160）

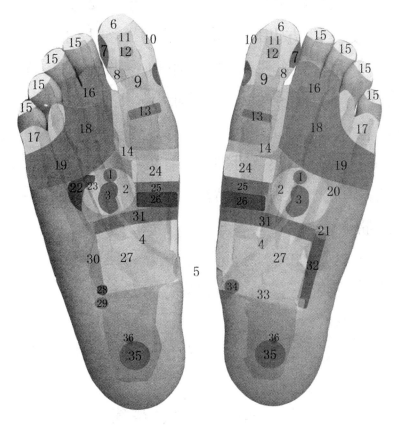

图6－160　足部全息按摩反射区（足底）

（1）肾上腺

【定位】双脚掌第2、3跖骨颈之间，足底部"人"字形交叉点后方凹陷处。

【主治】心律不齐、昏厥、炎症、过敏、哮喘、风湿性关节炎、肾上腺皮质功能不全等。

（2）腹腔神经丛

【定位】在肾反射区的周围，呈环形。

【主治】神经性胃肠病证、腹胀、腹泻、气闷、烦躁等。

（3）肾

【定位】双脚掌第 2、3 跖骨近 1/2 处，位于脚掌"人"字形交叉后方凹陷处向足跟延长约 1 寸处。

【主治】各种肾脏疾患（如急慢性肾炎、肾功能不全、肾结石、泌尿系感染）、高血压、风湿性关节炎等。

（4）输尿管

【定位】肾反射区与膀胱反射区之间，呈弧形连线。

【主治】输尿管结石、肾积水、排尿困难和毒血症等。

（5）膀胱

【定位】双脚底内侧，舟骨下方稍突起处。

【主治】膀胱炎、尿道炎和泌尿系结石等。

（6）额窦

【定位】双脚拇趾尖端，右侧额窦反射区在左脚，左侧额窦反射区在右脚。

【主治】头痛、头晕、失眠、鼻窦炎、发烧、眼病、鼻病、脑震荡和脑中风等。

（7）三叉神经

【定位】双脚拇趾末节外侧上中段，在小脑反射区上前方，右侧三叉神经反射区在左脚，左侧三叉神经反射区在右脚。

【主治】偏头痛、面神经麻痹、神经痛、腮腺炎、耳病、鼻咽癌和面颊部疾患等。

（8）小脑和脑干

【定位】双脚拇趾趾腹外侧下 1/4 处，左半部小脑反射区在右脚，右半部小脑反射区在左脚。

【主治】头痛、失眠、高血压、脑震荡、脑肿瘤、共济失调、小儿多动症和脑干损伤等。

（9）颈项

【定位】双脚拇趾根部横纹处，敏感点在跖面外侧。

【主治】落枕、颈部酸痛、颈部僵硬、颈部软组织损伤、高血压和颈椎综合征等。

（10）鼻

【定位】双脚拇趾第二趾骨内侧凹陷处。右鼻反射区在左脚，左鼻反射区在右脚。

【主治】鼻塞、鼻炎、鼻出血、鼻窦炎等鼻部及上呼吸道疾患。

（11）大脑

【定位】双脚拇趾末节掌面的全部。右侧大脑反射区在左脚，左侧大脑反射区在右脚。

【主治】头痛、头晕、头重、失眠、高血压、脑中风、视觉受损和脑血栓等。

（12）脑垂体

【定位】双脚拇趾趾腹正中央，在脑部反射区深部。

【主治】内分泌失调、小儿发育不良、遗尿、更年期综合征和肥胖症等。

（13）食道和气管

【定位】双脚从第 1 跖骨头垂直向下至胃的带状区。

【主治】食道疾患，如食道炎、饭后食物返流、食道憩室以及"梅核气"。

（14）甲状腺

【定位】双足底第1跖骨的跖骨颈内侧至第1、2近节趾骨间。

【主治】甲状腺功能亢进、甲状腺分泌不足、失眠、心悸、情绪不稳、肥胖症等。

（15）额窦

【定位】双脚第2~5趾趾腹顶端。左额窦反射区在右足趾端，右额窦反射区在左足趾端。

【主治】头痛、头晕、失眠、眼部疲劳、鼻窦炎等。

（16）眼

【定位】双脚第2、3趾根部的下面和侧面，趾根两侧偏下处为敏感点。右眼反射区在左脚，左眼反射区在右脚。

【主治】结膜炎、角膜炎、近视、远视、花眼、青光眼、白内障、眼底出血等。

（17）耳

【定位】双脚第4、5趾双侧，掌面根部。第5趾骨外侧敏感点位于趾根下方，其他三点在趾根侧面和跖面交界处。右耳反射区在左脚。左耳反射区在右脚。

【主治】各种耳病（耳鸣、耳聋、重听）和鼻咽部疾病。

（18）斜方肌

【定位】双足底，在眼、耳反射区后方，呈一条横带状。斜方肌反射区在同侧脚。

【主治】颈肩酸痛、手无力、手酸麻、落枕等。

（19）肺和支气管

【定位】双脚斜方肌反射区后方，自甲状腺反射区向外呈横形带状到脚底外侧，肩反射区处。肺反射区在同侧脚。支气管在肺区外下和与第 3 趾相对处。

【主治】肺部及支气管疾患，如肺炎、支气管炎、哮喘、肺结核、肺气肿、胸闷等。

（20）心

【定位】左脚掌第 4、5 跖骨头颈间，肺反射区后方，一部分被肺反射区遮盖。

【主治】心脏病，如心绞痛、心肌梗死的恢复期、心力衰竭的恢复期、心律不齐、心功能不全等循环系统疾病。

（21）脾

【定位】左脚掌第 4、5 跖骨间近基底部，心下方。

【主治】贫血、食欲不振、消化不良、发烧、炎症、皮肤病等。

（22）肝

【定位】右脚掌第 4、5 趾骨上半部，前方与肺反射区重叠一部分。

【主治】肝脏疾患，如肝硬化、肝肿大、肝功能异常等。

（23）胆囊

【定位】右脚掌第 3、4 跖骨上部，肝脏反射区内缘。

【主治】胆囊疾患，如胆结石、黄疸病、胆囊炎等。

（24）胃

【定位】双脚掌第 1 跖趾关节下方，即第 1 跖骨体前中部。

【主治】胃部疾患，如恶心、呕吐、胃痛、胃胀、胃酸过多、消化不良、急慢性胃炎和胃下垂等。

（25）胰

【定位】双脚掌第1跖骨体中下段，在胃和十二指肠反射区之间。

【主治】消化系统及胰脏本身疾病，如糖尿病、胰腺炎等。

（26）十二指肠

【定位】在胰反射区后方即双脚掌第1跖骨基底段。

【主治】胃及十二指肠疾患，如腹胀、消化不良、十二指肠球部溃疡、食欲不振、食物中毒等。

（27）小肠

【定位】双脚掌中凹陷区域，被大肠反射区包围。

【主治】消化系统疾患，如胃肠胀气、腹泻、腹痛、急慢性胃肠炎等。

（28）盲肠和阑尾

【定位】位于右脚掌跟骨前线靠外侧，在升结肠后端。

【主治】腹胀、盲肠和阑尾炎等。

（29）回盲瓣

【定位】右脚盲肠反射区前方。

【主治】消化吸收障碍性疾病及其他回盲部疾患。

（30）升结肠

【定位】右脚掌小肠反射区与脚外侧缘4、5跖骨间纵行的带状区域。与左脚降结肠反射区相对应的位置。

【主治】消化系统疾患，如腹泻、腹痛、肠炎、便秘等。

（31）横结肠

【定位】位于双脚掌中间，横越脚掌成一带状区。

【主治】消化系统疾患，如腹泻、腹痛、肠炎、便秘等。

（32）降结肠

【定位】左脚掌中部，前接横结肠外侧端沿脚外侧第4、5跖骨间，成线条状。

【主治】便秘、腹泻、腹痛、肠炎等。

（33）乙状结肠和直肠

【定位】左脚掌跟骨前缘成一横带状。

【主治】乙状结肠及直肠疾患，如炎症、息肉、腹泻和便秘等。

（34）肛门

【定位】肛门位于人体正中线上，其反射区在双脚掌跟骨前线，左足肛门反射区与直肠末端相接，相邻于膀胱区，在其后方。右足反射区也在膀胱区后方。

【主治】痔疮、肛瘘等肛周疾病。

（35）生殖器

【定位】双脚跟部中央处。

【主治】性功能低下、不孕症、月经不调、痛经、更年期综合征等。

（36）失眠点

【定位】在生殖腺反射区上方。

【主治】失眠症。

2. 足内侧反射区（图 6 – 161）

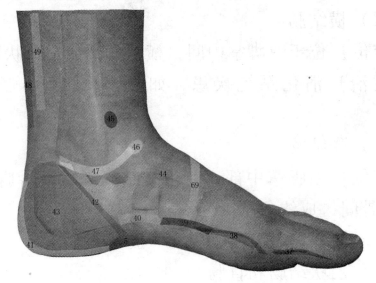

图 6 – 161　足部全息按摩反射区（足内侧）

（37）颈椎

【定位】双脚拇趾近节趾骨内侧及其四周。

【主治】落枕、颈项强硬酸痛、颈椎骨质增生以及因颈椎病引起的手麻、臂痛等。

（38）胸椎

【定位】双脚弓前段，沿第 1 跖骨内下缘。

【主治】肩背酸痛、胸椎骨刺和其他胸椎疾患及胸腹腔内脏病证等。

（39）腰椎

【定位】双足内侧缘（楔骨至舟骨下方），上接胸椎反射区，下接骶骨反射区。

【主治】腰背酸痛、腰椎间盘突出症、腰椎骨质增生和腰椎其他疾患及腹腔脏器疾病等。

（40）骶椎

【定位】双脚弓内缘后方（距骨后方到跟骨止），前接腰椎反射区，后连内尾骨反射区。

【主治】骶骨骨质增生、骶骨受伤、骶髂关节伤痛、坐骨神经痛、盆腔脏器疾患等。

（41）内尾骨

【定位】双脚跟部之脚掌内侧缘，沿跟结节向后上至跟腱下端呈带状区域。

【主治】坐骨神经痛、尾骨受伤后遗症和生殖系统疾患等。

（42）尿道

【定位】跟骨内侧，自膀胱反射区斜向上后方延伸至距骨与跟骨之间，长约1寸。

【主治】泌尿系统感染，尤其对尿道炎、阴道炎、膀胱炎效果明显。

（43）前列腺或子宫

【定位】双足跟内侧，内踝后下方的三角形区域。

【主治】男性：前列腺肥大、前列腺炎、尿频、排尿困难、尿血和尿道疼痛；女性：子宫内膜炎、子宫肌瘤、子宫肌腺症和其他子宫疾患。

（44）内肋骨

【定位】双脚横膈膜反射区后方第1楔骨与舟骨间的凹陷处。

【主治】肋骨的各种病变、胸闷、岔气、肋膜炎和肾脏疾患等。

（45）腹股沟

【定位】内踝内前上方的凹陷处。

【主治】生殖系统疾患，如疝气、性功能障碍等。

（46）下身淋巴腺

【定位】双内踝前下方（距骨、舟骨间）之凹陷处。

【主治】各种炎症、水肿、发烧、囊肿、肌瘤、蜂窝组织炎等。

（47）髋关节

【定位】双脚内踝下方和后方。

【主治】髋关节痛、坐骨神经痛、腰背痛等。

（48）直肠和肛门

【定位】胫骨内侧后方与跟腱间的凹陷中。从内踝后缘向上延伸四横指的一带状区域。

【主治】便秘、痔疮、乙状结肠、直肠和肛门病证。

（49）内侧坐骨神经

【定位】双腿内踝关节后上方沿胫骨内后缘上行至胫骨内踝下方的凹陷处为止。

【主治】坐骨神经痛、坐骨神经炎、糖尿病等。

3. 足外侧反射区（图6-162）

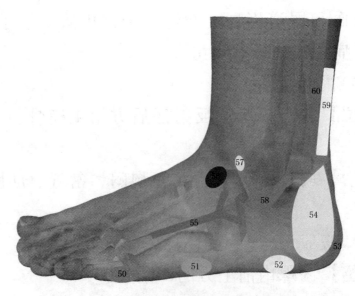

图6-162　足部全息按摩反射区（足外侧）

（50）肩关节

【定位】双脚掌外侧第 5 跖趾关节处。

【主治】肩周炎、手臂无力、肩臂酸痛和手麻等。

（51）肘关节

【定位】双脚第 5 跖骨与凹陷楔骨之关节突起的前后两侧。

【主治】肘关节受伤酸痛、肘关节炎和网球肘等。

（52）膝关节

【定位】双脚掌外侧骰骨与跟骨之间的凹陷处，即外踝垂直线与足底交界处。

【主治】膝关节炎、膝关节损伤和增生性膝关节炎等。

（53）外尾骨

【定位】双脚外侧沿跟骨结节后方外侧的一带状区域。

【主治】坐骨神经痛、尾骨损伤和盆腔疾患等。

（54）生殖腺（卵巢或睾丸）

【定位】双脚外踝后下方与跟腱前方的三角形区域（与前列腺或子宫的位置相对称），睾丸、卵巢的敏感点在三角形直角顶点附近。

【主治】性功能低下、乳腺发育不良、不孕症、月经不调、痛经、更年期综合征。

（55）肩胛骨

【定位】双足背第 4、5 跖骨与楔骨间，呈一带状区域。

【主治】肩背酸痛、肩关节活动障碍、肩周炎等。

（56）外肋骨

【定位】在外侧楔骨、骰骨与舟骨头间的触之凹陷处。

【主治】胸闷、肋膜炎、肩胛酸痛、肩关节功能障碍、举手与躯干转动困难等。

（57）上身淋巴腺

【定位】外踝骨前，距舟骨间下方凹陷处。

【主治】各种炎症、发烧、蜂窝组织炎、过敏、机体免疫功能低下等。

（58）髋关节

【定位】双脚外踝下方和外缘的骨缝中。

【主治】髋关节痛、坐骨神经痛和腰背痛等。

（59）下腹部

【定位】双腿腓骨后缘，与内侧的直肠和肛门反射区相对应。

【主治】妇科疾患，如月经不调、痛经及其他下腹部疾患等。

（60）外侧坐骨神经

【定位】双小腿外侧腓骨后缘处，自外踝关节外后方，向上至腓骨小头后下方。

【主治】坐骨神经痛、坐骨神经炎、膝关节痛和小腿部病痛等。

4. 足背反射区（图 6 - 163）

（61）上腭

【定位】双足拇趾趾间关节横纹远侧带状区域。

【主治】牙痛、上颌感染、下颌关节炎、牙周病、打鼾等。

（62）下腭

【定位】双足拇趾趾间关节横纹近侧带状区域。

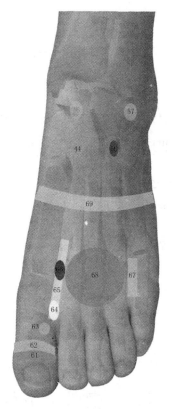

图6-163　足部全息按摩反射区（足背）

【主治】牙痛、下腭发炎、咽部感染等。

（63）扁桃腺

【定位】双脚拇趾第1趾骨背面，伸拇肌腱两侧。

【主治】感冒、扁桃腺炎、咽部肿胀、化脓等。

（64）咽喉

【定位】双足胸部淋巴腺反射区内前方，靠拇趾侧。

【主治】感冒、声音嘶哑、咽喉炎、咳嗽等。

（65）胸部淋巴腺

【定位】双足背第1、2跖骨间区域。

【主治】各种炎症、癌症、肿瘤、胸痛等。

（66）气管

【定位】双足胸部淋巴腺反射区内后方，第1跖骨外缘。

【主治】咳嗽、哮喘、急慢性气管炎等。

（67）内耳迷路（前庭器官）

【定位】双足背第4、5跖骨头颈间。

【主治】头晕、眼花、晕车、晕船、高血压、低血压、耳鸣、平衡失调和昏迷等。

（68）胸部和乳房

【定位】双足背相当于第2、3、4跖骨背侧形成的片状区域。

【主治】胸闷、乳腺炎、乳腺增生、乳腺癌和食道疾患。

（69）横膈膜

【定位】双足背跖骨、楔骨关节处，横跨脚背左右侧的一个带状区域。

【主治】打嗝、恶心、腹痛、胸痛、胸闷和梅核气等。

附篇 按摩流派功法练习▶

易筋经

一、概述

易筋经是中国古代流传下来的一种疏通筋骨、强身健体的传统气功方法。它源于中国古代的导引术，历史悠久。据考证，导引是由原始社会的"巫舞"发展而来的，到春秋战国时期已为养生家所必习。长沙马王堆三号汉墓出土的"导引图"中有 40 多幅各种姿势的导引动作图，分析研究发现，现在流传的易筋经基本动作都能从中找到原型。易筋经为何人所创，历来众说纷纭。大多认为是由河南嵩山少林寺禅宗"初祖"达摩所传。《易筋经》典籍最早见于宋代，多托名达摩。流传至今的最早的易筋经十二势版本，载于清代咸丰八年（1858 年）潘霨辑录的《内功图说》。易筋经的主要特点是以动为主，动静结合，内静以收心调息，外动以易筋壮骨。易筋经功法包括内功和外功两种，本节讲述的是广为流传的易筋经内功功法。

二、功法作用

易筋经的"易"即变易、活动、改变，引申为增强之义；"筋"指筋脉、肌肉、筋骨；"经"为方法。因此，"易筋经"从字面上理解即以活动筋骨，达到强身健体、祛病延年目的的方法。《素问·血气形志篇》说："形苦志乐，病生于筋，治之以熨引。""引"即导引，即通过练功使人的精神、形体和气息有效地结合起来，经过循序渐进、持之以恒的认真锻炼，使人体的五脏六腑、十二经脉得到充分的调理，气血流通、关窍通利，进而达到强身健体、防病治病、延年益寿的目的。练功要求：精神放松，形意合一；呼吸自然，贯穿始终；刚柔相济，虚实相兼。

三、练功方法

【基本手形】

握固：拇指抵掐无名指根节，其余四指屈拢收于掌心。

荷叶掌：五指伸直，张开。

柳叶掌：五指伸直，并拢。

龙爪：五指伸直、分开，拇指、食指、无名指、小指内收。

虎爪：五指分开，虎口撑圆，第一、二指关节弯曲内扣。

【基本步形】

弓步：两腿前后分开一大步，横向之间保持一定宽度，前腿屈膝前弓，大腿斜向地面，膝与脚尖上下相对，脚尖微内扣；后腿自然伸直，脚跟蹬地，脚尖微内扣，全脚掌着地。

丁步：两脚左右分开，间距 10～20cm。两腿屈膝下蹲。前腿脚跟提起，脚尖着地，虚点地面，置于后脚足弓处；后腿全脚掌着地踏实。

马步：开步站立，两脚间距约为本人脚长的 2～3 倍，屈膝半蹲，大腿略高于水平。

【动作要点】

全身放松，身体正中，呼吸自然，目光内含，心平气和。

易筋经共计十二势：

预备势

两腿开立，与肩同宽，两手自然下垂于体侧，下颌微收，唇齿微闭，目视前方，全身自然放松。

（一）韦驮献杵第一势

【动作姿势】

（1）左脚向左侧开半步，约与肩同宽，两膝微屈，成开立姿势；两手自然垂于体侧。

（2）两臂自体侧向前抬至前平举，掌心相对，指尖向前。

（3）两臂屈肘，自然回收，指尖斜向前上方约30°，两掌合于胸前，掌根与膻中穴同高，虚腋，目视前下方。动作稍停（图7－1）。

【动作要点】

松肩虚腋。

【文献口诀】

立身期正直，环拱平当胸，气定神皆敛，心澄貌亦恭。

（二）韦驮献杵第二势

【动作姿势】

（1）接上势。两肘抬起，两掌伸平，手指相对，掌心向下，掌臂约与肩呈水平（图7－2）。

（2）两掌向前伸展，掌心向下，指尖向前。

（3）两臂向左右分开至侧平举，掌心向下，指尖向外。

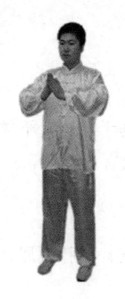
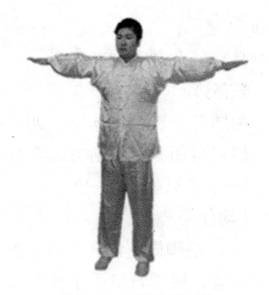

图 7 - 1　韦驮献杵第一势　　　　　图 7 - 2　韦驮献杵第二势

（4）五指自然并拢，坐腕立掌，目视前下方。

【动作要点】

（1）两掌外撑，力在掌根。

（2）坐腕立掌时，脚趾抓地。

（3）自然呼吸，气定神敛。

【文献口诀】

足趾柱地，两手平开，心平气静，目瞪口呆。

（三）韦驮献杵第三势

【动作姿势】

（1）接上势。松腕，同时两臂向前平举内收至胸前平屈，掌心向下，掌与胸相距约一拳；目视前下方。

（2）两掌同时内旋，翻掌至耳垂下，掌心向上，虎口相对，两肘外展，约与肩平。

（3）身体重心前移至前脚掌支撑，提踵；同时，两掌上托至头顶，掌心向上，展肩伸肘；微收下颌，舌抵上腭，咬紧牙关。

（4）静立片刻（图7–3）。

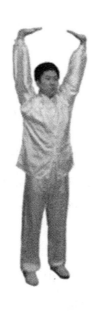

图7–3　韦驮献杵第三势

【动作要点】

（1）两掌上托时，前脚掌支撑，力达四肢，下沉上托，脊柱竖直，同时身体重心稍前移。

（2）年老或体弱者可自行调整两脚提踵的高度。

（3）上托时，意念通过"天门"关注两掌。目视前下方，自然呼吸。

【文献口诀】

掌托天门目上观，足尖着地立身端，力周髋胁浑如植，咬紧牙关不放宽，舌可生津将腭抵，鼻能调息觉心安，两拳缓缓收回处，用力还将挟重看。

（四）摘星换斗势

【动作姿势】

左摘星换斗势

（1）接上势。两脚跟缓缓落地同时，两手握拳，拳心向外，两臂下落至侧上举。随后两拳缓缓伸开变掌，掌心斜向下，全身放松，目视前下方。身体左转，屈膝，同时，右拳上举经体前下摆至左髋关节外侧"摘星"，右掌自然张开；左臂经体侧下摆至体后，左手背轻贴命门，目视右掌。

（2）直膝，身体转正；同时，右手经体前向额上摆至头顶右上方，松腕，肘微屈，掌心向下，手指向左，中指尖垂直于肩髃穴；左手背轻贴命门，意注命门；右臂上摆时眼随手走，定势后目视掌心。静立片刻，然后两臂向体侧自然伸展（图7－4）。

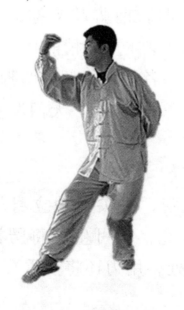

图7－4　左摘星换斗势

右摘星换斗势

右摘星换斗势与左摘星换斗势动作相同，唯方向相反。

【动作要点】

（1）转身以腰带肩，以肩带臂。

（2）目视掌心，意注命门，自然呼吸。

（3）颈、肩疾病患者，动作幅度的大小可灵活掌握。

【文献口诀】

只手擎天掌覆头，更从掌内注双眸，鼻端吸气频调息，用力收回左右眸。

（五）倒拽九牛尾势

【动作姿势】

右倒拽九牛尾势

（1）接上势。双膝微屈，身体重心右移，左脚向左侧后方约45°撤步；右脚跟内转，左腿屈膝成右弓步；同时，左手内旋，向前、向下划弧后伸，小指到拇指逐个相握成拳，拳心向上；右手向前上方划弧，伸至与肩平时小指到拇指逐个相握成拳，拳心向上，稍高于肩；目视右拳。

（2）身体重心后移，左膝微屈，腰稍右转，以腰带肩，以肩带臂；右臂外旋，左臂内旋，屈肘内收，目视右拳。

（3）身体重心前移，屈膝成弓步，腰稍左转，以腰带肩，以肩带臂，两臂放松前后伸展，目视右拳。重复（2）、（3）动作3遍。

（4）身体重心前移至右脚，左脚收回，右脚尖转正，成开立姿势；同时，两臂自然垂于体侧；目视前下方（图

7－5）。

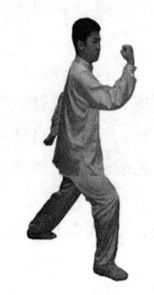

图7－5　右倒拽九牛尾势

左倒拽九牛尾势

与右倒拽九牛尾势动作、次数相同。唯方向相反。

【动作要点】

（1）以腰带肩，以肩带臂，力贯双膀。

（2）腹部放松，目视拳心。

（3）前后拉伸，松紧适宜，并与腰的旋转紧密结合。

（4）后退步时，注意掌握重心，身体平稳。

【文献口诀】

两髋后伸前屈，小腹运气空松，用力在于两膀，观拳须注双瞳。

（六）出爪亮翅势

【动作姿势】

（1）接上势。身体重心移至左脚，右脚收回，成开立姿势；同时，右臂外旋，左臂内旋，摆至侧平举，两掌心向前，环抱至体前，随之两臂内收，两手变柳叶掌立于云门穴前，掌心相对，指尖向上；目视前下方。

（2）展肩扩胸，然后松肩，两臂缓缓前伸，并逐渐转掌心向前，成荷叶掌，指尖向上；瞪目。

（3）松腕，屈肘，收臂，立柳叶掌于云门穴；目视前下方。重复（2）、（3）动作3～7遍（图7-6）。

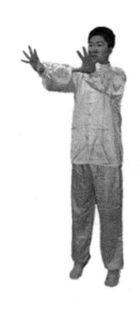

图7-6　出爪亮翅势

【动作要点】

（1）出掌时身体正直，瞪眼怒目，同时两掌运用内功前伸，先轻如推窗，后重如排山；收掌时如海水还潮。

（2）注意出掌时为荷叶掌，收掌于云门穴时为柳叶掌。

（3）收掌时自然吸气，推掌时自然呼气。

【文献口诀】

挺身兼怒目，推手向当前，用力收回处，功须七次全。

（七）九鬼拔马刀势

【动作姿势】

右九鬼拔马刀势

（1）接上势。躯干右转，同时，右手外旋，掌心向上；左手内旋，掌心向下。随后右手由胸前内收经右腋下后伸，掌心向外；同时，左手由胸前伸至前上方，掌心向外。躯干稍左转；同时，右手经体侧向前上摆至头前上方后屈肘，由后向左绕头半周，掌心掩耳；左手经体左侧下摆至左后，屈肘，手背贴于脊柱，掌心向后，指尖向上；头右转，右手中指按压耳郭，手掌扶按玉枕；目随右手动，定势后视左后方。

（2）身体右转，展臂扩胸；目视右上方，动作稍停。

（3）屈膝，同时，上体左转，右臂内收，含胸；左手沿脊柱尽量上推；目视右脚跟，动作稍停。重复（2）、（3）动作3遍。

（4）直膝，身体转正；右手向上经头顶上方向下至侧平举，同时左手经体侧向上至侧平举，两掌心向下；目视右下方。

左九鬼拔马刀势

左九鬼拔马刀势与右九鬼拔马刀势动作、次数相同；唯方向相反（图7-7）。

【动作要点】

（1）动作对拔拉伸，尽量用力；身体自然弯曲转动，协调一致。

（2）扩胸展臂时自然吸气，松肩合臂时自然呼气。

（3）两臂内合、上抬时自然呼气，起身展臂时自然吸气。

（4）高血压、颈椎病患者和年老体弱者，头部转动的角度应小，且轻缓。

【文献口诀】

侧首弯肱，抱顶及颈，自头收回，弗嫌力猛，左右相轮，身直气静。

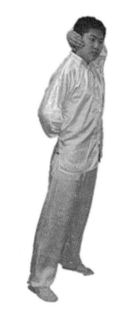

图7-7　左九鬼拔马刀势

（八）三盘落地势

【动作姿势】

接上势。左脚向左侧开步，两脚距离约宽于肩。屈膝下蹲，沉肩、垂肘，两掌逐渐用力下按，约与环跳穴同高，两肘微屈，掌心向下，目视前下方。同时，口吐"嗨"音，音尽，舌抵上腭。翻手掌心向上，向上托如抬重物，两臂至侧平举；同时，缓缓起身直立，目视前方。动作重复数次（图7-8）。

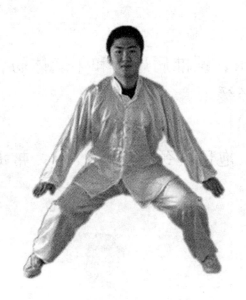

图7-8　三盘落地势

【动作要点】

（1）三盘是指两手、两膝、两足之间犹有三盘。

（2）练功时协同用力，勿使三盘坠地。

【文献口诀】

上腭坚撑舌，张眸意注牙，足开蹲似踞，手按猛如拿，两掌翻齐起，千斤重有加，瞪睛兼闭口，起立足无斜。

（九）青龙探爪势

【动作姿势】

左青龙探爪势

（1）接上势。左脚收回半步，约与肩同宽；两手握固，两臂屈肘内收至腰间，拳轮贴于章门穴，拳心向上；目视前下方。然后右拳变掌，右臂伸直，经下向右侧外展，略低于肩，掌心向上；目随手动。

（2）右臂屈肘、屈腕，右掌变"龙爪"，指尖向左，经下颏向身体左侧水平伸出，目随手动；躯干随之向左转约90°；目视右掌指所指方向。

（3）"右爪"变掌，随之身体左前屈，掌心向下按至左脚外侧；目视下方。躯干由左前屈转至右前屈，并带动右手经左膝或左脚前划弧至右膝或右脚外侧，手臂外旋，掌心向前，握固；目随手动视下方。

（4）上体抬起，直立；右拳随上体抬起收于章门穴，拳心向上；目视前下方。

右青龙探爪势

右青龙探爪势（图7-9）与左青龙探爪势动作相同，唯方向相反。

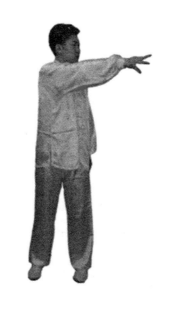

图7-9　右青龙探爪势

【动作要点】

（1）伸臂探"爪"，下按划弧，力注肩背，动作自然、协调，一气呵成。

（2）目随"爪"走，意存"爪"心。

（3）年老和体弱者前俯下按或划弧时，可根据自身状况调整幅度。

【文献口诀】

青龙探爪，左从右出，修士效之，掌平气实，力周肩背，围收过膝，两目注平，息调心谧。

（十）卧虎扑食势

【动作姿势】

左卧虎扑食势

（1）接上势。右脚尖内扣约 45°，左脚收至右脚内侧成丁步；同时，身体左转约 90°；两手握固于腰间章门穴不变；目随转体视左前方。

（2）左脚向前迈一大步，成左弓步同时，两拳提至肩部云门穴，并内旋变"虎爪"向前扑按，如虎扑食，肘稍屈；目视前方。

（3）躯干由腰到胸逐节屈伸，重心随之前后适度移动；同时，两手随躯干屈伸向下、向后、向上、向前绕环一周。随后上体下俯。两"爪"下按，十指着地；后腿屈膝，脚趾着地；前脚跟稍抬起；随后塌腰、挺胸、抬头、瞪目，动作稍停，目视前上方。年老体弱者可俯身，两"爪"向前下按至左膝前两侧，顺势逐步塌腰、挺胸、抬头、瞪目。动作稍停。

（4）起身，双手握固收于腰间章门穴；身体重心后移，左脚尖内扣约 135°；身体重心左移；同时，身体右转180°，右脚收至左脚内侧成丁步（图 7-10）。

右卧虎扑食势

右卧虎扑食势与左卧虎扑食势动作相同，唯方向相反。

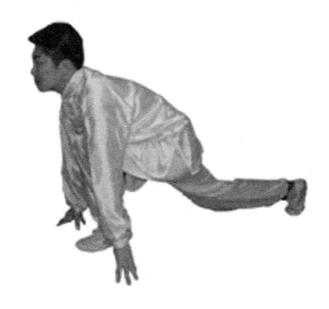

图 7 –10　左卧虎扑食势

【动作要点】

（1）用躯干的动作带动双手前扑绕环。

（2）抬头、瞪目时，力达指尖。腹背部成反弓形。

（3）年老和体弱者可根据自身状况调整动作幅度。

【文献口诀】

两足分蹲身似倾，屈伸左右髋相更，昂头胸做探前势，偃背腰还似砥平，鼻息调元均出入，指尖着地赖支撑，降龙伏虎神仙事，学得真形也卫生。

（十一）打躬势

【动作姿势】

（1）接上势。起身，身体重心后移，随之身体转正；右脚尖内扣，脚尖向前，左脚收回，成开立姿势；同时，两手随身体左转放松。外旋，掌心向前，外展至侧平举后，两臂屈肘，两掌掩耳，十指扶按枕部，指尖相对，以两手食指弹拨、中指击打枕部 7 次（即鸣天鼓）；目视前下方。

（2）身体前俯由头经颈椎、胸椎、腰椎、骶椎，由上向下逐节缓缓牵引前屈，两腿伸直；目视脚尖，停留片刻。

（3）由颈椎至腰椎、胸椎、颈椎、头部，由下向上依次缓缓逐节伸直后成直立；同时两掌掩耳，十指扶按枕部，指尖相对；目视前下方。重复（2）、（3）动作 3 遍，逐渐加大身体前屈幅度，并稍停。第一遍前屈小于 90°，第二遍前屈约 90°，第三遍前屈大于 90°。年老体弱者可分别前屈约 30°、45°、90°（图 7 – 11）。

【动作要点】

（1）体前屈时，直膝，两肘外展。

（2）体前展时，脊柱自颈向前拔伸卷曲如钩；后展时，从尾椎向上逐节伸展。

（3）年老和体弱者可根据自身状况调整前屈的幅度。

【文献口诀】

两手齐持脑，垂腰至膝间，头唯探胯下，口更齿牙关，舌尖还抵腭，力在肘双弯，掩耳聪教塞，调元气自闲。

（十二）掉尾势

【动作姿势】

（1）接上势。起身直立后，两手猛然拔离开双耳（即拔耳）。手臂自然前伸，十指交叉相握，掌心向内。屈肘，翻掌前伸，掌心向外。然后屈肘，转掌心向下内收于胸前；身体前屈塌腰、抬头，两手交叉缓缓下按；目视前方。年老和体弱者身体前屈，抬头，两掌缓缓下按可至膝前。

（2）头向左后转，同时，臀向左前扭动；目视尾闾。

（3）两手交叉不动，放松还原至体前屈。

（4）头向右后转，同时，臀向右前扭动；目视尾闾。

（5）两手交叉不动，放松还原至体前屈。重复（1）～（4）动作3遍（图7－12）。

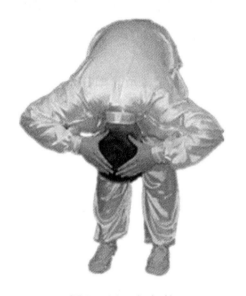

图7－11　打躬势

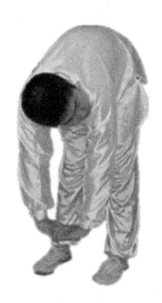

图7－12　掉尾势

【动作要点】

（1）转头扭臀时，头与臀部做相向运动。

（2）高血压、颈椎病患者和年老体弱者，头部动作应小而轻缓。另外，应根据自身情况调整身体前屈和臀部扭动的幅度和次数。

（3）配合动作，自然呼吸，意识专一。

【文献口诀】

膝直膀伸，推手至地，瞪目昂头，凝神一志，起而顿足，二十一次，左右伸肱，以七为志，更作坐功，盘膝垂眦，口注于心，息调于鼻，定静乃起，厥功维备。

收势

【动作姿势】

（1）接上势。两手松开，两臂外旋；上体缓缓直立；同时，两臂伸直外展成侧平举，掌心向上，随后两臂上举，肘微屈，掌心向下；目视前下方。

（2）松肩，屈肘，两臂内收，两掌经头、面、胸前下引至腹部，掌心向下，目视前下方。重复（1）、（2）动作3遍。

【动作要点】

（1）第一、二次双手下引至腹部以后，意念继续下引，经涌泉穴入地。最后一次意念则随双手下引至腹部稍停。

（2）下引时，两臂匀速缓慢下行。

四、临床应用

（一）适应证

易筋经功法可广泛用于各类人群的健身和保健。对呼吸系统、消化系统、运动系统病证有明显的康复作用。对青少年人的生长发育、中老年人的健身防病及妇女的养颜、美容、瘦身等，都是很好的气功运动之一。

（二）禁忌证

严重心脑血管病、重症高血压、哮喘发作期、妇女妊娠期及术后患者不宜进行此项运动。

（三）注意事项

（1）练功时要做到精神放松，意随形走。

（2）练功时要注意刚柔相济，虚实适度。

（3）体质较弱者在练功时要量力而行。

（4）练功时要注意呼吸自然、流畅，保持动作和呼吸的柔和、协调。根据个人的具体情况，有选择地操练其中几势或减少每势操练次数及幅度。

少林内功

一、概述

少林内功是推拿功法中主要功法之一，也是内功推拿的组成部分，原为武林强身的基本功，经历代辗转相传，已形成一种自我锻炼配合整体推拿治疗的独特方法和流派。少林强身内功起源于嵩山俞派金刚门少林武功。俞派少林武功的形成始于明代中叶，到现在已有400多年的历史。少林强身内功不仅在功势上有着自身的特点，而且在练法上、功理上均有独特之处。在功势上，少林强身内功具有姿势简单、易学易记的特点；在练法上，少林强身内功采用动静结合的练法；在功理上，少林强身内功根据祖国传统医学和现代医学对人体生理功能的认识，注重人体奇经八脉的修炼和奇恒之腑的运用。同时，少林强身功法讲究以练形为先，以练气为法，以练劲为要，以练神为重。以形佐气，以气助劲，以意导气。

二、功法作用

少林内功分两个部分，即基本裆势与姿势锻炼法。少林内功之功效，总的来说是强健体魄。但是，由于运用范围的不同，可分为养生和技击两大类。在养生方面，少林内功有养性坚志、扶正御邪、平衡阴阳、调节五脏、运行气血、疏通经络、缓衰益寿等功效；在技击方面，少林内功有坚实筋膜、增长内力、运使内劲、提高身体承受击打能力等功效。

少林内功的锻炼方法讲究蓄劲于指端，以力贯气，所谓"练气不见气，以力带气，气贯四肢"。在锻炼时强调下实上虚，着重锻炼两下肢的"霸力"和上肢的灵活性，要求上身正直，含胸舒背，下肢挺直，脚尖内收，足跟踏实，五趾抓地，同时两股用力内收，站如松树一样，稳而牢固。上肢在进行各种姿势锻炼时，要求凝劲于肩、肘、腕、指。在呼吸配合上，要求使气下沉，呼吸自然，与上肢动作相协调，达到"外紧内松"的境地，以达到强身健体的目的。

三、练功方法

（一）基本裆势

1. 站裆势

【动作姿势】

（1）立正，左足向左平跨一步，与肩同宽，足尖略收成内八字，五趾着地，运用霸力，劲由上贯下注足。

（2）前胸微挺，后臀要蓄，两手后伸，挺肘伸腕，肩腋莫松，四指并拢，拇指外分，两目平视，头勿左右顾盼，精神贯注，呼吸随意（图7-13）。

【动作要点】

三直：指臀、腰、腿要直。四平：指头、肩、掌、脚要平。两脚内扣，运用霸力，夹肩，挺肘，伸腕，翻掌，立指。挺胸收腹，舌抵上腭，呼吸自然，两目平视。

2. 马裆势

【动作姿势】

（1）立正，左足向左跨开一步，屈膝下蹲，足跟距离较肩为宽，两膝和脚尖微向内扣，两脚跟微向外蹬，足尖成内八字。

（2）两手后伸，肘直腕伸，拇指分开，四指并拢，或两手平放两胯处，虎口朝内。挺胸、收腹，上身微微前倾，重心放在两腿之间，头如顶物，目须平视，呼吸随意（图7-14）。

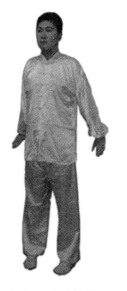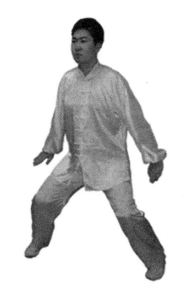

图7-13 站裆势　　　　　图7-14 马裆势

【动作要点】

沉腰屈膝，挺胸收腹，两目平视，呼吸自然。

3. 跨裆势

【动作姿势】

（1）与马裆势基本相同。

（2）左足向左平开一小步，屈膝屈髋下蹲，足踵距离约与肩宽。

（3）两手平放在两大腿近胯处，虎口朝内（图7－15）。

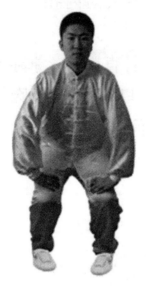

图7－15   跨裆势

【动作要点】

（1）上身正直，挺胸直腰。

（2）两腿不得超过肩宽。

（3）两足尖不得外撇。

（4）重心尽量下沉，使大腿平行于地面。

4. 弓箭裆势

【动作姿势】

（1）立正，身向右旋，右足向前方跨出一大步，距离可根据自己身高取其自然。右腿屈膝半蹲，膝与足尖成垂直线，足尖微向内扣。左腿在后，膝部挺直，足略向外撇，脚跟必须着地，成前弓后箭之势。

（2）上身略向前俯，重心下沉，臀须微收，两臂后伸，挺肘曲腕，掌根蓄劲（或两手叉腰，虎口朝内），蓄势待发，全神贯注，虚领顶劲，呼吸自然（图7-16）。

【动作要点】

前弓后箭，重心下沉，挺胸收腹，呼吸随意。

5. 并裆势

【动作姿势】

预备姿势同前。

（1）下肢动作

1）两足跟向外蹬，足尖相拢成内八字形。

2）两足踏实，五趾抓地，两膝伸直，两股内收夹紧。

（2）上肢动作

1）双手叉腰，两肩向内夹紧。

2）双手挺肘屈腕后伸，掌心朝下，四指并拢，拇指外分（图7-17）。

【动作要点】

（1）挺胸收腹，上身正直，下颌微内收，两目平视，呼吸平稳，全神贯注。

（2）两足跟尽量外展，两足尖之间的夹角不得小于90°。

（3）两下肢用力内夹，膝关节不得屈曲。

（4）两肩胛向脊柱靠拢，两臂尽量后伸，不得低于30°。

6. 大裆势

【动作姿势】

（1）左足向左横开一大步，膝直足实。

（2）两手后伸，虎口相对，四指并拢，肘直腕伸（图7-18）。

【动作要点】

同站裆势。

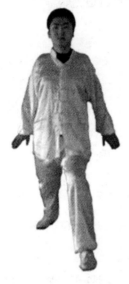 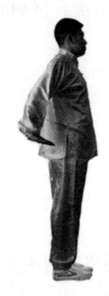 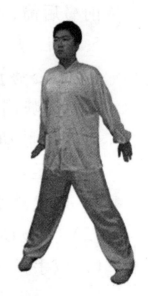

图7-16　弓箭裆势　　　图7-17　并裆势　　　图7-18　大裆势

7. 悬裆势

【动作姿势】

（1）左足向左横跨一大步，屈膝半蹲，两足距离较马裆势宽。

（2）两手后伸，肘直腕伸，四指并拢，拇指外分，动作与马裆势相同，故又称大马裆（图7-19）。

【动作要点】

同马裆势。

8. 坐裆势

【动作姿势】

预备动作如前。

（1）下肢动作

1）左腿向左前方跨一步，两脚交叉。

2）盘膝而坐，脚外侧着地，臀部坐于足跟。

（2）上肢动作

1）两手叉腰，双肩须向内夹紧。

2）两手后撑，肘直腕屈，两手掌心朝下（图 7 - 20）。

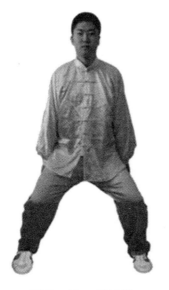

图 7 -19　悬裆势

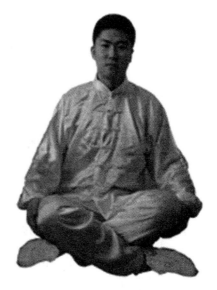

图 7 -20　坐裆势

【动作要点】

上身微前俯，保持身体平衡。头顶平，两目平视，全神贯注。

9. 低裆势

【动作姿势】

预备动作如前。

（1）下肢动作：五趾着地，足尖相拢，屈膝下蹲，足跟外蹬，上身下沉，臀部后坐。

（2）上肢动作：两手握拳前举，肘欲微屈，拳心相对（图 7 –21）。

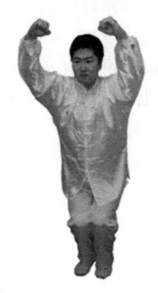

图 7 –21 低裆势

【动作要点】

（1）上身正直，头顶平，目须平视。

（2）下坐时，臀部紧贴足跟，不可着地。

（3）两足踏实，足跟不可提起。

（4）两手前举过头，手臂尽量上举。

10. 磨裆势

【动作姿势】

（1）预备姿势与弓箭裆势同。

（2）上身略向前俯，重心下沉，臀部微收，右手仰掌护腰，左手俯掌屈肘向右上方推出，掌根及臂外侧徐徐向左方磨转，同时身体随之向左旋转，右弓步演变成大弓步。

（3）待全势由右转左后，即左俯掌变仰掌收回护腰，右仰掌立变俯掌屈肘向左上方推出（两掌在一收一出之际于胸处交会），慢慢向右磨转，左弓步随之变为右弓步（图7-22）。

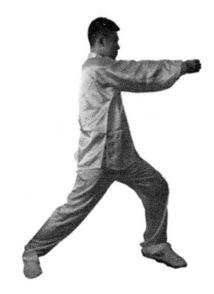

图7-22　磨裆势

【动作要点】

（1）推掌时宜屈肘。

（2）两掌于胸前交会、收发。

（3）磨转时须掌根及臂外侧运劲。

（4）往返动作须徐徐运劲进行。

11. 亮裆势

【动作姿势】

（1）预备姿势与弓箭裆势同。

（2）在弓箭裆势的基础上，两手由后向上亮掌，指端相对，掌心朝上。目注掌背，上身略前俯，重心下沉。换步时向右转，两掌收回由腰部向后，再返上亮掌，左右同之（图7-23）。

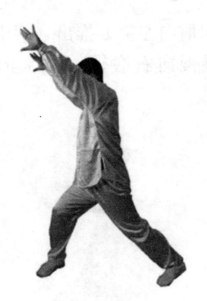

图 7-23　亮裆势

【动作要点】

（1）两手上举，肘、手掌须高过头。

（2）上身前倾，使背与下肢成一线。

（3）转身与变换动作自然协调。

【按语】

以上基本裆势均为推拿徒手练功的主要基本站桩功。由于均要求下肢运用霸力，蓄劲于腰背，因此练习这些裆势可以健肾强腰，培元固本；再配合各种基本动作，可对各种疾病起到很好的防治作用。

（二）基本动作

1. 前推八匹马

【预备】

站好站裆或指定的裆势。

【动作姿势】

（1）两臂屈肘，直掌于两胁。

（2）两掌心相对，拇指伸直，四指并拢，蓄劲于肩臂指端，使两臂徐徐运力前推，以肩与掌成直线为度。胸须微挺，臂略收，头勿盼顾，两目平视，呼吸随意。

（3）手臂运动，拇指上翘，指端力求与手臂成直线，慢慢屈肘，收回于两胁。

（4）由直掌化俯掌下按，两臂后伸，恢复原裆势（图 7 - 24）。

【动作要点】

指臂蓄力，立指运气慢推，两目平视，呼吸自然。

2. 倒拉九头牛

【预备】

站好站裆或指定的裆势。

【动作姿势】

（1）两臂屈肘，直掌于两胁。

（2）两掌沿两胁前推，边推边将前臂渐渐内旋，手臂完全伸直时，虎口正好朝下。四指并拢，拇指用力外分，腕、肘伸直，力求与肩平。

（3）五指向内屈收，由掌化拳如握物状，劲注拳心，旋腕拳眼朝上，紧紧内收，化直掌于两胁，身微前倾，臀部微收。

（4）由直掌化俯掌下按，两臂后伸，恢复原裆势（图 7 - 25）。

【动作要点】

直掌旋推，劲注掌心，肘腕伸直，力求肩平，紧紧后拉。

【按语】

以上两势，前推时要求蓄力于肩臂指端，两臂运力自胁肋两侧向前推出，使气行于中焦，故能健脾和胃、促进胃肠功能，使人体摄纳增加，化生有源，气血充沛；对于因胃、肠、肝、胆疾病导致的消化不良、嗳气、胃脘胀痛、肠鸣等症状有较好的防治作用。

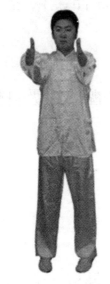 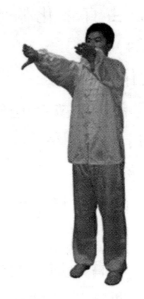

图7-24　前推八匹马　　　　图7-25　倒拉九头牛

3. 丹凤朝阳

【预备】

站好站裆或指定的裆势。

【动作姿势】

（1）两臂屈肘，仰掌于腰部。

（2）左仰掌旋腕化俯掌。屈肘向胸之左上方运力外展，再缓缓运向右下方，屈肘运动向上时作半圆形，收回护腰。

（3）右手动作与左手相同，方向相反。

（4）由仰掌化俯掌下按，两臂后伸，形似半圆（图7-26）。

【动作要点】

旋腕化掌，蓄力外展，缓缓下运，形似半圆。

4. 凤凰展翅

【预备】

站好弓箭裆或指定的裆势。

【动作姿势】

（1）两臂屈肘上行，徐徐至上胸成立掌交叉。

（2）由立掌化为俯掌，缓缓用力向左右外分，两臂尽力伸直，形如展翅，四指并拢，拇指外分，指欲上翘，头如顶物，两目平视，上身微倾，切勿抬肩，呼吸随意。

（3）两掌旋腕，屈肘内收，两侧蓄劲着力，徐徐收回，使掌心逐渐相对，于胸前交叉立掌。

（4）由上胸前之立掌化俯掌下按，两臂后伸，恢复裆势（图7-27）。

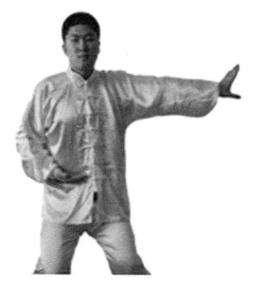

图7-26　丹凤朝阳

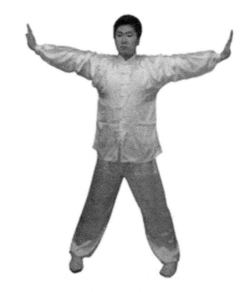

图7-27　凤凰展翅

【动作要点】

立掌交叉，用力外展，劲如开弓，肩肘腕平，蓄劲内收。

【按语】

以上两势，上臂运劲前伸、外展，使胸廓尽量运动，上焦气机得以舒展，起到宽胸理气、强心宣肺的作用。对心肺疾患，如冠心病、肺不张等有良好的防治作用。

5. 霸王举鼎

【预备】

站好弓箭裆势或指定的裆势。

【动作姿势】

（1）两臂屈肘，仰掌于腰部。

（2）两掌缓缓上托，掌心朝天，过肩部，掌根外展，指端由左右向内旋转，虎口相对，犹托重物，徐徐上举，肘部要挺，指端相对，四指并拢，拇指外分，两目平视，呼吸自然。

（3）旋腕翻掌，指端朝上。掌侧相对，拇指外分，蓄力而下，渐渐收回腰部。

（4）在腰部之仰掌化俯掌下按，两臂后伸恢复原裆势（图7-28）。

【动作要点】

仰掌上托，过肩旋腕翻掌，指端朝上，掌侧相对。

6. 双手托天

【预备】

站好悬裆或指定的裆势。

【动作姿势】

（1）两臂屈肘，仰掌于腰部。

（2）两掌上托，掌心朝天，缓缓上举。指端着力，肩松肘直，两目平视，头如顶物。

（3）掌根外旋，四指并拢分向左右。蓄力徐徐而下，至胸部旋腕变仰掌收回护腰。

（4）由仰掌化俯掌下按，两臂后伸，恢复原裆势（图 7 - 29）。

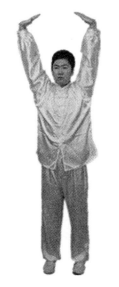 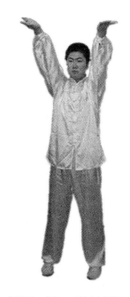

图 7 - 28　霸王举鼎　　　　　图 7 - 29　双手托天

【动作要点】

仰掌上托，掌心朝天，指端运劲，松肩挺肘，两目平视。

7. 顺水推舟

【预备】

站好马裆或指定的裆势。

【动作姿势】

(1) 两直掌运劲徐徐向前推出，边推边掌根外展，虎口朝下，四指并拢，拇指外分，由外向内旋转至肘直，指尖相对。

(2) 五指端慢慢向左右外旋，恢复直掌，四指并拢，拇指运劲后翘，指端着力，屈肘蓄力而收，成仰掌护腰。

(3) 由直掌化俯掌下按，两臂后伸，恢复马裆或指定裆势（图7-30）。

【动作要点】

头勿低，身勿倾。力求掌侧，肘直与肩平。腕欲尽量背屈。两肩下沉，勿屏气。

8. 怀中抱月

【预备】

站好站裆或指定的裆势。

【动作姿势】

(1) 两臂屈肘，仰掌于腰部。

(2) 两仰掌由腰部上提，化立掌在上胸交叉，缓缓向左右外分，肘要直，指端朝左右，掌心朝前与肩平。

(3) 两指端向下，掌心朝内，慢慢蓄劲，上身略前倾，两手势如抱物。由上而下，再由下而上，徐徐抄起，仍直掌回收上胸交叉。

(4) 由上胸立掌化俯掌下按，两臂后伸，恢复原裆势（图7-31）。

【动作要点】

仰掌上提，立掌交叉，左右外分，掌心朝前，腕肘肩平，指端向下，掌心朝内，上身略向前倾，两手势如抱物。

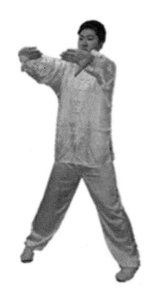

图 7 - 30　顺水推舟

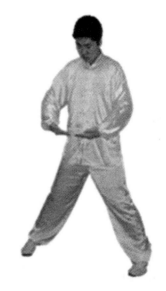

图 7 - 31　怀中抱月

9. 仙人指路

【预备】

站好站裆或指定的裆势。

【动作姿势】

(1) 两臂屈肘，仰掌于腰都。

(2) 右仰掌上提至胸前立掌而出。四指并拢，拇指伸直，手心内凹成瓦楞掌，肘臂运劲立掌向前推出，力要均匀。

(3) 推直后屈腕握拳，蓄劲内收，边收边外旋前臂，仰掌于腰部。

(4) 左掌动作与右掌相同，方向相反。

(5) 由仰掌化俯掌下按，两臂后伸，恢复原裆势（图 7 - 32）。

【动作要点】

仰掌上提，立掌胸前。手心内凹，如同瓦楞，臂指运动，用力前推，旋腕握拳后拉。

10. 平手托塔

【预备】

站好站裆或指定的裆势。

【动作姿势】

（1）两仰掌慢慢向前运劲推出，边推边拇指向左右外侧倾斜，保持掌平运行，犹如托物在手，推足后手与肩平。

（2）拇指运功向左右外侧倾斜，四指齐着力，屈肘缓缓蓄劲收回，处于两胁。

（3）将在两胁之仰掌化俯掌下按，两臂后伸，恢复站裆或指定的裆势（图 7 - 33）。

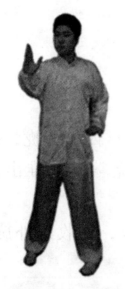   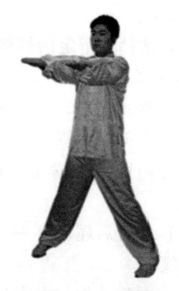

图 7 - 32　仙人指路　　　　　图 7 - 33　平手托塔

【动作要点】

前推收回运动，四指伸直并拢，掌心摊平，手臂外旋，两掌之间距离与肩同，来回运动须直线进行。

11. 运掌合瓦

【预备】

站好站裆或指定的裆势。

【动作姿势】

（1）右手由仰掌化俯掌，运劲于臂贯指向前推足，指端朝前，掌心向下，蓄力待发。

（2）右手旋腕变仰掌徐徐收回，待近胸时左仰掌即变俯掌在右仰掌上交叉，掌心相合。慢慢向前推出，掌心向下，右仰掌收回胁部，然后左仰掌收回于腰。

（3）将腰之仰掌化俯掌下按，两臂后伸，恢复站裆或指定的裆势（图 7-34）。

【动作要点】

肩须松开，下沉，肘须伸直。两掌与胸中交会，掌心相合，用劲勿松。

12. 风摆荷叶

【预备】

站好站裆或指定的裆势。

【动作姿势】

（1）屈肘，掌心朝上，四指并拢；拇指伸直，渐循至上脑，左在右上或右在左上交叉，运劲前推，然后拇指外侧含蓄着力，缓缓向左右外分，使两手平托成水平线。

（2）两仰掌慢慢合拢，左在右上或右在左上，交叉相叠仰掌回收，屈肘由胸前变俯掌下按，两臂后伸恢复站裆或指定的裆势（图 7-35）。

【动作要点】

上身正直，头如顶物，目欲平视，呼吸随意。肩、肘、掌须平成直线形。两臂由内走外、由外入内时，两肘须直，前臂须外旋，掌平。

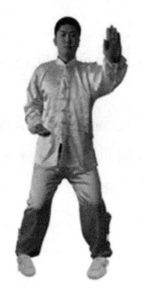

图 7-34　运掌合瓦

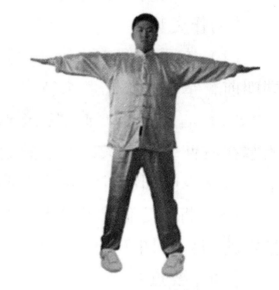

图 7-35　风摆荷叶

13. 顶天抱地

【预备】

站好大裆或指定的裆势。

【动作姿势】

（1）两臂屈肘，仰掌于腰部。

（2）仰掌上托，过肩部旋腕翻掌，掌根外展，指端内旋相对，徐徐上举，持推足后，旋腕翻掌，慢慢向左右外分下抄，同时身向前俯，两掌逐渐合拢，拇指外分，两掌相叠（右掌在上），掌背尽量靠地待发。

（3）两掌如抬重物缓缓提到胸部成仰掌护腰，上身随势而直，目须平视。

（4）两仰掌化俯掌下按，两臂后伸，恢复原裆势（图 7-36）。

【动作要点】

仰掌上托，过肩旋腕翻掌，掌心朝上，指端相对，两翻掌外分下抄，身向前倾，两掌合拢相叠，如抱物上提。

14. 海底捞月

【预备】

站好大裆或指定的裆势。

【动作姿势】

（1）两仰掌缓缓而上，由上胸徐徐高举，向左右分推，掌翘朝上旋腕，再慢慢使掌心向下，同时腰向前俯。两掌由上而下逐渐靠拢，掌与掌相叠，掌心朝上似抱物，蓄劲待发。

（2）两臂运劲，掌心指端着力，慢慢抄起，用抱力缓缓提到胸部，或仰掌护腰，上身随势而直，待发。

（3）两仰掌变俯掌下按，两臂后伸，恢复大裆或指定裆势（图 7 - 37）。

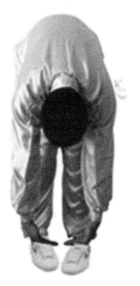

图 7 - 36　顶天抱地

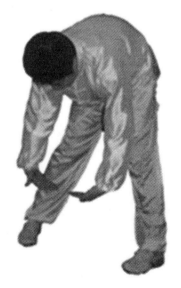

图 7 - 37　海底捞月

【动作要点】

上肢运劲时两下肢不可弯曲，脚须用霸力。上身正直，勿挺腹凸臀。上举运动与伸屈腰部运动配合宜协调。

15. 饿虎扑食

【预备】

站好大弓箭裆势。

【动作姿势】

（1）两手仰掌护腰。

（2）两仰掌化直掌前推，同时两前臂内旋，两臂背伸，虎口朝下，腰随势前俯，前腿得势，后腿使劲勿松。

（3）五指内收握拳，旋腕，拳眼朝天，屈肘紧收，成仰掌护腰。

（4）由仰掌化俯掌下按，两臂后伸，恢复原裆势（图 7 - 38）。

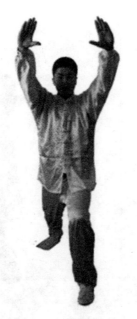

图 7 - 38　饿虎扑食

【动作要点】

仰掌旋推，腰向前俯，劲注拳心，屈肘紧收。

16. 力劈华山

【预备】

站好马裆或指定的裆势。

【动作姿势】

（1）两立掌缓缓向左右分推，两肩松开，肘部微屈，四指并拢，拇指后翘，掌心向前，力求成水平线。

（2）两臂同时用力，上下劈动，待劈最后一次成仰掌收回护腰。

（3）由腰部之仰掌变俯掌下按，两臂后伸，恢复原裆势（图7-39）。

【动作要点】

上身正直，头勿转侧俯仰摇动，两目要平视。下劈时，两臂蓄力，四指并拢，指间关节伸直，连续用力劈3次。

17. 乌龙钻洞

【预备】

站好大弓箭裆势。

【动作姿势】

（1）两直掌并行，掌心相对，徐徐前推，边推边将掌心向下，逐渐变成俯掌，指端朝前，上身随势前俯。

（2）推足后旋腕，指端外展，蓄力而收，边收边将掌心慢慢朝上，由俯掌演变为仰掌护腰。

（3）将回收之仰掌变俯掌下按，两臂后伸，回于大弓箭裆势（图7-40）。

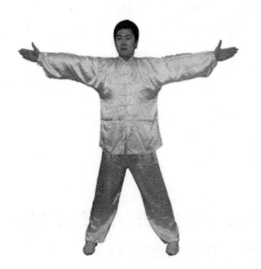

图7-39　力劈华山

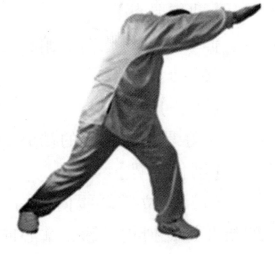

图7-40　乌龙钻洞

【动作要点】

大弓箭裆势，膝前屈，大腿平行于地面。下部两足尖内扣，用霸力而蓄。上肢运劲与腰部运动要配合协调。

18.单掌拉金环

【预备】

站好站裆或指定的裆势。

【动作姿势】

（1）两臂屈肘，直掌于两肋。

（2）右手前推，边推边将前臂内旋，虎口朝下，掌心朝外，四指并拢，拇指外分，臂欲蓄劲，掌侧着力，肘腕伸直，松肩，身体正直，两目平视，呼吸随意。

（3）五指内收，握拳使劲注拳心，旋腕，拳眼朝上，紧紧内收，化直掌护肋。左手动作与右手相同。

（4）由直掌化俯掌下按，两臂后伸，恢复原裆势（图7-41）。

【动作要点】

翻掌旋臂，五指内收尽力抓紧，劲注拳心。

19. 三起三落

【预备】

站好低裆或指定的裆势。

【动作姿势】

（1）两掌前推，掌心相对，四指并拢，拇指运劲后伸。往返 3 次，须保持原势要求。

（2）在两掌第四次推出时，身体慢慢起来，边推边起，待起立时正好推足，两拇指蓄力，缓缓收回，身体随着收势，边收边徐徐下蹲，待蹲下后正好收回腰部。往返 3 次。

（3）将腰部之仰掌变俯掌，两臂后伸。恢复低裆或指定的裆势（图 7 - 42）。

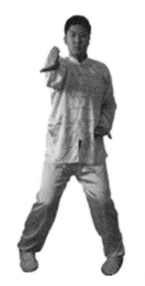

图 7 - 41　单掌拉金环

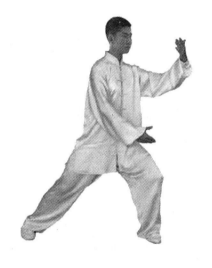

图 7 - 42　三起三落

【动作要点】

上身正直，头勿随势俯仰摇动，两目平视。上肢运劲与下肢伸屈运动要配合自然、协调，往返动作须缓慢均匀。

四、临床应用

（一）适应证

少林内功可广泛用于各类人群的健身和保健。对呼吸系统、消化系统、软组织疾病有一定的康复作用，如脊椎病和极度疲劳，以及糖尿病、冠心病、高血压、高血脂、类风湿、鼻窦炎、肥胖症等。

（二）禁忌证

严重心脑血管病、重症高血压、哮喘发作期、妇女妊娠期及术后患者不宜进行此项运动。

（三）注意事项

（1）要全神贯注，两目平视，不可低头，最好面对穿衣镜练习。

（2）不可屏气，呼吸要协调自然。

（3）不宜过饥、过饱，练功时间最好在饭后2小时。

（4）应节制房事，妇女经期停止练功，酒后禁忌练功。

（5）宜以温热水擦身，不可洗冷水澡，练功时汗出应用干毛巾擦汗，不可饮冷水。

（6）练功需持之以恒，不能一曝十寒。

五禽戏

一、概述

五禽戏的起源可以追溯到我国4000多年前的远古时期。据考证，当时就有人用模仿鸟兽的动作来治疗一些关节不利的病证。《庄子·外篇·刻意》有"熊经鸟伸，为寿而已矣"的记载。长沙马王堆三号汉墓出土的《导引图》中有一些动作，就是模仿动物的形态和姿势的。后来，东汉名医华佗在总结前人的理论和经验基础上，研究了虎、鹿、熊、猿、鸟的活动特点，并结合人体脏腑、经络和气血的功能而编成了一套健身气功功法。《后汉书·华佗传》："华语普曰：吾有一术，名五禽之戏：一曰虎，二曰鹿，三曰熊，四曰猿，五曰鸟。亦以除疾，并利蹄足，以当导引。"南北朝名医陶弘景的《养性延命录》是现存最早的载录五禽戏具体动作的医籍。五禽戏发展至今，形成不少流派，归纳起来主要有以健身强体为主的外功型和以内气运行为主的内功型。本节讲述的是外功型五禽戏。

二、功法作用

五禽戏运动能"摇筋骨，动肢节"，"导气令和，引体令柔"。五禽戏是在中医的五行、脏腑、经络学说基础上，结合五禽的秉性特点，使之既有整体的健身作用，又有每一戏的特定功效。通过效仿虎之威猛、鹿之安舒、熊之沉稳、猿之灵巧、鸟之轻盈的动作，使人体筋骨活络、肢体舒展、血脉疏通、气息调畅，而达到祛病强身、延年益寿的目的。特别对颈椎、胸椎、腰椎等部位的锻炼作用明显。

三、练功方法

（一）基本手形

虎　爪：五指张开，虎口撑圆，第一、二指关节弯曲内扣。

鹿　角：拇指伸直外张，食指、小指伸直，中指、无名指弯曲内扣。

熊　掌：拇指压在食指指端上，其余四指并拢弯曲，虎口撑圆。

猿　钩：五指并拢向下，五指指腹捏拢，屈腕。

鸟　翅：五指伸直，拇指、食指、小指向上翘起，中指和无名指向下。

握　固：拇指抵掐无名指根节内侧，其余四指屈拢收于掌心。

（二）基本步形

弓　步：两腿前后分开一大步，横向之间保持一定宽度，右（左）腿屈膝前弓，大腿斜向地面，膝与脚尖上下相对，脚尖微内扣；左（右）腿自然伸直，脚跟蹬地，脚尖稍内扣，全脚掌着地。

虚　步：右（左）脚向前迈出，脚跟着地；脚尖上翘，膝微屈；左（右）腿屈膝下蹲，全脚掌着地，脚尖斜向前方，臀部与脚跟上下相对。身体重心落于左（右）腿。

丁　步：两脚左右分开，间距 10～20cm；两腿屈膝下蹲，左（右）脚脚跟提起，脚尖着地，虚点地面，置于右（左）脚脚弓处，右（左）腿全脚掌着地踏实。

（三）预备势起势调息

【动作姿势】

（1）两脚并拢，自然伸直；两手自然垂于体侧；胸腹放松，头项正直，下颌微收，舌抵上腭；目视前方。

（2）左脚向左平开一步，稍宽于肩，两膝微屈，松静站立；调息数次，意守丹田。

（3）肘微屈，两臂在体前向上、向前平托，与胸同高。

（4）两肘下垂外展，两掌向内翻转，并缓慢下按于腹前；目视前方。重复（3）至（4）动作2遍后，两手自然垂于体侧。

【动作要点】

（1）两臂上提下按，意在两掌劳宫穴，动作柔和、均匀、连贯。

（2）动作也可配合呼吸，两臂上提时吸气，下按时呼气。

（四）具体动作

1. 虎举

【动作姿势】

（1）接上势。两手掌心向下，十指撑开再弯曲成虎爪状；目视两掌。

（2）随后，两手外旋，由小指先弯曲，其余四指依次弯曲握拳，两拳沿体前缓慢上提。至肩前时，十指撑开，举至头上方再弯曲成虎爪状；目视两掌。

（3）两掌外旋握拳，拳心相对，目视两拳。

（4）两拳下拉至肩前时，变掌下按。沿体前下落至腹前，十指撑开，掌心向下，目视两掌。重复（1）至（4）动作3遍后，两手自然垂于体侧；目视前方（图7-43）。

【动作要点】

（1）十指撑开、弯曲成"虎爪"和外旋握拳，三个环节均要贯注劲力。

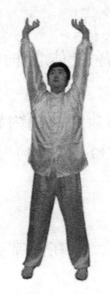

图 7 - 43　虎举

（2）两掌向上如托举重物，提胸收腹，充分拔长躯体；两掌下落如拉双环，含胸松腹，气沉丹田。

（3）眼随手动。

（4）动作可配合呼吸，两掌上举时吸气、下落时呼气。

2. 虎扑

【动作姿势】

（1）接上势。两手握空拳，沿身体两侧上提至肩前上方。

（2）两手向上、向前划弧，十指弯曲成"虎爪"，掌心向下；同时上体前俯，挺胸塌腰；目视前方。

（3）两腿屈膝下蹲，收腹含胸；同时，两手向下划弧至两膝侧，掌心向下，目视前下方。随后，两腿伸膝，送髋，挺腹，后仰；同时，两掌握空拳，沿体侧向上提至胸侧；目视前上方。

（4）左腿屈膝提起，两手上举。左脚向前迈出一步，脚跟着地，右腿屈膝下蹲，成左虚步；同时上体前倾，两拳变"虎爪"向前、向下扑至膝前两侧，掌心向下；目视前下方。随后上体抬起，左脚收回，开步站立；两手自然下落于体侧；目视前方。

　　动作（5）至动作（8）：同动作（1）至动作（4），唯左右相反。重复（1）至（8）动作1遍后，两掌向身体侧前方举起，与胸同高，掌心向上；目视前方。两臂屈肘，两掌内合下按，自然垂于体侧；目视前方。两脚左右交替做虎扑，重复数次（图7-44）。

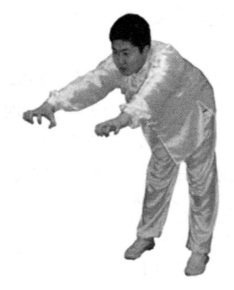

图7-44　虎扑

【动作要点】

（1）上体前俯，两手尽力向前伸，而臀部向后引，充分伸展脊柱。

（2）屈膝下蹲、收腹含胸要与伸膝、送髋、挺腹、后仰动作过程连贯，使脊柱形成由折叠到展开的蠕动，两掌下按、上提要与之配合协调。

（3）虚步下扑时，速度可加快，先柔后刚，配合快速深呼吸，气由丹田发出，以气催力，力达指尖，表现出虎的威猛。

（4）中老年练习者和体弱者，可根据情况适当减小动作幅度。

3. 鹿抵

【动作姿势】

（1）接上势。两腿微屈，身体重心移至右腿，左脚经右脚内侧向左前方迈步，脚跟着地；同时，身体稍右转，两手握空拳，向右侧摆起，掌心向下，高与肩平；目随手动视右拳。

（2）身体重心前移，左腿屈膝，脚尖外展踏实；右腿伸直蹬实；同时，身体左转，两掌成"鹿角"，向上、向左、向后划弧，掌心向外，指尖朝后，左臂弯曲外展平伸。肘抵靠左腰侧，右臂举至头前，向左后方伸抵，掌心向外，指尖朝后，目视右脚跟。随后，身体右转；左脚收回，开步站立，同时两手向上、向右、向下划弧，两掌握空拳下落于体前，目视前下方。

动作（3）、（4）同动作（1）、（2），唯左右相反。

动作（5）至动作（8）：同动作（1）至动作（4）。重复（1）至（8）动作1遍（图7-45）。

【动作要点】

（1）腰部侧屈拧转，侧屈的一侧腰部要压紧，另一侧腰部则借助上举手臂后伸，得到充分牵拉。

（2）后脚脚跟要蹬实，固定下肢位置，加大腰腹部的拧转幅度，运转尾闾。

（3）动作可配合呼吸，两掌向上划弧摆动时吸气，向后伸抵时呼气。

4. 鹿奔

【动作姿势】

（1）接上势。左脚向前跨一步，屈膝，右腿伸直成左弓步；同时，两手握空拳，向上、向前划弧至体前，屈腕，高与肩平，与肩同宽，拳心向下；目视前方。

（2）身体重心后移，左膝伸直，全脚掌着地；右腿屈膝，低头，弓背，收腹；同时，两臂内旋，两掌前伸，掌背相对，拳变"鹿角"。

（3）身体重心前移，上体抬起，右腿伸直，左腿屈膝，成左弓步；松肩沉肘，两臂外旋，"鹿角"变空拳，高与肩平，拳心向下；目视前方。

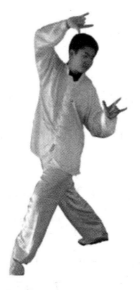
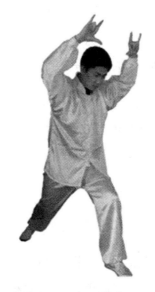

图 7-45　鹿抵　　　　　　　　图 7-46　鹿奔

（4）左脚收回，开步直立；两拳变掌，回落于体侧；目视前方。

动作（5）至动作（8）：同动作（1）至动作（4），唯左右相反。重复（1）至（8）动作1遍后，两掌向身体侧前方举起，与胸同高，掌心向上；目视前方。屈肘，两掌内合下按，自然垂于体侧；目视前方（图7-46）。

【动作要点】

（1）提腿前跨要有弧度，落步轻灵，体现鹿的安舒神态。

（2）身体后坐时，两臂前伸，胸部内含，背部形成横弓状，头前伸，背后弓，腹收缩，形成竖弓状，使腰背部得到充分伸展和拔长。

（3）动作可配合呼吸。身体后坐时，配合吸气，重心前移时，配合呼气。

5. 熊运

【动作姿势】

（1）接上势。两掌握空拳成"熊掌"，拳眼相对，垂于下腹部；目视两拳。

（2）以腰、腹为轴，上体做顺时针摇晃；同时，两拳随之沿右肋部、上腹部、左肋部、下腹部划圆；目随上体摇晃环视。

动作（3）、（4）：同动作（1）、（2）；动作（5）至动作（8）：同动作（1）至动作（4），唯左右相反，上体做逆时针摇晃，两拳随之划圆。做完最后一个动作，两拳变掌下落，自然垂于体侧；目视前方（图7-47）。

【动作要点】

（1）两掌划圆应随腰、腹部而被动牵引，要协调自然。

（2）两掌划圆是外导，腰、腹摇晃为内引，意念内气在腹部丹田运行。

（3）动作可配合呼吸。身体上提时吸气，身体前俯时呼气。

6. 熊晃

【动作姿势】

（1）接上势。身体重心右移；左髋上提，牵动左脚离地，再微屈左膝；两掌握空拳成"熊掌"；目视左前方。

（2）身体重心前移；左脚向左前方落地，全脚掌踏实，脚尖朝前，右腿伸直；身体右转，左臂内旋前靠，左拳摆至左膝前上方，拳心朝左；右拳摆至体后，拳心朝后；目视前方。

（3）身体左转，重心后坐；右腿屈膝，左腿伸直；拧腰晃肩，带动两臂前后弧形摆动；右拳摆至左膝前上方，拳心朝右；左拳摆至体后，拳心朝后；目视左前方。

（4）身体右转，重心前移；左腿屈膝，右腿伸直；同时，左臂内旋前靠，左拳摆至左膝前上方，拳心朝左；右拳摆至体后，拳心朝后；目观左前方。

动作（5）至动作（8）：同动作（1）至动作（4）。唯左右相反。

重复（1）至（8）动作1遍后，左脚上步，开步站立；同时，两手自然垂于体侧。两掌向身体侧前方举起，与胸同高，掌心向上目视前方。屈肘，两掌内合下按，自然垂于体侧；目视前方（图7-48）。

【动作要点】

（1）用腰侧肌群收缩来牵动大腿上提，按提髋、起腿、屈膝的先后顺序提腿。

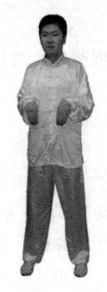

图 7 - 47　熊运

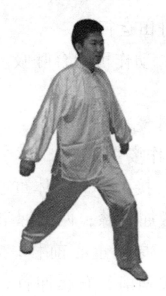

图 7 - 48　熊晃

（2）两腿前移，横向间距稍宽于肩，随身体重心前移，全脚掌踏实，使震动感传至髋关节处，体现熊部的沉稳厚实。

7. 猿提

【动作姿势】

（1）接上势。两掌在体前，手指伸直分开，再屈腕撮拢捏紧成"猿钩"。

（2）两掌上提至胸，两肩上耸，收腹提肛；同时，脚跟提起，头向左转；目随头动，视身体左侧。

（3）头转正，两肩下沉，松腹落肛，脚跟着地；"猿钩"变掌，掌心向下；目视前方。

（4）两掌沿体前下按落于体侧；目视前方。

动作（5）至动作（8）：同动作（1）至动作（4），唯左右相反，重复（1）至（8）动作1遍（图7-49）。

【动作要点】

（1）掌指撮拢变钩，速度稍快。

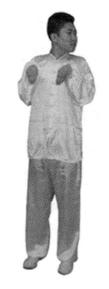

图 7 - 49　猿提

（2）按耸肩、收腹、提肛、脚跟离地、转头的顺序，上提重心。耸肩、收胸、屈肘、提腕要充分。

（3）动作可配合提肛呼吸，两掌上提吸气时，用意念提起会阴部；下按呼气时，放下会阴部。

8. 猿摘

【动作姿势】

（1）接上势。左脚向左后方退步，脚尖点地，右腿屈膝，重心落于右腿；同时，左臂屈肘，左掌成"猿钩"收至左腰侧；右掌向右前方自然摆起，掌心向下。

（2）身体重心后移；左脚踏实，屈膝下蹲，右脚收至左脚内侧，脚尖点地，成右丁步；同时，右掌向下经腹前向左上方划弧至头左侧，掌心对太阳穴；目先随右掌动，再转头注视右前上方。

（3）右掌内旋，掌心向下，沿体侧下按至左髋侧；目视右掌。右脚向右前方迈出一大步，左腿蹬伸，身体重心前移；右腿伸直，左脚脚尖点地；同时，右掌经体前向右上方划弧，举至右上侧变"猿钩"，稍高于肩；左掌向前、向上伸举，屈腕撮钩，成采摘势；目视左掌。

（4）身体重心后移；左掌由"猿钩"变为"握固"；右手变掌，自然回落于体前，虎口朝前。随后，左腿屈膝下蹲，右脚收至左脚内侧，脚尖点地，成右丁步；同时，左臂屈肘收至左耳旁，掌指分开，掌心向上，成托桃状；右掌经体前向左划弧至左肘下捧托；目视左掌。

动作（5）至动作（8）：同动作（1）至动作（4），唯左右相反。重复（1）至（8）动作1遍后，左脚向左横开一步，两腿直立；同时，两手自然垂于体侧。两掌向身体侧前方举起，与胸同高，掌心向上；目视前方。屈肘，两掌内合下按，自然垂于体侧；目视前方（图7-50）。

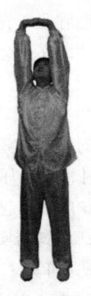

图7-50　猿摘

【动作要点】

（1）眼睛随上肢动作变化左顾右盼，表现出猿猴眼神的灵敏。

（2）屈膝下蹲时，全部成收缩状。蹬腿迈步，向上采摘，肢体要充分展开。采摘时变"猿钩"，手指要及时分开。

（3）动作以神似为主，重在体会其意境，不可太夸张。

9. 鸟伸

【动作姿势】

（1）接上势。两腿微屈下蹲，两掌在腹前相叠。

（2）两掌向上举至头前上方，掌心向下，指尖向前；身体微前倾，提肩，缩项，挺胸，塌腰；目视前下方。

（3）两腿微屈下蹲；同时，两掌相叠下按至腹前；目视两掌。

（4）身体重心右移；右腿蹬直，左腿伸直向后抬起；同时，两掌左右分开，掌成"鸟翅"，向体侧后方摆起，掌心向上；抬头，伸颈，挺胸，塌腰；目视前方。

动作（5）至动作（8）：同动作（1）至动作（4），唯左右相反。重复（1）至（8）动1遍后，左脚下落，两脚开步站立，两手自然垂于体侧；目视前方（图7－51）。

【动作要点】

（1）两掌在体前相叠，上下位置可任选，以舒适自然为宜。

（2）注意动作的松紧变化。掌上举时，颈、肩、臀部紧缩；下落时，两腿微屈，颈、肩、臀部松弛。

（3）两臂后摆时，身体向上拔伸，并形成向后反弓状。

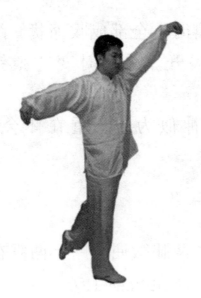

图 7－51　鸟伸

10.鸟飞

【动作姿势】

（1）接上势。两腿微屈，两掌成"鸟翅"合于腹前，掌心相对；目视前下方。右腿伸直独立，左腿屈膝提起，小腿自然下垂，脚尖朝下；同时，两掌成展翅状，在体侧平举向上，稍高于肩，掌心向下；目视前方。

（2）左脚下落在右脚旁，脚尖着地，两腿微屈；同时，两掌合于腹前，掌心相对；目视前下方。

（3）右腿伸直独立，左腿屈膝提起，小腿自然下垂，脚尖朝下；同时，两掌经体侧，向上举至头顶上方，掌背相对，指尖向上；目视前方。

（4）左脚下落在右脚旁，全脚掌着地，两腿微屈；同时，两掌合于腹前，掌心相对；目视前下方。

动作（5）至动作（8）：同动作（1）至动作（4），唯左右相反。重复（1）至（8）动作1遍后，两掌向身体侧前方举起，与胸同高，掌心向上；目视前方。屈肘，两掌内合下按，自然垂于体侧；目视前方（图 7 - 52）。

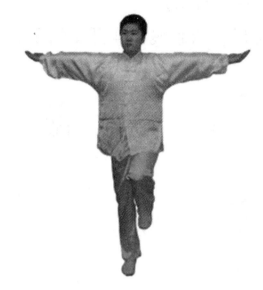

图 7 - 52　鸟飞

【动作要点】

（1）两臂侧举，动作舒展，幅度要大，尽量展开胸部两侧；两臂下落内合，尽量挤压胸部两侧。

（2）手脚变化配合协调，同起同落。

（3）动作可配合呼吸，两掌上提时吸气，下落时呼气。

（五）收势

【动作姿势】

（1）两掌经体侧上举至头顶上方，掌心向下。

（2）两掌指尖相对于腹前，目视前方。

重复（1）、（2）动作 2 遍。沿体前缓慢下按至腹前；目视前方。

（3）两手缓慢在体前划平弧，掌心相对，高与脐平；目视前方。

（4）两手在腹前合拢，虎口交叉，叠掌；眼微闭静养，调匀呼吸，意守丹田。

（5）数分钟后，两眼慢慢睁开，两手合掌，在胸前搓摩至热。

（6）掌贴面部，上、下擦摩，浴面5～7遍。

（7）两掌向后沿头项、耳后、胸前下落，自然垂于体侧；目视前方。

（8）左脚提起向右脚并拢，前脚掌着地，随之全脚踏实，恢复成预备势；目视前方。

【动作要点】

（1）两掌由上向下按时，身体各部位要随之放松，直达脚底涌泉穴。

（2）两掌腹前划平弧动作时，衔接要自然，有向前收拢物体之势，意将气息合抱引入丹田。

四、临床应用

（一）适应证

本功法广泛应用于各类人群的健身和保健。如对神经衰弱、消化不良、高血压、冠心病、高脂血症、中风后遗症、肌萎缩及中老年人常见的病证（失眠、多梦、头晕、头痛等），都有明显的康复和保健作用。

（二）禁忌证

年老体弱者，患有严重高血压、青光眼、严重心脑血管病、急性疾病者及孕妇不宜进行此项运动。

（三）注意事项

（1）五禽戏的动作要领：一是全身放松，情绪轻松乐观；二是呼吸要调匀，用腹式呼吸；三是要专注意守，保证意气相随；四是动作要形象。

（2）五禽戏运动量较大，应当适度、量力而行，切勿勉强。

（3）属于上述禁忌证者不宜习练本法。

太极拳

一、概述

太极拳，是我国传统的体育保健疗法之一，是我国古代哲学思想对拳术运动进行概括、总结和指导的产物。太极拳继承和发展了明以前流行的各家拳法，结合古代的导引术和吐纳术，并吸取了古代朴素唯物辩证法阴阳学说和中医基本理论经络学说的思想。由于这一拳术有着非常丰富而又极为深刻的辩证内涵，故有人称之为"哲学的拳术"。"太极"这一拳名，正是取自我国古代哲学中"太极"学说的专有名词。关于太极拳的起源与创始人，众说纷纭。盛传太极拳为宋代武当山道士张三丰所创，但史料不足，成为武术史界的悬案。根据现代史实，明末清初太极拳已在河南农村流传开来，名师辈出，以温县陈家沟和赵堡镇为中心，代表人物是陈王廷和蒋发。太极拳的产生至少已有近400多年的历史。起始阶段，太极拳拳法仅在河南农村流传。19世纪初，河北永年人杨露禅拜陈家沟陈长兴为师，学习了太极拳，带回原籍，不久又到北京传艺，从此才开辟了太极拳走向全国的新局面。近100多年来，太极拳得到了空前的发展，技术不断演变，内容不断丰富，逐渐形成了很多流派。主要有陈、杨、孙、吴、武式太极拳五大派系，被称为"五式太极拳"。此外，赵堡太极拳也是太极拳的一个重要的流派。最初的太极拳有很多名称，有的叫"十三势"（指主要的八法五步），有的叫"长拳"（指套路很长，延绵不断），还有"软拳"、"柔拳"、"沾绵拳"等名称。直到19世纪50年代，在中国河南省舞阳县发现了一本重要的太极拳文集——《太极拳谱》，为清代民间武术家王宗岳编著。在其"太极拳论"一文中，太极拳的名称才正式确定下来。

1955年国家体委武术处毛伯浩、李天骥、唐豪、吴高明等专家经过研究，决定以流传面和适应性最广泛的杨式太极拳为基础，遵循简练明确、易学易练的原则，选择主要内容重新编排，保留太极拳的传统风貌，突出太极拳的群众性和健身性。经过反复修订，产生了新中国第一部由国家体育主管部门编审的统一武术教材——《简化太极拳》，由于其全套共有24个动作，又称二十四式（势）太极拳。

二、功法作用

"太极"中的"太"是最高、最大的意思；"极"是最后、最终界限的意思。"太极"一词最早见于3000多年前《周易》："易有太极，是生两仪，两仪生四象，四象生八卦，八卦定吉凶，吉凶生大业。"这里"太极"是指变化的源头，派生万物的原体，最高的存在范畴。宋代周敦颐说："太极动而生阳，动极而静。静而生阴，静极复动。一动一静，互为其根，分阴分阳，两仪立焉。阳变阴合而生水、火、木、金、土，五气顺布，四时行焉。五行一阴阳也，阴阳一太极也。"太极拳正是以这种理论为依据，虚实并用，阴阳相济，达到以柔克刚、四两拨千斤的目的。所以必须通晓太极阴阳变化之理，才能把握这种拳法理通天地，充满变化，虚实莫测之功。太极拳动作"迈步如猫行，运劲似抽丝"，柔而不软，刚而不硬，富于韧性、弹性。即使发力动作，也要做到刚中有柔，充满弹性。太极拳古典拳论说："外示安逸，内固精神"，"刚柔相济，方为懂劲"。因此太极拳这项运动能畅通经络，培补正气。同时增加丹田之气，使人精气充沛，神旺体健。起到补益肾精、强壮筋骨、抵御疾病、延缓衰老、延年益寿的作用。

三、练功方法

（一）起势

【动作姿势】

（1）自然直立，两脚开立，与肩同宽，脚尖向前，两臂自然下垂，两手放在大腿外侧；目视前方。

（2）两手慢慢向前平举，高与肩平，与肩同宽，手心向下。

（3）上体保持正直，两腿屈膝下蹲，同时两掌轻轻下按，两肘下垂与两膝相对；目视前方（图7-53）。

【动作要点】

切忌两脚尖向外成外"八字脚"，两手上拉时要柔和缓慢，就像是在拉一根橡皮筋，向下按时要平稳，就像是把一块水中漂浮的木板平行地按压到水中。

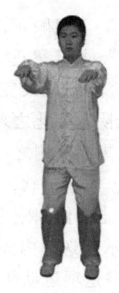

图7-53 起势

（二）左右野马分鬃

【动作姿势】

（1）上体微向右转，身体重心移至右腿上；同时右臂收至胸前平屈，手心向下，左手经体前向右下划弧放在右手下，手心向上，两手心相对成抱球形；左脚随即收到右脚内侧，脚尖点地；目视右手。

（2）上体微向左转，左脚向左前方迈步，右脚跟后蹬，右腿自然伸直，成左弓步；同时上体继续向左转，左、右手随转体慢慢分别向左上、右下分开，左手高与眼平（手心斜向上），肘微屈，右手落在右胯旁，肘微屈，手心向下，指尖向前，目视左手。

（3）上体慢慢后坐，身体重心移至右腿，左脚尖翘起，微向外撇（大约45°～60°），随后脚掌慢慢踏实，左腿慢慢前弓，身体左转，身体重心再移至左腿；同时左手翻转向下，左臂收至胸前平屈，右手向左上划弧放在左手下，两手心相对成抱球状；右脚随即收到左脚内侧，脚尖点地；目视左手。

（4）右腿向右前方迈出，左腿自然伸直，成右弓步；同时上体右转，左、右手随转体分别慢慢向左下、右上分开，右手高与眼平（手心斜向上），肘微屈；左手落在左胯旁，肘微屈；手心向下，指尖向前；目视右手。

（5）与（3）相同，只是左右方向相反。

（6）与（4）相同，只是左右方向相反（图7-54）。

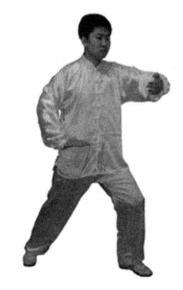

图7-54　左右野马分鬃

【动作要点】

迈步与分掌要协调进行，注意以腰带臂完成动作。

（三）白鹤亮翅

【动作姿势】

（1）上体微向左转，左手翻掌向下，左臂平屈胸前，右手向左上划弧，手心转向上，与左手成抱球状，目视左手。

（2）右脚跟进半步，上体后坐，身体重心移至右腿，上体先向右转，面向右前方，目视右手。然后左脚稍向前移，脚尖点地，成左虚步，同时上体再微向左转，面向前方，两手随转体慢慢向右上、左下分开，右手上提停于右额前，手心向左后方，左手落于左胯前，手心向下，指尖向前，目视前方（图7-55）。

【动作要点】

上体要正直，注意松腰松胯。

（四）左右搂膝拗步

【动作姿势】

（1）右手从体前下落，由下向后上方划弧至右肩外，手与耳同高，手心斜向上；左手由左下向上，向右划弧至右胸前，手心斜向下；同时上体先微向左再向右转；左脚收至右脚内侧，脚尖点地，目视右手。

（2）上体左转，左脚向前（偏左）迈出成左弓步，同时右手屈回由耳侧向前推出，高与鼻尖平，左手向下由左膝前搂过落于左胯旁，指尖向前，目视右手手指。

（3）右腿慢慢屈膝，上体后坐，身体重心移至右腿，左脚尖翘起微向外撇，随后脚掌慢慢踏实，左腿前弓，身体左转，身体重心移至左腿，右脚收到左脚内侧，脚尖点地；同时左手向外翻掌，由左后向上划弧至右肩外侧，肘微屈，手与耳同高，手心斜向上；右手随转体向上，向左下划弧落于左胸前，手心斜向下，目视左手。

（4）与（2）相同，只是左右方向相反。

（5）与（3）相同，只是左右方向相反。

（6）与（2）相同（图7-56）。

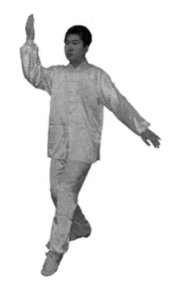

图 7-55　白鹤亮翅

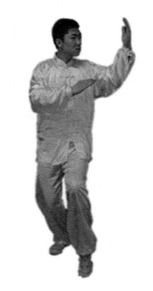

图 7-56　左右搂膝拗步

【动作要点】

搂打结合，不能脱节，以腰为主宰，虚实要分明。

（五）手挥琵琶

【动作姿势】

右脚跟进半步，上体后坐，身体重心转至右腿上；上体略向右转，左脚略提起稍向前移，变成左虚步，脚跟着地，脚尖翘起，膝部微屈；同时左手由左下向上挑举，高与鼻尖平，掌心向右，臂微屈；右手收回放在左臂肘部里侧，掌心向左，目视左手食指（图 7-57）。

【动作要点】

两手上挑与向内合掌同时完成。

（六）左右倒卷肱

【动作姿势】

（1）上体右转，右手翻掌（手心向上）经腹前由下向后上方划弧平举，臂微屈，左手随即翻掌向上；两目随着向右转体先向右看，再转向前方目视左手。

（2）右臂屈肘折向前，右手由耳侧向前推出，手心向前；左臂屈肘后撤，手心向上，撤至左肋外侧；同时左腿轻轻提起向后（偏左）退一步，脚掌先着地，然后全脚慢慢踏实，身体重心移到左腿上，成右虚步，右脚随转体以脚掌为轴扭正；目视右手。

（3）上体微向左转，同时左手随转体向后上方划弧平举，手心向上，右手随即翻掌，掌心向上；两目随转体先向左看，再转向前方目视右手。

（4）与（2）相同，只是左右方向相反。

（5）与（3）相同，只是左右方向相反。

（6）与（2）相同。

（7）与（3）相同。

（8）与（2）相同，只是左右方向相反（图7－58）。

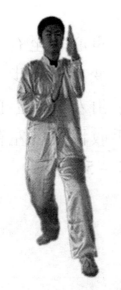
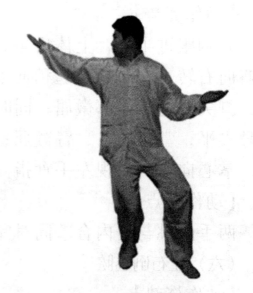

图7－57　手挥琵琶　　　　　图7－58　左右倒卷肱

【动作要点】

手臂向后的角度是45°左右，后手向前推掌时要与前掌心相对；两掌心几乎相对时，脚向后退步。

（七）左揽雀尾

【动作姿势】

（1）上体微向右转，同时右手随转体向后上方划弧平举，手心向上，左手放松，手心向下，目视左手。

（2）身体继续向右转，左手自然下落，逐渐翻掌经腹前划弧至右肋前，手心向上；右臂屈肘，手心转向下，收至右胸前，两手相对呈抱球状；同时身体重心落在右腿上，左脚收到右脚内侧，脚尖点地，目视右手。

（3）上体微向左转，左脚向左前方迈出，上体继续向左转，右腿自然蹬直，左腿屈膝，成左弓步；同时左臂向左前方绷出（即左臂平屈成弓形，用前臂外侧和手背向前方推出），高与肩平，手心向后；右手向右下落放于右胯旁，手心向下，指尖向前，目视左前臂。

（4）身体微向左转，左手随即前伸翻掌向下；右手翻掌向上，经腹前向上、向前伸至左前臂下方；然后两手下捋，随即上体向右转，两手经腹前向右后上方划弧，直至右手手心向上，高与肩平，左臂平屈于胸前，手心向后；同时身体重心移至右腿，目视右手。

（5）上体微向左转，右臂屈肘折回，右手附于左手腕里侧（相距约 5cm）；上体继续向左转，双手同时向前慢慢挤出，左手心向后，右手心向前，左前臂要保持半圆；同时身体重心逐渐前移变成左弓步，目视左手腕部。

（6）左手翻掌，手心向下，右手经左腕上方向前、向右伸出，高与左手齐，手心向下，两手左右分开，与肩同宽；然后右腿屈膝，上体慢慢后坐，身体重心移至右腿上，左脚尖翘起；同时两手屈肘回收至腹前，手心均向前下方，目视前方。

（7）上势不停，身体重心慢慢前移；同时两手向前、向上推出，掌心向前，左腿前弓成左弓步，目视前方（图7－59）。

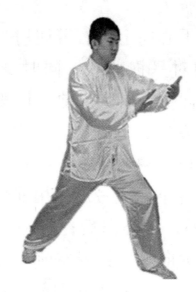

图7－59　左揽雀尾

【动作要点】

做"绷"时注意小臂向前；做"持"时要求向斜下后用力；做"挤"时两手掌要合力向前；做"按"时随着身体重心的后移，注意将前脚尖翘起。

（八）右揽雀尾

【动作姿势】

（1）上体后坐并向右转，身体重心移至右腿，左脚尖里扣；右手向右平行划弧至右侧，然后由右下经腹前左上划弧至左肋前，手心向上；左臂平屈胸前，左手掌向下与右手成抱球状；同时身体重心再移至左腿上，右脚收至左脚内侧，脚尖点地，目视左手。

（2）与"左揽雀尾（3）"相同，只是左右方向相反。

（3）与"左揽雀尾（4）"相同，只是左右方向相反。

（4）与"左揽雀尾（5）"相同，只是左右方向相反。

（5）与"左揽雀尾（6）"相同，只是左右方向相反。

（6）与"左揽雀尾（1）"相同，只是左右方向相反。

【动作要点】

此势动作要点与（7）左揽雀尾相同，唯左右方向相反。

（九）单鞭

【动作姿势】

（1）上体后坐，身体重心逐渐移至左腿上，右脚尖里扣；同时上体左转，两手（左高右低）向左弧形运转，直至左臂平举，伸于身体左侧，手心向左，右手经腹前运至左肋前，手心向后上方，目视左手。

（2）身体重心再逐渐移至右腿上，上体右转，左脚向右脚靠拢，脚尖点地；同时右手向右上方划弧（手心由里转向外），至右侧方时变钩手，臂与肩平；左手向下经腹前向右上划弧停于右肩前，手心向里，目视左手。

（3）上体微向左转，左脚向左前侧迈出，右脚跟后蹬，成左弓步；在身体重心移向左腿的同时，左掌随上体的继续左转慢慢翻转向前推出，手心向前，手指与眼齐平，臂微屈，目视左手（图7-60）。

【动作要点】

成单鞭时，两臂不能完全展开，应保持两臂之间的夹角为120°左右。

（十）云手

【动作姿势】

（1）身体重心移至右腿上，身体渐向右转，左脚尖里扣；左手经腹前向右上划弧至右肩前，手心斜向后，同时右手变掌，手心向右前，目视左手。

（2）上体慢慢左转，身体重心随之逐渐左移；左手由脸前向左侧运转，手心渐渐转向左方；右手由右下经腹前向左上划弧，至左肩前，手心斜向后；同时右脚靠近左脚，成小开立步（两脚距离约 10~20cm），目视右手。

（3）上体再向右转，同时左手经腹前向右上划弧至右肩前，手心斜向后；右手向右侧运转，手心翻转向右；随之左腿向左横跨一步，目视左手。

（4）与（2）相同。

（5）与（3）相同。

（6）与（2）相同（图 7 - 61）。

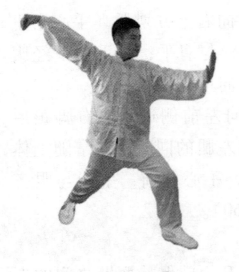

图 7 - 60　单鞭

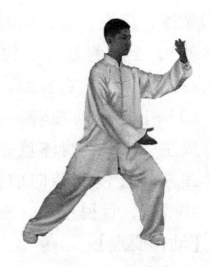

图 7 - 61　云手

【动作要点】

以腰为轴，带动两臂，双手交替划圆。

（十一）单鞭

【动作姿势】

（1）上体向右转，右手随之向右运转，至右侧方时变成钩手；左手经腹前向右上划弧至右肩前，手心向内，身体重心落在右腿上，左脚尖点地，目视左手。

（2）上体微向左转，左脚向左前侧迈出，右脚跟后蹬，成左弓步；在身体重心移向左腿的同时，上体继续左转，左掌慢慢翻转向前推出，成"单鞭"势（图7－60）。

【动作要点】

同第九"单鞭"。

（十二）高探马

【动作姿势】

（1）右脚跟进半步，身体重心逐渐后移至右腿上；右钩手变成掌，两手心翻转向上，两肘微屈；同时身体微向右转，左脚跟渐渐离地，目视左前方。

（2）上体微向左转，面向前方；右掌经右耳旁向前推出，手心向前，手指与眼同高；左手收至左侧腰前，手心向上；同时左脚微向前移，脚尖点地，成左虚步，目视右手（图7－62）。

【动作要点】

注意保持身体直立，不能前倾。

（十三）右蹬脚

【动作姿势】

（1）左手心向上，前伸至右手腕背面，两手相互交叉，随即向两侧分开并向下划弧，手心斜向下；同时左脚提起向左前侧进步（脚尖略外撇），身体重心前移，右腿自然蹬直，成左弓步；目视前方。

（2）手由外圈向里圈划弧，两手交叉合抱于胸前，右手在外，手心均向后；同时右脚向左脚靠拢，脚尖点地，目视右前方。

（3）两臂左右划弧分开平举，肘部微屈，手心均向外；同时右腿屈膝提起，右脚向右前方慢慢蹬出；目视右手（图 7-63）。

【动作要点】

蹬脚时，脚后跟领先，高与肩平，若身体柔韧度不够，也可与腰同高或与膝同高，但必须保持身体平衡。

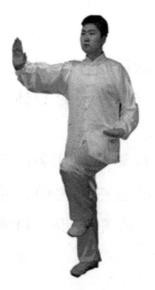

图 7-62　高探马

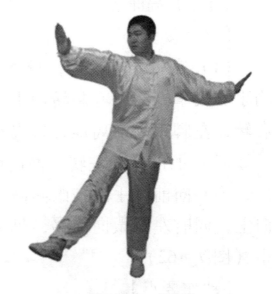

图 7-63　右蹬脚

（十四）双峰贯耳

【动作姿势】

（1）右腿收回，屈膝平举，左手由后向上、向前上落至体前；两手心均翻转向上，两手同时向下划弧分落于右膝盖两侧，目视前方。

（2）右脚向右前方落下，身体重心渐渐前移，成右弓步，面向右前方；同时两手下落，慢慢变拳，分别从两侧向上、向前划弧至面部前方，成钳形，两拳相对，高与耳齐，拳眼都斜向内下（两拳中间距离约 10~20cm），目视右拳（图 7-64）。

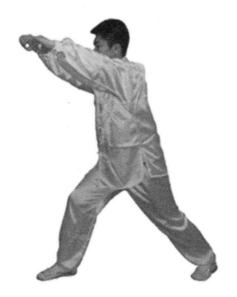

图 7-64 双峰贯耳

【动作要点】

成双峰贯耳时，保持两肘下垂，两拳宽度与自己的头部同宽。

（十五）转身左蹬脚

【动作姿势】

（1）左腿屈膝后坐，身体重心移至左腿，上体左转，右脚尖里扣；同时，两拳变掌，由上向左右划弧分开平举，手心向前，目视左手。

（2）身体重心再移至右腿，左脚收到右脚内侧，脚尖点地；同时两手由外圈向里圈划弧合抱于胸前，左手在外，手心均向后；目视左前方。

（3）两臂左右划弧分开平举，肘部微屈，手心均向外；同时左腿屈膝提起，左脚向左前方慢慢蹬出，目视左手。

【动作要点】

同右蹬脚。

（十六）左下势独立

【动作姿势】

（1）左腿收回平屈，上体右转；右掌变成钩手，左掌向上、向右划弧下落，立于右肩前，掌心斜向后，目视右手。

（2）右腿慢慢屈膝下蹲，左腿由内向左侧（偏后）伸出，成左仆步；左手下落（掌心向外），向左下顺左腿内侧向前穿出，目视左手。

（3）身体重心前移，左脚跟为轴，脚尖尽量向外撇，左腿前弓，右腿后蹬，右脚尖里扣，上体微向左转并向前转身；同时右臂继续向前伸出（立掌），掌心向右，右钩手下落，钩尖向后，目视左手。

（4）右腿慢慢提起平屈，成左独立势；同时右钩手变成掌，并由后下方顺右腿外侧向前弧形摆出，屈臂立于右腿上方，肘与膝相对，手心向左；左手落于左胯旁，手心向下，指尖向前，目视右手（图7-65）。

【动作要点】

仆步时，前脚的脚尖与后脚的脚后跟在一条直线上，可根据身体柔韧情况，完全下蹲或部分下蹲；成独立步时，注意保持身体平衡。

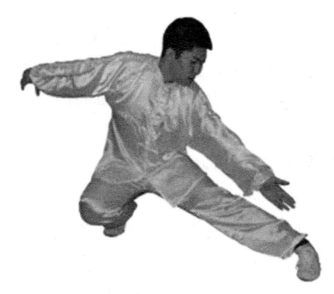

图 7-65　左下势独立

（十七）右下势独立

【动作姿势】

（1）右脚下落于左脚前，脚掌着地，然后以左脚前掌为轴脚跟转动，身体随之左转；同时左手向后平举变成钩手，右掌随着转体向左侧划弧，立于左肩前，掌心斜向后，目视左手。

（2）与"左下势独立（2）"相同，只是左右方向相反。

（3）与"左下势独立（3）"相同，只是左右方向相反。

（4）与"左下势独立（4）"相同，只是左右方向相反。

【动作要点】

同 16 势"左下势独立"。

（十八）左右穿梭

【动作姿势】

（1）身体微向左转，左脚向前落地，脚尖外撇，右脚跟离地，两腿屈膝成半坐盘式；同时两手在左胸前成抱球状（左上右下）；然后右脚收到左脚的内侧，脚尖点地，目视左前臂。

（2）身体右转，右脚向右前方迈出，屈膝弓腿，成右弓步；同时右手由脸前向上举并翻掌停于右额前，手心斜向上；左手先向左下、再经体前向前推出，高与鼻尖平，手心向前，目视左手。

（3）身体重心略向后移，右脚尖稍向外撇，随即身体重心再移至右腿，左脚跟进，停于右脚内侧，脚尖点地；同时两手在右胸前成抱球状（右上左下），目视右前臂。

（4）与（2）相同，只是左右方向相反（图7-66）。

【动作要点】

左右穿梭时，架在上方的手臂不能掀肘；做抱球动作时，两手臂像抱一个篮球，要滚动。

（十九）海底针

【动作姿势】

右脚向前跟进半步，身体重心移至右腿，左脚稍向前移，脚尖点地，成左虚步；同时身体稍向右转，右手下落经体前向后、向上提抽至肩上耳旁，再随身体左转，由右耳旁斜向前下方插出，掌心向左，指尖斜向下；与此同时，左手向前、向下划弧落于左胯旁，手心向下，指尖向前，目视前下方（图7-67）。

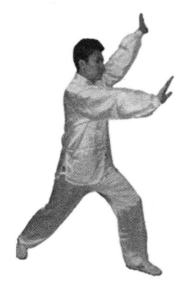
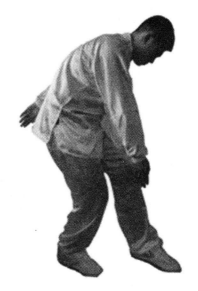

图 7 -66 左右穿梭　　　　　图 7 -67 海底针

【动作要点】

下插掌时，眼睛要向前下 5cm 左右的地方看。

（二十）闪通臂

【动作姿势】

上体稍向右转，左脚向前迈出，屈膝弓腿成左弓步；同时右手由体前上提，屈臂上举，停于右额前上方，掌心翻转斜向上，拇指朝下；左手上起，经胸前向前推出，高与鼻尖平，手心向前，目视左手（图 7 -68）。

【动作要点】

定势时，身体不能完全转向正前方。

（二十一）转身搬拦捶

【动作姿势】

（1）上体后坐，身体重心移至右腿上，左脚尖里扣，身体向右后转，然后身体重心再移至左腿上；同时右手随着转体向右、向下（变拳）经腹前划弧至左肋旁，拳心向下；左掌上举于头前，掌心斜向上，目视前方。

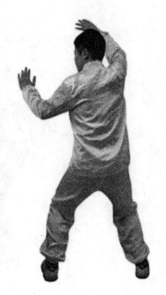

图7-68　闪通臂

（2）向右转体，右拳经胸前向前翻转撇出，拳心向上；左手落于左胯旁，掌心向下，指尖向前；同时右脚收回后，即向前迈出，脚尖外撇，目视右拳。

（3）身体重心移至右腿上，左脚向前迈出一步；左手上起，经左侧向前上划弧推出，掌心向前下方；同时右拳向右划弧收到右腰旁，拳心向上，目视左手。

（4）左腿前弓成左弓步，同时右拳向前打出，拳眼向上，高与胸平。左手附于右前臂内侧，目视右拳（图7-69）。

【动作要点】

这个动作攻防意识很强，"搬"和"拦"为防守，"捶"为进攻。

（二十二）如封似闭

【动作姿势】

（1）左手由右腕下向前伸出，右拳变掌，两手手心逐渐翻转向上并慢慢分开回收；同时身体后坐，左脚尖翘起，身体重心移至右腿，目视前方。

（2）两手在胸前翻掌，向下经腹前再向上、向前推出，腕部与肩平，手心向前；同时左腿前弓成左弓步，目视前方（图7-70）。

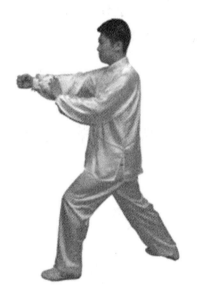 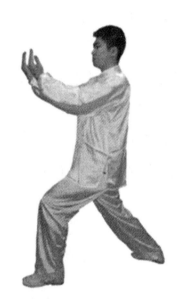

图7-69 转身搬拦捶   图7-70 如封似闭

【动作要点】

翻掌时肩部松沉，肘部略向外开，保持两手距离不超过肩宽。

（二十三）十字手

【动作姿势】

（1）屈膝后坐，身体重心移向右腿，左脚尖里扣，向右转体；右手随着转体动作向右平摆划弧，与左手成两臂侧平举，掌心向前，肘部微屈；同时右脚尖随着转体稍向外撇，成右侧弓步，目视右手。

（2）身体重心慢慢移到左腿，右脚尖里扣，随即向左收回，两脚间与肩同宽，两腿逐渐蹬直，成开立步；同时两手向下，经腹前向上划弧，交叉合抱于胸前，两臂撑圆，腕与肩平，右手在外，成十字手，手心均向后，目视前方（图7-71）。

【动作要点】

重心转换时不能"断劲"，注意势势相连；同时，收脚成"十字手"时，不能成为"八字脚"。

（二十四）收势

【动作姿势】

两手向外翻掌，手心向下，两臂慢慢下落，停于身体两侧，目视前方（图7-72）。

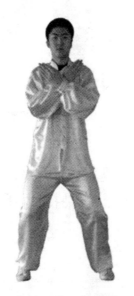 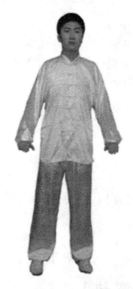

图7-71　十字手　　　　　图7-72　收势

【动作要点】

两掌向内翻动与外分同时进行，下落时注意目视前方。

四、临床应用

（一）适应证

本功法对调摄精神、促进气血运行、改善脏腑器官功能等都有良好作用。特别是对年老体弱及慢性病患者来说，更是锻炼身体、增强体质、治疗疾病的有效方法。如对于高血压、心脏病、胃与十二指肠溃疡、慢性胃肠炎、消化不良、老年性便秘、内脏下垂、肠粘连、慢性肾炎、糖尿病、慢性非活动性肺结核、慢性支气管炎、哮喘、慢性肝炎、脂肪肝、肝硬化、神经衰弱、遗精、盗汗、老年性脊柱退行性病变、关节炎、神经痛等，都有一定疗效。

（二）禁忌证

外伤、体质十分虚弱者不宜进行此项运动。

（三）注意事项

（1）习练时要思想集中，精神专一。做到呼吸自然，由意识引导动作，全身协调，重心稳定，连绵不断，劲力完整。

（2）动作速度宜慢不宜快，速度要始终保持均匀。做一套"简化太极拳"的正常速度是4~6分钟。

（3）要掌握适当的运动量，因人制宜，因病制宜。初学时运动量应小些，架势可以高一些，但整套动作要大体保持在同样的高度（"下势"除外）。

（4）要循序渐进、持之以恒，才能取得良好的疗效。

参考文献

［1］韦以宗．中国整脊学［M］．北京：人民卫生出版社，2006．

［2］袁健强，侯云山．中医经络脊柱推拿疗法图解［M］．北京：人民军医出版社，2005．

［3］李义凯，叶淦湖．中国脊柱推拿手法全书［M］．北京：军事医学科学出版社，2005．

［4］周运峰，郭会卿，张剑苏．常见伤筋疾病推拿疗法［M］．郑州：中原农民出版社，1997．

［5］宋一同．当代各家手法治疗软组织损伤荟萃［M］．北京：人民卫生出版社，1994．

［6］黄毓珍，邵照明．伤科推拿学［M］．北京：北京体育学院出版社，1993．

［7］郭振芳．伤科按摩学［M］．北京：北京科学技术出版社，2004．

［8］李茂林．按摩推拿手法萃锦［M］．北京：人民卫生出版社，1989．

［9］骆仲逵．骨伤实用推拿疗法［M］．北京：人民体育出版社，1997．

［10］罗金殿．罗有明正骨法［M］．北京：人民卫生出版社，1993．

［11］夏治平．中国推拿全书［M］．上海：上海中医

药大学出版社，2000.

　　[12] 金义成. 小儿推拿 [M]. 上海：上海科学技术文献出版社，1981.

　　[13] 王云凯. 中华推拿大成 [M]. 河北：河北科学技术出版社，1994.

　　[14] 金义成. 海派儿科推拿图谱 [M]. 上海：上海中医药大学出版社，2003.

　　[15] 任现志. 实用小儿推拿 [M]. 北京：科学技术文献出版社，2008.

　　[16] 臧福科. 名师教推拿 [M]. 北京：华龄出版社，1993.

　　[17] 葛长海，李鸿江，葛凤麟. 葛氏捏筋拍打正骨疗法 [M]. 北京：北京科学技术出版社，1988.

　　[18] 廖品东. 小儿推拿 [M]. 北京：科学技术文献出版社，2004.

　　[19] 曹仁发. 中医推拿学 [M]. 北京：人民卫生出版社，2006.

　　[20] 丁季峰. 推拿大成 [M]. 郑州：河南科学技术出版社，1994.

　　[21] 龚云林，董少萍等. 小儿推拿秘旨 [M]. 天津：天津科学技术出版社，2006.

　　[22] 张汉臣. 实用小儿推拿 [M]. 北京：人民卫生出版社，1974.

　　[23] 赵鉴秋. 三字经派小儿推拿宝典 [M]. 青岛：青岛出版社，2009.

　　[24] 管政. 实用小儿推拿学 [M]. 北京：中国中医

药出版社，1998.

[25] 郝敬华. 敬华小儿推拿精要 [M]. 北京：北京科学技术出版社，2007.

[26] 解佩启. 八卦掌按摩疗法 [M]. 北京：中医古籍出版社，2005.

[27] （英）米尔斯. 运动按摩 [M]. 北京：人民教育出版社，2009.

[28] 付国兵，戴晓晖，国生. 振腹疗法的手法操作和作用原理 [J]. 按摩与康复医学，2010，1（1）：5～7.

[29] 刘泽银，许冬梅，罗英. 施安丽治疗心包积液经验介绍 [J]. 中国中医药信息杂志，2010，17（8）：79～80.

[30] 邓瑜. 刘氏小儿推拿疗法"推五经"运用要领 [J]. 中医外治杂志，2008，17（2）：58.

[31] 廖军. 小儿推拿复式操作"同名异法"源流考 [J]. 中华推拿疗法杂志，2003，（3）：18.

[32] 查炜，顾一煌. 论推拿补泻的影响因素 [J]. 南京中医药大学学报，1999，15（5）：166.

[33] 袁洪仁. 论直推小儿五经穴的方向补泻法 [J]. 按摩与导引，1995，63（6）：34.

[34] 殷明，孟宪军. 齐鲁小儿推拿流派特色浅析 [J]. 中医药学刊，2004，22（7）：1192.

[35] 冯泉福. 话说捏积 [J]. 北京中医，1985，（6）：54.

[36] 吴栋. 忆捏脊专家冯泉福 [J]. 北京中医，1992，（2）：9.

［37］邹湘宁. 刘氏小儿推拿十法简介［J］. 按摩与导引，1989，1（2）：33.

［38］蒋利群等. 小儿推拿疗法临床辨治特点刍议. 现代医药卫生，2007，23（14）.

［39］郭闫萍. 浅谈小儿推拿治病的机理. 黑龙江中医药，1998，3（43）.

［40］江珊.《小儿推拿秘诀》对中医推拿学的贡献. 实用中医药杂志，2010，26（2）.

［41］殷明等. 齐鲁小儿推拿流派特色浅析. 中医药学刊，2004，22（7）.

［42］张运殊. 浅谈龚延贤对小儿推拿学的贡献. 按摩与导引，1991，（1）.

［43］殷明，山东小儿推拿之三大流派. 山东中医学院学报，1986，10（3）.

［44］李燕宁. 小儿推拿的学术争鸣. 中医文献杂志. 2008，（1）.

［45］李燕宁. 小儿推拿发展史略. 北京中医药. 2009，28（2）.

［46］李建. 小儿推拿疗法的临床应用. 中国临床医生. 2009，37（4）.

［47］范庆浩等. 李德修推拿经验浅探. 按摩与导引，1991，（6）.

［48］姜静波等. 清代有关小儿推拿疗法的文献. 辽宁医学杂志，1960，（2）.

［49］葛湄菲等. 三字经流派推拿的起源与发展. 辽宁中医药大学学报，2009，10（2）.

［50］程红云等．三字经流派小儿推拿与其他流派的比较．按摩与导引，2007，23（9）．

［51］程红云．三字经派小儿推拿在临床中的应用．中医研究，2008，21（2）．

［52］程红云等．三字经流派小儿推拿治疗小儿厌食症70例疗效观察．新中医，2007，39（12）．

［53］葛湄菲等．小儿推拿名家李德修．中医文献杂志，2007，（4）．

［54］程红云等．运用三字经流派小儿推拿法治疗小儿脾虚泄泻50例．中医研究，2010，23（5）．

［55］张贵娟等．重视纯阳，以清见长——推拿三字经流派的取穴特点．按摩与导引，2004，2（5）．

［56］毕永升等．孙重三老师临床经验介绍．山东中医学院学报，1981，（4）．

［57］田常英．小儿推拿名医张汉臣简介．按摩与导引，1989，（3）．

［58］赵卫等．刘开运教授小儿推拿常用穴位主治作用的归类．针灸临床杂志，2009，25（6）．

［59］符明进．刘开运小儿推拿的立法特点及验案．1993，（1）．

［60］邓瑜．刘氏小儿推拿疗法"推五经"运用要领．2008，17（2）．

［61］邹湘宁．刘氏小儿推拿十法简介．按摩与导引，1989，（1）．

［62］林少仁．捏脊法临床应用举例．按摩与导引，1990，25（4）．

［63］郑军等．冯氏捏脊疗法治疗小儿缺铁性贫血（脾胃虚弱型）201 例．中医外治杂志，2006，15（1）．

［64］樊惠兰．冯氏捏脊疗法治疗小儿厌食．中国临床医生杂志，2007，35（11）．

［65］廖品东等．冯氏捏脊疗法治疗小儿腹泻的临床疗效观察．按摩与导引，2008，24（6）．

［66］田书瑞．冯氏捏脊疗法治疗小儿缺铁性贫血（脾胃虚弱型）23 例临床观察．中医儿科杂志，2006，2（3）．

［67］封建国等．捏脊法治疗小儿遗尿症临床观察．湖南中医药大学学报，2008，28（3）．

［68］陈宏．捏脊疗法的作用机理和临床应用探讨．遵义医学院学报，2000，23（3）．

［69］尚桂枝．捏脊疗法在儿科的应用．内蒙古中医药，1993，（3）．

［70］王际国．捏脊治疗小儿厌食症 100 例临床体会．中国医药卫生，2005，6（20）．

［71］许晓虹．小儿捏脊疗法的机理及研究进展．中国民间疗法，2010，18（3）．

［72］南京中医学院．中西医结合研究运气推拿的初步报告［J］．江苏中医，1980，（8）：15～21．

［73］宋文欣，王延臣．内功推拿加浮针治疗肱骨外上髁炎 50 例分析［J］．按摩与导引，2000，17（3）：30．

［74］周信文．内功推拿［J］．按摩与导引，2001，17（4）：18～19．

［75］石秀全．徐继先临证验案举隅［J］．中医药学

报，2007，19（6）：544.

［76］张典. 冉氏益气通经指针法治疗腰椎间盘突出症疗效总结［J］. 中华中医药学刊，2010，28（8）：95～96.

［77］李少标. 浅谈气功推拿［J］. 按摩与导引，1988，6（23）：19～20.

［78］张志高. 谈谈气功推拿的医疗特点和价值［J］. 中国气功，1998，（2）：31～32.

［79］张志高. 谈谈气功推拿的医疗机理［J］. 中国气功，1999，（5）：18～19.

［80］毕永升. 医疗性导气发功术［J］. 山东中医杂志，1983，（5）：44～47.

［81］蔡昱. 气功推拿的几种常用手法［J］. 武当，2008，（8）：43.

［82］张盟强. 张氏气功推拿手法简介［J］. 按摩与导引，2000，16（4）：62～63.

［83］董华. 张祖仁中医按摩手法刍议［J］. 按摩与导引，2002，18（5）：11～12.

［84］张大有. 推拿治疗"失音症"体会［J］. 按摩与导引，2001，17（3）：17～18.

［85］杨岸森. 内功推拿治疗小儿腹泻［J］. 按摩与导引，1996，（1）：37～38.

［86］管政. 内功推拿为主综合治疗腰椎间盘突出症100例［J］. 山东中医杂志，1995，14（2）：60～61.

［87］彭进，赵卫. 气功推拿治疗顽固性头痛初探［J］. 按摩与导引，2003，19（3）：17～19.

［88］刘明军，胡微芳，许淑芬．气功推拿治疗鼻炎［J］．中国疗养医学，2000，9（5）：46～47．

［89］孙志坚，闫淑芳，长谷川豪志．运动按摩对脉搏、血压及爆发性肌肉用力影响的研究［J］．山东体育学院学报，1993，19（3）：29～34．

［90］骆仲遥．中国推拿百科全书［M］．北京：人民卫生出版社，2009．